Kolip/Müller (Hrsg.)
**Qualität von
Gesundheitsförderung
und Prävention**

Verlag Hans Huber
Programmbereich Gesundheit

Wissenschaftlicher Beirat:
Felix Gutzwiller, Zürich
Manfred Haubrock, Osnabrück
Klaus Hurrelmann, Berlin
Petra Kolip, Bremen
Doris Schaeffer, Bielefeld

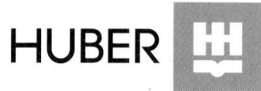

Bücher aus verwandten Sachgebieten
Handbuch Gesundheitswissenschaften

Badura / Iseringhausen (Hrsg.)
Wege aus der Krise der Versorgungsorganisation
Beiträge aus der Versorgungsforschung
2005. ISBN 978-3-456-84283-7

Fehr / Neus / Heudorf (Hrsg.)
Gesundheit und Umwelt
Ökologische Prävention und Gesundheitsförderung
2005. ISBN 978-3-456-84025-3

Hollederer / Brand (Hrsg.)
Arbeitslosigkeit, Gesundheit und Krankheit
2006. ISBN 978-3-456-84332-2

Hurrelmann / Kolip (Hrsg.)
Geschlecht, Gesundheit und Krankheit
Männer und Frauen im Vergleich
2002. ISBN 978-3-456-83691-1

Hurrelmann / Leppin (Hrsg.)
Moderne Gesundheitskommunikation
2002. ISBN 978-3-456-83640-9

Kuhlmey / Schaeffer (Hrsg.)
Alter, Gesundheit und Krankheit
2008. ISBN 978-3-456-84573-9

Øvretveit
Evaluation gesundheitsbezogener Interventionen
2002. ISBN 978-3-456-83685-0

Pfaff / Schrappe / Lauterbach / Engelmann / Halber (Hrsg.)
Gesundheitsversorgung und Disease Management
Grundlagen und Anwendungen der Versorgungsforschung
2003. ISBN 978-3-456-84026-0

Pundt (Hrsg.)
Professionalisierung im Gesundheitswesen
Positionen – Potenziale – Perspektiven
2006. ISBN 978-3-456-84232-5

Razum / Zeeb / Laaser (Hrsg.)
Globalisierung – Gerechtigkeit – Gesundheit
Einführung in International Public Health
2006. ISBN 978-3-456-84354-4

Schaeffer (Hrsg.)
Bewältigung chronischer Krankheit im Lebenslauf
2009. ISBN 978-3-456-84726-9

Schaeffer / Müller-Mundt (Hrsg.)
Qualitative Gesundheits- und Pflegeforschung
2002. ISBN 978-3-456-83890-8

Wulfhorst / Hurrelmann (Hrsg.)
Handbuch Gesundheitserziehung
2009. ISBN 978-3-456-84701-6

Weitere Informationen über unsere Neuerscheinungen finden Sie im Internet unter www.verlag-hanshuber.com.

Petra Kolip
Veronika E. Müller
Herausgeberinnen

Qualität von Gesundheitsförderung und Prävention

Verlag Hans Huber

Lektorat: Dr. Klaus Reinhardt
Herstellung: Peter E. Wüthrich
Umschlag: Claude Borer, Basel
Druck und buchbinderische Verarbeitung: AZ Druck und Datentechnik, Kempten
Printed in Germany

Bibliographische Information der Deutschen Bibliothek
Die Deutsche Bibliothek verzeichnet diese Publikation in der Deutschen Nationalbibliographie;
detaillierte bibliographische Daten sind im Internet über http:// dnb.d-nb.de abrufbar.

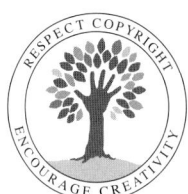

Dieses Werk, einschließlich aller seiner Teile, ist urheberrechtlich geschützt. Jede Verwertung
außerhalb der engen Grenzen des Urheberrechtes ist ohne Zustimmung des Verlages unzulässig und strafbar. Das gilt insbesondere für Vervielfältigungen, Übersetzungen, Mikroverfilmungen sowie die Einspeicherung und Verarbeitung in elektronischen Systemen.
Die Wiedergabe von Gebrauchsnamen, Handelsnamen oder Warenbezeichnungen in diesem
Werk berechtigt auch ohne besondere Kennzeichnung nicht zu der Annahme, dass solche
Namen im Sinne der Warenzeichen-Markenschutz-Gesetzgebung als frei zu betrachten wären
und daher von jedermann benutzt werden dürfen.

Anregungen und Zuschriften bitte an:
Verlag Hans Huber
Lektorat Medizin/Gesundheit
Länggass-Strasse 76
CH-3000 Bern 9
Tel: 0041 (0)31 300 4500
Fax: 0041 (0)31 300 4593
verlag@hanshuber.com
www.verlag-hanshuber.com

1. Auflage 2009
© 2009 by Verlag Hans Huber, Hogrefe AG, Bern
ISBN 978-3-456-84766-5

Inhalt

Evaluation und Qualitätsentwicklung in Gesundheitsförderung und
Prävention: Zentrale Fragen, vielfältige Antworten
Petra Kolip und Veronika Müller 7

A Evidenzbasierung in Planung und Strategieentwicklung

„Daten für Taten": Kommunale Gesundheitsberichterstattung als
Planungsgrundlage für Prävention und Gesundheitsförderung
Karin Mossakowski und Waldemar Süß 23

Qualität in der Gesundheitsförderung: Eine Methode für Alle(s)?
Veronika E. Müller 41

Was bringt ein evidenzbasierter Ansatz in Prävention und
Gesundheitsförderung?
Norbert Schmacke 61

B Qualitätsmanagement und -entwicklung

Ein Gesamtrahmen für die Qualitätsentwicklung in
Gesundheitsförderung und Prävention
Brigitte Ruckstuhl 75

Der Good-Practice-Ansatz des Kooperationsverbundes
„Gesundheitsförderung bei sozial Benachteiligten"
Holger Kilian, Sven Brandes und Frank Lehmann 97

Gute, viel versprechende, beste Praxis? Der Best-Practice-Rahmen
für Gesundheitsförderung und Prävention
Ursel Broesskamp-Stone 115

Quint-essenz: Ein Instrument zur Qualitätsentwicklung in
Gesundheitsförderung und Prävention
Günter Ackermann, Hubert Studer und Brigitte Ruckstuhl 137

Partizipative Qualitätsentwicklung
Michael T. Wright, Martina Block und Hella von Unger 157

Qualitätssicherung der primär-präventiven Leistungen der
Gesetzlichen Krankenversicherung nach §20 SGB V
Rolf Stuppardt und Volker Wanek 177

Qualitätszirkel als Instrument der Qualitätsentwicklung
Ottomar Bahrs 201

QIP – Qualität in der Prävention: Ein Verfahren zur kontinuierlichen
Qualitätsverbesserung in der Gesundheitsförderung und Prävention
Jürgen Töppich und Harald Lehmann 223

C Evaluation

Die Evaluation von bevölkerungsbezogenen Maßnahmen der
Gesundheitsförderung
Louise Potvin, Lucie Richard und Geneviève Mercille 241

Zur Messung von Kapazitätsentwicklung im Quartier: Konzepte,
Methode, Erfahrungen
Stefan Nickel und Alf Trojan 279

Selbstevaluation in der Gesundheitsförderung: Perspektiven und
Methode
Joachim König 295

Evaluation von Kampagnen
Elisabeth Pott und Harald Lehmann 313

Randomisiert-kontrollierte Studien in der Evaluationsforschung
Gabriele Meyer 327

Die ökonomische Evaluation von Gesundheitsförderung und
Prävention
Heinz Rothgang und Tina Salomon 345

Die Autorinnen und Autoren 363

Evaluation und Qualitätsentwicklung in Gesundheitsförderung und Prävention: Zentrale Fragen, vielfältige Antworten

Petra Kolip und Veronika E. Müller

1 Einleitung

Maßnahmen der Prävention und Gesundheitsförderung haben in den vergangenen Jahren erheblich an Bedeutung gewonnen. Mit der zunehmenden Etablierung werden auch Fragen nach Qualität, Evaluation und Evidenzbasierung lauter. So formulierte der Sachverständigenrat zur Begutachtung der Entwicklung im Gesundheitswesen 2002 in seinem Gutachten die Anforderung, Qualitätsmanagement und Evaluation seien stärker in Prävention und Gesundheitsförderung zu verankern (SVR, 2002). Dies deckt sich mit den Bedürfnissen der Akteure: Auftraggeber wollen, dass ihre Finanzmittel gut investiert sind; Entwickler von Interventionen sind daran interessiert, dass die Maßnahmen auch wie geplant umgesetzt werden und Anbieter wie Financiers wollen eine Antwort auf die Frage, welche – gewollten und möglicherweise auch ungewollten – Effekte die Intervention zeigt. Aber was ist überhaupt gute Qualität in der Gesundheitsförderung? Wie müssen Maßnahmen angelegt, ausgerichtet und beschaffen sein, damit sie erfolgreich die Gesundheit von Menschen fördern? Und wie kann überprüft werden, ob gut gemeint auch gut gemacht ist? Dies sind die Fragen und Anforderungen, denen sich Gesundheitsförderung und Prävention heute stellen müssen. Akteure im Feld wissen, dass die Beantwortung dieser Fragen umso schwieriger wird, je komplexer die Intervention gestaltet ist. Dies betrifft vor allem settingorientierte Gesundheitsförderungsprojekte, die auch in Deutschland zunehmend etabliert werden, wie z.B. die im Jahr 2008 lancierte Förderinitiative „Gesunde Lebensstile und Lebenswelten" des Bundesministeriums für Gesundheit belegt. Aber auch präventionsorientierte Interventionen können einen hohen Komplexitätsgrad aufweisen und stehen entsprechend ebenso vor Herausforderungen in der Evaluation und Qualitätsentwicklung.[1]

---

[1] Wir unterscheiden im Folgenden Primärprävention und Gesundheitsförderung voneinander, da diese an unterschiedlichen Zielgrößen ansetzen und teilweise nach anderen methodischen Ansätzen verlangen – wohl wissend, dass gute Interventionen immer beide Aspekte abdecken sollten (Rosenbrock & Gerlinger, 2006): Während Prävention auf dem Risikofaktorenmodell basiert und die Risiken für spezifische

Sowohl für Prävention als auch für Gesundheitsförderung gilt, dass die Interventionen entweder am Individuum oder am Umfeld ansetzen können. Während für die Evaluation individuenbezogener Interventionen häufig eine Vielzahl von Indikatoren herangezogen werden kann, die dem medizinischen oder psychologischen Feld entstammen (vom Body Mass Index über Tabakkonsum bis zur gesundheitsbezogenen Lebensqualität), ist die Bestimmung von verhältnisbezogenen Indikatoren häufig kompliziert. Vor allem Gesundheitsförderung ist eng verknüpft mit dem Settingansatz: Ziel ist eine Veränderung der Gesundheitsdeterminanten. Durch die Gestaltung des sozialen Kontextes, in dem sich definierte Gruppen bewegen, sollen Gesundheit und Wohlbefinden gefördert werden. Der Settingansatz gilt als Schlüsselkonzept zur Reduktion gesundheitlicher Ungleichheit, weil hierüber sowohl die Rahmenbedingungen für gesunde Entwicklung gestaltet werden können, aber auch Zielgruppen erreicht werden, die ansonsten nur selten gewonnen werden können. Gleichzeitig ist das Setting aufgrund seiner Komplexität die wohl bislang größte „Black Box" der Gesundheitsversorgung. Denn obwohl von der WHO bereits seit langem empfohlen und in der Praxis eingesetzt, muss für diesen Ansatz oder besser gesagt, für Interventionen, die sich dieses Ansatzes bedienen, doch ein erhebliches Defizit im Hinblick auf einen Wirksamkeitsnachweis lege artis konstatiert werden. Anders ausgedrückt: für die meisten Interventionen im Bereich Gesundheitsförderung kann nicht mit Bestimmtheit gesagt werden, ob die jeweils durchgeführte Intervention oder das Intervenieren als solches zu einer Veränderung geführt hat.

Die Diskussion um Evidenz, Evaluation und Qualität in Prävention und Gesundheitsförderung gestaltet sich aktuell kontrovers und kreativ zugleich. Sie ist von dem Bemühen getragen, angemessene Lösungen zu finden die einerseits der Komplexität der Interventionen gerecht werden, aber auch den Ansprüchen an Evaluation und Qualitätsentwicklung sowie den Prinzipien und Werten von Gesundheitsförderung, wie sie in der Ottawa-Charta angelegt sind (WHO, 1986). Anders formuliert: Wenn Partizipation und Empowerment einerseits Kernelemente der Intervention sind, wie können sie dann andererseits als Zielgrößen der Evaluation und Qualitätsentwicklung fungieren? Diese Frage zieht sich – mal mehr, mal weniger explizit – als roter Faden durch diesen Band und wird von unterschiedlichen Standpunkten und aus verschiedenen Blickwinkeln beleuchtet.

Erkrankungen minimieren will, folgt Gesundheitsförderung einer salutogenetischen Orientierung und zielt auf die Förderung personaler und sozialer Ressourcen ab (Kolip, 2003). Entsprechend wirkt Gesundheitsförderung häufig indirekt und verlangt nach der Formulierung von Wirkungsketten und Indikatoren auf unterschiedlichen Ebenen, die mehr oder weniger nah an der Intervention selbst sind (Nutbeam, 1998).

2 In welchem Verhältnis stehen Qualitätssicherung und Evaluation und welche Rolle spielt der Evidenzbegriff?

Die Begriffe Evaluation und Qualitätsentwicklung werden häufig nicht trennscharf verwendet. Dies ist auch nicht verwunderlich, sind doch die verschiedenen Qualitätsdimensionen zum Teil eng mit Evaluation verwoben. So ist die Prozessevaluation in vielen Fällen identisch mit der Qualitätsentwicklung, da durch die systematische Dokumentation des Ablaufs sichergestellt werden soll, dass eine Maßnahme auch wie geplant umgesetzt wird. Und die Evaluationsstudien beziehen sich häufig lediglich auf die Erfassung der Ergebnisqualität.

Zur Differenzierung der Begriffe orientieren wir uns im Folgenden am Public Health Action Cycle, der von Rosenbrock (1995) in die deutsche Diskussion als Rahmenmodell für Public-Health-Interventionen eingebracht wurde und von einer Problemdefinition über die Strategieentwicklung zur Umsetzung/Implementation bis zur Evaluation einen zyklischen Prozess beschreibt. In diesem Rahmenmodell lassen sich die Begriffe Evidenzbasierung, Qualitätsentwicklung und Evaluation verorten (siehe Abb. 1).

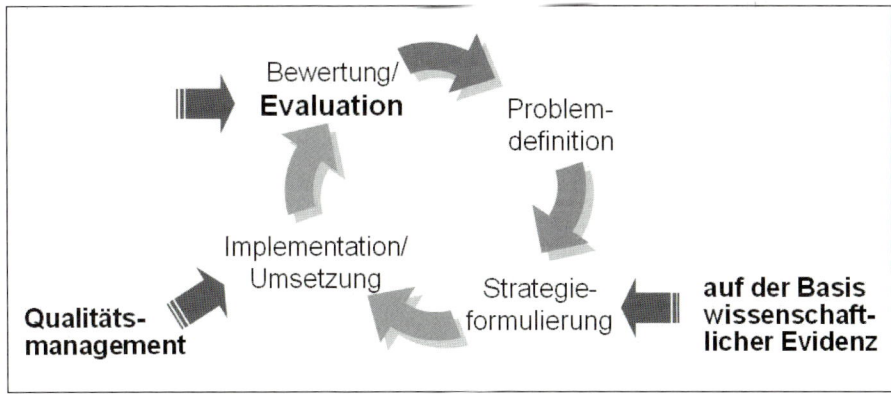

Abbildung 1: Verortung der Begriffe Evaluation, Evidenzbasierung und Qualitätsmanagement im Public Health Action Cycle (Kolip, 2006)

Voraussetzung für die Maßnahmenplanung ist die sorgfältige **Problembeschreibung**, die sich auf sozialepidemiologische Studien und Gesundheitsberichterstattung stützen muss, um Prioritäten für die Intervention zu setzen, die Zielgruppen klar zu beschreiben und Anhaltspunkte für die Planung Strategieentwicklung zu gewinnen. Hier hat sich die Datenbasis in den vergangenen Jahren in Deutschland, zumindest für die nationale Ebene, wesentlich verbessert (siehe dazu die Gesundheitsberichterstattung des Bundes des Robert-Koch-Instituts: www.gbe-bund.de). Aber auch für die kleinräumige Gesundheitsberichterstattung, die vor allem für lokal oder regional bezogene Interventionen notwendig ist, liegen mittlerweile gute Daten vor, die durch lokale Erhebungen ergänzt werden können, wie der Beitrag von Süß und Mossakowski in diesem Band zeigt. Eine Gesundheitsberichterstattung, die das Augenmerk auf soziale Vielfalt lenkt und in der Lage ist, zentrale Zielgruppen für Prävention und Gesundheitsförderung zu identifizieren, ist neben sozialepidemiologischen Studien die wichtigste Grundlage für den ersten Schritt im Public Health Action Cycle.

Die **Strategieentwicklung** und Maßnahmenplanung sollte auf der Basis der besten vorhandenen Evidenz erfolgen. D.h., sie sollte auf solche Ansätze zurückgreifen, die sich bewährt und ihre Wirksamkeit nachgewiesen haben (bzw. im Fall, dass keine Studien zu dieser Frage vorliegen: bei denen aufgrund theoretischer Vorüberlegungen eine Wirkung hoch wahrscheinlich ist; Smedley & Syme, 2000; SVR, 2008). Die Voraussetzung hierfür ist, dass Maßnahmen mit Evaluationsstudien verknüpft werden, deren Ergebnisse publiziert und im besten Fall sogar systematisch aufbereitet werden.

Die Frage, welche Evidenz denn nun für gesundheitsbezogene Interventionen genutzt werden kann und muss, lässt sich für thematisch eingegrenzte Präventionsprogramme mit klaren Endpunkten noch einfach beantworten. Hier erfolgt in der Regel ein Rückgriff auf systematische Reviews, z.B. der Cochrane Collaboration (Doyle & Waters, 2002), die Auskunft darüber geben, welche Effekte durch welche Interventionen zu erwarten sind. Auch für gemeindebezogene Interventionen liegen solche Datenbanken vor (z.B. der Guide to Community Preventive Services der Centers for Disease Control and Prevention; Zaza et al., 2005; für weitere Datenquellen siehe den Beitrag von Norbert Schmacke in diesem Band), allerdings ist die Übertragbarkeit hier komplizierter zu beurteilen, weil der Kontext der Intervention eine deutlich größere Rolle spielt wie Ursel Broesskamp-Stone in ihrem Beitrag überzeugend ausführt. Für sie ist die Berücksichtigung des Kontextes als Qualitätsmerkmal von Gesundheitsförderung ebenso relevant wie der Rückgriff auf wissenschaftliches und Erfahrungswissen sowie die Integration der in der Gesundheitsförderung etablierten Werte (s.u.).

Ein weiterer Punkt ist bei der Planung relevant: Sie sollte unter Rückgriff auf Interventionstheorien erfolgen, um Wirkungsketten identifizieren und Effekte klarer bestimmen zu können (Smedley & Syme, 2000; Green & Kreuter, 2001). Zu Recht wird der Gesundheitsförderung der Vorwurf gemacht, sie sei oft atheoretisch und liefere damit nicht nur keinen Beitrag zu einer theoretisch fundierten Interventionsdebatte (Mc Queen et al., 2008), sondern könne auch selten erklären, weshalb spezifische Interventionen bei wem und unter Berücksichtigung welchen Kontextes wirken (Pawson & Tilley, 1997; Pawson et al., 2005).

Im nächsten Schritt des Public Health Action Cyles erfolgt die **Umsetzung**. Dass diese qualitätsgesichert erfolgen sollte, mag sich trivial anhören, ist es aber nicht, wie die aktuelle Diskussion um Qualitätsentwicklung in der Gesundheitsförderung zeigt und die partielle Abwehrhaltung gegenüber einem systematischen Prozess – „Das haben wir immer schon gemacht" – zeigt. Die Frage nach der Qualität bezieht sich in dieser Phase des Public Health Action Cycle schwerpunktmäßig auf die Dimensionen der Struktur- und Prozessqualität, also auf die Frage danach, ob die strukturellen Rahmenbedingungen für die Umsetzung der Maßnahme angemessen sind und die Umsetzung selbst entsprechend des Konzeptes gelingt. Hier wurden in den vergangenen Jahren Instrumente entwickelt, die die Sensibilität für Qualitätsfragen erhöhen und konkrete Handreichungen für ein systematisches Qualitätsmanagement, auch bei begrenzten Ressourcen, bieten. Wir gehen auf das Spektrum der Instrumente weiter unten ein.

Sind bei der Umsetzung von Maßnahmen die Struktur- und Prozessqualität von Relevanz, spielt die Ergebnisqualität beim folgenden Schritt, der **Bewertung und Evaluation**, eine herausragende Rolle, denn hier geht es um die Frage nach Effektivität und Evidenz. Die Effektivität der Maßnahme wird überprüft, indem die Ziele den Ergebnissen gegenüber gestellt werden, während bei der Abschätzung der Effizienz die Kosten in Relation zum Nutzen (auch im Vergleich zu anderen Maßnahmen) gestellt werden. Um die angemessene Methodik zur Erfassung der Effekte ist ein großer Streit ausgebrochen, der insbesondere danach fragt, welche methodischen Standards bei komplexen Interventionen angewandt werden können. Auf diese Frage werden wir weiter unten eingehen, aber bereits an dieser Stelle sei festgehalten, dass die Evaluationen gesundheitsbezogener Interventionen nach Kreativität verlangt; je komplexer die Interventionen, desto phantasievoller muss mit dem methodischen Instrumentarium umgegangen werden, wie auch die Beiträge von Potvin, Richard und Mercille zur gemeindebezogenen Gesundheitsförderung, der Beitrag von Gabriele Meyer zu den Methoden einer randomisierten, kontrollierten Studie auf Clusterebene, aber auch der Beitrag von Pott und Lehmann zur Evaluation multidimensionaler Kampagnen der Bundeszentrale für gesundheitliche Aufklärung zeigt.

In jüngster Zeit wird zunehmend auch die Frage nach dem Kosten-Nutzen-Verhältnis von Prävention und Gesundheitsförderung gestellt. Mit einer Investition in Prävention, so die häufig auch politisch formulierte Hoffnung, lassen sich langfristig Kosten sparen – in diesen Zeiten ein schlagendes Argument. Doch die Enttäuschung ist groß, macht man sich auf die Suche nach ökonomischen Evaluationsstudien. Warum dies so ist, machen Heinz Rothgang und Tina Salomon in diesem Band deutlich: Die Erträge fallen in der Zukunft an, sie sind unsicher und lassen sich möglicherweise nicht vollständig identifizieren und quantifizieren – um nur einige von mehreren Problemen anzusprechen, vor denen sich Ökonomen und Ökonominnen gestellt sehen.

3 Welche methodischen Standards sollen für die Ergebnisevaluation in der Gesundheitsförderung gelten?

Dass es sich auch für die Gesundheitsförderung lohnt zu fragen, welche Effekte sie denn hat, ist unbestritten. Eine offene Frage ist aber, welche methodischen Standards hierfür heranzuziehen sind. Die Durchsetzung der evidenzbasierten Medizin als wissenschaftlichem State of the Art hat viel zur Verbesserung der Versorgungssituation im Bereich der Therapie beigetragen. Da liegt es nahe, diese Herangehensweise auch auf andere Bereiche der Gesundheitsversorgung ausdehnen zu wollen. Aber: Ist das, was sich in einem Bereich als gute Lösung erwiesen hat, auch in anderen Bereichen einsetzbar? Die Diskussion ist sehr polarisiert: Auf der einen Seite stehen diejenigen, die der Ansicht sind, settingorientierte Gesundheitsförderung sei viel zu komplex und vielschichtig als dass eine Ergebnisevaluation überhaupt möglich sei, zumal die Interventionen aufgrund des Lebenslagenbezuges selten standardisierbar seien (siehe hierzu den Beitrag von Holger Kilian, Sven Brandes und Frank Lehmann in diesem Band). Gesundheitsförderung in Settings zielt in der Tat darauf ab, komplexe Interventionen in Gang zu setzen und die Gesundheitsdeterminanten zu beeinflussen; Morbiditäts- und Verhaltensparameter stehen deshalb seltener im Zentrum des Interesses. Auch müssen die Interventionen, zumal dann, wenn sie auf Gemeindeebene erfolgen, flexibel und anpassungsfähig sein, um auf sich ändernde Rahmenbedingungen zu reagieren (Potvin & McQueen, 2008). Das macht sie prinzipiell schwer evaluierbar. Häufig wird argumentiert, Maßnahmen der Gesundheitsförderung seien nicht im strengen Sinne evaluierbar – schon gar nicht mit Methoden der evidenzbasierten Medizin (z.B. Ruckstuhl, 2001) – und es werden Alternativen zur Evaluation gesucht, z.B. über die Identifizierung von Modellen guter Praxis, die auf einer konsensualen Verstandigung über Kriterien guter Praxis im Praxisfeld der Gesundheitsförderung basiert und über Selbstbewertung und kollegiale Kommunikation funktioniert. Hier zeigt sich erneut die Schwierigkeit der begrifflichen Präzision, denn streng genommen ist der Good-Practice-Ansatz ein Qualitätsentwicklungs-, nicht aber ein Evaluationsinstrument, das von der Annahme getragen wird, dass durch „gute" Arbeit positive Effekte erzielt werden. Durch die heterogene Begriffsverwendung wird die Diskussion weiter verkompliziert.

Auf der anderen Seite stehen Autorinnen und Autoren, die dafür plädieren zu überprüfen, inwieweit sich der Ansatz der evidenzbasierten Medizin denn vielleicht doch übertragen lässt. Die Brücke, die da zu schlagen ist, ist möglicherweise kürzer als gedacht, wie Veronika Müller in ihrem Beitrag zeigt. Sie wagt eine Übertragung evidenzbasierter Grundstrukturen auf die Gesundheitsförderung, indem sie die Qualitätskriterien der EBM mit gesundheitsförderlichen Inhalten füllt. Ähnlich argumentiert Norbert Schmacke in diesem Band, der ein eindrucksvolles Bild davon entwirft, was wir uns von einer evidenzbasierten Gesundheitsförderung erhoffen können.

Im Kontext der Diskussion um methodische Standards ist auch die Frage relevant, wie denn die Evaluation gemeinde- und bevölkerungsbezogener Interventionen geplant und umgesetzt werden kann, die ja als besonders komplex gelten. Im internationalen Raum gibt es hier eine breite Diskussion, wie der Beitrag von Louise Potvin, Lucie Richard und Geneviève Mercille zeigt. Sie plädieren nicht nur dafür, Interventionen theoretisch zu fundieren, sondern zeigen auch, dass auch bei diesen Interventionen methodische Standards wie die Randomisierung eingehalten werden können. Sie plädieren allerdings auch dafür, den Begriff der wissenschaftlichen Exaktheit neu auszulegen, auf ein breites Methodenspektrum zu setzen und jede Möglichkeit zu nutzen, auch mit kleineren Evaluationsstudien das Wissen über die Wirkweise von Interventionen zu erweitern. Mittlerweile zeigen sich erste Versuche, gemeindebezogene Programme mit einem komplexen Instrumentarium auf unterschiedlichen Dimensionen zu evaluieren (siehe z.B. Loss et al., 2007a, b) und es kann nicht zuletzt vor dem Hintergrund der bereits erwähnten Förderinitiative des Bundesministerium für Gesundheit (Aktionsbündnisse Gesunde Lebensstile und Lebenswelten) erwartet werden, dass sich dieses Feld sehr dynamisch entwickeln wird.

Eine weitere Facette dieser Debatte um methodische Standards nimmt Bezug auf die Ottawa-Charta, die für Gesundheitsförderungsaktivitäten handlungsleitend ist (WHO, 1986). Die dort formulierten Schlüsselkonzepte Empowerment und Partizipation, Nachhaltigkeit und Chancengleichheit müssen sich, so einige Autorinnen und Autoren, auch in den Evaluationskonzepten widerspiegeln (siehe z.B. Halkow, 2004; Rootman et al., 2001). Zugespitzt wird formuliert, dass externe Evaluationen ohne Einbindung der Akteure inakzeptabel seien und jede Evaluation nicht nur die Akteure in allen Phasen des Prozesse beteiligen, sondern auch einen Kompetenzzuwachs ermöglichen müsse. Diese Argumentation erfolgt in der Regel in Angrenzung zu randomisierten kontrollierten Studien, die als völlig ungeeignet bewertet werden, diesen Ansprüchen gerecht zu werden. Vor diesem Hintergrund bekommt der Ansatz der partizipativen Evaluation, wie ihn Michael T. Wright, Martina Block und Hella von Unger vertreten, ein besonderes Gewicht (siehe auch Halkow, 2004). Die

AutorInnen verstehen ihren Ansatz zu Recht stärker als Beitrag zur Qualitätsentwicklung, denn als Evaluationskonzept, da es ihnen weniger um die Erfassung der Effekte von Interventionen geht, sondern durch eine möglichste breite Einbindung der Akteure soll die Qualität der Intervention selbst gesteigert werden. Auch der von Joachim König entwickelte Ansatz zur Selbstevaluation interner Prozesse lässt sich in diesem Kontext verorten. Sein Instrument greift eine Forschungsrealität der Gesundheitsförderung und Prävention auf: der generelle Mangel an finanziellen Ressourcen. In einer Schritt-für-Schritt-Anleitung zeigt der Autor, wie auch mit knappen Mitteln Evaluationen durchführbar sind. Mit seinem Verständnis, Praktiker und Praktikerinnen zu „ForscherInnen in eigener Sache" zu machen, ermöglicht er eine Kompetenzsteigerung derjenigen, die Interventionen durchführen. Mit diesem Ansatz, der für die Soziale Arbeit entwickelt wurde, „passt" er hervorragend zu den Werten der Gesundheitsförderung.

Dem Konzept des Empowerment stehen jenes des Kompetenzaufbaus (capacity building) und der Nachhaltigkeit zur Seite, die ebenfalls seit geraumer Zeit eine zentrale Rolle in der Gesundheitsförderungsdebatte einnehmen. Der Begriff bezieht sich auf die Bereitschaft, Strukturen zu stärken und auszubilden, Ressourcen zu nutzen und Kooperationsbeziehungen langfristig einzugehen, um Maßnahmen und Angebote dauerhaft zu etablieren (Walter & Schwartz, 2003). Dies erscheint umso notwendiger, als sich gerade in der Gesundheitsförderungspraxis zeigt, dass in einzelne Projekte investiert wird, die nach Auslaufen der Finanzierung keine Überlebenschancen haben. In jüngster Zeit wurden verschiedene Möglichkeiten erarbeitet, Capacity Building auch als Ergebnis von Gesundheitsförderungsinitiativen abzubilden, kein leichtes Unterfangen in Anbetracht der Komplexität des Konstrukts. Stefan Nickel und Alf Trojan wagen einen ersten Versuch im deutschsprachigen Raum, Strukturbildung als Zielparameter und Nutzendimension zu operationalisieren. Ihr innovatives Beispiel, das im Rahmen eines Gesundheitsförderungsprojektes in einer Hamburger Hochhaussiedlung erprobt wurde, zeigt, dass hier auch methodisch eine neue, für Gesundheitsförderung relevante Dimension erschlossen werden kann und damit nicht nur die methodische Diskussion angereichert wird, sondern auch Wissen vor Ort generiert werden kann, das sich lokal für Weiterentwicklungen nutzen lässt.

Das Ringen um methodische Standards macht deutlich, dass hierfür auch eine methodische Diskussion darüber notwendig ist, welche Disziplinen für die Generierung von Evidenz hilfreich oder anregend sind und ob sich überhaupt ein methodischer Goldstandard definieren lässt. Gesundheitsförderung bewegt sich in einem multidisziplinären Feld und entsprechend muss auch das Methodenspektrum breit gefächert sein und qualitative und quantitative Ansätze miteinander verbinden. Das jedenfalls hat uns die WHO mit auf den Weg gegeben. Es fehlt jedoch an einem Hinweis darauf, woran sich die Auswahl der Methode orientieren soll. Die Diskussion hierüber hat deutlich Fahrt aufgenommen und es ist zu erwarten, dass der Verständigungsprozess hier schon in Kürze Früchte tragen wird.

4 Qualitätssicherung-/management/-entwicklung: Wollen wir „gute" oder „beste" Praxis?

Ein letzter Diskussionsstrang bezieht sich auf den Schritt der Umsetzung von Maßnahmen. Diese soll so erfolgen, dass das angestrebte Ziel auch erreicht und eine hohe Wirkung erzielt wird. Qualitätssicherung, Qualitätsmanagement, Qualitätsentwicklung – die Begriffsvielfalt ist symptomatisch für den Stand der Diskussion –, sollen das Erreichen dieses Ziels unterstützen. Eine erste Begriffsklärung scheint beim derzeitigen Stand angemessen. Loss et al. (2007a) präzisieren die Begriffe, indem sie Qualitätssicherung fassen als Verfahren, das „auf die Gewährleistung, Erhaltung und Verbesserung der Qualität von Prozessen und Angeboten" abzielt (Loss et al., 2007a, S. 1999). Qualitätsmanagement hingegen umfasst sowohl Qualitätssicherung als auch Qualitätsentwicklung und wird als kontinuierlicher Prozess verstanden, der die Schritte Datenerhebung, Begutachtung und Rückkoppelung umfasst (Loss et al., 2007a). Brigitte Ruckstuhl macht in ihrem Beitrag darauf aufmerksam, dass der Begriff der Qualitätssicherung in den 1990er Jahren im Managementbereich durch Qualitätsmanagement abgelöst wurde und sich auf die operativen Aktivitäten zur Verbesserung der Qualität innerhalb eines spezifischen Referenzsystems bezieht. Sie arbeitet einen weiteren Punkt heraus, der in der Debatte derzeit wenig beachtet wird: Qualitätsmanagement ist nur dann möglich, wenn die Ziele einer Intervention klar definiert und operationalisiert sind. Dies mag banal klingen, ein Blick auf die Gesundheitsförderungslandschaft zeigt aber, dass eine klare Zieldefinition in vielen Projekten nicht erfolgt, nicht zuletzt, weil Wirkungsketten ebenso unklar sind wie mögliche (auch intermediäre) Erfolgsparameter (siehe hierzu auch Nutbeam, 1998, mit seinem Vorschlag für ein Outcome-Modell der Gesundheitsförderung, das Erfolgsparameter auf unterschiedlichen Ebenen definiert, sowie Ruckstuhl & Abel, 2001 für die Weiterentwicklung dieses Ansatzes).

Das Qualitätsentwicklungsfeld gestaltet sich derzeit sehr dynamisch, zahlreiche Ansätze werden mit teils ähnlicher, teils unterschiedlicher Zielsetzung entwickelt, um unterschiedliche Bedürfnisse an die Qualitätsentwicklung abzudecken. Sie alle teilen den Anspruch, die Akteure für eine fachgerechte, zielgruppenadäquate Planung und Umsetzung von Maßnahmen zu sensibilisieren und Instrumente zur Umsetzung anzubieten, wählen aber unterschiedliche Vorgehensweisen. Sicherlich besteht seit vielen Jahren der Anspruch, Projekte und Interventionen mit hoher Qualität zu implementieren und es finden sich viele Versuche, Erfahrungen aus anderen

Feldern (z.B. der sozialen Arbeit) auch im Rahmen der Gesundheitsförderung zu erproben. In keinem Projekt würden PlanerInnen und UmsetzerInnen behaupten, dass es ihnen egal sei, auf welche Weise dies geschieht. Allerdings hat die Praxis gezeigt, dass über lange Zeit systematische Ansätze zur Qualitätsentwicklung fehlten, so dass viele Projekte und Initiativen selten über eine unaufwändige Selbstdokumentation hinaus kamen.

Dies hat sich mittlerweile gründlich geändert. Nach einer Phase der Sensibilisierung für Qualitätsaspekte seit Anfang der 1990er Jahre (siehe hierzu den Beitrag von Ruckstuhl in diesem Band) liegen mittlerweile zahlreiche Handreichungen und Angebote vor, die unterschiedliche Bedürfnisse erfüllen. Sie reichen von selbstreflexiven Prozessen bis zu externer Begutachtung bis hin zum Benchmarking. Als einer der ersten Versuche, Qualitätsentwicklung systematisch zu etablieren, sind die Qualitätszirkel im Gesundheitswesen zu nennen, über die Ottmar Bahrs in seinem Beitrag berichtet. Sie waren der Versuch, ein im Rahmen der medizinischen Versorgung erprobtes und bewährtes Konzept in das Feld der Gesundheitsförderung zu übertragen. Ziel war es, Qualitätssicherung und -entwicklung zu institutionalisieren und durch eine Verankerung in der Unternehmenskultur zu verstetigen.

Auch die Gesetzlichen Krankenkassen haben Qualitätssicherungsinstrumente entwickelt. Rolf Stuppardt und Volker Wanek beschreiben den Kriterienkatalog der GKV für die Maßnahmen, die nach §20 SGB V angeboten werden (Arbeitsgemeinschaft der Spitzenverbände der Gesetzlichen Krankenkassen, 2008) und skizzieren ausführlich, vor welchem sozialrechtlichen Hintergrund dieser entstanden ist und welche Qualitätsaspekte im Kontext der Gesundheitsförderung und Primärprävention durch die Gesetzlichen Krankenkassen sowohl bei den individuenbezogenen als auch bei den Settingansätzen überhaupt relevant sind. Die Gesetzlichen Krankenkassen müssen für jedes Angebot aus den definierten Themenfeldern (Bewegung, Ernährung, Stressbewältigung/Entspannung und Suchtmittelkonsum) prüfen, ob die vorgegebenen Kriterien erfüllt sind. Diese beziehen sich auf Bedarf, Wirksamkeit, Zielgruppe, Ziel, Inhalt, Methode und Anbieterqualifikation und werden systematisch erfasst. Auch für Settingprojekte werden klare Qualitätskriterien formuliert.

Während sich der GKV-Kriterienkatalog auf standardisiert zu erfassende Aspekte und Qualifikationsmerkmale der Anbieter konzentriert, geht der Good-Practice-Ansatz, der im Rahmen des Kooperationsverbundes Gesundheitsförderung bei sozial Benachteiligten entwickelt wurde und von Holger Kilian, Sven Brandes und Frank Lehmann in diesem Band vorgestellt wird, einen anderen Weg. In diesem Ansatz werden Kriterien für gute Praxis konsensual festgelegt, an denen sich Gesundheitsförderungsinitiativen orientieren können. Im Zentrum stehen 12 Kriterien, anhand derer sich Projekte und Initiativen selbst beurteilen können. Herausragende Beispiele werden auf der Internetseite des Kooperationsverbundes (www.gesundheitliche-chancengleichheit.de) vorgestellt und können Anregungen für weitere Projekte bieten.

Während der Good-Practice-Ansatz auf Selbstreflexion und Diskursivität setzt, fokussiert der vom Universitätsklinikum Hamburg-Eppendorf entwickelte und in diesem Band von Jürgen Töppich und Harald Lehmann vorgestellte Ansatz QIP auf eine externe Bewertung. Projekte und Institutionen werden angeregt, einen Bewertungsbogen auszufüllen, der von geschulten externen GutachterInnen beurteilt wird. QIP eignet sich nicht nur zur Bewertung von Präventionsprogrammen, sondern bietet darüber hinaus die Möglichkeit des Vergleichs des eigenen mit anderen Projekten, wenn Akteure bereit sind (und die Ressourcen haben), in den externen Begutachtungsprozess einzutreten.

Good Practice und QIP bilden zwei Pole eines Kontinuums, zwischen denen sich das von Gesundheitsförderung Schweiz, der nationalen Stiftung für Gesundheitsförderung, entwickelte internetbasierte Qualitätsangebot quint-essenz positionieren lässt (www.quint-essenz.ch[2]). Quint-essenz ist einer umfassenden Förderung der Qualitätskultur in Prävention und Gesundheitsförderung verpflichtet und hat sich in der Schweiz als zentrales Referenzsystem etabliert. Quint-essenz bietet nicht nur eine Internetseite, die zahlreiche Instrumente zur Qualitätsentwicklung in der Gesundheitsförderung bereit hält (z.B. Thementexte, Planungs-, Steuerungs-, Evaluationstabellen, Strukturplan als Hauptinstrumente), sondern auch ein Online-Tool, wie Günter Ackermann, Hubert Studer und Brigitte Ruckstuhl in ihrem Beitrag erläutern. Richtungsweisend hieran ist, dass das Projektmanagement systematisch mit Qualitätskriterien verknüpft wird. Mit dem Instrument lassen sich auch größere Projekte mit mehreren Akteuren – auch an unterschiedlichen Orten – Schritt für Schritt gemeinsam planen und durchführen. Quint-essenz ist also nicht nur insofern zukunftsweisend, als dass es sich des Mediums Internet bedient, sondern auch, weil es die Möglichkeit der Zusammenarbeit lokal voneinander getrennter AkteurInnen ermöglicht.

Der Ansätze gibt es also mittlerweile viele. Wie Brigitte Ruckstuhl in ihrem Beitrag aber zu Recht formuliert, liegt die zentrale Herausforderung darin, diese zu systematisieren. Sie entwickelt hierzu einen Gesamtrahmen, der die Begrifflichkeiten des Qualitätsmanagements in der Industrie mit Gesundheitsförderungsinhalten füllt. Die von ihr bearbeiteten Elemente – der Begriff Qualität, der Zweck des Qualitätsmanagements, die Einheiten, auf die sich Qualität bezieht, die Qualitätsmodelle und das Qualitätsverständnis sowie die Qualitätsmanagementsysteme – bieten gute Ansatzpunkte für eine weiterführende Diskussion, die zu einer Konsensbildung beitragen können.

---

[2] Seit 2008 wird ein Schulungsprogramm zur Einführung in quint-essenz von der Landesvereinigung für Gesundheit Bremen e.V. entwickelt (www.quint-essenz-info.de)

Die genannten Ansätze spiegeln das Spektrum der Aktivitäten, die derzeit im deutschsprachigen Raum ein besonderes Gewicht haben. Kontrovers ist die Frage, wie hoch die Latte eigentlich gelegt werden soll. Auf der einen Seite steht der Kooperationsverbund Gesundheitsförderung für sozial Benachteiligte, der für „Good Practice" plädiert, einem Ansatz, der auf den Prinzipien Praxisorientierung, Nutzung von Transferpotenzialen, Qualitätsorientierung, Praxisbasierung der Forschung und Nachvollziehbarkeit der Bewertung basiert und für einen systematischen, konsensorientierten Weiterentwicklungsprozess steht, ohne sich dem „Höchstleistungsansatz" (BZgA, 2007, S. 12) des Best-Practice-Ansatzes unterwerfen zu wollen. Dem gegenüber vertritt die Stiftung Gesundheitsförderung Schweiz den Best-Practice-Ansatz, also ein Konzept, das aus dem Total Quality Management (TQM) der European Foundation for Quality Management (EFQM) entstammt und dem Streben nach Exzellenz und dem Versuch, das Bestmögliche zu erreichen verpflichtet ist (siehe auch Ruckstuhl in diesem Band). Möglicherweise spiegelt sich hier ein Verständigungsproblem, das zu einer Abwehrhaltung führt. Die Ansätze sind sich näher, als es auf den ersten Blick den Anschein hat. Ursel Broesskamp-Stone macht in ihrem Beitrag deutlich, dass es bei Best Practice nicht um Höchstleistung geht, sondern um einen Versuch, die Werte und Prinzipien der Ottawa-Charta in Evaluation und Qualitätsentwicklung ebenso zu berücksichtigen wie das vorhandene wissenschaftliche und Praxiswissen und die lokalen Rahmenbedingungen der Intervention. Sie nimmt Bezug auf eine internationale Debatte, die auch die ethische Dimension interventiven Handelns berührt (z.B. Mittelmark, 2007). Der Best-Practice-Ansatz wird von ihr als Reflexionshilfe verstanden, der es auch erlaubt, Gewichtungen und Priorisierungen bewusst vorzunehmen, ein Weg, den sicherlich auch die Befürworter eines Good-Practice-Ansatzes mitgehen würden..

Auch dieses diskursive Feld ist spannungsreich und illustriert die Dynamik, die derzeit in der Gesundheitsförderungspraxis herrscht. Perspektivisch wird hier vermutlich genauer differenziert werden, bei welchen Angeboten welcher Qualitätsansatz sinnvoll ist, ähnlich wie es für die Frage nach dem Evaluationsdesign gilt.

Zusammenfassend lässt sich der Eindruck formulieren, dass sich die genannten Fragen im Spannungsfeld zwischen dem Ringen um methodische Exaktheit einerseits und dem Erfüllen von Werten, die in der Gesundheitsförderungspraxis mit der Ottawa-Charta etabliert sind andererseits bewegen. Die Autorinnen und Autoren dieses Bandes, durchweg Expertinnen und Experten in der Interventionsforschung und -praxis, beantworten und akzentuieren diese Frage je nach fachlichem Schwerpunkt und methodischen Vorlieben. Die Beiträge vermitteln einen Eindruck von der Spannbreite der Diskussion und geben einen Überblick über die vorhandenen Instrumente und Ansätze, die derzeit in Deutschland und der Schweiz etabliert werden. Wir hoffen, dass hierdurch die Diskussion weiter angeregt wird und Evaluation und Qualitätsentwicklung (noch) stärker verbreitet werden. Dass hierfür auch die entsprechenden Ressourcen zur Verfügung gestellt werden müssen, ist selbstverständlich.

Literatur

Arbeitsgemeinschaft der Spitzenverbände der Krankenkassen (2008a). Gemeinsame und einheitliche Handlungsfelder und Kriterien der Spitzenverbände der Krankenkassen zur Umsetzung von §§20 und 20a SGB V vom 21. Juni 2000 in der Fassung vom 2. Juni 2008. Bergisch-Gladbach: IKK-Bundesverband

Bödecker, W. (2006). Evidenzbasierung in Gesundheitsförderung und Prävention. Der Wunsch nach Legitimation und das Problem der Nachweisstrenge. In W. Bödeker & J. Kreis. (Hg.), Evidenzbasierung in Gesundheitsförderung und Prävention (S. 1-12). Bremerhaven: Wirtschaftsverlag NW.

BZgA – Bundeszentrale für gesundheitliche Aufklärung (Hg.). (2007). Kriterien guter Praxis in der Gesundheitsförderung bei sozial Benachteiligten. Ansatz – Beispiele – Weiterführende Informationen. 3. erweiterte und überarbeitete Auflage. Köln: BZgA.

Doyle, J. & Waters, E. (2002). The Cochrane Health Promotion and Public Health Field – expanding and promoting the evidence base. Promotion and Education, 9, 96-97, 116, 127.

Green, L. W. & Kreuter, M. W. (2001). Health promotion planning: An educational and ecological approach. 3rd edition. Boston, Mass.: McGraw-Hill.

Halkow, A. (2004). Mut zum Dialog! Partizipatorische Evaluationsstrategien und ihre Potenziale für die Gesundheitsförderung. In E. Luber & R. Geene (Hg.), Qualitätssicherung und Evidenzbasierung in der Gesundheitsförderung. Wer weiß, was gut ist: Wissenschaft, Politik, BürgerInnen? (S. 177-196). Frankfurt/M.: Mabuse.

Kolip, P. (2006). Evaluation, Evidenzbasierung und Qualitätsentwicklung. Zentrale Herausforderungen für Prävention und Gesundheitsförderung. Prävention und Gesundheitsförderung, 1, 234-239.

Kolip, P. (2003). Ressourcen für Gesundheit. Potenziale und ihre Ausschöpfung. Das Gesundheitswesen, 65, 155-162.

Loss, J., Eichhorn, C., Reisig, V., Wildner, M. & Nagel, E. (2007a). Qualitätsmanagement in der Gesundheitsförderung. Entwicklung eines multidimensionalen Qualitätssicherungsinstruments für eine landesweite Gesundheitsinitiative. Prävention und Gesundheitsförderung, 2, 199-206.

Loss, J., Eichhorn, C., Gehlert, J., Donhauser, J., Wise, M. & Nagel, E. (2007b). Gemeindenahe Gesundheitsförderung – Herausforderung an die Evaluation. Gesundheitswesen, 69, 77-87.

McQueen, D. V., Kickbusch, I., Potvin, L., Pelikan, J. M., Balbo, L. & Abel, T. (2007). Health and modernity: the role of theory in health promotion. New York: Springer.

Mittelmark, M. (2007). Setting an ethical agenda for health promotion. Health Promotion International, 23, 78-85.

Nutbeam, D. (1998). Evaluating health promotion – progress, problems and solutions. Health Promotion International, 13, 27-44.

Pawson, R. & Tilley, N. (1997). Realistic evaluation. London: Sage.

Pawson, R., Greenhalgh, T., Harvey, G. & Walshe, K. (2005). Realist review - a new method of systematic review designed for complex policy interventions. Journal of Health Services Research and Policy, 10, 21-34.

Potvin, L. & McQueen, D. V. (2008). Practical dilemmas for health promotion evaluation. In L. Potvin, D. V. McQueen, M. Hall., L. de Salazar, L. M. Anderson & Z. M. A. Hartz (Eds.), Health promotion evaluation practices in the Americas: Values and research (pp. 25-45). New York: Springer.

Rootman, I., Goodstadt, M., Hyndman, B., McQueen, D., Potvin, L., Springett, J. & Ziglio, E. (Eds.) (2001). Evaluation in health promotion. Principles and perspectives. Copenhagen: WHO Europe.

Rosenbrock, R. (1995) Public Health als soziale Innovation. Das Gesundheitswesen, 57, 140-144.

Rosenbrock, R. & Gerlinger, T. (2006). Gesundheitspolitik. Eine systematische Einführung. 2. überarbeitete Auflage. Bern: Hans Huber.

Ruckstuhl, B. & Abel, T. (2001). Ein Modell zur Typisierung von Ergebnissen der Gesundheitsförderung. Prävention, 24, 35-38.

Ruckstuhl, B. (2003). Evidenzbasierte Gesundheitsförderung. In BZgA (Hg.), Leitbegriffe der Gesundheitsförderung. Köln: BZgA.

Smedley, B. & Syme, L. (2000). Promoting health: intervention strategies from social and behavioral research. Washington: National Academy Press.

SVR – Sachverständigenrat zur Begutachtung der Entwicklung im Gesundheitswesen (2002). Bedarfsgerechtigkeit und Wirtschaftlichkeit. Bd. I: Zielbildung, Prävention, Nutzerorientierung und Partizipation. Baden-Baden: Nomos.

SVR – Sachverständigenrat zur Begutachtung der Entwicklung im Gesundheitswesen (2008). Kooperation und Verantwortung, Voraussetzungen einer zielorientierten Gesundheitsversorgung. Baden-Baden: Nomos.

Walter, U. & Schwartz, F. W. (2003). Prävention. In F. W. Schwartz et al. (Hg.), Das Public Health Buch. Gesundheit und Gesundheitswesen. 2., überarbeitete Auflage (S. 189-210). München und Jena: Urban & Fischer.

WHO (1986). Ottawa Charta for health promotion. Canadian Journal of Public Health, 77, 425-430.

Zaza, S., Briss, P. A. & Harris, K. W. (2005). The guide to community preventive services. What works to promote health? New York: Oxford University Press.

A Evidenzbasierung in Planung und Strategieentwicklung

„Daten für Taten": Kommunale Gesundheitsberichterstattung als Planungsgrundlage für Prävention und Gesundheitsförderung
Karin Mossakowski und Waldemar Süß 23

Qualität in der Gesundheitsförderung: Eine Methode für Alle(s)?
Veronika E. Müller 41

Was bringt ein evidenzbasierter Ansatz in Prävention und Gesundheitsförderung?
Norbert Schmacke 61

„Daten für Taten": Kommunale Gesundheitsberichterstattung als Planungsgrundlage für Prävention und Gesundheitsförderung

Karin Mossakowski und Waldemar Süß

1 Einleitung

Allgemein werden der Berichterstattung in kommunalen Politikbereichen und Handlungsfeldern wie Gesundheit, Umwelt, Bildung, Soziales, Stadtplanung etc. schon rein normativ steuerungsrelevante Funktionen und Eigenschaften zugeschrieben. Damit wird eine zumindest theoretisch angenommene besondere Wirkungsentfaltung von Berichterstattung im Sinne einer Nutzung als Planungsgrundlage unterstellt. Berichterstattung soll helfen, relevante kommunale Problemlagen und kommunalen Handlungsbedarf zu identifizieren und so zu beschreiben, dass sich anschließend adäquate Programme und Maßnahmen entwickeln, planen, umsetzen und evaluieren lassen. Die Funktionen, Ziele und Handlungsansätze solcher Berichterstattungen wurden im Laufe der Entwicklung der Gesundheitsberichterstattung prägnant beschrieben und zusammengefasst (vgl. Hamburger Projektgruppe Gesundheitsberichterstattung, 1996). Demnach soll die Gesundheitsberichterstattung auf Länder- wie auf kommunaler Ebene informieren, orientieren, motivieren, evaluieren und koordinieren. Der Berichterstattung kommt somit vom Anspruch her eine zentrale Bedeutung im kommunalen Politik- und Verwaltungsprozess zu, in dem sie damit zu einem zentralen rationalen Element des im Hintergrund mitschwingenden und mitgedachten Steuerungsmodells gemacht wird. Sie soll einerseits handlungsorientierte Grundlagen liefern, andererseits aber auch Programme und Maßnahmen evaluieren und damit auch koordinierende Funktionen übernehmen. Berichterstattung wird so zu einem zentralen Planungs- und Steuerungsinstrument in allen wichtigen Politikbereichen, weil sie rationale Grundlagen für Entscheidungen im Planungs- und Steuerungsprozess anbietet.

Grundsätzlich spielt in heutigen Politik- und Entscheidungsprozessen Berichterstattung eine zentrale und prinzipiell anerkannte Rolle, auch wenn sie nicht immer mit Begeisterung aufbereitet, erstellt und genutzt wird. Alle Politikbereiche, ihre Hauptakteure und wesentlichen Entscheider sollten Berichterstattung – in welcher

Form auch immer – nutzen, um Handlungskonzepte zu entwickeln, Planungen zu betreiben, Entscheidungen zu fällen, Perspektiven aufzuzeigen und auch um Bilanz zu ziehen und damit zu evaluieren.

2 Berichterstattung und der Public Health Action Cycle

Auch im Rahmen des gesundheitspolitischen Aktionszyklus (Public Health Action Cycle) spielt die Berichterstattung eine zentrale Rolle (Rosenbrock, 1995). In diesem idealtypischen Phasenmodell wird davon ausgegangen, dass ein gesundheitliches Problem zunächst in seinen medizinischen, epidemiologischen und sozialen Aspekten abgeschätzt werden muss, bevor Optionen, Strategien und Maßnahmen zu seiner Lösung diskutiert und auf den Weg gebracht werden. Dieses Phasenmodell eines Steuerungs- und Planungszyklus' umfasst (als idealtypisch) gedachtes Modell vier aufeinander folgende Phasen der Gestaltung politischen Handelns, welche auf die unterschiedlichen sozialräumlichen und fachpolitischen Ebenen übertragbar und anwendbar sind (siehe auch den Beitrag von Kolip & Müller in diesem Band):

1. Assessment (Situationsanalyse): Beschreibung und Bewertung der Situation anhand von Indikatoren, Daten und weiteren wissenschaftlichen Analysen
2. Policy Formulation (Politikformulierung): Strategie- und Programmentwicklung, Maßnahmen und Aktivitäten, strategische und operative Ziele
3. Implementation: strategische Programm-Umsetzung, Bildung von Akteurskonstellationen und Implementationsstrukturen und
4. Evaluation: Überprüfung der Ergebnisse der Implementation durch erneute Situationsanalyse und eventuelle Re-Formulierung der Politik.

In diesem Modell ist die Berichterstattung wesentlich zunächst der ersten Phase zu zuordnen, kann aber theoretisch in allen Phasen wieder zur Anwendung kommen, besonders wenn es im Rahmen der Evaluation zu einer handlungsorientierten Neubewertung der Situation kommen soll. Berichterstattung ist damit eine wissenschaftlich fundierte Situationsanalyse der vorgefundenen (Sekundärdaten) und/oder durch die Berichterstatter selbst erhobenen Fakten und Hintergründe (Primärdaten). Sie bildet somit die zentrale Planungsgrundlage für die aufeinander folgenden Phasen im Politikzyklus, liefert die entscheidenden Daten für die Prioritätensetzung und Strukturbildung in der Politikentwicklung und zeigt die Ansatzpunkte für die Implementierung von Programmen und Projekten.

In Deutschland sind unterschiedliche Formen der Berichterstattung auf verschiedenen räumlichen und ressortbezogenen Ebenen etabliert. Sozialberichterstattung

(SBE), Umweltberichterstattung (UBE), Gesundheitsberichterstattung (GBE), Armutsberichterstattung (ABE) und andere Formen der Berichterstattung werden auf Bundes- und Landesebene von den jeweiligen Fachressorts erstellt und herausgegeben. Diese sektorale Berichterstattung findet sich ebenfalls auf kommunaler Ebene in unterschiedlicher Ausprägung. Es gibt Basisberichte und Spezialberichte zu bestimmten Themen, die in Teilen auch handlungsorientiert sind (vgl. Trojan, 2002). Außerdem haben sich mittlerweile auch unterschiedliche Formen der betrieblichen Gesundheitsberichterstattung etabliert, die ebenfalls als Planungsgrundlage für die betriebliche Gesundheitsförderung dienen können.

3 Integrierte Berichterstattung und integrierte Handlungskonzepte

Die Entwicklung einer integrierten Berichterstattung, die das Nebeneinander der ressortbezogenen Berichterstattung im Rahmen einer ressortübergreifenden bzw. intersektoralen Kooperation aufhebt, steckt derzeit noch in den Anfängen (vgl. Hermann, 2006). Gerade eine solche integrierte Berichterstattung, die beispielsweise Sozialdaten mit Gesundheits- und Umweltdaten zusammenbringt und/oder verknüpft, kann auch auf der kommunalen Ebene im Rahmen der Umsetzung integrierter Programme wie „Soziale Stadt", „Gesunde Stadt" und/oder „Lokale Agenda 21" im Sinne des beschriebenen Politik- und Planungszyklus' hilfreich sein. Denn die zu bewältigenden Probleme (z.B. kumulative Benachteiligung), aber auch die unterstützenden Ressourcen für Programme und Projekte liegen meist quer zu den traditionell zugeschnittenen Fachressorts und können eher durch eine integrierte Berichterstattung identifiziert werden als durch ressortbezogene Sichtweisen. Auf kommunaler Ebene liegen einige wenige vorbildliche Beispiele im Sinne eines ersten Ansatzes vor, integrierte Berichterstattung durch ressortübergreifende Zusammenarbeit auf den Weg zu bringen und in eine für Entscheidungsträger in Politik und Verwaltung nutzbare Form zu bringen, um somit Prioritätensetzung zu ermöglichen und Politikberatung zu gewährleisten. Ein wichtiger Ansatz der integrierten Berichterstattung wurde und wird beispielsweise durch die „umweltbezogene Gesundheitsberichterstattung (uGBE)" in die Diskussion gebracht (vgl. Fehr et al., 2005; Trojan et al., 2004).

Für die Erstellung und Produktion von Gesundheitsberichten stehen den Akteuren der Berichterstattung je nach sozialräumlicher Ebene des angestrebten Berichtes eine Reihe von unterschiedlich nutzbaren Daten für Basis- und/oder Spezialberichte zur Verfügung. Von zentraler Bedeutung für die Nutzung und Nutzbarkeit von vorhandenen Daten ist die sozialräumliche Aggregationsebene der Datenaufbereitung, besonders von routinemäßig prozessproduzierten Daten und Informationen, weil diese nicht für alle sozialräumlich denkbaren Analysen verwendbar sind. Die Gesundheitsberichterstattung des Bundes, die Gesundheitsberichterstattung der Länder und kommunale Gesundheitsberichterstattung (für Kreise und kreisfreie Städte) bis hin zu stadtteil- bzw. quartiersorientierten Gesundheitsberichten haben je nach Schwerpunktsetzung eine unterschiedliche Bandbreite von Datenressourcen, mit denen zielgerichtet gearbeitet werden kann. Dabei gilt: Je kleinräumiger die Berichterstattung angelegt ist, desto dünner wird die nutzbare „Datendecke". Das gilt ebenso für die Verknüpfbarkeit von Daten, denn integrierte Berichterstattung befindet sich derzeit bundesweit noch in Entwicklung und Aufbau. Das bedeutet für die Akteure der Berichterstattung, dass sie „ihre" Daten je nach Fragestellung und räumlicher Einbettung zusammentragen und aufbereiten müssen. Aufwändige Recherchen sind notwendig und zwingend, will man möglichst alle zur Verfügung stehenden Datenquellen nutzen. Dazu bietet die amtliche Statistik sowohl eine Reihe von Zugangswegen (z.B. Datenbanken), die interessierte NutzerInnen gehen können als auch vielfältige Produkte mit käuflichen Datensätzen für unterschiedlichste Fragestellungen.

Es gibt zahlreiche verfügbare, zugängliche und nutzbare Datenquellen, wenn diese auch mit einigen Mängeln behaftet sind. Gerade die Aufbereitung unterschiedlicher Quellen für die Online-Nutzung (Datensätze, Datenbanken, Tabellen und Graphiken) zeigt die immensen Fortschritte, die in der jüngsten Vergangenheit gemacht wurden, um Daten und Analysen WissenschaftlerInnen, Fachöffentlichkeit und PraktikerInnen zur Verfügung zu stellen. Mittlerweile gibt es etliche systematische Aufstellungen in Form von strukturierten Listen über Datenquellen und Datenhalter sowie Handlungshilfen mit Indikatorensätzen zur Konzeptionierung und Erstellung von Berichterstattung, die die Arbeit am integrierten Gesundheitsbericht wesentlich erleichtern (vgl. Süß et al., 2004; Reintjes et al., 2007).

Hierbei geht es um die Umsetzung des allgemeinen Public-Health-Wissens, dass zwischen Gesundheit, Umwelt und sozioökonomischer Lage eine enge Wechselbeziehung im Sinne gegenseitiger Beeinflussung in negativer wie in positiver Fließrichtung besteht. Komplexe Intervention im Bereich von Prävention und Gesundheitsförderung für bestimmte Bevölkerungsgruppen und/oder die sozialräumlich orientierten Ansätze zur Erhaltung bzw. Verbesserung von kommunaler Lebensqualität sind damit immer auch ein Querschnittsunterfangen mit besonderen Anstrengungen und Herausforderungen, auch und gerade für den Planungs- und Umsetzungsprozess.

Hervorzuheben sind an dieser Stelle die besonderen konzeptionellen Modellentwicklungen der umweltbezogenen Gesundheitsberichterstattung mit der handlungsorientierten Kopplung von Umwelt- und Gesundheitsdaten (Fehr et al., 2005) und aktuell die Bemühungen der Senatsverwaltung in Berlin zur Integration von Gesundheits- und Sozialberichterstattung zu einem Instrument, das für die Planung kommunaler Politikprozesse nutzbar gemacht werden soll (Meinlschmidt & Hermann, 2007).

Zukünftig wird zunehmend von Bedeutung sein, Daten sammeln und auswerten zu können, die die Verknüpfung von Handlungsfeldern erlauben, wie beispielsweise das Zusammenführen von Gesundheits- und Sozialdaten. Dabei sollte berücksichtigt werden, dass bevölkerungsbezogene sozialräumliche Daten über Morbidität, Mortalität sowie Risiko- und Belastungsfaktoren mit soziodemographischen, gesundheits- und umweltrelevanten Daten verknüpft werden müssen, um den Kenntnisstand über die gesundheitliche Lage unterschiedlicher Bevölkerungsgruppen zu verbessern.

Außerdem soll nicht unerwähnt bleiben, dass es eine Reihe von Beispielen guter Praxis in der Gesundheitsberichterstattung gibt, an denen sich die Akteure der Berichterstattung orientieren sollten und von denen sie auch lernen können, welche Datenquellen auf welchen räumlichen Gebietseinheiten genutzt werden können (vgl. beispielsweise Meinlschmidt, 2007 oder Landeshauptstadt Dresden, 2005.

Ein systematischer kontinuierlicher Prozess, in dem ein von Praxis und Wissenschaft gleichermaßen getragener und in Kooperation erarbeiteter Ansatz für eine integrierte Berichterstattung entwickelt wird, ist eher selten anzutreffen. In bestimmten Handlungsfeldern wie im Themenbereich Umwelt und Gesundheit oder auf Stadtstaatenebene bzw. auf der kommunalen Ebene bei den kreisfreien Städten finden – durch behördliche Akteure vorangetrieben – vereinzelt Konzeptualisierungen und Modellbildungen statt, die auch der Fachöffentlichkeit zugänglich gemacht werden.

4 Kommunale kleinräumige Gesundheitsberichterstattung für quartiersorientierte Prävention: Schuleingangsuntersuchung und Bewohnerbefragung als Praxisbeispiele

Im Folgenden sollen zwei Praxisbeispiele der Gesundheitsberichterstattung aus einem Wissenschafts-Praxis-Projekt in Hamburg-Eimsbüttel vorgestellt werden. Die genaueren Bedingungen und wichtigen Einzelheiten werden im Rahmen der Darstellung der beiden Praxisbeispiele erläutert. Es handelt sich bei dieser Form der kleinräumigen kommunalen Gesundheitsberichterstattung um ein gemeinsames Eruieren und Produzieren von Informationen und Daten in Zusammenarbeit von Gesundheitsamt (Hamburg-Eimsbüttel) und wissenschaftlichem Forschungsprojekt des Institutes für Medizin-Soziologie an der Universität Hamburg für ein quartiersorientiertes Präventionsprogramm in einem benachteiligten Wohnquartier. Dies geschieht auch mit der Absicht, im Sinne der Situationsanalyse des Public Health Action Cycles Planungsgrundlagen und Entscheidungshilfen für die Umsetzung und Weiterentwicklung des quartiersorientierten Präventionsprogramms zu liefern. Die hier modellhaft durchgeführte kleinräumige Gesundheitsberichterstattung ist also nicht Ergebnis der Umsetzung regelhaft vorgesehener Berichterstattung aus dem lokalen Gesundheitsamt, sondern wesentlich der Existenz des Forschungsprojektes geschuldet. Die beiden Praxisbeispiele sind Teil einer umfangreicheren quartiersorientierten „Diagnostik" aus quantitativen sekundärstatistischen Daten und sowohl quantitativen als auch qualitativen Primärerhebungen, die im Rahmen des Forschungsprojektes als „Quartiersdiagnosen" bezeichnet werden (vgl. Mossakowski et al., 2006; Kohler et al., 2007). Diese Quartiersdiagnosen bilden gleichzeitig erste konzeptionelle Entwürfe und Überlegungen für die Entwicklung einer kleinräumigen handlungsorientierten Gesundheitsberichterstattung ab, deren erklärtes Ziel die Schaffung von planungsrelevanten Informationen und Daten für den Prozess der Umsetzung und Steuerung integrierter kleinräumiger Handlungskonzepte ist.

4.1 Praxisbeispiel 1: Schuleingangsuntersuchungen – eine Datenquelle für kleinräumige kommunale GBE

In der amtlichen Statistik existieren – abgesehen von dem durch das Robert Koch-Institut durchgeführten Kinder- und Jugendgesundheitssurvey (KiGGS) – kaum repräsentative Daten zum Gesundheitszustand von Kindern und Jugendlichen. Eine Ausnahme bilden die Schuleingangsuntersuchungen, die zu einer unverzichtbaren Quelle für die Gesundheitsberichterstattung im Bereich der Kindergesundheit zählen, weil sie (vgl. Amonn et. al, 2007):

- differenzierte Informationen zu entwicklungs- und schulrelevanten Gesundheitsaspekten einzelner Kinder geben
- als Vollerhebung eines gesamten Jahrgangs durchgeführt werden
- frühzeitig in einem Alter ansetzten, in dem Präventions- und Interventionsmaßnahmen noch besonders Erfolg versprechend sind
- die individuellen Informationen zum Teil mit Informationen zur individuellen Lebenslage (z.B. Bildungshintergrund der Eltern) verknüpft sind
- relativ leicht zu erschließen sind.

In den meisten Bundesländern ist die Schuleingangsuntersuchung eine gesetzlich vorgeschriebene Pflichtuntersuchung, die jährlich durch den schulärztlichen Dienst der Gesundheitsämter durchgeführt wird.
Neben einer Beurteilung des allgemeinen körperlichen Entwicklungsstandes jedes Kindes werden neben bisherigen Erkrankungen und frühförderlichen Bedarfen auch

soziodemografische Merkmale erfasst (siehe Tabe. 1). Eine detaillierte Übersicht und Beschreibung der einzelnen Indikatoren, die je nach Bundesland variieren, liefern z.B. die Arbeiten von Strohmeier et al. (2007) sowie Amonn et al. (2007).

Aus den Ergebnissen der Untersuchung ergibt sich die Beurteilung hinsichtlich der „Schulreife" und gegebenenfalls der möglichen schulrelevanten Defizite. So können diese noch vor Schulbeginn behandelt werden.

Ein weiteres besonderes Merkmal der schulärztlichen Daten besteht darin, dass detaillierte Informationen über den Wohnort des Kindes vorliegen, die unter Berücksichtigung datenschutzrechtlicher Bestimmungen für eine kleinräumige Analyse genutzt werden können. Dadurch können räumlich differenzierte Informationen über Handlungsbedarf für Prävention und Gesundheitsförderung gewonnen werden.

Tabelle 1: Ausgewählte Merkmale und Indikatoren der Schuleingangsuntersuchung am Beispiel Hamburgs (Stand 2008)

GESUNDHEITSINDIKATOREN
- Impfstatus
- Teilnahme an Früherkennungsuntersuchungen (U1-U9)
- Übergewicht
- Allergien
- Seh- und Hörbefunde
- Behinderungen
- Frühförderlicher Bedarf (Sprache/Sprachverhalten und Motorik)
SOZIALINDIKATOREN
- Staatsangehörigkeit des Kindes und der Eltern
- Erstsprache des Kindes
- Erwerbsstatus der Eltern
- Haushaltsstruktur

Eine kleinräumige Auswertung der Schuleingangsuntersuchung erfolgte im Rahmen eines Forschungsprojektes des Institutes für Medizin-Soziologie am Universitätsklinikum Hamburg-Eppendorf[1] (Mossakowski, 2006).

---

[1] Das Projekt trägt den Titel „Strukturbildung (Capacity Building) für Prävention und Gesundheitsförderung bei Kindern und Eltern in einem benachteiligten Quartier" und wird im Rahmen des Schwerpunktes „Präventionsforschung" vom Bundesministerium für Bildung und Forschung (BMBF) gefördert (Förderkennzeichen: 01 EL 04 14).

Das Vorhaben ist als ein Wissenschafts-Praxis-Projekt angelegt und wird in enger Zusammenarbeit mit dem Gesundheitsamt Hamburg-Eimsbüttel durchgeführt. Das dortige Gesundheitsamt hat für das benachteiligte Quartier Lenzsiedlung – eine innenstadtnahe Großsiedlung des sozialen Wohnungsbaus aus den 1970er Jahren – ein Präventionsprogramm („Lenzgesund – vernetzte frühe Hilfen rund um Schwangerschaft, Geburt und erste Lebensjahre") entworfen, das gemeinsam mit dem „Runden Tisch Lenzgesund" und weiteren Kooperationspartnern aus dem Gesundheits-, Bildungs- und Sozialbereich umgesetzt und weiterentwickelt wird.

Kernstück des entwickelten Handlungskonzeptes bzw. Präventionsprogramms ist die Organisation und Koordinierung vernetzter Hilfen rund um Schwangerschaft, Geburt und die ersten Lebensjahre mit dem Ziel, die gesundheitliche Lage unter aktiver Beteiligung der Bewohnerschaft im Quartier zu verbessern. Damit soll ein kleinräumiger Beitrag zur sozialen und gesundheitlichen Chancengleichheit geleistet werden. Das Handlungskonzept gliedert sich aktuell in die folgenden sieben Handlungsfelder mit zwei Querschnittsaufgaben, die zukünftig in alle Handlungsfelder integriert werden sollen:

1. Geburtsvorbereitung
2. Schwangerschaft/Elternschaft Minderjähriger (Angebote für Jugendliche)
3. Versorgung nach der Geburt und im ersten Lebensjahr
4. Impfen
5. Frühe Hilfen, Frühförderung, Sprachförderung
6. Zahngesundheit
7. Ernährung, Bewegung und Sucht

Zu integrierende Querschnittsaufgaben:
- Erziehungs- und Gesundheitskompetenz der Eltern
- Gewaltprävention

Für diesen Prozess der Entwicklung, Erprobung und Umsetzung dieses dynamischen Handlungskonzeptes für ein benachteiligtes Quartier hat das Institut für Medizin-Soziologie die Begleitforschung übernommen. In diesem Zusammenhang wurden in mehreren Schritten für die Lenzsiedlung Quartiersdiagnosen erstellt, die als kleinräumige Gesundheitsberichterstattung anhand verschiedener Erhebungen und Analysen wie z.B. einer Bewohnerbefragung (siehe Praxisbeispiel 2) und einer Auswertung der Schuleingangsuntersuchungen versuchen, einerseits die gesundheitliche Situation zu beschreiben und andererseits die Strukturen und Kapazitäten für Gesundheitsförderung (capacity building) abzubilden (Mossakowski et al., 2006 und 2007; siehe hierzu auch den Beitrag von Nickel und Trojan in diesem Band). Damit hat die Quartiersdiagnose als kleinräumige bzw. stadtteilorientierte Gesundheitsberichterstattung eine zentrale Bedeutung für die Weiterentwicklung des Präventionsprogramms, ganz im Sinne des „Public Health Action Cycle".

Die im Rahmen der Quartiersdiagnose durchgeführte Auswertung der Schuleingangsuntersuchungen wurde für Kinder aus dem benachteiligten Quartier Lenzsiedlung und aus zwei weiteren Gebieten im Hamburger Bezirk Eimsbüttel vorgenommen. Hierbei handelte es sich um Schnelsen-Süd, ebenfalls ein Quartier der „Aktiven Stadtteilentwicklung" (vormals „Soziale Stadtteilentwicklung") und dem Stadtteil Hoheluft-West, der bezirksintern zu den Stadtteilen mit „besserer" Sozialstruktur zählt.

Insgesamt wurden vom Schulärztlichen Dienst des Gesundheitsamtes 53 Kinder des Einschulungsjahrganges 2005 aus der Lenzsiedlung, 32 gleichaltrige Kinder aus Schnelsen-Süd und 54 Kinder aus Hoheluft-West untersucht. Die Datensätze wurden nach Rücksprache mit dem Datenschutzbeauftragten der Stadt Hamburg vom Gesundheitsamt Eimsbüttel zur Verfügung gestellt. Nicht eingeschlossen wurden Kinder, die aufgrund eines besonderen Förderungsbedarfs eine Behindertenschule besuchten.

Dargestellt werden im Folgenden nur die Ergebnisse aus dem bereits eingangs erwähnten Spektrum der schulärztlichen Befunde, die am aussagekräftigsten bezüglich Präventionsstatus und Gesundheitszustand von Kindern erscheinen. Bei der Interpretation dieser Ergebnisse sollte die geringe Fallzahl stets Berücksichtigung finden. Außerdem muss beachtet werden, dass beim Vergleich von Quartieren ein Untersuchereffekt durch die unterschiedlichen Schulärzte nicht ausgeschlossen werden kann.

Die Ergebnisse der Schuleingangsuntersuchungen zeigten, dass bei Schulanfängerinnen und Schulanfängern aus dem benachteiligten Quartier Lenzsiedlung Handlungsbedarf in unterschiedlichen Bereichen besteht. Beispielsweise wurden die Früherkennungsuntersuchungen – insbesondere die U7 bis U8 – deutlich weniger wahrgenommen als in den Vergleichsquartieren (siehe Abb. 1).

Eine geringere Inanspruchnahme der Früherkennungsuntersuchungen von Kindern aus Familien der unteren Sozialschicht und von Kindern aus ausländischen Familien wurde bereits in zahlreichen Untersuchungen belegt (vgl. z.B. Robert-Koch-Institut, 2005, 2008). Als Gründe werden Schwellenängste beim Gang zum Kinderarzt, der geringe Bekanntheitsgrad dieser Untersuchung, ein unzureichender Grad der Integration oder die Gesundheitskonzepte und Einstellungen bei benachteiligten Bevölkerungsgruppen gesehen.

Der Impfstatus der untersuchten Kinder aus der Lenzsiedlung ist dagegen auf durchweg hohem Niveau, was aber damit im Zusammenhang steht, dass Impfungen bzw. Auffrischungsimpfungen im Rahmen der Schuleingangsuntersuchungen durch den Schulärztlichen Dienst erfolgten.

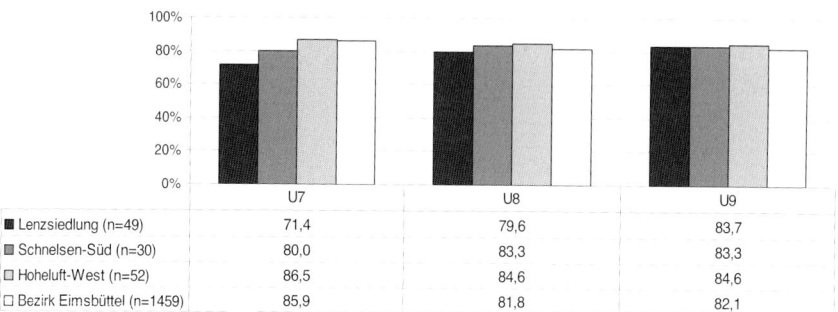

Abbildung 1: Inanspruchnahme der Früherkennungsuntersuchungen U7-U9 (%)

Hingegen zeigt sich deutlich, dass bei Kindern aus benachteiligten Quartieren der Anteil der übergewichtigen Kinder, als eines der wohl zunehmend größten Probleme im Kindes- und Jugendalter (vgl. Kurth & Schaffrath Rosario, 2007), deutlich über dem der Kinder aus dem „sozial besser gestellten" Stadtteil liegt. Sind in der Lenzsiedlung ca. 19% der Kinder von Übergewicht betroffen, so ist dieses in Hoheluft-West nur bei ca. 2% der Kinder der Fall (Schnelsen-Süd: ca. 22%). Auch sprachliche Auffälligkeiten wurden bei SchulanfängerInnen der Lenzsiedlung im Vergleich zu Hoheluft-West häufiger vorgefunden. Lediglich bei Neurodermitis wurde in der Lenzsiedlung und Schnelsen-Süd ein geringerer Anteil gefunden als in Hoheluft West.

Anhand dieser ersten im Rahmen des Projektes durchgeführten kleinräumigen Auswertung zeigt sich darüber hinaus, dass die Schuleingangsuntersuchungen – mit methodischen Einschränkungen (z.B. geringe Fallzahlen, Untersuchervarianz) – sowohl für Prävention und Gesundheitsförderung im Quartier als auch für den Aufbau einer kleinräumigen Gesundheitsberichterstattung im Bereich der Kinder- und Jugendgesundheit genutzt werden können.

Im Hinblick auf das Präventionsprogramm weisen die in Kürze dargestellten Ergebnisse der Schuleingangsuntersuchungen insgesamt darauf hin, dass bei Schulanfängerinnen und Schulanfängern aus der Lenzsiedlung hinsichtlich der Teilnahme an Früherkennungsuntersuchungen, Impfungen, Übergewicht beziehungsweise den Bereichen Ernährung und Bewegung Handlungsbedarf besteht. Die Ergebnisse wurden dem „Runden Tisch Lenzgesund" zur Verfügung gestellt und wurden und werden von den Hauptakteuren ganz im Sinne von „Daten für Taten" im Hinblick auf die weitere Umsetzung des Präventionsprogramms diskutiert.

4.2 Praxisbeispiel 2: Eine Bewohnerbefragung – Instrument der Gesundheitsberichterstattung aus Bürgersicht und zur Förderung ihrer Partizipation

Die amtliche Statistik stellt eine Reihe von quantitativen Informationen für die Gesundheitsberichterstattung zur Verfügung, die in der Regel kaum Aussagen über regionale Gesundheitsrisiken oder den Gesundheitszustand bestimmter Bevölkerungsgruppen wie z.B. der Bewohnerschaft in einem Quartier ermöglichen. Die Befragung von Bewohnerinnen und Bewohnern als eigentliche „Vor-Ort-ExpertInnen" stellt hier eine sinnvolle Ergänzung zur herkömmlichen, eher quantitativ orientierten Gesundheitsberichterstattung dar. Sie kann dazu beitragen, vorhandene Wissenslücken durch qualitative Informationen aus Bürgersicht zu schließen, Aktivitäten der Prävention und Gesundheitsförderung zu evaluieren und stellt darüber hinaus eine Form der Aktivierung und der Partizipation von Bürgerinnen und Bürgern dar (vgl. z.B. Homfeldt & Steigleder, 2003).

Mit der Anfang 2006 im Rahmen des bereits beschriebenen Wissenschafts-Praxis-Projektes (siehe Praxisbeispiel 1: Schuleingangsuntersuchungen) durchgeführten aktivierenden Bewohnerbefragung sollte erhoben werden, wie die BürgerInnen laufende Aktivitäten zu Gesundheitsförderung und Prävention im Quartier wahrnehmen, nutzen und bewerten. Ferner sollten Ansatzpunkte für künftige Projekte im Quartier ermittelt und die direkte Beteiligungsbereitschaft der Bewohnerschaft erfragt werden.

Die Interviews wurden mit einem teilstandardisierten Fragebogen und visuellen Hilfsmitteln durchgeführt und kamen zu zwei Dritteln durch eine Passantenbefragung zustande. Um auch Migrantinnen und Migranten mit schlechten Deutschkenntnissen zu erreichen, wurde etwa ein Drittel der Interviews von engagierten Bewohnern der Lenzsiedlung durchgeführt, die ihre Freunde, Verwandten und Nachbarn befragt haben. Diese Interviews wurden zum Teil auf Türkisch, Urdu sowie Farsi und Dari geführt.

Insgesamt wurden 157 Personen zwischen 14 und 58 Jahren befragt, was etwa einem Zehntel der Bewohner in dieser Altersgruppe entspricht. Unter den Befragten waren ca. 60% MigrantInnen mit oder ohne deutschen Pass, viele Jugendliche und junge Erwachsene sowie viele Eltern. Mehr als zwei Drittel (72%) der Interviewten waren Frauen.

Aufgrund des Erhebungsverfahrens ist die Befragung zwar nicht repräsentativ, vermittelt aber trotzdem relevante Einblicke in die Sichtweisen der Bewohnerschaft. Im Folgenden werden ausgewählte Ergebnisse der Befragung in Kürze dargestellt.

Die bestehenden Angebote (z.B. Pädagogischer Mittagstisch und Hausbesuche der Familienhebamme) waren den Befragten zu einem relativ großen Teil bekannt (zwischen 35 und 50%). Der erst im Erhebungsjahr eingerichtete „offene Müttertreff" (29%), die Gymnastikgruppe für Frauen (26%) und der einmal monatlich stattfindende Radlertreff (15%) waren weniger Bewohnern vertraut. Durchschnittlich kannte jeder Bewohner etwa fünf der 15 Angebote.

Eine weitere Bewertung von Angeboten konnte nur von den Befragten abgegeben werden, die zuvor angegeben hatten, das Angebot zu kennen. Eine Teilnahme bei den Angeboten wurde nicht vorausgesetzt. Dabei zeigt sich, dass die Bewertungen fast durchweg (zumindest 90%) „gut" bis „sehr gut" sind, nur bei den weniger bekannten Angeboten gibt es eine größere Anzahl an „mäßigen" oder „schlechten" Bewertungen.

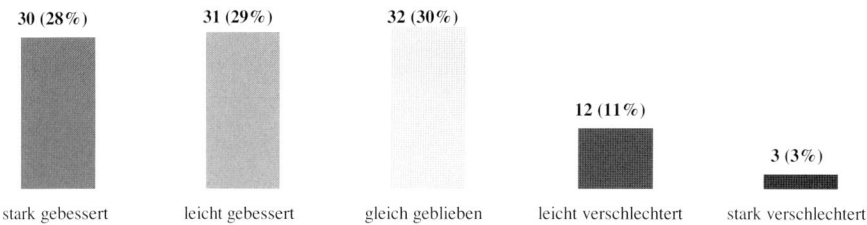

Abbildung 2: Wahrgenommene Veränderung der gesundheitsfördernden Angebote für Kinder und Jugendliche in den letzten 4 Jahren (n = 108)

Des Weiteren sehen die meisten Bewohnerinnen und Bewohner generell eine positive Entwicklung bei den gesundheitsfördernden Angeboten in und um das Quartier (siehe Abb. 2). So sind fast 60% der Befragten der Ansicht, dass sich die Angebote in den letzten vier Jahren „stark" (28%) oder „leicht gebessert" (29%) haben. Ein knappes Drittel (30%) gab an, dass die Angebote „gleich geblieben" seien. Dagegen waren weniger als 15% der Meinung, dass sich die Angebote „leicht" oder „stark" verschlechtert" haben.

Neben der Akzeptanz der Angebote waren auch die von den Bewohnerinnen und Bewohnern vermuteten Nutzungsbarrieren von Interesse, also die Einschätzung, aus welchen Gründen diese Angebote im Allgemeinen nicht wahrgenommen werden. Hierbei handelte es sich um eine offene Frage, bei der auch Mehrfachantworten möglich waren. Wie in Abbildung 3 ersichtlich, wurde am häufigsten „Informationsmangel" als Barriere angegeben (40%). „Desinteresse und Motivationslosigkeit" wurden von knapp einem Drittel (31%) der Bewohner vermutet, „Zeitmangel" von einem weiteren Fünftel (19%). Dass eine „unsichere Umgebung" oder „mangelndes Zugehörigkeitsgefühl" eine Rolle spielten, wurde von 12% der Befragten angegeben. In diese Kategorie gingen Antworten wie „Isolierung", „Misstrauen" oder „ist nicht die beste Gegend" ein. Sprache wurde von 6% als Barriere vermutet. Geldmangel oder schlechte (räumliche) Erreichbarkeit spielten mit jeweils nur zwei Nennungen eine untergeordnete Rolle und gingen in die Kategorie „sonstiges" mit ein.

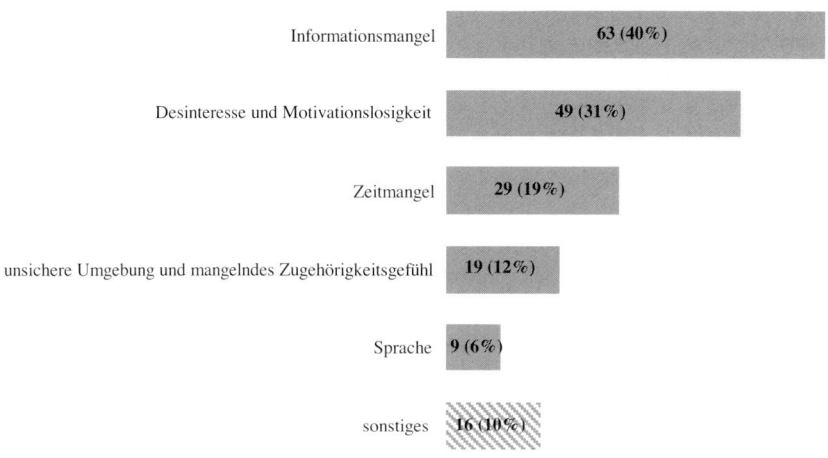

Abbildung 3: Barrieren für die Nutzung der Angebote (n = 157; Mehrfachnennungen möglich)

Um die Wünsche die Bewohnerinnen und Bewohner für die Gesundheitsförderung im Quartier zu ermitteln, wurde zunächst erfragt, welche Angebote aus ihrer Sicht als nächstes eingerichtet werden sollen. Dazu wurde den Befragten eine Liste mit Vorschlägen vorgelegt, aus der sie die drei Angebote auswählen sollten, die sie als erstes in der Lenzsiedlung einrichten würden. Die am dringlichsten empfundenen Angebote waren „Kochkurse für gesunde Ernährung", „Suchtberatung", „psychologische Beratung" sowie „Raucherentwöhnung". Als weniger dringlich wurden z.B. die Einrichtung einer „Selbsthilfegruppe" oder einer „Rückenschule" empfunden. Darüber hinaus konnten die Bewohner angeben, was man ihrer Meinung nach insbesondere für die Gesundheit von Kindern und Jugendlichen im Quartier machen könnte. Es wurde mit 10% der Befragten am häufigsten „mehr und vielfältigere Sportangebote" vorgeschlagen. „Mehr Information über Angebote und über Gesundheitsverhalten" und „mehr Spiel- und Bewegungsmöglichkeiten für Kinder" wünschten sich weitere 8% der Befragten, etwa in Form von „mehr Spielplätzen" oder mehr „Ausflügen für Kinder und Jugendliche".

Eine weitere Frage beschäftigte sich mit der Mitwirkungsbereitschaft, die von 144 der 157 Befragten beantwortet wurde. Von diesen gaben 40% an, sich die aktive Mitwirkung an gesundheitsfördernden Angeboten vorstellen zu können. Ein Großteil der Befragten wollte z.B. Sportangebote leiten, in Kochkursen, bei der Kinderbetreuung helfen oder Beratungsangebote mittragen. Einige Befragte machten auch konkrete Vorschläge wie z.B. des Verteilen von Flugblättern oder die Hilfe bei der Organisation von Angeboten. Nur ein kleiner Teil der Befragten war in eingeschränkter Form bereit mitzuwirken, etwa aufgrund unzureichender Deutschkenntnisse.

Die Erfahrungen mit der Bewohnerbefragung haben gezeigt, dass diese sowohl ein wichtiges Instrument zur Evaluation quartiersbezogener Aktivitäten der Prävention und Gesundheitsförderung als auch eine sinnvolle Ergänzung zur herkömmlich eher quantitativ orientierten Gesundheitsberichterstattung darstellt.

In Bezug auf das Präventionsprogramm zeigen die Ergebnisse der Bewohnerbefragung, dass die bestehenden Angebote relativ bekannt sind und gut bewertet werden. Um den Umsetzungsgrad der Angebote weiter zu verbessern, fehlen nach Ansicht der Bewohnerinnen und Bewohner vor allem mehr Informationen. Auch werden als dringlich neue Angebote für gesunde Ernährung und Suchtprävention angesehen. Darüber hinaus gibt es bei den Bewohnerinnen und Bewohnern ein großes Interesse an Mitwirkung, Mitgestaltung und Partizipation, das von professionellen Akteuren genutzt werden kann. Die Ergebnisse wurden dem „Runden Tisch Lenzgesund" und den Bewohnern vorgestellt und mit diesen im Hinblick auf die künftige Umsetzung des Präventionsprogramms „Lenzgesund" und insbesondere auf eine weitere Beteiligung der Bewohnerschaft diskutiert.

4.3 Handlungsorientierung der Praxisbeispiele

Bcide Beispiele aus der kleinräumigen Gesundheitsberichterstattung zeigen auf, dass es möglich ist, Berichterstattung und Dynamik eines programmatischen Umsetzungsprozesses zu verbinden, wenn dafür die notwendigen Ressourcen zur Verfügung stehen und die vernetzten Strukturen für das Einweben der Daten und Informationen in den Planungs- und Steuerungsprozess vorhanden sind. Möglich war und ist dies durch das Koordinierungsgremium „Runder Tisch Lenzgesund" und seine vielen Akteure, Ressourcen des örtlichen Gesundheitsamtes sowie den Ressourcen des Forschungsprojektes (gemeint sind nicht finanzielle Mittel, sondern das Engagement der wissenschaftlichen Mitarbeiterinnen und Mitarbeiter und das Zur-Verfügung-Stellen von Daten im Rahmen der Forschungsdatenzentren der Statistischen Landesämter). Natürlich hängt die Nutzung der Gesundheitsberichterstattung nicht nur von den vorhandenen Daten und potentiellen Nutzern ab. Wichtig ist auch, dass dies politisch gewollt ist und auch politisch befördert wird. Im Falle von kleinräumigen

Analysen wie speziell in dem hier dargestellten Falle ist entscheidend, dass das Gesetz für den öffentlichen Gesundheitsdienst den gesetzlichen Orientierungs- und Bezugsrahmen dafür herstellt und die Amtsleitung des betreffenden Gesundheitsamtes dies ausdrücklich durch Bereitstellung von gewissen Ressourcen (Arbeitszeit, Geld, Räume etc.) fördert.

5 Bilanz und Perspektiven: Daten für Taten und Taten für Daten

5.1 Daten für Taten

Integrierte (Gesundheits-)Berichterstattung ist trotz vieler normativer Anforderungen möglich. Allerdings sind schon für die beiden grundlegenden Dimensionen der Integration (Datenebene, Akteursebene) weitere Anstrengungen und Innovationsschübe notwendig. So müssen auf der Ebene der Datenverknüpfung in verschiedenen statistischen Erhebungsverfahren die abgefragten Indikatoren erweitert werden, beispielsweise um den Sozial- und Umweltbereich, damit eine Verknüpfung von Daten überhaupt möglich ist. Auch für die Förderung und den Aufbau von Strukturen zur intersektoralen Kooperation im politisch-administrativen System sind weitere Schritte notwendig, die zu grundlegenden Veränderungen im strukturellen Zuschnitt von Politiksektoren und Verwaltungsressorts führen können. Dies ist auch gerade für den Planungs- und Umsetzungsprozess von besonderer Bedeutung.

Solche Veränderungsprozesse verlaufen erfahrungsgemäß tendenziell eher schwerfällig und nicht vollkommen störungsfrei ab. Außerdem unterliegen sie häufig den jeweiligen Ideen und Anforderungen der politischen Führung, die sich gerade im Amt befindet (vgl. Süß et al., 2005). Dennoch gibt es zahlreiche Bemühungen auf kommunaler Ebene oder auf der Ebene der Länder bzw. Stadtstaaten in eine integrierte Berichterstattung einzusteigen und diese weiterzuentwickeln. Auch unser Forschungs- und Entwicklungsprojekt[2] hat mit seinen einzelnen Beiträgen den Prozess der konzeptionellen Entfaltung und Ausgestaltung der Ansätze der integrierten Berichterstattung bereichert und befördert (vgl. Süß et al., 2004, 2007).

Besonders im Hinblick auf die Integration integrierter Berichts- und Analyseansätze in die Erstellung und Umsetzung integrativer Programme und Maßnahmen sind in den letzen Jahren erhebliche Fortschritte erzielt worden. Dies gilt besonders

---

[2] Der genaue Titel des Forschungs- und Entwicklungsprojektes lautete: „Gesundheit" als integrierendes Leitziel in der Konzeption und Erprobung eines regionalen Berichtssystems nachhaltiger Entwicklung. Das Projekt wurde vom BMBF unter dem FKZ 07 RNS 08 von Mitte 2002 bis Herbst 2005 im Rahmen des Förderschwerpunktes „Problemorientierte regionale Berichterstattungssysteme für eine nachhaltige Entwicklung" gefördert.

für Programme der sozialen Stadt(teil-)entwicklung (z.B. Bund-Länder-Programm „Soziale Stadt") aus den Ressorts im Bereich Stadtplanung und Stadterneuerung auf Länderebene oder in einzelnen Kommunen und Stadtstaaten. Es gilt aber auch für neue quartiersorientierte Präventionsprogramme, die als Querschnittsaufgabe ganz im Sinne des Gesundheitsförderungskonzeptes formuliert und implementiert werden. Als Planungsgrundlage ist Berichterstattung auf allen sozialräumlichen Ebenen unabdingbar.

5.2 Taten für Daten

Zweifelsohne braucht man Daten für Taten. Das sollte klar geworden sein. Aber auch Taten für Daten sind immer wieder erforderlich, um die Schaffung von Planungsgrundlagen zu ermöglichen, Informationslücken zu füllen, Hindernisse bei der Beschaffung und Aufbereitung von Daten zu überwinden etc., um insgesamt den Prozess der Herausarbeitung planungs- und steuerungsrelevanter Faktoren und Daten zu verbessern und seine Qualität zu sichern. Datenschutzfragen und ethische Fragen müssen immer wieder geklärt werden. Quantitative und qualitative Methoden sollten zur Anwendung kommen. Gerade im Bereich kleinräumiger handlungsorientierter Berichterstattung können viele planungsrelevante Informationen nur durch die qualitative Befragung von Schlüsselpersonen gesammelt und nutzbar gemacht werden.

Handlungsorientierte Indikatoren müssen gebildet, integrierte Berichtskonzepte weiterentwickelt, Formen der bürgerschaftlichen Partizipation in der Berichterstattung erprobt werden und vieles mehr. Vielfältige Taten für Daten sind notwendig, um hochwertige Daten für Taten zu produzieren.

Literatur

Amonn, J., Kersting, V. & Strohmeier, K. P. (2007). Schritte zu einer kleinräumigen Gesundheitsberichterstattung für Nordrhein-Westfalen – Anregungen für die kommunale Praxis am Beispiel Kinder- und Jugendgesundheit. Düsseldorf: Landesinstitut für Gesundheit und Arbeit des Landes Nordrhein-Westfalen (LIGA.NRW).

Fehr, R., Neus, H. & Heudorf, U. (Hg.) (2005). Gesundheit und Umwelt. Ökologische Prävention und Gesundheitsförderung. Bern: Hans Huber.

Hamburger Projektgruppe Gesundheitsberichterstattung (1996). Praxishandbuch Gesundheitsberichterstattung. Ein Leitfaden für GesundheitsberichterstatterInnen und solche, die es werden wollen. Düsseldorf: Akademie für öffentliches Gesundheitswesen, Schriftenreihe Band 18.

Hermann, S. (2006). Konzept einer integrierten, handlungsorientierten Gesundheits- und Sozialberichterstattung im regionalen Ansatz. Theorien, Methoden, Anwendungsfelder. Berlin: Dissertation an der Technischen Universität.

Homfeldt, G. & Steigleder, S. (2003). Gesundheitsvorstellungen und Lebenswelt. Subjektive Vorstellungen von Bewohnern benachteiligter Wohngebiete über Gesundheit und ihre Einflussfaktoren. Weinheim: Juventa.

Kohler, S., Mossakowski, K., Süß, W., Nickel, S. & Trojan, A. (Hg.) (2007). Beiträge zur Quartiersdiagnose. Kindergesundheit in der Lenzsiedlung. Hamburg: Institut für Medizin-Soziologie.

Kurth, B. M. & Schaffrath Rosario, A. (2007). Die Verbreitung von Übergewicht und Adipositas bei Kindern und Jugendlichen in Deutschland – Erste Ergebnisse des bundesweiten Kinder- und Jugendgesundheitssurveys (KiGGS), Bundesgesundheitsblatt – Gesundheitsforschung – Gesundheitsschutz, 50, 736-743.

Landeshauptstadt Dresden (Hg.) (2005). Stadt-Gesundheitsprofil. WHO Gesunde Städte Projekt. verfügbar unter: http://www.dresden.de, Rubrik: Leben und Wohnen – Gesundheit – WHO-Projekte – Gesundheitsberichterstattung.

Meinlschmidt, G. & Hermann, S. (2007). Integrierte Gesundheits- und Sozialberichterstattung. In R. Reintjes & S. Klein (Hg.), Gesundheitsberichterstattung und Surveillance. Messen, Entscheiden und Handeln (S. 114-123). Bern: Hans Huber.

Meinlschmidt, G. (Hg.) (2007). Gesundheitsberichterstattung Berlin. Basisbericht 2006/07. Daten des Gesundheits- und Sozialwesens. Berlin: Senatsverwaltung für Gesundheit, Umwelt und Verbraucherschutz. Verfügbar unter: http://www.berlin.de/sen/statistik/gessoz/gesundheit/basis.html.

Mossakowski, K., Nickel, S., Schäfer, I., Süß, W., Trojan, A. & Werner, S. (2007). Die Quartiersdiagnose: Daten und Ansätze für ein stadtteilorientiertes Präventionsprogramm des Öffentlichen Gesundheitsdienstes – erste Ergebnisse eines Forschungsprojektes. Prävention und Gesundheitsförderung, 2, 82-89.

Mossakowski, K. (2006). Kindergesundheit im Quartier: Ergebnisse der Schuleingangsuntersuchung. In K. Mossakowski, S. Nickel, I. Schäfer, W. Süß, W., A. Trojan & S. Werner (Hg.), Quartiersdiagnose Lenzgesund – mehr Gesundheit ins Quartier! Daten und Ansätze zur Gesundheitsförderung in der Lenzsiedlung in Hamburg-Eimsbüttel. Hamburg: Institut für Medizin-Soziologie.

Mossakowski, K., Nickel, S., Schäfer, I., Süß, W., Trojan, A. & Werner, S. (Hg.) (2006). Quartiersdiagnose Lenzgesund – mehr Gesundheit ins Quartier! Daten und Ansätze zur Gesundheitsförderung in der Lenzsiedlung in Hamburg-Eimsbüttel. Hamburg: Institut für Medizin-Soziologie.

Reintjes, R. & Klein, S. (Hg.) (2007) Gesundheitsberichterstattung und Surveillance. Messen, Entscheiden und Handeln. Bern: Hans Huber.

Robert Koch-Institut (2005). Armut, soziale Ungleichheit und Gesundheit – Expertise des Robert Koch-Institutes zum 2. Armuts- und Reichtumsbericht der Bundesregierung. Berlin: Robert Koch-Institut.

Robert Koch-Institut (2008). Kinder- und Jugendgesundheitssurvey (KiGGS) 2003-2006: Kinder und Jugendliche mit Migrationshintergrund in Deutschland, Berlin, 107-110.

Rosenbrock, R. (1995). Public Health als soziale Innovation. Das Gesundheitswesen, 57, 140-144.

Strohmeicr, K. P., Kersting, V. & Amonn, J. (2007). Schritte zu einer kleinräumigen Gesundheitsberichterstattung für Nordrhein-Westfalen – Endbericht. Düsseldorf: Landesinstitut für Gesundheit und Arbeit des Landes Nordrhein-Westfalen (LIGA.NRW).

Süß W., Möller H., Trojan A. & Fehr R. (Hg.) (2004). Integrierte Basis-Berichterstattung für gesündere Städte und Kommunen. Quellen, Auswahlprozess und Profile für einen Kernindikatoren-Satz. Bielefeld: Landesinstitut für den öffentlichen Gesundheitsdienst, Wissenschaftliche Reihe, Band 17.

Süß, W., Trojan, A. & Füller, A. (2005). Zur Rolle von Berichterstattung in Entscheidungsprozessen. In R. Fehr, H. Neus & U. Heudorf (Hg.), Gesundheit und Umwelt. Ökologische Prävention und Gesundheitsförderung (S. 245-257). Bern: Hans Huber.

Süß, W., Schäfer, I. & Trojan, A (Hg.) (2007). Integrierte (Gesundheits-)Berichte. Konzeptionelle Überlegungen und Umsetzungserfahrungen. Aachen: Shaker.

Trojan, A. (2002). Bedeutung und Nutzung der Gesundheitsberichterstattung. In H. G. Homfeldt, U. Laaser, U. Prümel-Philippsen & B. Robertz-Grossmann (Hg.), Studienbuch Gesundheit. Soziale Differenz – Strategien – Wissenschaftliche Disziplinen (S. 127-167). München: Reinhardt.

Trojan, A. & Fehr, R. (2004). Integrierte Berichterstattung für nachhaltige Entwicklung: Ein realistisches und lohnenswertes Ziel? In W. Süß, H. Möller, A. Trojan & R. Fehr (Hg.), Integrierte Basis-Berichterstattung für gesündere Städte und Kommunen. Quellen, Auswahlprozesse und Profile für einen Indikatorensatz (S. 157-185). Bielefeld: Landesinstitut für den Öffentlichen Gesundheitsdienst (lögd).

Qualität in der Gesundheitsförderung: Eine Methode für Alle(s)?

Veronika E. Müller

1 Evidenzbasierung und Gesundheitsförderung – Nein, meine Suppe ess' ich nicht?

Evidenzbasierung ist mittlerweile fast zu einem Modewort geworden. Neben der evidenzbasierten Medizin (EBM) gibt es mittlerweile evidenzbasierte Pflege, evidenzbasierte Physiotherapie und auch die Disziplinen übergreifenden Bezeichnungen evidenzbasierte Gesundheitsversorgung sowie evidenzbasierte Gesundheitsförderung. Während jedoch die therapeutisch orientierten Fachdisziplinen die Methoden der EBM relativ einmütig übernommen haben, herrschen in der Gesundheitsförderung bislang große Vorbehalte gegenüber dem Konzept der Evidenzbasierung.[1] Doch obwohl die Skepsis groß und die Ablehnung teils vehement ist, haben Begründungen für diese Haltung selten mehr als Bekenntnischarakter. So wird der Aufforderung, die Wirksamkeit gesundheitsförderlicher Interventionen durch randomisierte kontrollierte Studien (RCTs)[2] nachzuweisen, zumeist nur entgegengesetzt, dass dieses Studiendesign sich für Interventionen im Bereich Gesundheitsförderung nicht eigne, ohne dies jedoch weiter zu konkretisieren (Green, 2000; McQueen, 2000; Tones, 1997). Die WHO, deren Ottawa-Charta die Geburtsstunde der Gesundheitsförderung darstellt, äußert sich zu diesem Punkt widersprüchlich: Einerseits fordert sie, alle verfügbaren quantitativen und qualitativen Methoden auszuschöpfen, erklärt jedoch andererseits, dass der Einsatz randomisierter kontrollierter Studien im Bereich Gesundheitsförderung in den meisten Fällen unangemessen, irreführend und unnötig teuer sei (WHO, zit. n. Green, 2000). Eine Begründung oder gar Beispiele dafür, wie und wo in der Vergangenheit Ergebnisse aus RCTs sich als

---

[1] Häufig wird Evidenzbasierung missverstanden als Verpflichtung, jedwede Fragestellung in randomisierten kontrollierten Studien (RCTs) zu untersuchen. Evidenzbasierung wird hier jedoch verstanden als *Wirksamkeitsnachweis* durch Studien mit einem *der Fragestellung angemessenen* Design. Für den Wirksamkeitsnachweis von Interventionen gilt die RCT als Goldstandard, während andere Fragen, wie z.B. nach individuellen Präferenzen und Erfahrungen im Gesundheitssystem, eines qualitativen Designs bedürfen (Sackett & Wennberg, 1997).

[2] In einer randomisierten kontrollierten Studie werden die TeilnehmerInnen nach einem Zufallsprinzip einer Interventions- und einer Kontrollgruppe zugeordnet (zur Vorgehensweise bei der Randomisierung s. Trampisch & Windeler, 2000).

unangemessen oder gar irreführend erwiesen haben, werden jedoch nicht beschrieben.

Bisweilen wird argumentiert, dass die Qualität einer Studie nichts über die Plausibilität der ihr zugrunde liegenden Forschungsfrage aussage (Victora et al., 2004). So richtig dieses Argument ist, so wenig rechtfertigt es die generelle Abkehr von einem bestimmten Studiendesign, denn die Frage nach der Plausibilität muss selbstredend vor *jeder* Intervention und damit auch vor der Durchführung von RCTs gestellt werden. Dass Plausibilität allein jedoch kein ausreichendes Kriterium zur Bestimmung von Qualität und für die Zuverlässigkeit von Studienergebnissen ist, zeigen zahlreiche Beispiele aus der klinischen Forschung.[3]

Der häufig als Grund für die Nicht-Anwendbarkeit experimenteller Studiendesigns ins Feld geführten Komplexität gesundheitsförderlicher Maßnahmen lässt sich mittlerweile mit geeigneten Methoden begegnen. So bietet die in den letzten Jahren sich verstärkt etablierende clusterrandomisierte Studie die Möglichkeit, komplexe Interventionen (in ebenso komplexen Lebenswelten) zu evaluieren (Rychetnik & Frommer, 2000; Rychetnik et al., 2002, siehe auch den Beitrag von Schmacke in diesem Band). Zur Reduzierung unnötiger Kosten empfiehlt es sich, im Vorfeld in weniger aufwändigen Studien die prinzipielle Durchführbarkeit der zu testenden Intervention festzustellen (Hawe, 1990, zit. n. Rychetnik et al., 2002). Auch das Fehlen von Standardinterventionen zum Vergleich kann kompensiert werden. In solchen Fällen gibt es die Möglichkeit, eine Wartegruppe als Kontrolle fungieren zu lassen.[4]

Unter welchen Bedingungen und inwieweit Methoden der klinischen Forschung zur Untersuchung der Wirksamkeit von Gesundheitsförderungsinterventionen einsetzbar sind und wann pragmatische Gründe eher dagegen sprechen, wird auch in diesem Beitrag nicht abschließend geklärt werden können. Was in der Rede und Gegenrede zur Evidenzbasis RCT jedoch droht verloren zu gehen, ist, dass die Kluft zwischen evidenzbasierter Gesundheitsförderung und evidenzbasierter Medizin vielleicht gar nicht so unüberwindbar ist, wie häufig angenommen. Eine Zusammenführung der vorhandenen Qualitätskriterien der Gesundheitsförderung mit denen der

---

[3] Ein gutes Beispiel hierfür ist wohl die postmenopausale Hormontherapie. Da Frauen in den Wechseljahren häufig nicht nur unter Schweißausbrüchen leiden, sondern auch ein Anstieg des Risikos für Herz-Kreislauf-Erkrankungen zu verzeichnen ist, war es durchaus plausibel, anzunehmen, dass ein Ersatz der nun fehlenden Hormone nicht nur die unmittelbaren Beschwerden lindern, sondern darüber hinaus das Herz-Kreislauf-Risiko wieder absenken würde. Diese Annahme wurde jahrzehntelang kaum hinterfragt und wenn, dann in Beobachtungsstudien untersucht, welche diese Annahme regelmäßig bestätigten. Erst eine im Jahr 2002 beendete große RCT zeigte, dass eine Hormontherapie das Herzinfarktrisiko nicht senkt, sondern im Gegenteil sogar erhöht (WHI, 2002).

[4] Die Wartegruppe erhält mit zeitlicher Verzögerung dieselbe Intervention wie die experimentelle Gruppe. Als Studienzeitraum gilt jedoch nur die Zeit, bis die Wartegruppe mit der Intervention beginnt. Bei der Endpunkterhebung wird also Intervention gegen Warten verglichen.

evidenzbasierten Medizin könnte zu einer deutlichen Qualitätssteigerung der Forschung und Praxis der settingorientierten Gesundheitsförderung führen. Es geht also nicht um den Ersatz der einen durch die andere Vorgehensweise, sondern darum, vorhandene Qualitätsdimensionen miteinander zu verbinden. Profitieren würden dabei sicher beide Bereiche, denn im Hinblick auf verschiedene Qualitätsaspekte sind die evidenzbasierte Medizin und die Gesundheitsförderung auf einem recht unterschiedlichen Niveau. So ist in der evidenzbasierten Medizin die Entwicklung von Qualitätskriterien, die sich auf die Planung und Durchführung von Studien beziehen, sehr weit. Was jedoch fehlt, ist eine theoretische Herleitung des Konzepts der klinischen Expertise, also dem Erfahrungshorizont der Klinikerin oder des Klinikers, der neben der so genannten externen Evidenz aus Studien als fester Bestandteil evidenzbasierter Praxis gilt. Bislang gibt es keinerlei Operationalisierung zu diesem Konstrukt. Dies verwundert umso mehr, da in der Umsetzung von EBM der klinischen Expertise ein besonders hoher Stellenwert beigemessen wird. Die Frage „Wie entsteht klinische Expertise?" ist jedoch genauso unbeantwortet wie die Frage, was genau darunter zu verstehen ist. Hier scheint die Idee, dass Erleben zwangsläufig in Erfahrung mündet, unhinterfragt als Ausgangsbasis zu dienen. Wie aus bloßem Erleben Erfahrung wird und wie klinische Erfahrungen systematisch gewonnen, ausgewertet und weitergegeben werden können, ist nicht Gegenstand der Bemühungen der evidenzbasierten Medizin, wie auch ein Blick in Curricula zur Vermittlung von EBM zeigt.[5] Hier könnte die EBM von der Gesundheitsförderung lernen, denn die Auswertung praktischer Erfahrungen wird dort in den letzten Jahren immer systematischer vorangetrieben (s. z.B. die Datenbank www.gesundheitliche-chancengleichheit.de, die Beiträge zu Good Practice von Kilian et al. und Best Practice von Broesskamp-Stone sowie zu QIP von Töppich & Lehmann in diesem Band).

Demgegenüber kann die Gesundheitsförderung im Hinblick auf die Anlage und Durchführung von Interventionsstudien von der EBM lernen, denn hier wie dort können systematische Fehler auftreten, die ein Studienergebnis erheblich verzerren können.

Ziel dieses Beitrags ist es zusammenzustellen, was bereits an Qualitätssicherungsmaßnahmen im Bereich Gesundheitsförderung vorliegt und wie diese mit Methoden der klinischen Forschung verknüpft werden können.

---

[5] Einziger Ansatz in diese Richtung ist das Projekt „Jeder Fehler zählt", ein Fehlerberichts- und Lernsystem für Hausärzte (http://www.jeder-fehler-zaehlt.de). Auf dieser Website werden Fehler, die in Allgemeinpraxen aufgetreten sind, berichtet und ausgewertet, so dass sich diese Erfahrungen als kollektives Wissen weiter verbreiten können.

2 Qualitätsdimensionen der Gesundheitsförderung

In der Hauptsache stützt sich die Qualitätssicherung in der Gesundheitsförderung auf drei, erstmals von Donabedian (1986) eingeführte Qualitätsdimensionen: die Struktur-, die Prozess- und die Ergebnisqualität. Mittlerweile wurden diese um die Assessmentqualität ergänzt (Ruckstuhl et al., 2001). Diese Qualitätsdimensionen können zur Evaluation von Gesundheitsförderungsprogrammen herangezogen werden.[6] Die Assessmentqualität umfasst die Abklärung des Bedarfs und der Bedürfnisse der Zielgruppe, die Ermittlung von Ergebnissen und Erfahrungen aus ähnlichen Projekten und deren Einbettung in die Projektplanung sowie die Bezugnahme auf vorhandene Theorien. Unter Strukturqualität wird die Qualität des organisatorischen und institutionellen Rahmens und der Rahmenbedingungen verstanden. Die Prozessqualität bezieht alle in die konkrete Durchführung einbezogenen Aspekte ein, wie z.B. die Ablaufplanung, die Dokumentation oder den Umgang mit Konflikten. Die Ergebnisqualität setzt sich aus der Wirkung des Projekts, der Zielerreichung und dem Kosten-Nutzen-Verhältnis zusammen (Ruckstuhl et al., 2001; siehe auch den Beitrag von Kolip und Müller in diesem Band).

Mittlerweile stehen einige Instrumente zur Verfügung, welche helfen, die o.g. Qualitätsdimensionen angemessen zu berücksichtigen, so z.B. das Projektplanungstool „quint-essenz" (siehe dazu auch den Beitrag von Ackermann et al. in diesem Band). Healthevidence, eine interdisziplinäre Arbeitsgruppe des Bundesamtes für Gesundheit (Schweiz) bietet auf ihrer Website ebenfalls ein sehr detailliertes Instrument zur Umsetzung der o.g. Qualitätsdimensionen an (http://www.henet.ch),[7] ebenso wie die neue Website „Partizipative Qualitätsentwicklung in der Gesundheitsförderung von sozial Benachteiligten" die seit kurzem unter www.partizipative-qualitaetsentwicklung.de freigeschaltet ist.

Auch die Selbstevaluation (siehe den Beitrag von König in diesem Band) kann dieser Liste von Instrumenten angefügt werden. Zur Selbstevaluation ist ebenso wie für die oben genannten Instrumente ein „Online Tool" vorhanden (www.selbstevaluation.de). Allerdings steht im Gegensatz zu den o.g. hier die Planung der einzelnen Evaluationsschritte und nicht die gesamte Projektplanung im Fokus.

---

[6] Diese vier Qualitätsdimensionen werden häufig genutzt, sie sind jedoch nicht der allgemein verbindliche Standard zur Qualitätsbestimmung. So gibt es darüber hinaus die Good-/Best-Practice-Kriterien (siehe die Beiträge von Kilian et al. sowie Broesskamp-Stone in diesem Band) oder die sieben Qualitätsdimensionen von QIP (s. Töppich & Lehmann in diesem Band).

[7] Der genaue Pfad ist: >http://www.henet.ch/ebph/04_konzepte/konz_042.php< → Konzepte → Public Health Action Cycle.

3 Randomisierte kontrollierte Studien in der klinischen Forschung

Ausgelöst durch die Kritik des englischen Arztes Archibald Cochrane, wurde in den siebziger Jahren des 20. Jahrhunderts deutlich, dass in der Medizin zahlreiche therapeutische Maßnahmen eingesetzt wurden, deren Wirksamkeit nicht oder nicht ausreichend nachgewiesen ist. Diese Kritikpunkte waren schon damals nicht neu.[8] Auch die methodischen Antworten (prospektives Studiendesign, eine Interventions- und eine Kontrollgruppe, randomisierte Zuweisung zu Interventions- und Kontrollgruppe, Verblindung von StudienteilnehmerInnen und UntersucherInnen) zur Beseitigung dieser Missstände waren schon lange entwickelt: So wurde die erste kontrollierte Therapiestudie der Medizin bereits 1758 vom britischen Schiffsarzt James Lind durchgeführt[9] und die zufallsorientierte, so genannte randomisierte Methode der Zuteilung von Studienteilnehmerinnen und -teilnehmern in die verschiedenen Therapiegruppen wurde von Fisher schon in den 30er Jahren des 20. Jahrhunderts eingeführt (Fisher 1930/1960). Ungefähr zur selben Zeit beschrieb Paul Martini die Bedingungen für kontrollierte Medikamentenstudien, die heute in der evidenzbasierten Medizin Anwendung finden (Shelley & Baur, 1999). All diese Methoden dienen der Vermeidung *systematischer Fehler*.[10]

Trotz großer Widerstände wurde die klinische Forschung mehr und mehr auf die Vermeidung systematischer Fehler hin ausgerichtet. Die randomisierte kontrollierte Studie ist mittlerweile der akzeptierte (wenngleich nicht immer geliebte) Goldstandard in der klinischen Forschung, wenn es um die Frage der Wirksamkeit einer Intervention geht (Sackett & Wennberg, 1997), denn dieses aufwändige und methodisch anspruchsvolle Studiendesign gilt als bislang beste Methode zur Vermeidung verschiedener Arten systematischer Fehler. Im Allgemeinen werden vier systemati-

---

[8] So klagte Voltaire (1694-1778) im 18. Jahrhundert: „Medizinische Behandlung ist die Kunst, Drogen, von denen man nichts weiß, in Patienten zu schütten, von denen man noch weniger weiß" (zitiert nach Ridder, 1990, S. 39) und Hahnemann (1755-1843) kritisierte im 19. Jahrhundert die „unüberlegte Polypharmazie und das Fehlen experimenteller Forschung" (zitiert nach Ridder, 1990, S. 42).

[9] James Lind führte auf einer Schiffsreise eine Studie mit skorbutkranken Matrosen durch. Er teilte sie in 6 Therapiegruppen (zu je 2 Probanden) ein: Eine Gruppe erhielt Weinessig, eine Meerwasser, eine Apfelwein, eine ein Arzneimittel (Vitriol), eine Knoblauch, Senf und Perubalsam und eine Gruppe zwei Orangen und eine Zitrone täglich. Die gesundheitliche Situation der beiden Matrosen, die die Zitrusfrüchte erhielten, besserte sich rasch, während die übrigen krank blieben oder sich ihr Zustand sogar noch verschlimmerte. Lind empfahl daraufhin das Mitführen von Zitrusfrüchten bei Schiffsreisen. Eine Empfehlung, der erst 50 Jahre später tatsächlich entsprochen wurde (http://www.med-rz.uni-sb.de/med_fak/imbei/instvers/lernprogramm/kapitel-1/kapitel-1.html).

[10] Man unterscheidet systematische (nicht zufällige) und unsystematische (zufällige) Fehler. Systematische Fehler haben gravierendere Auswirkungen, da sie das Studienergebnis in immer derselben Weise beeinflussen (Beispiel: falsche Auswahl von Messinstrumenten, wie Erwachsenenmanschetten zur Blutdruckmessung bei Kindern).

sche Fehler unterschieden, welche die so genannte interne Validität einer Studie (und damit letztendlich das Studienergebnis) beeinträchtigen: der Selection Bias, der Performance Bias, der Attrition Bias und der Detection Bias. Diese Bias-Formen werden im Folgenden etwas ausführlicher dargestellt, da sie den Anknüpfungspunkt für die Zusammenführung der Qualitätskriterien der klinischen Forschung mit denen der Gesundheitsförderung (siehe Abschnitt 4) bilden.

Ein **Selection Bias** tritt durch Fehler bei der Aufteilung der StudienteilnehmerInnen auf Interventions- und Kontrollgruppe auf. Ist beispielsweise in einer der beiden Gruppen eine prognoserelevante Größe häufiger vertreten, kann ein festgestellter Unterschied für die Wirksamkeit der Intervention zwischen Interventions- und Kontrollgruppe nicht zweifelsfrei auf die Intervention zurückgeführt werden. Sind z.B. in einer Studie zum Herzinfarkt die TeilnehmerInnen in der Kontrollgruppe im Durchschnitt deutlich älter als die TeilnehmerInnen der Interventionsgruppe, so ist eine am Ende der Studie ermittelte geringere Infarkthäufigkeit in der Interventionsgruppe möglicherweise auf das niedrigere Alter und nicht auf die Intervention zurückzuführen. Um solche systematischen Fehler zu vermeiden, sollen StudienteilnehmerInnen nach dem Zufallsprinzip (Randomisierung) auf Interventions- und Kontrollgruppe verteilt werden. Ziel der Randomisierung ist es, alle bekannten (und unbekannten) Risiken *gleichmäßig* auf beide Gruppen zu verteilen. Damit der Randomisierungsprozess selber weitgehend sicher vor einer Einflussnahme ist, gilt es mittlerweile als Qualitätsmerkmal, wenn die Randomisierung durch eine externe, unabhängige Einrichtung durchgeführt worden ist (so genannte verdeckte Zuteilung oder concealed allocation).

Ein so genannter **Performance Bias** entsteht, wenn die Angehörigen der Interventions- und Kontrollgruppe – abgesehen von der Intervention – unterschiedlich behandelt werden. Eine unterschiedliche Behandlung kann über die zusätzliche Verabreichung von Medikamenten hinaus auch unterschiedliche Betreuungsgrade, wie z.B. engmaschigere Kontrolluntersuchungen oder eine erhöhte Aufmerksamkeit für eine der beiden Gruppen meinen. Wird z.B. Beschwerden von Angehörigen der Interventionsgruppe mehr Aufmerksamkeit geschenkt und wird ihnen sorgfältiger nachgegangen als Beschwerden, die bei Probanden aus der Plazebogruppe auftreten, so beeinflusst dies u.U. das Ergebnis. Um möglichst nur den Netto-Effekt der Intervention ermitteln zu können, wird daher in klinischen Studien versucht, alle Begleitumstände in beiden Untersuchungsgruppen gleich zu halten. Dies gelingt am ehesten, wenn sowohl das Studienpersonal als auch die ProbandInnen in Unkenntnis darüber gelassen werden, wer zur Interventions- und wer zur Kontrollgruppe gehört (Higgins & Green, 2005; Jüni et al., 2001; Schulz et al., 1995). Mit dieser so genannten Verblindung soll verhindert werden, dass z.B. eine intensivere Betreuung oder eine erhöhte Aufmerksamkeit für geäußerte Symptome in einer der beiden Gruppen Einfluss auf das Studienergebnis nehmen.

Es gibt jedoch auch in RCTs Grenzen für die Verblindung, z.B. kann das Geschlecht der Beteiligten nicht verblindet werden. Eine geschlechtsbedingte unterschiedliche Behandlung der StudienteilnehmerInnen führt zwar nicht zu einem Unterschied zwischen Interventions- und Kontrollgruppe, kann aber zu einem unterschiedlichen Ergebnis für Männer und Frauen innerhalb der Gruppen führen (Müller, 2008). Eine Möglichkeit, diesen Fehler zu minimieren, ist die Erhöhung der Sensibilität des Studienpersonals für den Einfluss der Kategorie Geschlecht. Dies kann durch entsprechende Schulung erreicht werden.

Beim **Attrition Bias** handelt es sich um eine systematische Verzerrung des Studienergebnisses durch einen Schwund der Studienpopulation im Verlauf der Studie. Jüni et al. (2001) stellten fest, dass Personen, die ihre Teilnahme an einer Studie vorzeitig beenden, sich systematisch von denen unterscheiden, die in der Studie verbleiben. Häufig handelt es sich bei den StudienabbrecherInnen um Personen, die zu krank sind, um weiter teilzunehmen oder Personen, die die Medikation nicht vertragen haben. Um den Therapieeffekt durch den Wegfall dieser ProbandInnen nicht zu überschätzen, wird die Durchführung einer Intention-To-Treat-Analyse[11] empfohlen (Jüni et al., 2001). Bei einer größeren Anzahl fehlender Daten wird darüber hinaus die Durchführung einer Worst-Case-/Best-Case-Analyse empfohlen, um festzustellen, ob das Studienergebnis auch unter Berücksichtigung der fehlenden Werte stabil ist (Higgins & Green, 2005).

Unter einem **Detection Bias** ist das Auftreten systematischer Fehler bei der Outcome-Erhebung durch das Wissen um die Gruppenzugehörigkeit zu verstehen. In Studien, in denen die Outcomes verblindet erhoben werden, ist die Gefahr für diesen Fehler geringer als in solchen, in denen die Endpunkte nicht verblindet erhoben werden. Daher wird zusätzlich zur Verblindung der Probanden und des Studienpersonals eine Verblindung der Personen, die die Outcomes erheben und die Daten analysieren, empfohlen (Higgins & Green, 2005; Jüni et al., 2001). Darüber hinaus fordern Higgins und Green (2005) den Einsatz validierter Messinstrumente zur Outcome-Erhebung, da nicht adäquate Messinstrumente ebenfalls zu systematischen Fehlern führen können. Im Unterschied zum oben beschriebenen Detection Bias, der

---

[11] Bei einer Intention-To-Treat-Analyse werden StudienteilnehmerInnen in den Gruppen analysiert, denen sie zu Studienbeginn zugeteilt worden sind. D.h. TeilnehmerInnen der Interventionsgruppe, die z.B. die Studienmedikation nicht genommen haben oder TeilnehmerInnen der Kontrollgruppe, die abweichend vom Studienplan die Medikation der Interventionsgruppe genommen haben, werden in der Auswertung so behandelt, als hätten sie sich dem Studienplan gemäß verhalten. Diese Vorgehensweise bewirkt eine realistischere Einschätzung des Interventionseffektes (Trampisch & Windeler, 2000).

sich auf einen Fehler, der zwischen Interventions- und Kontrollgruppe wirksam wird, bezieht, beeinflusst ein nicht geeignetes Messinstrument das Ergebnis aller Gruppen und verändert somit das absolute Ergebnis.

4 Zusammenführung der Qualitätskriterien für klinische Studien mit den Qualitätskriterien der Gesundheitsförderung

Dass die Qualitätskriterien der evidenzbasierten Medizin und der Gesundheitsförderung sich miteinander vereinbaren lassen, veranschaulicht Tabelle 1. Im Folgenden soll detailliert dargestellt werden, welche Qualitätsaspekte in der Gesundheitsförderung berücksichtigt werden und welche Ergänzungen notwendig sind, um zu einer evidenzbasierten Gesundheitsförderung zu kommen.

Tabelle 1: Verbindung von Projektplanungsschritten, Qualitätsdimensionen und EBM-Kriterien

Planungsschritte gemäß Public Health Action Cycle (Rosenbrock, 1995)	Qualitätsdimensionen nach Donabedian (1986)	Qualitätskriterien der EBM (Jüni et al., 2001)
	Strukturqualität	
Problemdefinition (Assessment)	Assessmentqualität	Maßnahmen zur Vermeidung eines Selection Bias
Strategieformulierung (Policy Development)	Prozessqualität	Maßnahmen zur Vermeidung eines Performance Bias
Implementierung/Umsetzung (Assurance)		Maßnahmen zur Vermeidung eines Attrition Bias
Ergebnisbewertung (Evaluation)	Ergebnisqualität	Maßnahmen zur Vermeidung eines Detection Bias

4.1 Selection Bias

Vorhandene Maßnahmen zur Vermeidung eines Selection Bias in der Gesundheitsförderung

Im Bereich Gesundheitsförderung – vor allem bei settingbezogenen Interventionen – zeigt sich als ganz wesentlicher Unterschied zu klinischen Studien, dass zumeist eine Vergleichsgruppe fehlt. Es handelt sich demnach seltener um Parallelgruppen- sondern überwiegend um Vorher-Nachher-Vergleiche. Ohne Vergleichsgruppe kann selbstredend kein Selection Bias im o.g. Sinne auftreten. Das heißt jedoch nicht, dass die Auswahl der StudienteilnehmerInnen keine Berücksichtigung finden würde. In zunehmenden Maße wird Wert auf eine adäquate Auswahl geeigneter TeilnehmerInnen für eine gesundheitsfördernde Maßnahme gelegt (BZgA, 2001; Leppin, 2004; Arbeitsgemeinschaft der Spitzenverbände der Krankenkassen, 2008). Über eine Abfolge von Auswahlmechanismen soll die Gruppe ermittelt werden, die vermutlich am meisten von einer Intervention profitiert (Arbeitsgemeinschaft der Spitzenverbände der Krankenkassen, 2008). Dabei sind nicht nur demographische Merkmale zu berücksichtigen, sondern es ist eine weitere Spezifizierung im Hinblick auf das gruppenspezifische Erkrankungsrisiko notwendig (Bauer & Bittlingmayer, 2006). Die Zielgruppe soll so genau wie möglich bestimmt werden, um eine Fehlallokation von Mitteln zu vermeiden (siehe Tab. 2, „Selection Bias", Spalte 2).

Wie könnte eine EBM-orientierte Vermeidung eines Selection Bias in der Gesundheitsförderung aussehen?

In der EBM werden mittels Randomisierung die jeweiligen zu analysierenden Einheiten in Interventions- und Kontrollgruppe eingeteilt. In den meisten Studien sind dies Einzelpersonen. Da mittels einer Gesundheitsförderung in Settings die Auswirkungen einer Intervention innerhalb eines Settings – und damit auf eine Gruppe von Personen – untersucht werden soll, sind die Randomisierungseinheiten folglich diese Gruppen und nicht der oder die einzelne Teilnehmerin. Dementsprechend müssen bei der Auswertung die einzelnen Settings (und nicht die einzelnen Individuen) analysiert werden (Kerry & Bland, 1998, siehe auch den Beitrag von Potvin et al. in diesem Band). Damit wird schon ein grundlegendes Problem dieser Vorgehensweise deutlich: Es müssen mehrere, möglichst identische Settings gefunden werden, für welche dieselben personellen und finanziellen Ressourcen zur Verfügung stehen. Darüber hinaus sollten dieselben strukturellen Entwicklungsmöglichkeiten innerhalb des Settings angenommen werden können. Wang et al. (2005) haben ein Instrument entwickelt, mit dem eine Überprüfung der Anwendbarkeit und Übertragbarkeit von Interventionen in verschiedene Settings möglich ist. Obwohl eigentlich dafür gedacht, eine bereits geprüfte Intervention in einem anderen Setting zu implementieren, eignet sich dieses Instrument ebenso zur Auswahl eines (oder mehrerer) Kontrollsettings. Sind die Settings gefunden, wird vor Beginn der Studie durch Randomisierung festgelegt werden, welche/s Setting/s als Interventions- und welche/s als Kontrollgruppe(n) fungieren sollen.

Tabelle 2: Methoden zur Vermeidung eines Selection Bias in randomisierten kontrollierten Studien und gesundheitsförderlichen Interventionen

EBM	Gesundheitsförderungsintervention	
1. aktuelle Praxis	2. aktuelle Praxis oder Praxisempfehlung	3. aktuelle Praxis erweitert um EBM-Methodik
ZIEL		
Gleichmäßige Verteilung prognoserelevanter Kriterien auf Interventions- und Kontrollgruppe	▪ Auswahl der Personengruppe, für die der größte Nutzen aus der Intervention vermutet werden kann.	wie unter 2. **PLUS** ▪ Studiendurchführung in Settings mit größtmöglicher Strukturähnlichkeit. ▪ Zufällige Einteilung der Settings in Interventions- und Kontrollgruppe
UMSETZUNG		
verdeckte, randomisierte Zuteilung zu Interventions- und Kontrollgruppe	Auswahl der Zielgruppe unter Berücksichtigung von: ▪ demographischen Kriterien ▪ Krankheitsrisiko/Vulnerabilität ▪ Homogenität der Zielgruppe ▪ Bedürfnissen der Zielgruppe	wie unter 2 **PLUS** ▪ Sorgfältige Bestimmung der Strukturmerkmale der Settings ▪ Auswahl von Settings mit größtmöglicher Strukturähnlichkeit ▪ Verdeckte randomisierte Zuweisung der Settings zu Interventions- und Kontrollgruppe.

4.2 Performance Bias

Vorhandene Maßnahmen zur Vermeidung eines Performance Bias in der Gesundheitsförderung

Hinweise zur Art der Durchführung von gesundheitsförderlichen Interventionen finden sich zumeist unter dem Begriff der Prozessqualität. Hierunter fallen

- die Auswahl einer dem Vorhaben angemessenen Maßnahme, d.h. die Maßnahme sollte im Hinblick auf das Gesundheitsproblem und die Zielgruppe wirksam sein (BZgA, 2001); fehlen Vorerfahrungen, so sollte die Wirkung plausibel sein und muss durch entsprechende Evaluation belegt werden (Arbeitsgemeinschaft der Spitzenverbände der Krankenkassen, 2008)
- die Auswahl einer Maßnahme, die mit vertretbaren Risiken oder unerwünschten Wirkungen einhergeht (BZgA, 2001)
- die fachgerechte Durchführung der Maßnahme (BZgA, 2001)

- die Auswahl einer angemessenen Angebotsstruktur (bevorzugt: Bring-Struktur für sozial Benachteiligte, Arbeitsgemeinschaft der Spitzenverbände der Krankenkassen, 2008)
- die Partizipation von Angehörigen der Zielgruppe bei Planung und Durchführung der Maßnahme (Wallerstein, 2006)
- die Berücksichtigung gruppenspezifischer und lokaler Besonderheiten wie Geschlecht, kultureller Hintergrund, Bildung etc. (Wallerstein, 2006).

Diese Aufzählung macht deutlich, dass die bislang hier berücksichtigten Qualitätskriterien weniger am Vergleich zweier Gruppen, als an der optimalen Durchführung der Maßnahme ausgerichtet sind. Diese Art der Qualitätssicherung ist bedeutsam im Hinblick darauf, dass eine schlechte Durchführung eine möglicherweise erfolgreiche Intervention diskreditieren kann. Der vermeintliche Nachweis der Unwirksamkeit kann dazu führen, dass effektive Interventionen nicht weiter eingesetzt werden (so genannter Typ-III-Fehler, Green, 2000).

Wie könnte eine EBM-orientierte Vermeidung eines Performance Bias in der Gesundheitsförderung aussehen?

Bevor über die Möglichkeit der Verblindung im Bereich von Setting-Interventionen gesprochen wird, muss noch einmal rekapituliert werden, was Sinn und Zweck dieser Verblindung in klinischen Studien ist. Die Verblindung wird durchgeführt, damit allen StudienteilnehmerInnen dieselbe Aufmerksamkeit in der Betreuung zuteil wird und die Rahmenbedingungen für alle gleich sind. Das Ziel ist also Gleichbehandlung. Dagegen ist das Ziel der Gesundheitsförderung nicht Gleichbehandlung, sondern gleiche Förderung aller TeilnehmerInnen. Da die individuellen Voraussetzungen auch bei einer sorgfältig definierten Zielgruppe höchst verschieden sein können, kann u.U. eine sehr unterschiedliche Form und Intensität der Unterstützung durch das Studienpersonal notwendig sein, um allen Beteiligten dieselben Chancen auf Gesundheit zu eröffnen. Wichtig ist es daher, das Studienpersonal im Hinblick auf die Einschätzung des individuellen Bedarfs zu schulen, aber auch eigene Einstellungen und Haltungen den TeilnehmerInnen gegenüber zu reflektieren. Nur so kann eine größtmögliche Neutralität in der Zuteilung der Unterstützungsleistungen erreicht werden (zu weiteren Maßnahmen, siehe Tab. 2).

Wenn nun die Ziele der Maßnahme zur Verhinderung des Performance Bias unterschiedlich sind, ist zu fragen, ob eine Verblindung bei Interventionen im Setting überhaupt notwendig ist. Da aus der klinischen Forschung jedoch bekannt ist, dass das Wissen um die Gruppenzugehörigkeit Einfluss auf das Verhalten von TeilnehmerInnen und Professionellen hat, muss die Antwort „ja" lauten. Ebenso wie das Studienpersonal anders auf Beschwerden eines Probanden, der „nur" in der Placebo-

Tabelle 3: Methoden zur Vermeidung eines Performance Bias in randomisierten kontrollierten Studien und gesundheitsförderlichen Interventionen

EBM	Gesundheitsförderungsintervention	
1. aktuelle Praxis	2. aktuelle Praxis oder Praxisempfehlung	3. aktuelle Praxis erweitert um EBM-Methodik
ZIEL		
Gleichbehandlung der Studiengruppen.	▪ Unterstützung der einzelnen TeilnehmerInnen in Anlehnung an ihren individuellen Bedarf. *Individuelle* Förderung vorhandener Ressourcen (das bedeutet möglicherweise eine *Un*gleichbehandlung)	wie unter 2 **PLUS** Gleichbehandlung durch Eröffnung gleicher Chancen und nicht lediglich als Zuteilung gleicher Ressourcen und Unterstützungsleistungen. Die Sicherstellung einer gleichen Förderung kann unterschiedliche Vorgehensweisen in den Settings, aber auch bezogen auf Individuen bedeuten.
UMSETZUNG		
▪ Verblindung des Studienpersonals *und* der StudienteilnehmerInnen ▪ Nicht-Unterscheidbarkeit von experimenteller und Kontroll-Intervention	▪ Auswahl einer im Hinblick auf das Problem und die Zielgruppe wirksamen Maßnahme ▪ Beteiligung der Zielgruppe an Auswahl und Durchführung ▪ Fehlen Vorerfahrungen, so sollte die Wirkung plausibel sein ▪ Maßnahme muss mit vertretbaren Risiken/ unerwünschten Wirkungen einhergehen ▪ Maßnahme muss fachgerecht erbracht werden ▪ Angebotsstruktur der Zielgruppe angemessen ▪ Berücksichtigung gruppenspezifischer und lokaler Besonderheiten wie Geschlecht, kultureller Hintergrund, Bildung etc.	Wie unter 2 **PLUS** ▪ Gleichverteilung von Ressourcen und Unterstützungsleistungen auf alle TeilnehmerInnen. ▪ Ausrichtung des Unterstützungsmaßes am Bedarf der Betroffenen. ▪ Sowohl individuelle als auch settingbezogene unterschiedliche Förderung und Unterstützung möglich. ▪ Reflektion der Professionellen über Gründe für jeweiliges Vorgehen. ▪ Bestreben größtmöglicher Neutralität bei der Zuteilung von Unterstützung ▪ Führen eines Forschungstagebuchs, in dem Probleme mit der „Neutralität" festgehalten werden. ▪ Information des Teams bei Problemen, diese Neutralität einzuhalten ▪ Offene Teamatmosphäre, die ermöglicht, über Probleme zu sprechen und gemeinsam Lösungen zu finden.

gruppe ist, reagiert, ist anzunehmen, dass es beispielsweise Auswirkungen auf die Motivation hat, wenn bekannt ist, dass die Intervention „nur" die Kontrollintervention ist. Je nach Studiendesign ist nun eine Verblindung des Studienpersonals möglich oder nicht. Bei Studien mit Wartegruppendesign wird der Wartegruppe keine Intervention zuteil, d.h. es ist offensichtlich welche die Interventions- und welche die Wartegruppe ist. Hier ist eine größere räumlich Trennung hilfreich, um zu verhindern, dass während der Wartezeit von der Kontrollgruppe bereits Elemente der Intervention übernommen werden (so genannte Kontamination (Müllner, 2005)).[12] Doch auch bei Studien mit einem Parallelgruppendesign[13] wird es ohne größere räumliche Trennung kaum möglich sein, eine effektive Verblindung zu erreichen. Da das Studienpersonal ebenso wie die TeilnehmerInnen sich aktiv in die Intervention einbringen müssen sollte darüber hinaus versucht werden, Studienorte zu finden, in denen weder die Test- noch die Kontrollintervention bekannt sind, so dass unklar bleiben kann, in welchem Setting die als wirksamer angenommene Intervention getestet wird.[14]

4.3 Attrition Bias
Maßnahmen zur Vermeidung eines Attrition Bias in der Gesundheitsförderung

Bei der Vermeidung eines Attrition Bias steht die Teilnahmebereitschaft bzw. die kontinuierliche Beteiligung der für die Intervention gewonnenen Zielgruppe im Zentrum der Aufmerksamkeit. Die aktuell eingesetzten Qualitätskriterien in der Gesundheitsförderung legen daher den Schwerpunkt ihrer Bemühungen auf die Partizipation aller Beteiligten (Arbeitsgemeinschaft der Spitzenverbände der Krankenkassen, 2008; Wallerstein, 2006; WHO, 1998). Über die aktive Einbindung (Partizipation) soll die Teilnahmebereitschaft und die Teilnahmekontinuität erhöht werden. Dies kann durch die Einbeziehung der Zielgruppe in die gesamte Projektplanung erreicht werden (siehe dazu auch den Beitrag von Wright et al. in diesem Band). Es hat sich z.B. gezeigt, dass, wenn neben dem „objektiven" Bedarf auch die subjektiven Bedürfnisse der Zielgruppe erhoben und berücksichtigt werden, dies positive Auswirkungen auf die Teilnahmebereitschaft und -kontinuität hat. Die Ziele sowie die Wege zur Erreichung der Ziele sollten ebenfalls unter Einbeziehung der Wünsche der Zielgruppe festgelegt werden.

Zur Einbeziehung der Zielgruppe haben sich verschiedene methodische Herangehensweisen bewährt. So ist z.B. die Gewinnung von Schlüsselpersonen, die den Zugang zur Zielgruppe eröffnen, ein viel versprechender Ansatz. Auch die Delegati-

---

[12] Die Kontamination ist deswegen zu vermeiden, weil sie den messbaren Effekt der Maßnahme reduzieren kann, wenn nicht mehr Intervention gegen Warten, sondern Intervention gegen „ein bisschen Intervention" getestet wird. Dadurch wird die Studienpower, also die Möglichkeit der Erfassung von Unterschieden zwischen den beiden (oder mehreren) Gruppen reduziert mit der Gefahr, dass die Wirksamkeit einer Intervention nicht nachgewiesen werden kann.

[13] Meint: Zwei Gruppen erhalten zur selben Zeit zwei unterschiedliche Interventionen.

[14] Ein Beispiel für eine Studie, mit großer räumlicher Trennung der Settings ist die von Eng et al. (1990) über die gesundheitsförderlichen Effekt der Partizipation bei der Einrichtung gemeindebezogener Wasserversorgungsprojekte, die in Togo und Indonesien durchgeführt wurde.

on möglichst vieler Aufgabenbereiche an (u.U. vorab dafür weitergebildete) Angehörige der Zielgruppe verbessert die Resonanz auf angebotene Interventionen.

Wie könnte eine EBM-orientierte Vermeidung eines Attrition Bias in der Gesundheitsförderung aussehen?

Die von Jüni et al. (2001) beschriebenen Problematik, dass Personen, die aus einer Studie ausscheiden, sich systematisch von denen unterscheiden, die in ihr verbleiben, besteht genauso in der Gesundheitsförderung. Die oben beschriebenen Maßnahmen dienen bereits der Erhöhung der Akzeptanz und des Interesses der Zielgruppe und fördern somit das Verbleiben in der Studie. Ein qualifiziertes Konfliktmanagement kann diesen Effekt noch vergrößern. Zur Minimierung eines Attrition Bias sind demnach keine zusätzlichen Maßnahmen notwendig. Darüber hinaus sollten die Ergebnisse mittels einer Intention-To-Treat-Analyse erhoben werden.

Tabelle 4: Methoden zur Vermeidung von Attrition Bias in randomisierten kontrollierter Studien und gesundheitsförderlichen Interventionen

EBM	Gesundheitsförderungsintervention	
1. aktuelle Praxis	2. aktuelle Praxis oder Praxisempfehlung	3. aktuelle Praxis erweitert um EBM-Methodik
ZIEL		
Möglichst geringe Quote an StudienabbrecherInnen	▪ Möglichst große Teilnahmebereitschaft in der Zielgruppe ▪ Keine vorzeitige Beendigung der Teilnahme	wie unter 2 **PLUS** ▪ Erfassung der Endpunkte für alle Teilnehmer, die die Studie begonnen haben
UMSETZUNG		
▪ Intention-To-Treat-Analyse ITT) ▪ Worst-Case- / Best-Case-Szenario	▪ Möglichst genaue Erfassung der Bedürfnisse und Vorstellungen der Zielgruppe ▪ Partizipation der Zielgruppe von Anbeginn des Projekts bei Planung, Strategiefindung, Umsetzung und Evaluation ▪ Gewinnung von Angehörigen der Zielgruppe als Schlüsselpersonen ▪ Individuelle Förderung und Unterstützung der TeilnehmerInnen	wie unter 2 **PLUS** ▪ Ggf. Konfliktmanagement zur Erhöhung der Teilnahmebereitschaft ▪ Ergebnisanalyse mit Intention-To-Treat-Verfahren ▪ Ggf. Best-Case bzw. Worst-Case-Szenario

4.4 Detection Bias

Maßnahmen zur Vermeidung eines Detection Bias in der Gesundheitsförderung

Die Vermeidung eines Detection Bias steht in Zusammenhang mit der Qualität der Ergebniserhebung. Im Falle der Gesundheitsförderung steht dieser Aspekt im Fokus der Wirkungsanalyse oder Evaluation, die den Abschluss jedes Projekts bilden sollte. Zur Wirkungsanalyse gesundheitsförderlicher Maßnahmen stehen verschiedene Methoden zur Verfügung, wie z.B. die Selbstevaluation (siehe den Beitrag von König in diesem Band), die partizipative Evaluation (Rice & Franceschini, 2007; Wright et al. in diesem Band) oder die externe Evaluation durch ExpertInnen, die sich vielfältiger quantitativer und qualitativer Methoden bedient (Bortz & Döring, 2006; siehe auch den Beitrag von Töppich und Lehmann in diesem Band). Angestrebt wird häufig auch eine formative Evaluation, um Programme bereits im Verlauf anpassen zu können.

Wie könnte eine EBM-orientierte Vermeidung eines Detection Bias in der Gesundheitsförderung aussehen?

Wie bereits dargestellt, ist im Bereich der evidenzbasierten Medizin eine so genannte verblindete Outcome-Erhebung das Mittel der Wahl, wenn es gilt, die systematische Verzerrung von Studienergebnissen zu verhindern. Die in der Gesundheitsförderung eingesetzten Methoden zur Evaluation sind zunächst einmal mit einer Verblindung nicht vereinbar. Doch auch hier ist eine Kombination denkbar. Die Evaluation im unter 4.4.1 geschilderten Sinn geht ja über eine bloße Ergebniserhebung weit hinaus. Die Evaluation soll nicht nur Auskunft darüber geben, ob bestimmte Endpunkte erreicht worden sind, sondern vielmehr die gesamte Qualität der Studiendurchführung beurteilen. Es könnte jedoch zusätzlich zu dieser eine an bestimmten Endpunkten orientierte, externe Evaluation geplant werden, die von ExpertInnen, die an der Studie nicht beteiligten sind, durchgeführt wird. Diese Personen könnten analog zur Vorgehensweise in der EBM darüber im Unklaren gelassen werden, welche Gruppen die Intervention erhalten haben und welche nicht. Diese Vorgehensweise erfordert jedoch einige Vorarbeiten.

Als ein Problem erweist sich, dass es bislang nicht gelungen ist, theoretisch abzuleiten, welches die wünschenswerten Endpunkte von Gesundheitsförderung sind. Ist Empowerment beispielsweise ein Endpunkt oder nur ein Mittel zur Zielerreichung? Und was ist dann das Ziel? Diese Frage ist bisher unbeantwortet, die WHO bezieht den Standpunkt, dass Empowerment beides sei, Mittel und Ziel (Wallerstein, 2006). Eine Möglichkeit, dieses wohl vorläufig nicht zu lösende Problem zu umgehen, ist, aus der jeweiligen Studie heraus Endpunkte zu ermitteln, die für eine Wirksamkeitsanalyse sinnvoll sind. Dies kann im Rahmen eines „evaluability assessment" (Wholey, 1979) geschehen.[15]

---

[15] „Identification of the appropriate range of outcomes that should be included in a piece of evaluative research is one part of a pre-evaluation procedure known as „evaluability assessment"" (Rychetnik et al., 2002, S. 123).

Generell ist jedoch die Frage nach den Endpunkten von Gesundheitsförderung eine der schwierigsten. Hier ist zum einen Kreativität in der Bestimmung geeigneter Endpunkte wie auch die Möglichkeit der Nachbeobachtung über lange Zeiträume notwendig. Des Weiteren müssen Instrumente entwickelt und validiert werden, die diese Endpunkte zuverlässig erfassen (siehe z.B. das Instrument zur Erfassung von Kapazitätsentwicklung von Nickel und Trojan in diesem Band oder die „Goal Attainment Scale" (Kiresuk & Sherman, 1968)).

Tabelle 5: Methoden zur Vermeidung eines Detection Bias in randomisierten kontrollierten Studien und gesundheitsförderlichen Interventionen

EBM	Gesundheitsförderungsintervention	
1. aktuelle Praxis	2. aktuelle Praxis oder Praxisempfehlung	3. aktuelle Praxis erweitert um EBM-Methodik
ZIEL		
keine Beeinflussung der Studienergebnisse durch nicht-interventionsbedingte Einflüsse	▪ Berücksichtigung der Einschätzung aller Beteiligten bei der Beurteilung des Studienerfolgs	wie unter 2 **PLUS** ▪ Berücksichtigung möglicher „Kontaminationseffekte" bei der Erfassung und Interpretation der Ergebnisse. ▪ Entwicklung objektiver Erfolgskriterien
UMSETZUNG		

▪ möglichst nur Einsatz validierter Messinstrumente
▪ Verblindete Erhebung der Ergebnisse
	▪ Evaluation mittels unterschiedlicher Methoden:
	  ▪ Selbstevaluation
	  ▪ Fremdevaluation
	  ▪ Partizipative Evaluation
		wie unter 2
		PLUS
		▪ (Weiter-)Entwicklung von Instrumenten zur Erfassung des Endpunktes „Empowerment"
		▪ Suche nach überprüfbaren Endpunkten, die durch Empowerment positiv beeinflusst werden.
		▪ GGf. Entwicklung von Instrumenten zur Erfassung dieser Endpunkte
		▪ Identifizierung der angemessenen Outcomes vor der Evaluation (evaluability assessment)
		▪ Kreativität und Zugrundelegen eines umfassenden Verständnisses von Gesundheit bei der Suche nach messbaren Outcomes
		▪ Überprüfung auf „Kontamination" der Studiengruppen

5 You can't always get what you want

Die hier aufgezeigten Möglichkeiten für eine Verbindung von Qualitätskriterien der Gesundheitsförderung mit denen der klinischen Forschung lösen sicher nicht alle Vorbehalte auf. Die Skeptikerinnen und Skeptiker müssen sich jedoch überlegen, ob ein konsequentes Ausblenden des Studiendesigns, das als besonders geeignet für eine Überprüfung der Wirksamkeit von Interventionen gilt, nicht letztendlich zu einer Abwertung von Forschungsergebnissen der Gesundheitsförderung führen wird. Ein Blick in die Datenbanken der Campbell oder der Cochrane Collaboration macht deutlich, dass im Bereich Studiendesign die Interventionen „die Nase vorn" haben, die auf individuelle Verhaltensänderungen ausgerichtet sind und den Setting-Gedanken, wie er von der WHO formuliert wird, nicht berücksichtigen (Dooris, 2006). Der Leitgedanke hinter dem Settingansatz, nämlich die gesündere Wahl zur leichteren Wahl zu machen, droht so verloren zu gehen. In letzter Konsequenz kann eine Weigerung des Einsatzes evidenzbasierter Methoden dazu führen, dass effektive und notwendige Interventionen nicht finanziert werden, während die sich großer Beliebtheit erfreuenden – aber in ihrer gesellschaftlichen Reichweite deutlich eingeschränkteren – individuenbezogenen und eher dem Bereich Prävention zuzuordnenden Interventionen finanziert werden.

Es gibt natürlich auch gute Gründe, die gegen eine Anwendung der RCT sprechen. Häufig werden zuvorderst Kostengründe als Argument gegen die vergleichsweise teuren RCTs angeführt. Die tatsächliche Hürde sind jedoch weniger die Kosten an sich, als die Zersplitterung der Kostenträger bzw. das Anfallen von Kosten bei Trägern, die u.U. von einer Verbesserung der Gesundheit der Zielgruppe nicht oder nicht entsprechend ihrem finanziellen Einsatz profitieren. Aber auch andere Hindernisse sind denkbar, wie z.B. Zugangsprobleme zur Zielgruppe und die begründete Annahme, dass im Falle einer Randomisierung in Interventions- und Kontrollgruppe ein Großteil der TeilnehmerInnen wieder ausscheiden würde. Die in der Überschrift dieses Beitrags gestellte Frage „Eine Methode für Alle(s)?" ist demnach zu verneinen. Das entbindet jedoch nicht davon, sich der Frage nach dem Für und Wider des RCT-Designs tatsächlich und anhand konkreter Beispiele zu stellen und nicht in nebulösen Ausweichmanövern zu verharren. Nur so kann eine Basis geschaffen werden, die im jeweiligen Einzelfall eine begründete und nachvollziehbare Entscheidung für oder gegen ein bestimmtes Studiendesign ermöglicht. Die hier aufgezeigten Möglichkeiten der Annäherung der unterschiedlichen Vorgehensweisen der klinischen Forschung und der Gesundheitsförderung zeigen, dass die Konzepte so unvereinbar nicht sind, aber dass es bisweilen notwendig ist, Konzepte den jeweiligen Gegebenheiten anzupassen, oder, um bei den Rolling Stones zu bleiben:

„You can't always get what you want, but if you try, sometimes, you just might find – you get what you need" (Richards & Jagger, 1969).

Literatur

Arbeitsgemeinschaft der Spitzenverbände der Krankenkassen (2008). Gemeinsame und einheitliche Handlungsfelder und Kriterien der Spitzenverbände der Krankenkassen zur Umsetzung von §§20 und 20a SGB V vom 21. Juni 2000 in der Fassung vom 2. Juni 2008. Bergisch-Gladbach. Verfügbar unter: www.gkv-spitzenverband.de, Rubrik: Vertragspartner/Prävention.

Bauer, U. & Bittlingmayer, U. H. (2006). Zielgruppenspezifische Gesundheitsförderung. In K. Hurrelmann, U. Laaser & O. Razum (Hg.), Handbuch Gesundheitswissenschaften (S. 781-818). Weinheim: Juventa.

Bortz, J. & Döring, N. (2006). Forschungsmethoden und Evaluation. 4. überarb. Aufl. Heidelberg: Springer.

BZgA – Bundeszentrale für gesundheitliche Aufklärung (2001). Qualitätsmanagement in Gesundheitsförderung und Prävention. Köln: BZgA.

Dooris, M. (2006). Healthy settings: challenges to generating evidence of effectiveness. Health Promotion International, 21, 55-65.

Eng, E., Briscoe, J. & Cunningham, A. (1990). Participation effect from water projects on EPI. Social Science and Medicine, 30, 1349-1358.

Green, J. (2000). The role of theory in evidence-based health promotion practice. Health Education Research, 15, 125-129.

Higgins, J. P. T. & Green, S. (Eds.) (2005). Assessing the study results: Cochrane handbook for systematic reviews of interventions 4.2.5. (updated May 2005). Verfügbar unter: www.cochrane.org/resources/handbook/hbook.htm.

Jüni, P., Altman, D. G. & Egger, M. (2001). Systematic reviews in health care: Assessing the quality of controlled clinical trials. British Medical Journal, 323, 42-46.

Kerry, S. M. & Bland, J. M. (1998). Analysis of a trial randomised in clusters. British Medical Journal, 316, 54.

Kiresuk, T. J. & Sherman, R. E. (1968). Goal attainment scaling: A general method for evaluating comprehensive community mental health programs. Community Mental Health Journal, 4, 443-453.

Leppin, A. (2004). Konzepte und Strategien der Krankheitsprävention. In K. Hurrelmann, T. Klotz & J. Haisch (Hg.), Lehrbuch Prävention und Gesundheitsförderung (S. 31-40). Bern: Hans Huber.

McQueen, D. V. (2000). Perspectives on health promotion: Theory, evidence, practice and the emergence of complexity. Health Promotion International, 15, 95-97.

Müller, V. E. (2008). Geschlechtsspezifische Unterschiede von Nutzen und Risiken medikamentöser Präventionsmaßnahmen der Koronaren Herzkrankheit. Dissertation. Universität Bremen. Verfügbar unter: http://nbn-resolving.de/urn:nbn:de:gbv:46-diss000109093.

Müllner, M. (2005). Erfolgreich wissenschaftlich Arbeiten in der Klinik: Evidence based medicine (2. erweiterte und überarbeitete Auflage). Wien: Springer.

Rice, M. & Franceschini, M. C. (2007). Lessons learned from the application of a participatory evaluation methodology to healthy municipalities, cities and communities initiatives in selected countries of the Americas. Promotion & Education, XIV, 68-73.

Richards, K. & Jagger, M. (1969) You can't always get what you want. In The Rolling Stones. Let it bleed. London: DECCA.

Rosenbrock, R. (1995). Public Health als soziale Innovation. Das Gesundheitswesen, 57, 140-144.

Ruckstuhl, B., Kolip, P. & Gutzwiller, F. (2001). Qualitätsparameter in der Prävention. In BZgA – Bundeszentrale für gesundheitliche Aufklärung (Hg.), Qualitätsmanagement in Gesundheitsförderung und Prävention (S. 38-50). Köln: BZgA.

Rychetnik, L. & Frommer, M. (2000). A proposed schema for evaluation evidence on public health interventions: A discussion paper prepared for the National Public Health Partnership. National Public Health Partnership Verfügbar unter: www.nphp.gov.au/publications/phpractice/schema_may00.pdf.

Rychetnik, L., Frommer, M., Hawe, P. & Shiell, A. (2002). Criteria for evaluating evidence on public health interventions. Journal of Epidemiology and Community Health, 56, 119-127.

Sackett, D. L., Rosenberg, W. M. C., Gray, M. J. A., Haynes, R. B. & Richardson, W. S. (1996). Evidence-based medicine: What it is and what it isn't. British Medical Journal, 312, 71-72.

Sackett, D. L. & Wenneberg, J. E. (1997). Choosing the best research design for each question. British Medical Journal, 315, 1636.

Schulz et al. (1995). Empirical evidence of bias. Dimensions of methodological quality associated with estimates of treatment effects in controlled trials. Journal of the American Medical Association, 273, 408-412.

Shelley, J. H. & Baur, M. P. (1999). Paul Martini: The first clinical pharmacologist. Lancet, 353, 1870-1873.

Tones, K. (1997). Beyond the randomized controlled trial: a case for „judicial review". Health Education Research, 12, 161-164.

Trampisch, H. J. & Windeler, J. (2000). Medizinische Statistik (2. überarbeitete und aktualisierte Auflage). Berlin: Springer.

Victora, C. G., Habicht, J.-P. & Bryce, J. (2004). Evidence-based public health: moving beyond randomized trials. American Journal of Public Health, 94, 400-405.

Wallerstein, N. (2006). What is the evidence on effectiveness of empowerment to improve health? WHO (Hg.). Verfügbar unter: www.euro.who.int/Document/E88086.pdf. (13.12.2007).

Wang, S., Moss, J. R. & Hiller, J. E. (2006). Applicability and transferability of interventions in evidence-based public health. Health Promotion International, 21, 76-83.

WHI – Writing Group for the Women's Health Initiative Investigators (2002). Risks and benefits of estrogen plus progestin in healthy postmenopausal women. Journal of the American Medical Association, 288, 321-333.

WHO (1998) Gesundheit 21 – Gesundheit für alle im 21. Jahrhundert. Europäische Schriftenreihe „Gesundheit für Alle" Nr. 5. Verfügbar unter: www.euro.who.int/document/ehfa5-g.pdf.

Wholey, J. S. (1979). Evaluation: promise and performance. Washington, DC: The Urban Institute.

Was bringt ein evidenzbasierter Ansatz in Prävention und Gesundheitsförderung?

Norbert Schmacke

1 Einleitung

Medizin, Primärprävention und Gesundheitsförderung stellen – idealtypisch – getrennte Welten dar, was ihr Verständnis von der Erhaltung oder Wiedererlangung von Gesundheit anbelangt, und doch verbindet sie ein entscheidender Punkt: Sie offerieren eine Alternative zu Nichts-Tun bzw. Abwarten von Spontanverläufen des Lebens einzelner oder ganzer Gruppen. Anders formuliert: Auch Prävention und Gesundheitsförderung stellen Interventionen dar, die einer Legitimation bedürfen. Dies ist die erste Antwort auf die Frage in der Überschrift, und die Antwort ist nur scheinbar trivial. Nicht alle Akteure in der Gesellschaft sind wohl prinzipiell davon überzeugt, dass es immer nötig ist, die Frage nach Nutzen und Risiken von gesundheitsrelevanten Interventionen zu stellen, da sie manches für selbstverständlich halten. Die klinisch tätigen Ärzte machen sich gern über die RCT-Ära mit dem Beispiel vom Fallschirm lustig, dessen Nutzen nicht in doppelt verblindeten randomisierten Studien (weder Patient noch Therapeut wissen, welche Patientinnen/Patienten die neue Behandlung, z.B. ein Arzneimittel, erhalten, und welche mit einem Placeboansatz behandelt werden, z.B. ein Leerpräparat ohne Wirkstoff) untersucht werden müsse: zu wahr, aber vom Problem ablenkend. Und so gibt es mit Sicherheit auch eine Reihe bedeutender Rahmeneinflüsse auf die Gesundheit, die prinzipiell keiner weiteren wissenschaftlichen Unterfütterung bedürfen. Das betrifft ganz im Sinne von „Old Public Health" die Erkenntnis, dass die Verbesserung der allgemeinen Lebensbedingungen, so eine hygienische Umwelt, ausreichende Ernährung und Zivilisierung der Arbeitswelt unabdingbare Voraussetzungen für die Entfaltung der gesundheitlichen Wohlfahrt von Gesellschaften sind. Bedenklich ist demgegenüber eine ganz andere Variante einer nach wie vor stark eingeschränkten Akzeptanz des Evidenzgedankens, die sich vielleicht besonders gut an der Debatte um die Früherkennung von Erkrankungen erläutern lässt. Hier ist offenkundig die über Jahrhunderte verankerte Überzeugung „Vorbeugen ist besser als Heilen" so mächtig, dass es eine gelegentlich aussichtslos erscheinende Anstrengung darstellt, den Nutzen von

Früherkennungsuntersuchungen in Frage zu stellen, sogar dann, wenn es tatsächlich keinen wissenschaftlichen Nachweis für einen Vorteil dieser Vorgehensweise gibt (siehe Weymayr & Koch, 2003; Welch, 2004 sowie Mühlhauser, 2007). Im Falle mancher Krebserkrankungen kommt dem Screening daher am Ende vielleicht vor allem die Funktion symbolischen Handelns zu, demzufolge doch nicht tatenlos abgewartet werden dürfe, bis die Erkrankung sich eingestellt habe. Dies kann mit gewisser Berechtigung sogar für Screeningverfahren behauptet werden, die hoch plausibel erscheinen (zur aktuellen Studienlage siehe Ransohoff, 2009). Wenn ich mich für eine Koloskopie zur Früherkennung von Dickdarmkrebs entscheide, habe ich gezeigt, dass ich mich der neuen kulturellen Norm gegenüber konform verhalte und mich und die Gesellschaft von „unnötiger" Last befreie. Dabei spielt der, meist überschätzte, tatsächliche Nutzen nur eine partielle Rolle. Wichtiger scheint das Gefühl, im Falle einer Erkrankung „unschuldig" zu sein. Im sicheren Wissen „alles getan" zu haben, hat man sich im Falle einer Erkrankung nichts vorzuwerfen. Von derartiger aus Angst genährter Legitimation ist hier freilich nicht die Rede, auch wenn als sicher gelten darf, dass individuelle wie kollektive Entscheidungen über Gesundheitsfragen sehr häufig komplexer Natur sind und die biometrische Nutzen-Risiko-Betrachtung allein oft nicht trägt. Bleibt einleitend noch einmal zu betonen, dass es nach allen Erfahrungen im Umgang mit Gesundheitsthemen wichtig ist, die Frage nach dem Nutzennachweis nie aus dem Auge zu verlieren. Mit Blick auf die häufig leidvolle Geschichte der medizinischen Prävention hat Skrabanek in diesem Kontext gemahnt: „We should not confuse „prevention" with „hopes of prevention"" (Skrabanek, 1990, S. 188). Und noch scheint es nötig zu sein, auch in der Gesundheitsförderung für ein größeres Problembewusstsein zu werben. Helen Roberts bringt das Problem wie folgt auf den Punkt:

> „A few leaflets here, telling parents how to do their jobs better, a bit of social engineering there, trying to iron out a little local difficulty with housing or transport. What could be the harm in that? So long as people's hearts were in the right place, brains were not thought to need to be quite so fully engaged in changing communities as in changing lipid lowering medication." (Roberts, 2004, S. 729).

Ganz so unschuldig sind eben viele Interventionen in die Lebenswelten von Menschen nicht, und im Kern richten sich die Botschaften überwiegend an Menschen aus sozial benachteiligten Schichten:

> „Many public health interventions work with vulnerable or disadvantaged groups, such as children, those experiencing poverty, unemployment or other forms of marginalization. All of these groups would benefit from the increased protection from potential harm caused by poorly conducted intervention studies which would be gained from increased transparency and accountability" (Waters et al., 2007, S. 324).

Anders formuliert: Gerade die hohe Verantwortlichkeit der Gesundheitsförderung für sozial benachteiligte Bevölkerungsgruppen verdeutlicht die Notwendigkeit, sich ein angemessenes Urteil über den Nutzen von Interventionen zu verschaffen.

Der vorliegende Beitrag konzentriert sich nun auf die aus wissenschaftlicher Sicht unverzichtbare Frage, welche Anforderungen an wissenschaftliche Belege für Nutzen und Risiken von Primärprävention und Gesundheitsförderung gestellt werden können und sollen. Dabei soll vor allem dargelegt werden, wie es um die Möglichkeit methodisch hochwertiger kontrollierter Vergleiche bestellt ist und welche Schlussfolgerungen aus den deshalb vorgestellten RCTs für die Hauptfrage des Artikels gezogen werden können (es sei auf ergänzende grundlegende Ausführungen in den Beiträge von Veronika Müller und Gabriele Meyer in diesem Buch hingewiesen). Diese Schwerpunktsetzung erscheint wichtig, weil häufig zu hören ist, RCTs seien im Bereich der Gesundheitsförderung wegen der Komplexität der Intervention oder wegen unlösbarer Umsetzungshürden (so vor allem Rekrutierungs- und Finanzierungsprobleme) nicht durchführbar. Es ist, so die nachfolgend diskutierte Kernaussage, völlig unnötig, die RCT im Falle der Gesundheitsförderung als utopische oder unmögliche Studienform ad acta zu legen und gewissermaßen eine eigene Methodik für die Nutzenbewertung von Gesundheitsförderung einzufordern. Es ist eigentlich unnötig zu sagen, dass damit kein Monopolanspruch der RCT in diesem Bereich der Evaluationsforschung erhoben wird: es geht „nur" um die Frage, welche Studiendesigns für welche Fragestellungen angemessen sind.

2 Die Perry Preschool Study

Zur Erläuterung der Kernaussage wird ein wissenschaftliches Experiment aus dem Erziehungsbereich etwas ausführlicher beschrieben. Von 1962 bis 1967 untersuchten David Weikart und sein Team in Ypsilanti (Michigan/USA) die Kurz- und Langzeiteffekte einer qualitativ hochwertigen Vorschulerziehung in einem sozialen Brennpunkt. Es wurden in einem Randomisierungsverfahren 58 Kinder afroamerikanischer Herkunft dem Förderprogramm zugeteilt, 65 Kinder ohne Fördermaßnahme bildeten den zweiten Arm dieser RCT, deren Endpunkte in den Lebensaltern 3 bis 11 und erneut im Alter von jeweils 14, 15, 19, 27 und 40 Jahren erhoben und publiziert wurden (Schweinhart et al., 2005). Einige herausragende Ergebnisse zugunsten der Interventionsgruppe in Zahlen (jeweils Interventions- vs. Kontrollgruppe):

- Highschool-Abschluss: gesamt 65% vs. 45% (bei den Schülerinnen 84% vs. 32%)

- in einem Beschäftigungsverhältnis im Alter von 40 Jahren: 76% vs. 62% (wobei in diesem Alter mehr Männer als Frauen einer Erwerbstätigkeit nachgingen, im Alter von 27 Jahren war es noch umgekehrt)
- Jahreseinkommen im Alter von 40 Jahren: 20.800 US$ vs. 15.300 US$
- Inhaftierungen (mehr als fünf) im Alter von 40 Jahren: 36% vs. 55%
- Beteiligung von Vätern an der Kindererziehung: 57% vs. 30 %
- Gebrauch von Schlafmitteln und Tranquillizern: 17% vs. 43%
- Gebrauch von Cannabis: 48% vs. 71%
- Gebrauch von Heroin: 0% vs. 9%.

Bezogen auf US$ im Jahr 2000 und bei einer Diskontierung von 3% wird für die Studie eine Investition von 15.166 US$ pro Kind und ein ökonomischer Return von 244.812 US$ angegeben, v.a. resultierend aus eingesparten Inhaftierungskosten und höheren Steuereinnahmen. Als größter Einzelposten fiel die Einsparung von Inhaftierungskosten der männlichen Studienteilnehmer ins Gewicht. Akzeptiert man diesen ökonomischen Ansatz, erscheinen die Investitionen im Interventionsarm unter dem Aspekt der Übertragbarkeit des kontrollierten Experiments in den gesellschaftlichen Alltag nicht so utopisch wie sie bei isolierter Schilderung wirken könnten. Die betreffenden Kinder wurden über zwei Jahre von Lehrerinnen und Lehrern mit dem Abschluss Bachelor in Erziehungswissenschaften in Kleingruppen von fünf bis sechs Kindern täglich für 2,5 Stunden betreut. Zugrunde lag ein theoretisch begründetes, ausgefeiltes, auf Aktivierung der Kinder abzielendes Curriculum, zudem erfolgten regelmäßige Besuche in den Familien. Die Autoren sprechen selber an, dass es auf den ersten Blick fast unmöglich wirkt, die in der Studie angelegten Qualitätskriterien für verbesserte Erziehung zum Maßstab für die Anwendung in der Praxis zu nehmen, einschließlich der Tatsache, dass entsprechend qualifizierte Erzieherinnen und Erzieher besser bezahlt werden müssten. Nur in einem US-Staat, in Rhode Island, wird aktuell ein BA-Abschluss für den Einsatz in der Vorschulerziehung verlangt. Aus methodischer Sicht ist besonders interessant, dass die relativ kleine „Fallzahl" in der Studie – entgegen weit verbreiteter Annahmen – angesichts der großen Unterschiede zwischen Interventions- und Kontrollgruppe kein Problem dargestellt hat. Für eine ausführlichere Methodendebatte muss hier auf die Monographien der Studie verwiesen werden (Schweinhart et al., 2005). Es ist aber wohl nicht übertrieben, die Perry Preschool Study als ein Highlight der pädagogisch motivierten Interventionsforschung mit direktem Bezug zu Public Health zu bezeichnen. Diese Bewertung findet sich auch in dem Cochrane Review aus dem Jahr 2000 (Zoritch et al., 2000) zur Tagesbetreuung von Kindern im Vorschulalter, der insgesamt acht RCTs mit insgesamt 2.203 Kindern ausfindig machen konnte, sämtlich aus den USA mit dem Fokus auf sozial benachteiligte Familien. Methodische Schwächen dieser RCTs werden benannt, ohne die übereinstimmenden Kernergebnisse im Grundsatz in Frage zu stellen: Derartige Interventionen verbessern die schulischen Ergebnisse, fördern die persönliche Entwicklung, verringern den Umfang an Delinquenz und zeigen positive Ergebnisse für den (leider nicht immer wünschenswert breit erhobenen) Gesundheitszustand. Es ist leider festzuhalten, dass in diesen Studien die Daten zur Gesundheitsentwicklung umfassender hätten erhoben werden können: eine verpasste Chance dieser insgesamt kleinen Zahl relevanter Studien zur Förderung durch strukturierte Vorschulerziehung. Oakley und Fullerton sprechen an anderer Stelle bezüglich derartiger Studien von der Nadel im Heuhaufen (Oakley & Fullerton, 1996). Die Perry Preschool Study ist unter einem speziellen Aspekt für die Gesamtdebatte um die Evaluation von Ansätzen der Gesundheitsförderung interessant. Sie zeigt, dass relevante Ziele mittels einer komplexen Intervention in einem klassischen kontrollierten Design mit wenigstens akzeptablem, wenn nicht gar vorbildlichem Aufwand beforschbar sind. RCTs von komplexen Interventionen sind, so lässt sich schlussfolgern, auch in der Gesundheitsförderung keine Hexerei. Die Perry Preschool Study könnte zudem ein guter Grund sein, den in epidemiologischen Studien immer wieder gezeigten Zusammenhang von formaler Bildung und Gesundheitschancen in prospektiven Studien mit pädagogisch, sozialwissenschaftlich und medizinisch relevanten Endpunkten neu ins Blickfeld zu nehmen. Nachdem die Debatte um die Pisa-Studien verstärkt die Aufmerksamkeit auf das Thema der sozialen Benachteiligung gelenkt hat, wäre ein idealer Zeitpunkt, derartige Forschung mit einigen wenigen gut begründeten Interventionsstudien zu beginnen.

3 Experimentelle Designs in der Sozialforschung

Die Verteilung von Maßnahmen zur Verbesserung der gesundheitlichen, sozialen und ökonomischen Situation von Individuen und Bevölkerungsgruppen nach dem Zufallsprinzip steht immer auch unter dem Verdacht mangelnder Fairness oder wird gar mit dem Vorwurf ethischer Unverantwortlichkeit verbunden. Silverman und Chalmers (2001) haben in einem wenig zitierten, kurzen historischen Rückblick auf das Problem der „Chancenlotterie" thematisiert, dass seit dem 17. Jahrhundert Bemühungen belegt sind, vermeintlich heilbringende Interventionen wie den Aderlass durch zufällige Zuteilung von Patienten auf ihren Nutzen und Schaden hin zu untersuchen. Den Beginn der „modernen" RCT-Ära markiert dann die Studie zum Nutzen von Streptomycin bei Tuberkulosekranken. Und sie zeigen, dass dieselbe methodische Philosophie dem zitierten Ansatz der Förderung durch Vorschulerziehung zugrunde lag. Die Autoren reflektieren, dass das Bauchgefühl vielen Menschen sagt, dass die Lotterie in der Medizin und auf dem Weg zu mehr Chancengleichheit nichts verloren habe, und dass dabei nicht bedacht wird, mit welchen anderen Methoden denn Unsicherheit aus dem Weg geräumt werden kann, ob Medizin oder soziale Interventionen dem Status Quo tatsächlich überlegen sind. Thomson et al. (2004) argumentieren darüber hinausgehend, dass gerade zur Klärung des Nutzens sozialpolitischer Maßnahmen die Zufallsverteilung unter den Bedingungen knapper Mittel auch aus ethischer Sicht die fairste Möglichkeit der Schaffung von mehr Klarheit darstellt: eine Gedankenführung, die im Vereinigten Königreich vermutlich auf deutlich größere Akzeptanz stößt als in Deutschland, weil dort eine längere Erfahrung im Umgang mit Ressourcenknappheit nach dem zweiten Weltkrieg zu verzeichnen ist.

Oakley (1998) hat ebenfalls gezeigt, wie fruchtbar der historische Rückblick für die aktuellen Methodendebatten ist. Randomisierung in Gruppen wird in den Erziehungswissenschaften seit Anfang des 20. Jahrhunderts diskutiert und in Studien erprobt. Im selben Zeitraum unternahmen Forschergruppen um Greenwood an der Columbia University und Chapin an der University of Minnesota sozialwissenschaftliche Experimente zum Nachweis des Nutzens etwa von Gesundheitserziehung in ländlichen Regionen, von Anstrengungen sozialen Wohnungsbaus oder von Erziehungsmaßnahmen für delinquente Jugendliche. Chapin publizierte 1947 sein Buch „Experimental Designs in Sociological Research", Greenwood definierte in „Experimental Sociology" (1945, S. 72) derartige Experimente als „the proof of a causal hypothesis through the study of two controlled contrasting situations". Ein weiterer Meilenstein war die Publikation „Experimental and Quasi-experimental Designs for Research" (Campbell & Stanley, 1966). Boruch veröffentlichte 1978 eine Bibliographie, die 245 randomisierte „field experiments" umfasste, bezogen u.a. auf Maßnahmen der sozialen Wohlfahrt, Erziehung, Massenmedien und der psychologisch-psychiatrischen Hilfen (Boruch, 1978). Oakley spricht vom goldenen Zeitalter der Evaluation in den Sozialwissenschaften (Oakley, 1998, S. 1240). In dieser Phase US-amerikanischer Sozialpolitik wurden neue Programme rechtlich daran gekoppelt, dass 1% des Budgets für Evaluation verwendet wurde. In diese Phase fällt auch die Forschung der Rand Cooperation zu Reformansätzen in der Krankenversicherung, die randomisierte Studien einschloss (Manning et al., 1984). Unerwartete negative Ergebnisse bezüglich des Nutzens sozialpolitischer Maßnahmen und die Länge der Laufzeit derartiger Studien waren nach Oakley Hauptgründe, warum die Politik sich von dieser Ära ab den 1980er Jahren zunächst verabschiedete. Roberts weist mit anderen Worten auf dieses Problems hin: Die Sponsoren von Kampagnen der Gesundheitsförderung wollen in der Regel raschen Erfolg und eine gute Story, nicht aber Hinweise auf begrenzten oder fehlenden Nutzen (Roberts, 2004, S. 730). Mehrere Autorinnen und Autoren, so Connor et al. (1999) bedauern im Rückblick auf die Zeit der florierenden amerikanischen Sozialforschung, dass die Chance verpasst wurde, neben den verwendeten sozialökonomischen vermehrt gesundheitliche Outcome-Parameter einzuschließen.

Vor diesem Hintergrund wird zum einen verständlicher, warum Gesundheitsförderung sich nach wie vor schwer tut, mit Forschungsergebnissen aufzuwarten, welche die Endpunkte Lebenserwartung, Krankheitslast und Wohlbefinden überzeugend abbilden. Zum anderen bleibt aber unverständlich und kontraproduktiv, dass ausgerechnet der „Hort" des modernen Verständnisses von Gesundheitsförderung, die Weltgesundheitsorganisation (WHO), sich gegen Ende des 20. Jahrhunderts relativ dogmatisch gegen die Einbindung von RCTs in die Evaluationsforschung ausgesprochen hat. Plädierte die WHO 1998 zunächst noch gegenüber der Politik, man solle das gesamte Spektrum an quantitativen und qualitativen Forschungsmethoden einsetzen, wurde im selben Jahr verkündet, der Einsatz von RCTs sei in der Regel unangemessen, irreführend und unnötig kostspielig (WHO, 1998a, b). Diese Linie findet dann einen Niederschlag in einem Theorieverständnis, das mit der immanenten Aversion gegen Kontrolldesigns in nichts dem Unverständnis vieler Ärztinnen und Ärzte gegenüber RCTs in der klinischen Forschung nachsteht. So sagt Jackie Green, Hochschullehrerin für Gesundheitsförderung an der Leeds Metropolitan University: „(T)here is a very real danger of ending up with little more than a menu of *proven* interventions from which to select and without a rational base to guide that selection", und sie fordert: „Theory needs to be developed and tested not only in controlled situations, but also in the real world where inductive insights can shape the development of theory and its relevance in specific contexts" (Green, 2000, S. 129). Hier findet, jenseits auch nur eines einzigen konkreten Beispiels, dieselbe Ex-Cathedra-Verurteilung randomisierter, kontrollierter Studien statt wie es in der klinischen Forschung bis vor kurzem auch weithin noch üblich war. Es gab, anders formuliert, immer nur vereinzelte Stimmen in der Evaluationsforschung, welche darauf insistierten, das Ziel nicht aufzugeben, nach den best möglichen Studiendesigns für den Nachweis kausaler Zusammenhänge zwischen Interventionen und angestrebten Zielen zu suchen: „Health promotion researchers are advised to insist on randomized studies more often than they do. They could educate instructors and administrators about the need for randomization rather than accept objections such as trials as justification for not performing them", so der Verhaltensforscher Brian Flay von der University of South California (Flay, 1986, S. 463).

4 Systematische Unterstützung bei der Literatursuche

Interventionen der Gesundheitsförderung und der primären Prävention sind häufig der Kategorie „komplexe Interventionen" zuzuordnen. Die damit einhergehenden Probleme der Standardisierung der Intervention und der Durchführung aussagefähiger Evaluationen wurden erstmals im Jahr 2000 vom Medical Research Council (MRC) im Sinne einer Leitlinie für die Forschung dargestellt; Craig und andere haben diese Empfehlungen dann 2008 noch einmal deutlich erweitert publiziert (Craig et al., 2008). Diese MRC-Empfehlungen können als Referenzquelle gelten. Dem entspricht eine stattliche Sammlung von Homepages, welche jüngere Ansätze von Gesundheitsförderung und Prävention in kontrollierten Studiendesigns vorstellen; sie sollen hier knapp aufgelistet werden:

Guide to Community Preventive Services (Centers for Disease Control and Prevention http://www.thecommunityguide.org/index.html): Auf dieser Website finden sich frei zugängliche Reviews zu Interventionen in verschiedenen gesundheitlichen Bereichen (Jugendgesundheit, Alkoholmissbrauch, Asthma, Übergewicht usw.). Ein Blick in die jeweiligen Reviews erlaubt eine rasche Orientierung, für welche Interventionsansätze Studien welcher Güte vorhanden sind. So finden sich z.B. Studien zur Gewichtsreduktion in Schule oder Betrieb oder körperlicher Aktivität und die Bandbreite reicht von schlichten Informationsprogrammen bis zu hoch komplexen Interventionen. Auch wenn sich die Ergebnisse auf englischsprachige Publikationen beschränken, bieten sie eine Fundgrube an Orientierungshilfen.

Informativ sind weiter die von den Centers for Disease Control (CDC) erstellten **„Morbidity and Mortality Weekly Reports"** (MMWR). Die CDCs verstehen die drei auf der Website http://www.cdc.gov/mmwr/w. angebotenen Formate (MMWR Weekly, MMWR Recommendations and Reports und MMWR Surveillance Summaries) als ihre primären Verbreitungsmedien für wissenschaftliche Informationen aus dem Bereich Public Health. In den Recommendations und Reports findet sich z.B. ein Überblick über die Erfahrungen mit unterschiedlichen Ansätzen der Gewaltprävention an Schulen sowie viele andere Themen höchster gesellschaftlicher Relevanz (www.cdc.gov/mmwr/preview/mmwrhtml/rr5607a1.htm).

Neben der einschlägig bekannten Cochrane Collaboration liefert die **Cochrane Public Health Review Group** einen weiteren Einblick in Studien zur Evaluation von Gesundheitsförderung (www.vichealth.vic.gov.au/cochrane).

Auch das **NHS Centre for Reviews and Dissemination** (www.york.ac.uk/inst/crd/wph.htm), die **International Union for Health Promotion and Education** (www.iuhpe.nyu.edu/pbs) sowie last not least die **Campbell Collaboration** (www.campbellcollaboration.org). bieten einen guten Überblick über vorhandene Studien mit methodisch hochwertigen Designs.

5 Die Chancen des kommenden (?) Präventionsgesetzes

Wenn man die ideologische Grundsatzdebatte im positiven Sinne überwunden hat, kann man sich den Herausforderungen und Problemen für kontrollierte Vergleiche in der Evaluationsforschung in Ruhe zuwenden. Sie gleichen bei näherer Betrachtung den Problemen bei der Durchsetzung des RCT-Designs als Standard für klinische Studien mehr als man denken mag. Wenn Sanson-Fisher et al. etwa schreiben: „A major problem for randomized community intervention studies ist the availability and accessibility of an appropriate number of eligible and widely dispersed communities" (Sanson-Fisher et al., 2007, S. 157), so ist dem fraglos zuzustimmen; diese Hürde muss aber auch jede anspruchsvolle Multicenter-Studie in der klinischen Forschung überwinden, und viele Ansätze scheitern auch hier dann oft nicht an prinzipiellen, sondern an logistischen und ökonomischen Fragen. Was das Geld anbelangt, so beziffern dieselben Autoren die Kosten einiger interessanter RCTs im Präventionsbereich auf 2,5 bis 6 Millionen US$: Das sind Summen, die in der klinischen Forschung niemanden in Unruhe versetzen würden (Sanson-Fisher et al., 2007, S. 158).

In einer systematischen Auswertung der methodischen Qualität und Belastbarkeit internationaler Studien zu Prävention und Gesundheitsförderung mit dem Fokus auf Bewegung, Depression, Ernährung und Rauchen kommen Klever-Deichert et al. zu folgender Schlussfolgerung: „Unsere Studie hat gezeigt, dass die Situation zum Nachweis von Effektivität in Prävention und Gesundheitsförderung auch im internationalen Umfeld in etwa den Stand der kurativen Medizin von vor 25 Jahren aufweist" (Klever-Deichert, 2007, S. 12). Dabei stellt sich als Hauptproblem nicht heraus, dass es einen grundsätzlichen Mangel an Studien mit kontrollierten Designs gäbe: Das Hauptproblem ist neben einer Vielzahl an methodisch inadäquaten Studien die mangelnde Qualität vieler RCTs. Mit dieser mit Blick auf das geplante Präventionsgesetz durchgeführten Studie wird ein weiteres Mal deutlich, dass die prinzipiellen Bedenken gegen Kontrolldesigns, wie sie Elkeles (2006) beispielsweise geäußert hat, von dem Problem ablenken, dass es dringend erforderlich ist, die Studienkultur in der Prävention und Gesundheitsförderung zu verbessern und dass hierfür die notwendigen Mittel eingefordert und eingeworben werden müssen. Aus dem offenkundigen Forschungsdefizit zu schließen, die Forderung nach hochwertigen methodischen Studien schade der Entwicklung der Gesundheitsförderung generell, wirkt wie eine Vogel-Strauß-Politik – so irritierend bis ärgerlich allemal die

Schiefverteilung der Ressourcenverteilung in der Gesundheitsforschung zu Gunsten der klinischen Forschung, insbesondere der Arzneimittelstudien auch ist.

So lautet die abschließende Beantwortung der Fragestellung: Auch in der Primärprävention und Gesundheitsförderung müssen methodisch angemessene Studien die notwendige Legitimation für die Implementierung von Interventionen herstellen. Auf RCTs muss innerhalb des methodischen Arsenals nicht deshalb verzichtet werden, weil sie angeblich prinzipiell unangemessen oder undurchführbar sind. Insofern wird dafür plädiert, künftig wie in der klinischen Forschung bei der Entwicklung von Studiendesigns zur Testung neuer Ansätze der Prävention und Gesundheitsförderung darzulegen, wie das jeweils gewählte Studiendesign begründet worden ist. Dies könnte in einer Kettenreaktion zu zweierlei führen: 1. dass über Second-Best-Designs ehrlicher geredet werden kann, wenn z.B. Rekrutierungs- oder Finanzierungsprobleme zur Realisierung von RCTs unübersehbar sind und dass 2. gleichzeitig die Schar derer wächst, die ihre Stimme in Richtung der Forschungsförderung und der Politik lauter erheben, die Weiterentwicklung von Standards in Prävention und Gesundheitsförderung nicht wie bisher sträflich zu vernachlässigen. Die Perry Preschool Study hat vor über 40 Jahren gezeigt, dass Pionierforschung von höchster gesellschaftlicher Relevanz möglich ist, mit deren Rückendeckung Implementierung und nachfolgende Evaluationen eine ganz andere Durchsetzungskraft aufweisen, als wenn sie sich auf noch so plausible Annahmen stützen müssen. Insofern leitet sich daraus mit Blick auf das viel diskutierte Präventionsgesetz im Grunde die Forderung ab, einen Teil der Gelder in eine beratende Institution zu investieren, die Studiendesigns vor Aufnahme von Interventionen bewertet und eine Homepage vorbildlicher Ansätze in Primärprävention und Gesundheitsförderung für den deutschsprachigen Raum aufbaut. Und sicher wäre es auch ratsam, wie in der klinischen Forschung zu verlangen, dass Studiendesigns *vor* Aufnahme von Evaluationen publiziert werden. Im großen Stil hat dies übrigens 2007 auch die WHO gefordert, indem sie für den Aufbau eines Registers für Interventionsstudien plädierte (Waters et al., 2007). So sympathisch diese Forderung auch sein mag: die Bindung einer derartigen Idee an einen gesetzlichen Rahmen, hier das nach wie vor ausstehende Präventionsgesetz, erscheint für die Implementierung einer Überfliegeridee allemal besser. Prävention und Gesundheitsförderung sind – darüber sollte sicher kein Streit aufkommen – auf jeden Fall zu wichtig, um sie allein dem gesunden Menschenverstand zu überlassen.

Literatur

Boruch, R. F. (1978). Randomized field experiments for program planning, development and evaluation: an illustrative bibliography. Evaluation Review, 2, 655-695.

CDC (2000). Internet site for the Communiy Guide: Verfügbar unter: www.health.gov/ communityguide.

Connor, J., Rodgers, A. & Priest, P. (1999). Randomised studies of income supplementation: a lost opportunity to assess health outcomes. Journal of Epidemiology and Community Health, 53, 725-730.

Craig, P., Dieppe, P., Macintyre, S., Michie, S., Nazareth, I. & Petticrew, M. (2008). Developing and evaluating complex interventions: new guidance. Verfügbar unter: http://www.mrc.ac.uk/complexinterventionsguidance

Elkeles, T. (2006). Evaluation von Gesundheitsförderung und Evidenzbasierung? In W. Bödeker & J. Kreis (Hg.), Evidenzbasierte Gesundheitsförderung und Prävention (S. 111-153). Bremerhaven: Wirtschaftsverlag NW.

Flay, B. R. (1986). Efficacy and effectiveness trials (and other phases of research) in the development of health promotion programs. Preventive Medicine, 15, 451-474.

Green, J. (2000). The role of theory in evidence-based health promotion practice. Health Education and Research, 22, 125-129.

Greenwood, E. (1945). Experimental sociology. New York: Octagon Books.

Klever-Deichert, G., Gerber, A., Schröer, M. A. & Plamer, E. (2006). International erfolgreiche Interventionen der Prävention und Gesundheitsförderung und ihre Übertragbarkeit auf Deutschland. Studien zu Gesundheit, Medizin und Gesellschaft; Köln: Ausgabe 09/2007 vom 12.11.2007. Verfügbar unter: www.uk-koeln.de/kai/igmg/sgmg/ 2007-09_praeventionspolitik_international.pdf.

Manning, W. G., Leibowith, A., Goldberg, G. A., Rogers, W. H., Newhouse, H. P. (1984). A controlled trial of the effect of a prepaid group practice on use of services. New England Journal of Medicine, 310, 105-1010.

McQueen, D. V. (2001). Strengthening the evidence base for health promotion. Health Promotion International, 16, 261-268.

Medical Research Council (2000). A framework for development and evaluation of RCTs for complex interventions to improve health. London: MRC.

Mühlhauser, I. (2007) Ist Vorbeugen besser als Heilen? Zeitschrift für Ärztliche Fortbildung und Qualitätssicherung, 101, 293-299.

Oakley, A. (1998). Experimentation and social interventions: a forgotten but important history. British Medical Journal, 317, 1239-1242.

Oakley, A. & Fullerton, D. (1996). The lamp-post of research: support or illumination? In A. Oakley & I. Roberts (Eds.), Evaluating social interventions (pp. 4-38). Ilford, Essex: Barnados.

Ransohoff, D. F. (2009). How much does colonoscopy reduce colon cancer mortality? Annals of Internal Medicine, 150, 50-52.

Roberts, H. (2004). Intervening in communities: challenges for public health. Journal of Epidemiology and Community Health, 58, 729-730.

Sanson-Fisher, R. W., Bonevski B., Lawrence W. G. & D'Este C. (2007). Limitations of the randomized controlled trial in evaluating population-based health interventions. American Journal of Preventive Medicine, 33, 155-161.

Schweinhart, L. J., Montie, J., Xiang, Z., Barnett, W. S., Belfield, C. R. & Nores, M. (2005). Lifetime effects: The High/Scope Perry Preschool Study Through Age 40 (Monographs of the High/Scope Educational Research Foundation, 14). Ypsilanti, MI: High/Scope Press.

Silverman, W. A. & Chalmers, I. (2001). Casting and drawing lots: a time honoured way of dealing with uncertainty and ensuring fairness. British Medical Journal, 323, 1467-1468.

Skrabanek, P. (1990). Why is preventive medicine exempted from ethical constraints? Journal of Medical Ethics, 16, 187-190.

Thomson, H., Hoskins, R., Petticrew, M., Ogilvie, D., Craig, N., & Quinn, T. (2004). Evaluating the health effects of social interventions. British Medical Journal, 328, 282-285.

Waters, E., Priest, N., Armstrong, R., Oliver, S., Baker, P., McQueen, D. V., Summberbell, C., Kelly, M.R. & Swinburn, B. (2007). The role of a prospective public health intervention study register in building public health evidence: proposal for content and use. Journal of Public Health, 29, 322-327.

Welsh, H. G. (2004). Should I be tested for cancer? Maybe not and here's why. California Press.

Weymayr, C. & Koch, K. (2003). Mythos Krebsvorsorge. Schaden und Nutzen der Früherkennung. Frankfurt/M.: Eichborn.

WHO (1998a). Fifty-First World Health Assembly WHA51.12: Health Promotion. Geneva: WHO.

WHO (1998b). Health promotion evaluation: recommendations to policymakers. Copenhagen: WHO.

Zoritch, B., Roberts, I. & Oakley, A. (2000). Day care for pre-school children. Cochrane Database of Systematic Review 2000, Issue 3. Art. No.:CD000564. DOI: 10.1002/14651858.CD000564

B Qualitätsmanagement und -entwicklung

Ein Gesamtrahmen für die Qualitätsentwicklung in Gesundheitsförderung und Prävention
Brigitte Ruckstuhl 75

Der Good-Practice-Ansatz des Kooperationsverbundes „Gesundheitsförderung bei sozial Benachteiligten"
Holger Kilian, Sven Brandes und Frank Lehmann. 97

Gute, viel versprechende, beste Praxis? Der Best-Practice-Rahmen für Gesundheitsförderung und Prävention
Ursel Broesskamp-Stone 115

Quint-essenz: Ein Instrument zur Qualitätsentwicklung in Gesundheitsförderung und Prävention
Günter Ackermann, Hubert Studer und Brigitte Ruckstuhl 137

Partizipative Qualitätsentwicklung
Michael T. Wright, Martina Block und Hella von Unger 157

Qualitätssicherung der primär-präventiven Leistungen der Gesetzlichen Krankenversicherung nach §20 SGB V
Rolf Stuppardt und Volker Wanek 177

Qualitätszirkel als Instrument der Qualitätsentwicklung
Ottomar Bahrs 201

QIP – Qualität in der Prävention: Ein Verfahren zur kontinuierlichen Qualitätsverbesserung in der Gesundheitsförderung und Prävention
Jürgen Töppich und Harald Lehmann 223

Ein Gesamtrahmen für die Qualitätsentwicklung in Gesundheitsförderung und Prävention

Brigitte Ruckstuhl

1 Einleitung

Nach Erscheinen der Ottawa-Charta (WHO, 1986) hat die Gesundheitsförderung einen zunehmend wichtigen Platz im Gesundheitswesen eingenommen. Mit ihr wurden der ressourcenorientierte Blick, die Salutogenese sowie die Prinzipien Empowerment und Partizipation, aber auch neue Zugänge wie der Settingansatz ins Zentrum der Aufmerksamkeit gerückt. Neue Ausbildungsangebote in den Bereichen Public Health und Gesundheitsförderung sind entstanden, ebenso neue Strukturen bis hin zu neuen gesetzlichen Grundlagen, wie die Einführung des §20 im Sozialgesetzbuch V in Deutschland oder die gesetzliche Verankerung der Stiftung Gesundheitsförderung Schweiz im Krankenversicherungsgesetz in der Schweiz. Forschung und Umsetzung wurden breit gefördert. Mit dieser Entwicklung nahmen Komplexität und Ansprüche an Interventionen zu und Fragen nach ihrer Wirksamkeit wurden dringlicher. Um Programme mit wachsender Komplexität erfolgreich planen, entwickeln und umsetzen zu können, wurden spezifischere Kompetenzen und eine größere Spannbreite an Methoden und Instrumenten notwendig. Einer der wichtigsten Impulse hierzu konnte aus dem Bereich des Managements, insbesondere des Projekt- und Qualitätsmanagements[1] aufgenommen werden. Die Herausforderung, die eine Übernahme von Methoden aus anderen Disziplinen darstellt, ist, die für diese Bereiche entwickelten Instrumentarien so zu adaptieren und weiterzuentwickeln, dass sie entsprechend der Zielsetzungen von Gesundheitsförderung und Prävention zu ihrem Nutzen optimal eingesetzt werden können.

Seit den anfänglichen Qualitätsdiskussionen bis heute, also in den vergangenen 15 Jahren, wurde in der Qualitätsentwicklung[2] sehr viel unternommen und im Quali-

---

[1] Zu Beginn der 1990er Jahre, als Qualität in das Management integriert wurde, hat die ISO 1992 Qualitätsmanagement als neuen Oberbegriff eingeführt und damit den Begriff Qualitätssicherung ersetzt (Zollondz, 2006).

[2] Der Begriff Qualitätsentwicklung wird verwendet, wenn es um die Förderung von Rahmenbedingungen geht, die zur Entwicklung von Qualität notwendig sind.

tätsmanagement[3] ein beachtliches Repertoire sowohl konzeptueller Grundlagen wie praktischer Kompetenzen aufgebaut. So liegt heute eine Vielzahl an Instrumentarien, Konzepten und Modellen vor. Internationale, nationale und regionale Organisationen haben sich der systematischen Entwicklung von Qualität verpflichtet und stellen so die notwendige Kontinuität in diesem Prozess her. Qualitätsmanagement ist ein unbestrittener Bestandteil der Gesundheitsförderung und Prävention geworden, wenn auch in ganz unterschiedlichem Maße umgesetzt. Die Entwicklung ist längst nicht abgeschlossen. War es vor 15 Jahren die Aufgabe, ein Selbstverständnis und passende Instrumentarien für das Qualitätsmanagement zu schaffen, so ist heute die Aufgabe, das vielfältige Angebot zu bündeln, zu systematisieren, zu vereinheitlichen und in einen Gesamtrahmen zu stellen.

Der folgende Beitrag will einen Gesamtrahmen für die Qualitätsentwicklung und das Qualitätsmanagement in Prävention und Gesundheitsförderung aufspannen. Als Grundlage werden dazu Kernelemente des Qualitätsmanagements ausgewählt, die auf die Gesundheitsförderung und Prävention[4] angewendet werden mit der Frage, ob sie sich für das Vorhaben eignen. Um die Notwendigkeit eines Gesamtrahmens nachvollziehen sowie zentrale Instrumentarien diesem zuordnen zu können, wird die Qualitätsentwicklung in Gesundheitsförderung und Prävention der letzten 15 Jahre nachgezeichnet. Dabei wird eine Etappierung der Aktivitäten vorgenommen, um die Schwerpunkte der Entwicklung klarer erkennbar zu machen. Auf der Basis der präsentierten Kernelemente und der vorhandenen Konzepte, Modelle und Instrumente, wird ein Gesamtrahmen für die Qualitätsentwicklung in der Gesundheitsförderung und Prävention skizziert und Herausforderungen für die künftige Entwicklung werden abgeleitet. Die Analyse konzentriert sich auf den deutschsprachigen Raum und berücksichtigt ergänzend ausgewählte Beispiele aus der internationalen Diskussion.

2 Kernelemente des Qualitätsmanagement in Industrie und Dienstleistung

Qualitätsmanagement wird als Gesamtheit aller qualitätsbezogenen Tätigkeiten verstanden und bezieht sich auf die Aufbau- und Ablauforganisation in Unternehmen oder Institutionen. Das Qualitätsmanagement ist ein kohärentes System, welches über bestimmte Kernelemente wie etwa normierte Begrifflichkeiten, Modelle und verbindliche Verfahren verfügt, um Qualität zu sichern und weiterzuentwickeln.

---

[3] Der Begriff Qualitätsmanagement wird verwendet, wenn es sich um operative Aktivitäten zur Verbesserung der Qualität innerhalb eines spezifischen Referenzsystems handelt.

[4] Prävention in diesem Kontext begrenzt sich auf die Primärprävention (zur Differenzierung von Prävention und Gesundheitsförderung siehe auch den Beitrag von Müller und Kolip in diesem Band).

Die Kernelemente des Qualitätsmanagements werden im Folgenden präsentiert, um anschließend klären zu können, inwieweit sie sich für einen Gesamtrahmen der Qualitätsentwicklung und das Qualitätsmanagement in Gesundheitsförderung und Prävention eignen. Folgende Elemente werden betrachtet:

- der Begriff Qualität
- der Zweck des Qualitätsmanagements
- die Einheiten, auf die sich Qualität bezieht
- die Qualitätsmodelle und das Qualitätsverständnis sowie
- die Qualitätsmanagementsysteme.

Der Begriff Qualität: Qualität ist ein abstrakter Begriff, d.h. er muss zunächst auf einen spezifischen Kontext bezogen und für diesen definiert werden. So ist im Qualitätsmanagement Qualität definiert als „die Gesamtheit von Merkmalen (und Merkmalswerten) einer Einheit, bezüglich ihrer Eignung, festgelegte und vorausgesetzte Erfordernisse zu erfüllen" (Zollondz, 2006, S. 166).[5] Etwas einfacher ausgedrückt bedeutet diese Definition „realisierte Beschaffenheit einer Einheit bezüglich Qualitätsanforderung" (Zollondz, 2006, S. 163). Die realisierte Beschaffenheit tritt dann ein, wenn im Voraus festgelegte Qualitätsanforderungen an eine bestimmte Einheit von dieser erfüllt werden. Qualität heißt in diesem Sinne auch „kriterienbezogene Beschaffenheit eines Gegenstandes" (Zollondz, 2006, S. 158). Es ist wichtig zu sehen, dass der Qualitätsbegriff im Qualitätsmanagement ein Konstrukt ist, welches eine Operationalisierung zur Erreichung und Überprüfung eines definierten SOLL-Wertes ermöglicht.

Der Zweck des Qualitätsmanagements: Der Zweck hängt von der Ausrichtung und Zielsetzung einer Unternehmung ab. Die Ziele von Profit-Organisationen sind Wachstum und Gewinn. Da Erfolg wesentlich von der Nachfrage abhängt, sind Produkte oder Dienstleistungen gefragt, die den Kundenwünschen entsprechen. Das setzt voraus, dass die Zielgruppen und deren Ansprüche bekannt sind und Prozesse und Produkte entsprechend definiert werden können. An dieser Stelle setzt das Qualitätsmanagement an. Es hat die Aufgabe sicherzustellen, dass die Anforderungen der Kundinnen und Kunden und anderer Interessengruppen erfüllt werden (Schmelzer & Sesselmann, 2008). Es ist somit *ein* wichtiges Instrumentarium zur Unterstützung der Zielerreichung.

---

[5] Die Definition entspricht der Norm DIN EN ISO 8402. Die Vereinheitlichung der Begriffe und der Normen ist eine relativ neue Entwicklung. Erst seit 1987 setzte sich die ISO (International Organization for Standardization) als internationaler, einheitlicher Standard durch und ist seither das verbreitetste Qualitätsmanagementsystem.

Auch in einer Nonprofit-Organisation spielt Klientenorientierung eine zentrale Rolle. Anders als in der Produktion bezieht sich Qualität hier jedoch auf den Nutzen von Dienstleistungen und Produkten für eine spezifische Klientel.

Die Einheiten, auf die sich Qualität bezieht: „Einheit" ist ein definierter Begriff im Qualitätsmanagement. Er bezeichnet den Gegenstand, auf den sich Qualität bezieht, denn Qualität kann entsprechend der Definition nur in Bezug auf eine zuvor festgelegte Einheit bestimmt werden. Diese kann eine Organisation als Ganzes, ein Produkt, ein Prozess oder eine Dienstleistung sein. Wie diese Einheit definiert wird, hängt von der Aufgabe und der Zielsetzung ab. Bei der Personalrekrutierung kann beispielsweise der Prozess mit der Unterzeichnung des Vertrages enden oder am Ende der dreimonatigen Probezeit, in Abhängigkeit davon, welche Erfolgskriterien im Zentrum stehen.

Qualitätsmodelle und Qualitätsverständnis: Die Aktivitäten im Qualitätsmanagement basieren entweder auf einem impliziten oder auf einem expliziten Qualitätsverständnis. Explizit wird es meistens durch ein Modell repräsentiert, welches den komplexen Vorgang der Herstellung von Qualität schematisch darzustellen vermag. Im Qualitätsmanagement besteht Konsens, dass die kontinuierliche Entwicklung der Qualität im Zentrum der Bemühungen steht. Entsprechend der Kontinuität der qualitätsbezogenen Maßnahmen sind die Modelle, die für das Qualitätsmanagement eingesetzt werden, zyklisch. Die Aktivitäten „Planen", „Ausführen", „Überprüfen" und „Verbessern" werden wiederkehrend reflektiert, so dass die gemachten Erfahrungen wieder in die Planung und Umsetzung einfließen können und so ein kontinuierlicher Verbesserungsprozess zustande kommt. Ein bekanntes Beispiel ist der Deming Kreis PDCA[6] (plan, do, check, act) (Zollondz, 2006). Dieses Modell der ständigen Verbesserung findet seinen Niederschlag auf allen Ebenen, von der Strategieentwicklung bis hin zu alltäglichen Prozessen und zu den Menschen selber, die sich dieses Prinzip zu Eigen machen. Ein konkretes Instrument in diesem Bereich ist beispielsweise der Qualitätszirkel (siehe den Beitrag von Bahrs in diesem Band). Dieses Verfahren der kontinuierlichen Qualitätsverbesserung fördert ein gemeinsames Verständnis von Qualität und unterstützt die Qualitätskultur in einem Betrieb. Im Verständnis des heutigen Qualitätsmanagements ist es selbstverständlich, dass alle Beteiligten aktiv in die kontinuierliche Qualitätsverbesserung involviert sind.

---

[6] Der Deming Kreis ist nach William Edwards Deming (1900-1993) benannt. Er hat die damals neue Denkhaltung im Qualitätsmanagement, die kontinuierliche Verbesserung als nie endender Prozess, etabliert.

Die Qualitätsmanagementsysteme: Qualitätsmanagementsysteme beziehen sich auf die Aufbau- und Ablauforganisation in einem Unternehmen und haben das Ziel, die definierte Beschaffenheit (sprich Qualität) eines Produktes, eines Prozesses oder einer Dienstleistung herzustellen. Ein solches System wird definiert als „ein qualitätsbezogenes, die Erfüllung von Qualitätsanforderungen betreffendes Managementsystem" (Zollondz, 2006, S. 265). Das bekannteste und am meisten verbreitete System in Industrie und Dienstleistung ist das ISO Qualitätsmanagementsystem. Neben dem ISO Qualitätsmanagementsystem gibt es umfassendere Systeme, wie zum Beispiel das EFQM-Modell der European Foundation for Quality Management (EFQM), das auf dem Total Quality Management Modell (TQM) aufbaut. Dieses Modell geht von einer „Best Practice" aus und strebt Exzellenz an, verstanden als der Versuch, das Optimale zu erreichen. Die EFQM macht jedoch nicht nur Vorgaben im Hinblick auf das Erreichen der unmittelbar produktbezogenen Qualität, sie erwartet darüber hinaus, dass Unternehmen gegenüber der Gesellschaft Verantwortung wahrnehmen (Wörnhard, 2006). Da die Erreichung der Ziele des EFQM in vielen Unternehmen langfristig angelegt ist, wurde die Möglichkeit einer schrittweisen Umsetzung eingeführt. Der erste Schritt ist beispielsweise ein „Bekennen zu Exzellenz" (committed) mit einer EFQM-Standortbestimmung und ersten Umsetzungen, der nächste Schritt führt dann zur vollständigen Umsetzung (recognised) (Muster, 2006).

Zu betonen ist, dass sich die Normen der Qualitätsmanagementsysteme nicht auf konkrete Prozesse und Produkte, sondern auf „Darlegungsforderungen" beziehen, die international abgestimmt sind. Das, was genormt respektive vorgeschrieben ist, ist das Verfahren, mit dem Qualität erreicht werden soll (Zollondoz, 2006). Das heißt, die Norm sagt nur, was zu tun ist. Sie sagt nicht wie und auch nicht, welche konkreten Ziele erreicht werden müssen (Schmelzer & Sesselmann, 2008).

3 Kernelemente des Qualitätsmanagements in Gesundheitsförderung und Prävention

Ausgehend von den Beschreibungen der Kernelemente des Qualitätsmanagements wird im Folgenden diskutiert, wie diese Elemente für die Gesundheitsförderung und Prävention zu interpretieren und anzupassen sind, damit sie sich für einen Gesamtrahmen eignen.

Der Begriff Qualität: Qualität in der Prävention und Gesundheitsförderung ist nicht normiert. Das Institut of Medicine bezeichnet beispielsweise Qualität als „das Ausmaß, in dem Gesundheitsleistungen für Individuen und Populationen die Wahrscheinlichkeit erwünschter gesundheitlicher Interventionsergebnisse erhöhen und mit dem gegenwärtigen Wissensstand übereinstimmen" (Rosenbrock, 2004, S. 73). In dieser Definition besteht die Anforderung nicht darin, dass bestimmte Vorgaben erfüllt werden müssen, sondern darin, dass die Aktivitäten darauf abzielen sollen, den Nutzen (von Gesundheitsleistungen) zu erhöhen. Betrachten wir im Vergleich die ISO Definition von Qualität als „realisierter Beschaffenheit", so scheint diese zunächst viel abstrakter, weil „realisierte Beschaffenheit" keinen Inhalt definiert. Sie ist jedoch zugleich auch präziser, da Qualität von den im Voraus festgelegten Qualitätskriterien des definierten Gegenstandes abhängt.

Für Gesundheitsförderung und Prävention stellt sich die Frage, welche Definition angemessen ist. Da die ISO Definition nicht den Inhalt bestimmt, ist es möglich, diese Definition zu übernehmen, denn gefordert sind überprüfbare Ziele und Wirkungen. Welche Ziele angestrebt und wie sie erreicht werden, ist mit den Prinzipien und Konzepten der Gesundheitsförderung und Prävention zu bestimmen. Diese müssen sich in den Qualitätskriterien reflektieren.

Der Zweck: Über den Zweck von Qualitätsentwicklung in Gesundheitsförderung und Prävention besteht weitgehend Konsens. Dieser wird in einer möglichst wirkungsvollen Umsetzung, in der Optimierung der Ergebnisse, gesehen (Walter, 2001; Rosenbrock, 2004). Um Wirkungen aufzeigen zu können, sind wichtige Voraussetzungen zu erfüllen. Es braucht eine Planung, die festlegt, was man erreichen will und Bewertungskriterien, die eine Überprüfung ermöglichen. Es erfordert Grundlagen, die den Einfluss der Determinanten auf Gesundheit aufzeigen und messbar machen. Eine Herausforderung liegt somit in der Weiterentwicklung von messbaren, intermediären Zielen und Indikatoren sowie der Erforschung von Wirkungszusammenhängen zwischen den verschiedenen Zielebenen (Nutbeam, 2000; Walter et al., 2001; Cloetta et al., 2004).

Ein der Gesundheitsförderung und Prävention angepasstes Qualitätsmanagement fördert und unterstützt eine kontinuierliche Verbesserung, indem das Erreichen oder Nichterreichen von Prozessschritten und Zielen dokumentiert wird, damit diese Erfahrungen weitergegeben werden können. Wichtig ist, dass Qualitätsmanagement nicht als Selbstzweck, als Kontrolle oder sogar als einschränkendes Element gesehen oder gehandhabt wird, sondern als ein Instrumentarium, das für die Weiterentwicklung von Gesundheitsförderung und Prävention eingesetzt wird.

Die Einheiten: Die Definition des Gegenstandes ist im Qualitätsmanagement erforderlich, da Qualität immer nur in Bezug auf diesen bestimmt und bewertet werden kann. In der Gesundheitsförderung und Prävention hat sich für die Bezeichnung des Gegenstandes der Begriff „Referenzsystem" (Ruckstuhl et al., 1998; Walter et al., 2001) eingebürgert. Dies verweist auf die Tatsache, dass in diesen Handlungsfeldern unterschiedliche Systeme auf verschiedenen Ebenen zur Wirkung beitragen. Dar-

über hinaus bestehen zwischen den Systemen Abhängigkeiten, die je nach Zusammenspiel die Wirkung behindern oder fördern. Beispielsweise ist es für ein einzelnes Projekt wahrscheinlicher, gute Ergebnisse zu erzielen, wenn dieses in ein Programm eingebettet ist oder wenn es sich auf ein Programm oder auf eine Policy berufen kann, die über ein Monitoring verfügt, Aktivitäten evaluiert und Ergebnisse rückkoppelt. Um diese Abhängigkeiten, Rollen und Aufgaben sichtbar zu machen, ist eine differenzierte Darstellung der Referenzsysteme hilfreich. Werden die Referenzsysteme sowohl einzeln wie im Gesamtsystem in ihrer Interdependenz betrachtet, ermöglicht dies, Lücken zu identifizieren.
Welche Referenzsysteme sind in diesem Kontext relevant?

1. Eine *Nationale Policy oder Gesundheitsförderungs- und Präventionspolitik* definiert Gesundheitsziele, formuliert Strategien und Maßnahmen, setzt ein Monitoring um, welches der Gesundheitsförderung und Prävention entspricht und insbesondere soziale Determinanten für Gesundheit und zentrale Umweltbedingungen berücksichtigt. Auf diese nationale Ebene gehört das Sammeln, Aufbereiten und Zur-Verfügung-Stellen von Evidenzen sowie die Dokumentation von Projekten und Evaluationen (Projektdatenbanken). Von Bedeutung ist auch die Entwicklung einheitlicher Rahmenbedingungen, von Indikatoren und Instrumenten. Viele dieser Aufgaben entsprechen noch Wunschvorstellungen, die Umsetzung ist für die wissenschaftliche Fundierung von Programmen und Projekten jedoch von zentraler Bedeutung.
2. Nationale und regionale *Programme zu Public Health relevanten Themen* werden auf unterschiedlichen Ebenen und mit verschiedenen Akteuren implementiert. Sie liefern Grundlagen für die Umsetzung (Evidenzen), Indikatoren für das Programm, ein Monitoring und Evaluationen zur Überprüfung und Weiterentwicklung der Programme.
3. *Einzelne Projekte* setzen Interventionen auf der Basis einer fundierten Projektbegründung um oder beziehen sich auf ein bestehendes Programm bzw. Netzwerk, wie z.B. Schule oder Unternehmen. Ein kohärentes Konzept mit angepassten, operationalisierbaren Zielen ermöglicht eine Einschätzung und Bewertung des Nutzens.
4. Ein letztes Referenzsystem sind die *Organisationen*, die Interventionen, Programme oder andere Dienstleistungen umsetzen. Hier bemisst sich Qualität nach der Aufbau- und Ablauforganisation, aber auch nach den Kompetenzen und Produkten und der Fähigkeit, sich kontinuierlich zu entwickeln.

Die Wirkung und die Relevanz von Gesundheitsförderung und Prävention bemessen sich nach der Gesamtheit der Anstrengungen aller Referenzsysteme und deren Zusammenspiel. Für jedes dieser Referenzsysteme braucht es spezifische Rahmenbedingungen, Instrumentarien und entsprechende, angemessene Qualitätskriterien, die eine kontinuierliche Entwicklung ermöglichen und reflektieren. Die Fokussierung auf die Gesamtheit der Referenzsysteme schärft den Blick für Zusammenhänge und verhindert, dass zu große Erwartungen an die Wirksamkeit an einzelne Projekte herangetragen werden.

Die Qualitätsmodelle und das Qualitätsverständnis: Die Frage nach dem Qualitätsverständnis in der Gesundheitsförderung und Prävention ist seit Beginn der Qualitätsdiskussion aktuell. Gefordert wird eine Qualitätskultur, die von einem kontinuierlichen Verbesserungsprozess ausgeht und das „Bestmögliche" zum inhärenten Ziel des professionellen Selbstverständnisses macht. Die bestmögliche Umsetzung entspricht dem Exzellenz-Begriff und spiegelt sich im Qualitätsmodell der kontinuierlichen Entwicklung wider. Dieses zirkuläre Denken ist im Public-Health-Bereich nicht neu, wie z.B. der Public Health Action Cycle belegt (Rosenbrock, 1995; Ruckstuhl et al., 1997).

Die Realisierung einer solchen Qualitätskultur erfordert entsprechende Kompetenzen, umfassende Unterstützung und den Einbezug von Fachpersonen auf der Basis einer partizipativen Qualitätsentwicklung, die den Prinzipien des Gegenstandsbereichs entspricht (Brandes & Kilian, 2007; siehe auch den Beitrag von Wright et al. in diesem Band).

Die Qualitätsmanagementsysteme: Bestehende Qualitätsmanagementsysteme wie ISO und EFQM beziehen sich auf Unternehmen, insbesondere auf die Aufbau- und Ablauforganisation. Was steht den anderen Referenzsystemen zur Verfügung? Wie und mit welchen Mitteln kann dort Qualität geschaffen werden? Die genannten Referenzsysteme Policy, Programme, Projekte und Organisationen haben spezifischere Aufgaben und erfordern deshalb auch ein entsprechendes Qualitätssystem. Ein Qualitätssystem ist ein kohärentes System von Verfahren und Instrumenten zur Erreichung von definierten Zielen. Für Programme und Projekte stehen inzwischen einige Qualitätssysteme zur Verfügung, für die Policy-Ebene besteht hingegen Entwicklungsbedarf.

Die Ausführungen zeigen, dass die Kernelemente des Qualitätsmanagements als Grundlage für einen Gesamtrahmen in der Gesundheitsförderung und Prävention grundsätzlich anwendbar sind und sie auf der Basis der Prinzipien und Konzepte der Gesundheitsförderung und Prävention auf die verschiedenen Referenzsysteme übertragen werden können. Das heißt, jedes Referenzsystem kann sich auf die gleichen Kernelemente beziehen und diese entsprechend den Aufgaben inhaltlich definieren. Damit sind die Referenzsysteme gleichzeitig untereinander kompatibel, was sowohl die Kommunikation wie die Orientierung erheblich verbessert.

Tabelle 1: Kernelemente des Qualitätsmanagements in der Industrie sowie in Gesundheitsförderung und Prävention

		Industrie / Dienstleistung	Gesundheitsförderung / Prävention
	QUALITÄTS- DEFINITION	„realisierte Beschaffenheit einer Einheit bezüglich Qualitätsanforderung an diese"	„realisierte Beschaffenheit eines Referenzsystems bezüglich Qualitätsanforderung an diese" Prinzipien und Konzepte von GF und Prävention
ZWECK		Gewinn, Business Excellence	Wirkung, Excellence, Best Practice
EINHEIT		Organisation Produkte Dienstleistungen	Policy Programme Interventionen Organisationen
QUALITÄTSMODELL/ QUALITÄTSVERSTÄNDNIS		Kontinuierliche Verbesserung (z.B. Deming Kreis) Kundenorientierung	Kontinuierliche Verbesserung (PHAC) Zielgruppen-, Settingorientierung, Chancengleichheit, Partizipation
QUALITÄTS- SYSTEM		Qualitätsmanagementsystem: ISO, EFQM	Qualitätssysteme mit Qualitätskriterien, Indikatoren, Instrumenten

4 Die Phasen der Entwicklung von Qualitätsmanagement in Gesundheitsförderung und Prävention

Seit den ersten Qualitätsdiskussionen in der ersten Hälfte der 1990er Jahre sind etwa 15 Jahre vergangen. Wo stehen wir heute? Der folgende Rückblick soll helfen, die Konturen der aktuellen Situation und der Herausforderungen besser erkennbar zu machen. Die Entwicklung wird in drei Phasen skizziert, wobei der Fokus auf den jeweiligen Hauptmerkmalen liegt und kein Anspruch auf Vollständigkeit besteht.

4.1 Die Anfänge: Erste Hälfte der 1990er Jahre

1992 veranstaltete die deutsche Bundesvereinigung für Gesundheit e.V. zusammen mit der Zeitschrift Prävention eine Expertentagung in Köln zum Thema „Qualitätssicherung in der Gesundheitsförderung". Anwesend waren etwa 20 Expertinnen und Experten aus unterschiedlichen Disziplinen (Renn, 1993). Zielsetzung der Tagung war, den Stand der „Qualitätssicherung" in der Gesundheitsförderung zu ermitteln und Erfahrungen aus der Praxis zusammenzuführen (Renn, 1993). Diese Tagung, die eine der ersten mit dieser Thematik war, hatte Pilotfunktion und spiegelt den damaligen Stand der Diskussion in Deutschland und anderen Ländern in Europa wider.

Die Vorstellung, was Qualität in der Prävention und Gesundheitsförderung sein könnte, war zu diesem Zeitpunkt sehr vage. Die „Qualitätssicherung", so der damals verwendete Begriff, bleibe für das Handlungsfeld eine Metapher, eine Schärfung des Begriffs sei erforderlich (Renn, 1993). Die Tatsache, dass kein einheitliches Konzept von Gesundheitsförderung gesehen wurde, erschwerte die Qualitätsentwicklung zusätzlich. Entweder wurde Gesundheitsförderung als Trendbegriff abgetan (Lehmann, 1993) oder alle präventiven Leistungen wurden unter Gesundheitsförderung subsumiert (Bormann, 1993).

Konsens bestand in Bezug auf den Handlungsbedarf. Als besonderer Mangel wurde hervorgehoben, dass eine Vielzahl von Aktivitäten umgesetzt werde, ohne dass der Nutzen bekannt sei. Es fehle an Kriterien, die Maßnahmen bewerten zu können (Troschke, 1993; Stünzner, 1993) und an operationalisierbaren und damit überprüfbaren Zielen. Vor allem aus der Begleitforschung wurde beobachtet, dass vorhandene Oberziele wie z.B. „Verbesserung der Gesundheit der Bevölkerung" zuerst in operationalisierbare Ziele umformuliert werden mussten (Riemann, 1993). Die Bedeutung der „Qualitätssicherung" wurde darin gesehen, diese Defizite zu beheben. In Gang gebracht werden sollte die Entwicklung mit dem Einbezug der

Erfahrungen aus ähnlichen Feldern, insbesondere der Medizin (Troschke, 1993). So wurden beispielsweise die in der Medizin bereits etablierten Qualitätsdimensionen von Donabedian (Struktur-, Prozess- und Ergebnisqualität) übernommen. Verwiesen wurde auch auf die Erfahrungen in der Evaluation, insbesondere auf diejenige in der Prozessevaluation. Sie wurde als eine Form von „Qualitätssicherung" gesehen (Stünzner, 1993).

Als bedeutend für die „Qualitätssicherung" wurde auch die Gesundheitsberichterstattung angesehen. Sie sei zentral bei der Indikatorenbildung sowie für die Beschaffung und Entwicklung von Daten, welche die Voraussetzung für wissenschaftlich begründete Interventionen sind (Thiele, 1993).

Von Anfang an schien Einigkeit über die Art und Weise der Implementierung qualitätssichernder Maßnahmen zu bestehen, Qualitätsstandards sollten nicht von oben verordnet, sondern zusammen mit den Praktikerinnen und Praktikern entwickelt werden. „Qualitätssicherung" sollte als Chance zum Nachweis der eigenen Leistungen und weniger als lästige Kontrolle verstanden werden.

Konkret umgesetzt war zum damaligen Zeitpunkt noch wenig. Die Organisationsentwicklung und das systemische Projektmanagement boten erste Ansätze, die in die Entwicklung des Settingansatzes einflossen (Grossmann & Scala, 1994). Auch ein Blick über die deutschsprachigen Grenzen hinaus zeigt, dass das Thema Qualität in Gesundheitsförderung und Prävention damals noch am Anfang stand und es erst wenige Bewertungskriterien für Interventionen gab (Catford, 1993; Kok, 1993; Evans et al., 1994).

4.2 Die Entwicklung von Guidelines, Leitfäden und Kriterien in der zweiten Hälfte der 1990er Jahre

Die zweite Hälfte der 1990er Jahre bis etwa 2001 war sehr produktiv hinsichtlich der Operationalisierung von Qualität. Diese Entwicklung zeigt sich in den neu entstandenen Modellen, Qualitätskriterien und Instrumenten, aber auch an den Tagungen zum Thema. 1996 fand in Barcelona ein erster europäischer Workshop zum Thema „Qualitätsstandards für die Gesundheitsförderung" statt. Weitere Tagungen wurden 1996 (Symposium on the Effectiveness of Health Promotion sowie European Conference on Health Promotion and Education Effectiveness) und 1999 (Europäische IUHPE Konferenz „Effektivität und Qualität der Gesundheitsförderung") durchgeführt. Die Tagung in Barcelona verantwortete das IUHPE Regionalbüro Europa im Auftrag der EU-Kommission (Bührlen-Armstrong & Bengel, 1997). Arbeitsgruppen aus den einzelnen Staaten hatten im Vorfeld je einen Bericht verfasst, der Vergleiche zwischen den Ländern ermöglichen sollte. Die Unterschiede waren groß. Die „Qualitätssicherung" schien in denjenigen Ländern weiter vorangeschritten zu sein, in denen ein starkes öffentliches Gesundheitswesen vorhanden war: Großbritannien, Schweden und die Niederlande (Bührlen-Armstrong & Bengel, 1997). In diesen Ländern lagen bereits erste Manuale oder Instrumente vor (Evans et al., 1994) oder waren in Entwicklung, wie das Preffi.1 in den Niederlanden. Preffi steht für Health *P*romotion *Eff*ect Management *I*nstrument (www.nigz.nl).

Hauptzielsetzung der Tagung war die Klärung von Begriffen und Konzepten und der Versuch, einen ersten Konsens hinsichtlich der Kriterien zur Bewertung von Interventionen zu finden. Dazu lag am Ende der Tagung eine Definition vor: „Qualitätssicherung" in der Gesundheitsförderung ist der Prozess der Beurteilung eines Programms oder einer Intervention mit dem Ziel, dessen Ausführung gemäß vereinbarten Standards zu gewährleisten. Die Standards werden kontinuierlich verbessert und im Rahmen und anhand der Prinzipien der Ottawa-Charta umgesetzt" (Bührlen-Armstrong & Bengel, 1997, S. 44). Solche Standards müssten weiterentwickelt werden und verbindlich in allen europäischen Ländern gelten. Um dies zu realisieren, wurde vorgeschlagen in den einzelnen Ländern Stellen zu schaffen, die Grundlagen zur Qualitätsentwicklung und des Qualitätsmanagements erarbeiten und diese systematisch umsetzen.

In der Folge setzte in einzelnen Ländern ein regelrechter Entwicklungsschub ein, insbesondere in jenen Ländern, in denen sich Organisationen dieser Aufgabe angenommen hatten, die sich für Qualitätsentwicklung engagierten (in Deutschland u.a. die BZgA und der Spitzenverband der Gesetzlichen Krankenkassen, in der Schweiz das Institut für Sozial- und Präventivmedizin der Universität Zürich und die Stiftung Gesundheitsförderung Schweiz).

Es wurden Instrumentarien, Kriterien sowie Leitfäden für die Umsetzung von Interventionen, Selbstevaluation und Weiterbildungsangeboten entwickelt. Im deutschsprachigen Raum entstand auf der Basis des Public Health Action Cycle beispielsweise ein Leitfaden für die Entwicklung und Umsetzung von Interventionen (Ruckstuhl et al., 1997). Etwas später wurde das webbasierte Projekt- und Qualitätsmanagementtool „www.quint-essenz.ch" entwickelt (vgl. den Beitrag von Ackermann et al. in diesem Band). In Deutschland und Österreich wurden Grundlagen zur Qualitätsentwicklung in Gesundheitseinrichtungen erarbeitet (BfG e.V., 1997, 2000; Bobzien, 1998; Dür & Pelikan, 1998) und das Qualitätsinformationssystem QIP entwickelt (Koch et al., 2001; siehe auch den Beitrag von Töppich und Lehmann in diesem Band).

In den Niederlanden wurde das Preffi.1 mit umfassenden Begleitmaßnahmen mit Erfolg implementiert. Im angelsächsischen Raum hat sich das Precede-Proceed Modell mit der dritten Edition (Green & Kreuter, 2001) etabliert und in Kanada wurde das „Interactive Domain Model of Best Practice" implementiert (Kahan & Goodstadt, 1999, 2001).

Auch Anleitungen zur Selbstevaluation, die als eine wichtige Kompetenz im Rahmen des Qualitätsmanagements angesehen wird, sind entstanden (BAG, 1997; Meier, 1997; BZgA, 2000b; siehe auch den Beitrag von König in diesem Band).

Neben der Formulierung der Grundlagen für die „Qualitätssicherung" bzw. das Qualitätsmanagement ging es um die Sensibilisierung für das Thema und um die Förderung einer Qualitätskultur bei den Akteuren der Gesundheitsförderung, denn die neuen Ansätze stießen in der Praxis nicht nur auf Wohlwollen. Im Gegenteil, sie lösten viel Unsicherheit und Skepsis bis hin zu Abwehr aus. „Qualität schränkt Kreativität ein", „Qualitätsmanagement passt nicht zu Gesundheitsförderung", „Jede Intervention ist einzigartig" – solche Argumente waren in den 1990er Jahren oft zu hören.

Es entstanden Weiterbildungsangebote mit dem Ziel, Wissen, Kompetenzen und Qualitätsverständnis zu vermitteln (Lehmann, 1999; BZgA, 2000a). Am Ende dieser Phase erschien der Reader „Qualitätsmanagement in Gesundheitsförderung und Prävention" der BZgA (BZgA, 2001). Der Reader wurde als „eine erste Bestandsaufnahme" vorgestellt, die einen „systematischen und umfassenden Überblick über Theorie und Praxis der „Qualitätssicherung" in der Gesundheitsförderung und Prävention gibt" (BZgA, 2001, Vorwort). Er zeigt die Vielfalt der Begriffe, der Konzepte, der Listen von Prinzipien und Kriterien sowie der Referenzsysteme. Optimistisch wurde im Vorwort eingeschätzt, dass „es kaum noch vorstellbar" sei, „dass sich jemand in der Gesundheitsförderung und Prävention dem Thema Qualität entziehen kann" (BZgA, 2001, Vorwort). Simon, der im Auftrag der BZgA Weiterbildungen durchgeführt hat, beurteilte die Situation eher kritisch. Er vertrat den Standpunkt, dass trotz der Materialfülle noch keine Einigkeit darüber herrsche, was Qualität sei und wie sie hergestellt werden könne. Für die meisten beschränke sich Qualität immer noch auf die Durchführung von Evaluationen (Simon, 2001).

Die beschriebene Phase war gekennzeichnet durch einen intensiven Diskurs über Qualität. Dieser war bedeutend, da hier ein Wandel von einer anfänglichen Abwehr hin zu einer „konstruktiven Aneignung" (Ruckstuhl, 2001, S. 16) stattfand. Das zweite Hauptmerkmal in dieser Phase waren die umfassenden Entwicklungsarbeiten mit dem Resultat einer großen Vielfalt an Produkten.

4.3 Neuere Entwicklungen ab 2002

Qualitätsmanagement blieb ein wichtiges Thema, auch wenn es etwas von seinem Neuigkeitswert eingebüßt hat. Die Begriffe Evidenz und Evidenzbasierung, die in einem engen Zusammenhang mit Qualitätsmanagement stehen, fanden auch im deutschsprachigen Raum vermehrt Eingang in die Diskussionen. Die Begriffe „Best Practice" (Nutbeam, 1996; Kahan & Goodstadt, 1999, 2001) und „Good Practice" wurden im Alltag immer häufiger verwendet; auch wenn eine trennscharfe Definition der beiden Begriffen bis heute nicht vorliegt (siehe dazu auch den Beitrag von Broesskamp-Stone in diesem Band). Die Komplexität der Auseinandersetzungen erhöhte sich.

Die aktuelle Situation wird sehr unterschiedlich eingeschätzt. Sie wird als „extreme Vielfalt" (Kliche, 2004) wahrgenommen, vor allem, was einheitliche Verfahren, gemeinsame Kriterien und Begrifflichkeiten betrifft (Kliche, 2004). Zum andern gibt es Stimmen, die sagen, dass „kaum ein Mangel an geeigneten Konzepten, Begriffen und Instrumenten der „Qualitätssicherung" bestehe, „der Engpass dürfte vielmehr in der Motivation und Bereitschaft der Akteure liegen, diese Instrumente an die Bedingungen der jeweiligen Interventionen anzupassen, sowie in den Ressourcen, die zur Durchführung einer angemessenen „Qualitätssicherung" erforderlich sind" (Rosenbrock, 2004, S. 77).

Die Landschaft zeigt sich also heterogen. Auf der einen Seite steht die Vielfalt an uneinheitlichen Instrumentarien Kriterien und Verfahren, auf der andern Seite eine langsame Umsetzung – dies wohlgemerkt nicht nur in der Praxis. Etwas erstaunlich ist es schon, wenn das einzige im deutschsprachigen Raum entstandene Lehrbuch zu Gesundheitsförderung (Hurrelmann et al., 2004) kein spezielles Kapitel zu den Themen Qualität, Evaluation und Evidenz aufweist.

Um die aktuelle Entwicklung zu beschreiben, wird auf die vier Themen „Begrifflichkeiten", „Qualitätskriterien", „Qualitätssysteme" und „Verfahren" fokussiert.

Die Vielfalt und die Unklarheit der Begrifflichkeiten nahmen in den letzten Jahren eher zu. Nicht einmal die Hauptbegriffe werden einheitlich verwendet. So wird beispielsweise immer noch der Begriff „Qualitätssicherung" benutzt, obwohl dieser im Qualitätsmanagement nicht mehr verwendet wird. Andere Begriffe, wie Outcome, Qualitätskriterien, Indikatoren oder Qualitätskennziffer (Kliche & Töppich, 2004) werden unterschiedlich eingesetzt. Bereits erwähnt wurden die Begriffe „Best Practice" und „Good Practice".

Uneinheitlichkeit besteht auch bezüglich der Verwendung der bestehenden Qualitätskriterien. Es gibt eine Reihe von Kriterienlisten, die zwar jeweils eine große Schnittmenge aufweisen, jedoch unterschiedlich gruppiert und aufgebaut sind. Ein Anlauf für eine Homogenisierung wurde im Rahmen des europäischen Projektes „Getting Evidence into Practice" unternommen. Als Resultat liegt ein Set von Kriterien vor (EQUIHP), auf die sich die einzelnen Länder beziehen können. Ein einheitliches Set von übergeordneten Kriterien für Programme und Projekte hat sich bislang jedoch nicht durchgesetzt.

Qualitätssysteme helfen, innerhalb eines Referenzsystems Qualität systematisch umzusetzen. In verschiedenen Ländern haben sich bereits solche Qualitätssysteme etabliert, so in der Schweiz quint-essenz. Als Beispiel für ein kohärentes Verfahren für eine spezifische Zielgruppe kann der Good-Practice-Prozess im Kontext des Kooperationsverbundes „Gesundheitsförderung bei sozial Benachteiligten" in

Deutschland angesehen werden. Ziel ist es, Good-Practice-Projekte für einen spezifischen Bereich systematisch zu identifizieren (siehe hierzu den Beitrag von Kilian, Brandes und Lehmann in diesem Band). Good Practice wird als „Prozess, der von der Kriterienentwicklung über die Auswahl von Beispielen und den Transfer in andere Angebote Handlungsfelder bis hin zur Qualitätsoptimierung von Angeboten reicht" verstanden (BZgA, 2007). Für dieses Verfahren wurden Kriterien entwickelt, ein sechsschrittiges Verfahren festgelegt und eine Datenbank aufgebaut. Eine Website und Publikationen der Good-Practice-Beispiele ermöglichen und unterstützen einen kontinuierlichen Lernprozess.

Tabelle 2: Die Phasen der Entwicklung des Qualitätsmanagements in Gesundheitsförderung und Prävention

Zeitraum	Inhalte
Bis 1995	Bedeutung und Potential für den Einsatz von Qualitätsmanagement erkannt: • primäre Zielsetzung: Bewertung von Interventionen • Lernen von anderen Bereichen: Medizin, Evaluation, Begleitforschung • Gefordert sind: Qualitätskriterien und Indikatoren
1996-2001	Entwicklung von Qualitätskriterien, Instrumenten, Modelle, Qualitätssysteme • Kompetenzbildung (Weiterbildung, Coaching) • Aneignung eines Selbstverständnisses (Qualitätskultur)
Ab 2002	Etablierung von Qualitätssystemen und Verfahren Merkmale: • Vielfalt und Uneinheitlichkeit • Hohe Komplexität • Anstreben von Vereinheitlichung

Der Bedarf für eine größere Übersichtlichkeit und für eine Vereinheitlichung scheint gegeben zu sein. Wie das angegangen werden kann, ist nicht klar. Ein Ansatz für die Vereinheitlichung wird in der Systementwicklung auf nationaler Ebene gesehen. Rosenbrock sieht eine Chance in den Gesundheitszielen (gesundheitsziele.de) und in den Bemühungen für ein Präventionsgesetz, „mit dem Begrifflichkeit, Konzepte, Zuständigkeiten und Finanzierung der Prävention auf eine gemeinsame und verbindliche Basis gestellt werden sollten" (Rosenbrock, 2004; Kühn-Mengel, 2004). Auch in der Schweiz richten sich die Hoffnungen auf das Gesundheitsförderungs- und

Präventionsgesetz, welches sich zurzeit (2009) in der Diskussion befindet. Tabelle 2 gibt einen Überblick über die Entwicklung des Qualitätsmanagements in den letzten 15 Jahren.

5 Ein Gesamtrahmen für die Qualitätsentwicklung in Gesundheitsförderung und Prävention

Anhand der vorgestellten Kernelemente des Qualitätsmanagements und der heute vorhandenen Modelle, Konzepte und Instrumente wird im Folgenden ein Gesamtrahmen für Gesundheitsförderung und Prävention skizziert (siehe Tab. 3). Der Gesamtrahmen nimmt nicht nur die Begrifflichkeiten, Modelle und Instrumente in den Blick, sondern bezieht auch die unterschiedlichen Referenzsysteme und die unterschiedlichen Formen des Managements, die für die Gesamtwirkung wichtig sind, mit ein. Die Kernelemente und die dazu passenden Instrumentarien werden im Folgenden kurz erläutert.

Ein verbindlicher Qualitäts*begriff* ist das Fundament des Qualitätsgebäudes, denn darauf beziehen sich alle weiteren Elemente und Aktivitäten. Er ermöglicht die Kommunikation, die Auseinandersetzung hinsichtlich eines gemeinsam definierten Gegenstandes und ist Basis für ein gemeinsames Grundverständnis. Eine Übernahme der Definition gemäß ISO hat den Vorteil, mit allen Referenzsystemen kompatibel zu sein. Dieser Punkt ist vor allem dann von Bedeutung, wenn eine Institution ein Qualitätsmanagement nach ISO einführt.

Der letztendliche *Zweck* der Qualitätsentwicklung ist es, Wirkung zu erzielen. Wie diese Wirkung erzielt wird, erfordert ein Grundverständnis für die Prinzipien und Funktionsweisen in Gesundheitsförderung und Prävention. Das Dokument „Best Practice für Gesundheitsförderung und Prävention. Konzept und Leitlinien für Entscheidfindung und fachliches Handeln" (Broesskamp-Stone & Ackermann, 2007) von Gesundheitsförderung Schweiz liefert genau diese Rahmenbedingungen und eignet sich hervorragend als grundlegendes Konzept für die Qualitätsentwicklung. Es beinhaltet die Normen und Werte, die zentralen Umwelt- und Kontextfaktoren und die fachlichen Grundlagen, die für erfolgreiches Handeln notwendig sind (vgl. den Artikel von Broesskamp-Stone in diesem Band). In Anlehnung an den Exzellenz-Begriff im TQM spricht sich dieses Konzept in der Zielsetzung dafür aus, das „Bestmögliche" zu erreichen. In diesem Sinne wäre der Begriff Best Practice von Good Practice gut unterscheidbar.

Ein *Qualitätsmodell* ist in Public Health ebenfalls vorhanden: der Public Health Action Cycle mit den Phasen Assessment, Policy Development, Assurance und

Evaluation. Es sind auch andere Modelle verwendbar; wichtig ist, dass sie auf dem Grundverständnis der kontinuierlichen Entwicklung aufbauen.

Die *Referenzsysteme* Policy, Organisationen, Programme, Projekte sind auf unterschiedlichen Ebenen an der Planung, Steuerung und Umsetzung von spezifischen Aktivitäten beteiligt. Eine Ausdifferenzierung ist notwendig, da die Systeme unter schiedliche Aufgaben haben und Qualität sich danach definiert. Bezogen auf die Umsetzungsebene können drei *Formen des Managements* unterschieden werden. Eine Form ist das Organisationsmanagement, welches sich auf bestehende Qualitätsmanagementsysteme wie ISO oder EFQM beziehen. Eine weitere Form ist das Interventionsmanagement, das sich auf Programme und Projekte bezieht. Für diese Referenzsysteme gibt es ebenfalls bereits umfassende Qualitätssysteme wie beispielsweise quint-essenz oder QIP (siehe Töppich und Lehmann in diesem Band), mit denen Programme und Projekte anhand eines Sets von Qualitätskriterien (mit den europäischen kompatibel) und spezifischen Instrumenten, systematisch geplant, umgesetzt und evaluiert werden können. Auf dieser Ebene wird vorgeschlagen, von Good Practice zu sprechen.

Tabelle 3: Gesamtrahmen für die Qualitätsentwicklung in Gesundheitsförderung und Prävention

Qualitätssysteme	Qualitätskriterien *zu entwickeln*	Qualitätsmanagementsystem *ISO, EFQM*	Qualitatssystem *quint-essenz, QIP*
Formen des Managements	Policy-management	Organisations-management	Interventions-management
Referenzsysteme	Nationale Policy ⇄	Organisation ⇄	Programme ⇄ Projekte
Modelle	Zyklische Modelle / Public Health Action Cycle		
Zweck	Best mögliche Ergebnisse durch Best Practice und Excellence / Best-Practice-Konzept		
Definition Qualität	„realisierte Beschaffenheit eines Referenzsystems bezüglich Qualitätsanforderung an diese"		

Für die Policy-Ebene ist ein Policy-Management erforderlich. Diese Ebene ist in den deutschsprachigen Ländern bislang am wenigsten beachtet worden. Der Blick auf den Gesamtrahmen macht dieses Defizit deutlich. Die künftigen Anstrengungen müssten in diese Richtung gehen. Für eine nationale Policy ist zu formulieren, welche Rahmenbedingungen notwendig sind, damit sie die Wirksamkeit von Interventionen in optimaler Weise unterstützt.

Erst wenn die Anforderungen auf allen Ebenen beschrieben und Qualitätskriterien definiert sind, ist ein optimales und koordiniertes Zusammenspiel von Aktivitäten möglich und ein Feedbacksystem zwischen den Ebenen könnte etabliert werden.

Die dargestellte Übersicht zeigt, dass bereits solide Ansätze für einen Gesamtrahmen vorhanden sind. Er ermöglicht es, die Referenzsysteme zueinander in Beziehung zu setzen, einen besseren Überblick zu schaffen, die Kommunikation zu verbessern und eine gezielte Weiterentwicklung oder Vertiefung in eine bestimmte Richtung zu erzielen.

6 Herausforderungen

Qualitätsmanagement in Gesundheitsförderung und Prävention ist in vielerlei Hinsicht selbstverständlich geworden, ohne dass dies impliziert, dass es überall etabliert ist. Gleichzeitig ist die Situation unübersichtlich geworden. Obwohl viel erreicht wurde, bleiben einige zentrale Herausforderungen, die abschließend kurz skizziert seien.

Eine **Klärung und Vereinheitlichung der Begrifflichkeiten und der Kriterien** ist notwendig. Um dieses Ziel zu erreichen, ist weiterhin eine nationale, europäische und internationale Zusammenarbeit notwendig.

Die Bedeutung der **Zusammenhänge und Abhängigkeiten zwischen den Referenzsystemen** muss sichtbarer gemacht werden. Das heißt, es sind sowohl die Anforderungen an die einzelnen Systeme zu klären als auch die förderlichen und hinderlichen Faktoren zwischen den Referenzsystemen hinsichtlich der Wirksamkeit zu identifizieren.

Die Diskussion bezüglich der **Bedeutung von Gesundheitsförderung und Prävention** im Gesundheitswesen muss **im Hinblick auf eine nationale Policy** weiter vorangetrieben werden. Dazu sind Gesetzgebungen zu etablieren, wie sie derzeit in Deutschland und der Schweiz diskutiert werden. Sie legen den Grundstein im Hinblick auf einen gemeinsamen nationalen Rahmen: gemeinsame Daten auf der Basis eines nationalen, umfassenden Monitorings, Dokumentation und Aufbereitung von Ergebnissen aus Interventionen und Evaluationen zur Verbesserung der Evidenzbasis und nationale und regionale Verfahren, die aufeinander abgestimmt sind.

Herausforderungen liegen auch in der **Operationalisierung von Wirkungen**. Das Erreichen von Qualität macht überprüfbare Kriterien und Indikatoren für die Messung von Outcomes erforderlich. Forschung ist nötig, um die notwendigen Grundlagen zu entwickeln und sie für die Praxis aufzubereiten. Zu stärken ist der Transfer zwischen Forschung und Praxis, damit die Erkenntnisse in der Praxis ihren Niederschlag finden.

Ein Konsens für einen **Gesamtrahmen zur Qualitätsentwicklung**, wie er skizziert wurde, ist unumgänglich, da er auch ein gemeinsames Grundverständnis der Kernelemente des Qualitätsmanagement schafft und eine gemeinsame Grundlage für das Handeln in der Gesundheitsförderung und Prävention bietet. Darauf aufbauend können fehlende Elemente identifiziert und vorhandene weiterentwickelt werden. Ein Gesamtrahmen bietet einen Orientierungsrahmen für alle Stakeholder, insbesondere wenn er sich an das vorherrschende Qualitätsmanagement anschließt und ganz Besonders für die Professionalisierung von Gesundheitsförderung und Prävention.

Literatur

Bobzien, M. (1998). „Nichts ist mehr, wie es einmal war!" Qualitätsmanagement im Gesundheits- und Sozialbereich. Impulse, 18, 6-8.

Bormann, C. (1993). Notwendigkeit von Effizienzbestimmungen im Rahmen qualitätssichernder Maßnahmen in der primären Prävention. Prävention, 16, 13-15.

Brandes, S. & Kilian, H. (2007). Praxiorientierte Qualitätsentwicklung mittels Good Practice und partizipativer Methoden. Prävention, 30, 108-110.

Brößkamp-Stone, U. & Ackermann, G. (2007). Best Practice in der Gesundheitsförderung und Prävention. Konzept und Leitlinien für Entscheidfindung und fachliches Handeln. Verfügbar unter: www.gesundheitsfoerderung.ch/common/files/knowhow/best_practices/291831_best_practice_d.pdf (24.9.2008).

Bührlen-Armstrong, B. & Bengel, J. (1997). Qualitätsstandards in Prävention und Gesundheitsförderung. Prävention, 20, 42-46.

Bundesamt für Gesundheit (BAG). (1997). Leitfaden für die Planung von Projekt- und Programmevaluation. Bern: Bundesamt für Gesundheit.

Bundesvereinigung für Gesundheit e.V. (Hg.) (1997). Qualitätsstrategien in Prävention und Gesundheitsförderung – Leitlinien, Praxisbeispiele. Bonn: Bundesvereinigung für Gesundheit..

Bundeszentrale für gesundheitliche Aufklärung (1993). Qualitätsraster Adipositas. Eine Anleitung zur Beurteilung von Maßnahmen gegen Übergewicht. Köln: BZgA.

Bundeszentrale für gesundheitliche Aufklärung (2000a). Modellprojekt „Qualitätszirkel in der Gesundheitsförderung". Köln: BZgA.

Bundeszentrale für gesundheitliche Aufklärung (2000b). Praxisnahe Evaluation gesundheitsfördernder Maßnahmen der Bundesvereinigung für Gesundheit e.V., Evaluation – ein Instrument zur Qualitätssicherung in der Gesundheitsförderung. Köln: BZgA.

Bundeszentrale für gesundheitliche Aufklärung (2001). Qualitätsmanagement in Gesundheitsförderung und Prävention. Grundsätze, Methoden und Anforderungen. Köln: BZgA.

Bundeszentrale für gesundheitliche Aufklärung (2007). Kriterien guter Praxis in der Gesundheitsförderung bei sozial Benachteiligten. Köln: BZgA.

Catford, J. (1993). Auditing health promotion: what are the vital signs of quality? Health Promotion International, 8, 67-68.

Cloetta, B., Spencer, B., Spörri, A., Ruckstuhl, B., Brößkamp-Stone, U. & Ackermann, G. (2004). Ein Modell zur systematischen Kategorisierung der Ergebnisse von Gesundheitsförderungsprojekten. Prävention, 27, 67-72.

Dür, W. & Pelikan, J. (Hg.) (1998). Qualität in der Gesundheitsförderung. Ansätze und Beispiele zur Qualitätsentwicklung und Evaluation. Wien: Facultas-Universitätsverlag.

European Quality Instrument for Health Promotion (EQUIHP) Verfügbar unter: www.idmbestpractices.ca/idm.php?content=resources-idm#Manual.

Evans, D., Head, M. & Speller, V. (1994). Assuring quality in health promotion: How to develop standards of good practice. London: Health Education Authority.

Green, L.W. & Kreuter, M. W. (2001). Health promotion planning: An educational and ecological approach. 3rd edition. Boston, Mass.: McGraw-Hill.

Grossmann, R. & Scala, K. (1994). Gesundheit durch Projekte fördern. Ein Konzept zur Gesundheitsförderung durch Organisationsentwicklung und Projektmanagement. Weinheim: Juventa.

Hurrelmann, K., Klotz, T. & Haisch, J. (2004) (Hg.). Lehrbuch Prävention und Gesundheitsförderung. Bern: Hans Huber.

Kahan, B. & Goodstadt, M. (1999). Continuous quality improvement and health promotion: can CQI lead to better outcomes? Health Promotion International, 14, 83-91.

Kahan, B. & Goodstadt, M. (2001). The interactive domain model of best practices in health promotion: Developing and implementing a best practices approach to health promotion. Health Promotion Practice, 1, 43-67.

Kliche, T., Töppich, J., Kawski, S., Lehmann, H., Stander V. & Koch, U. (2004). Ein neues Qualitätssicherungssystem zur Begutachtung von Struktur-, Konzept- und Prozessqualität in Prävention und Gesundheitsförderung. In E. Luber & R. Geene (Hg.), Qualitätssicherung und Evidenzbasierung in der Gesundheitsförderung (S.116-126). Frankfurt/M.: Mabuse.

Koch, U., Kawski, S. & Töppich, J. (2001). Entwicklung eines Qualitätssicherungskonzepts in der Prävention. In BZgA (Hg.), Qualitätsmanagement in Prävention und Gesundheitsförderung (S. 87-95). Köln: BZgA.

Kok, G. (1993). Why are so many health promotion programs ineffective? Health Promotion Journal of Australia, 3, 12-17.

Kühn-Mengel, H. (2004). Die Relevanz der Qualitätssicherung in der Gesundheitsförderung. In E. Luber & R. Geene (Hg.), Qualitätssicherung und Evidenzbasierung in der Gesundheitsförderung (S. 22-24). Frankfurt/M.: Mabuse.

Lehmann, M. (1993). Qualitätssicherung und Interessenlagen. Prävention, 16, 21-23.

Lehmann, M. (1999). Einführung in das Thema „Qualitätsförderung". Prävention, 22, 50-54.

Meier, C. (1997). Leitfaden für die Selbstevaluation in der Projektarbeit. Lausanne: SFA.

Muster, A. (2006). Wege aus der ISO-lation. Management und Qualität, 2, Heft 4, 4.

Nutbeam, D. (1996) Achieving „best practice" in health promotion: improving the fit between research and practice. Health Education Research, 3, 317-326.

Nutbeam, D. (2000). Health literacy as a public health goal: a challenge for contemporary health education and communication into the 21st century. Health Promotion International, 15, 259-267.

QIP – Qualität in der Prävention. Das evidenzgestützte Informationssystem für wirkungsvolle Prävention und Gesundheitsförderung. Verfügbar unter:www.uke.uni-hamburg.de/extern/qip/

Renn, H. (1993). Editorial und Einführung. Prävention, 16, 2-3.

Riemann, K. (1993). Begleitforschung als Beitrag zur Qualitätssicherung in der Gesundheitsförderung. Prävention, 16, 28-29.

Rosenbrock, R. (1995). Public Health als soziale Innovation. Das Gesundheitswesen, 57, 140-144.

Rosenbrock, R. (2004). Evidenzbasierung und Qualitätssicherung in der gesundheitsbezogenen Primärprävention. Zeitschrift für Evaluation, 1, 71-80.

Ruckstuhl, B. (2001). Qualitätskriterien in der Gesundheitsförderung: Luxus oder Notwendigkeit? Suchtmagazin, 27, 16-20.

Ruckstuhl, B., Somaini, B. & Twisselmann, W. (1997). Förderung der Qualität in Gesundheitsprojekten. Der Public Health Action Cycle als Arbeitsinstrument. Institut für Sozial-und Präventivmedizin Zürich. Verfügbar unter: www.quint-essenz.ch/de/files/Foerderung_der _Qualitaet.pdf (24.9.2008)

Ruckstuhl, B., Studer, H. & Somaini, B. (1998). Eine Qualitätskultur für die Gesundheitsförderung. Sozial- und Präventivmedizin, 43, 221-228.

Schmelzer, H. & Sesselmann, W. (2008). Geschäftsprozessmanagement in der Praxis. München: Hanser.

Simon, W. (2001). Die Qual der Wahl – das „richtige" Qualitätsmanagement für die Gesundheitsförderung. In BZgA (Hg.), Qualitätsmanagement in Gesundheitsförderung und Prävention (S.113-128). Köln: BZgA.

Stünzner, von W. (1993). Formative Evaluation als Ansatz der Qualitätssicherung. Prävention, 1993, 26-27.

Thiele, W. (1993). Gesundheitsberichterstattung für die Qualitätssicherung der Gesundheitsförderung. Prävention, 16, 9-12.

Trojan, A. (2001) Qualitätsentwicklung in der Gesundheitsförderung. In BZgA (Hg.), Qualitätsmanagement in Prävention und Gesundheitsförderung (S. 51-72). Köln: BZgA.

Troschke, von J. (1993). Qualitätssicherung in der Prävention und Gesundheitsförderung. Prävention, 16, 4-8.

Walter, U., Schwartz, F. & Hoepner-Stamos, F. (2001). Zielorientiertes Qualitätsmanagement und aktuelle Entwicklungen in Gesundheitsförderung und Prävention. In BZgA (Hg.), Qualitätsmanagement in Gesundheitsförderung und Prävention (S. 18-37). Köln: BZgA.

WHO (1986). Ottawa Charta für Gesundheitsförderung. Genf: WHO.

Wörnhard, von M. (2006). Ein „heißes Eisen". Soziale Verantwortung der Unternehmen. Management und Qualität, 2, Heft 7/8, 4-5.

Zollondz, H. (2006). Grundlagen Qualitätsmanagement. Oldenburg: Wissenschaftsverlag.

Der Good-Practice-Ansatz des Kooperationsverbundes „Gesundheitsförderung bei sozial Benachteiligten"

Holger Kilian, Sven Brandes und Frank Lehmann

1 Qualitätsentwicklung in der soziallagenbezogenen Gesundheitsförderung

„Ein Mangel an auch für die Primärprävention geeigneten Konzepten und Instrumenten der Qualitätssicherung ist nicht festzustellen. Engpässe bestehen eher in der Bereitschaft und Motivation der Akteure, diese Instrumente an die Bedingungen der jeweiligen Interventionen anzupassen, u.U. auch in der Verfügbarkeit von Ressourcen" (Sachverständigenrat, 2006, Absatz 375).

Das einleitende Zitat aus dem Gutachten des Sachverständigenrates von 2006 enthält zwei zentrale Aussagen: 1. Die zahlreich verfügbaren Konzepte und Instrumente der Qualitätssicherung in der Gesundheitsförderung lassen sich nicht unmittelbar, also ohne eine Anpassung an die jeweiligen Kontextbedingungen der Interventionen anwenden und 2. fehlt es den Akteuren oftmals an personellen und finanziellen Mitteln, um diese notwendigen Anpassungen vorzunehmen und darüber hinaus die Instrumente zur Anwendung gelangen zu lassen. Daraus kann im Umkehrschluss ein Bedarf an flexiblen, niedrigschwellig und kostengünstig anwendbaren Instrumenten der Qualitätsentwicklung in der Gesundheitsförderung abgeleitet werden.

Insbesondere stark standardisierte Instrumente der Qualitätsentwicklung und Wirkungsmessung sind nicht einfach auf gesundheitsfördernde Interventionen anwendbar, vor allem wenn diese von einem starken Lebensweltbezug geprägt sind, wie dies der Setting-Ansatz der WHO propagiert. Dies liegt in der starken Kontextabhängigkeit und Komplexität und sowie der daraus jeweils resultierenden Originalität dieser Interventionen begründet. Besonders deutlich wird dies bei der Wirkungsmessung:

- Interventionen nach dem Setting-Ansatz sind nur wenig standardisierbar und den in der medizinisch-klinischen Praxis entwickelten Instrumenten der Wirkungsmessung (insbesondere randomisierten, kontrollierten Studien als „Goldstandard") kaum zugänglich.

- Der „Impact", d.h. die langfristige Gesundheitswirkung lebensweltbezogener Interventionen, ist schwer bestimmbar, da er meist nur vermittelt und nach längeren Zeiträumen auftritt und messbar ist.
- Hinzu kommt, dass Erfahrungswissen über die Wirkungsweise lebensweltbezogener Interventionen bzw. deren Messung erst aufgebaut wird.

Aber auch in der Qualitätsentwicklung sind hoch standardisierte Instrumente und Verfahren selten angemessen. Vor diesem Hintergrund hat sich in den vergangenen Jahren eine Vielfalt von Ansätzen entwickelt. Diese lassen sich danach unterscheiden, wo die Verantwortung für die inhaltliche und methodische Ausgestaltung des Qualitätsentwicklungsprozesses liegt. Grundsätzlich kann die Prozesseignerschaft, also die Definitions- und Entscheidungsmacht über die Gestaltung der Prozesse extern, paritätisch oder intern sein (Brandes & Kilian, 2007):

- Bei angebotsextern entwickelten und ausschließlich mit externer fachlicher Unterstützung umsetzbaren Ansätzen liegt die Prozesseignerschaft außerhalb des Angebotes. Beispiele sind oftmals in einer (standardisierten) Zertifizierung mündende Verfahren nach DIN/ISO, EFQM oder andere weitgehend standardisierte Verfahren. Speziell für die Prävention wurde das Verfahren „Qualitätssicherung in der Prävention" (QIP) von der BZgA und dem Universitätsklinikum Eppendorf (UKE) entwickelt (siehe Artikel den Beitrag von Töppich und Lehmann in diesem Band). Eine weitere häufig anzutreffende Variante dieses Ansatzes sind so genannte Audits. Hierbei handelt es sich um Untersuchungsverfahren, in deren Rahmen die Erfüllung von Anforderungen und Richtlinien überprüft wird.
- Bei von den Anbietern in Eigenregie umgesetzter Qualitätsentwicklung, in deren Rahmen die Methoden gegenstandsbezogen entwickelt, angepasst oder zumindest ausgewählt werden, liegt die Prozesseignerschaft auf der Angebotsebene. Hier haben die Praktiker und Praktikerinnen und teilweise auch die Zielgruppe direkten Einfluss auf Planung, Durchführung, Definition und Verwendung der Ergebnisse. Beispiele sind die Methoden der Partizipativen Qualitätsentwicklung (siehe den Beitrag von Wright et al. in diesem Band), das in der Sozialarbeit verbreitete Verfahren der Selbstevaluation (siehe den Beitrag von König in diesem Band), das Online-Angebot von Gesundheitsförderung Schweiz (www.quint-essenz.ch, siehe auch Ackermann et al. in diesem Band) oder der hier vorgestellte Good-Practice-Ansatz.

Interne und externe Prozesseignerschaft in der Qualitätsentwicklung sind Idealtypen. In der Praxis sind meist Mischformen mit mehr oder weniger paritätischer Prozesseignerschaft anzutreffen: Stark standardisierte und extern gesteuerte Ansätze berücksichtigen ebenso institutionelle Eigenlogiken und spezifische Kontextbedingungen, wie Qualitätsverbesserung in Eigenregie meist nicht ohne Impulse, Ideen und fachliche Unterstützung von außen auskommt.

In seinem Gutachten von 2007 weist der Sachverständigenrat auf die Problematik einer „angemessenen" Wirkungsmessung und Qualitätsentwicklung insbesondere für komplexe, lebensweltbezogene Interventionen der Gesundheitsförderung hin (Sachverständigenrat zur Begutachtung der Entwicklung im Gesundheitswesen, 2008). Um die Praxis aber nicht auf Interventionen zu beschränken, deren Wirksamkeit zwar überprüfbar ist (z.B. Kurs- und Schulungsangebote), die aber wenig geeignet sind, Menschen in schwieriger sozialer Lage zu erreichen, schlägt der Sachverständigenrat vor, zusätzlich zu den nachgewiesen wirksamen Interventionen auch „viel versprechende" Ansätze umzusetzen und zu erproben. Doch auch diese „promising interventions" müssen nach Smedley und Syme (2000) mindestens zwei zentrale Voraussetzungen erfüllen: Ihnen soll ein theoretisches Wirkungsmodell zu Grunde liegen und eine gewisse empirische Evidenz der Wirksamkeit soll – aus der Intervention selbst oder durch relevante Studien – nachweisbar sein.

Dieser Beitrag stellt den Good-Practice-Ansatz als ein Konzept vor, das den oben skizzierten Bedarf an flexiblen und kostengünstigen Konzepten der Qualitätsentwicklung aufgreift und sich aufgrund seiner modularen Struktur gleichermaßen in Ansätze mit interner und externer Prozesseignerschaft integrieren lässt. Er ist gut geeignet, praktische Lösungsvorschläge für konkrete, fachliche Fragen und Probleme zu entwickeln und andere – primär prozess- und strukturorientierte, weniger inhaltlich ausgerichtete Ansätze der Qualitätsentwicklung – durch diesen fachlichen Bezug zu ergänzen.

2 Lernen von guten Beispielen

Der Best-Practice-Ansatz wurde in der gewerblichen Wirtschaft im Sinne eines Benchmarkings – also des Vergleichs der eigenen Arbeit mit der (vorbildlichen) Praxis Anderer – entwickelt. Der Begriff kann als „bestes Verfahren" oder auch als „Erfolgsrezept" übersetzt werden. Richtet ein Unternehmen seine Praxis an diesen vorbildlichen Beispielen aus, so steigt die Wahrscheinlichkeit, gute Ergebnisse zu erzielen (für eine Übertragung auf den Bereich Gesundheitsförderung siehe den Beitrag von Broesskamp-Stone in diesem Band).

Der Best-Practice-Ansatz variiert damit eine Grundform des Lernens: Attraktive Vorbilder motivieren zur Nachahmung und liefern gleichzeitig das Anschauungsmaterial, wie dies funktionieren kann. Im Vergleich zu Lehrbuchkonzepten ist dieser Zugang zur Verbesserung der eigenen Praxis lebendig und anschaulich: Gute Praxis wird nicht nur propagiert, sondern vorgelebt. Die guten Vorbilder lassen sich jedoch nicht 1:1 übertragen. Die Übernahme guter Ansätze erfordert vielmehr eine mehr oder weniger umfassende Anpassung der Konzepte an die jeweiligen institutionellen, sozialen und strukturellen Handlungsbedingungen. Damit gibt das gute Beispiel einen Impuls zur Veränderung, der nur dann in kontextangemessene Praxis überführt werden kann, wenn zuvor eine kritische Reflexion der eigenen Arbeit und ihrer Rahmenbedingungen stattgefunden hat.

Der hier vorgestellte Good-Practice-Ansatz wurde als Arbeitsfeld des Kooperationsverbundes „Gesundheitsförderung bei sozial Benachteiligten" entwickelt. Dieser bundesweite Zusammenschluss von inzwischen 52 Partnern hat sich zum Ziel gesetzt, die Praxis der soziallagenbezogenen Gesundheitsförderung durch die Verbesserung der Transparenz im Handlungsfeld, den Austausch von Erfahrungen und die Unterstützung von Qualitätsentwicklung im Handlungsfeld zu stärken (Kilian, 2008; Lehmann, 2006). Damit kann der Good-Practice-Ansatz an eine entwickelte Kooperationsstruktur anknüpfen, die eine große Praxisnähe sicherstellt.

Kennzeichnende Merkmale des Good-Practice-Ansatzes sind:

- Anschaulichkeit: Die Erfolgsfaktoren werden nicht nur theoretisch beschrieben, sondern auch durch konkrete Praxis anschaulich und motivierend dargestellt.
- Flexibilität: Good Practice kann zur Lösung punktueller Probleme ebenso herangezogen werden wie auch zur fachlichen Fundierung längerfristiger Qualitätsentwicklungsprozesse.
- Geringer Kostenaufwand: Da Good Practice zunächst auf die Einbindung einer kostenpflichtigen externen Begleitung verzichtet, fällt nur ein relativ geringer oder gar kein finanzieller Aufwand für die Suche und ggf. den Erwerb von Beispielbeschreibungen an.
- Fachliche Ausrichtung: Good Practice stellt dar, wie fachliche, arbeitsbereichsspezifische Probleme gelöst werden. Hierdurch unterscheidet es sich von arbeitsbereichsübergreifenden, fachlich unspezifischen Ansätzen der Qualitätsentwicklung.

Im Unterschied zur „evidenzbasierten Praxis", die ausschließlich die durch Studien belegte Wirksamkeit bestimmter Interventionstypen als Legitimation für deren gute Praxis akzeptiert, folgt der Good-Practice-Ansatz der Idee praxisbasierter Evidenz (Green, 2006). Dies geschieht, indem interventionsbezogene Erfahrungswerte der Praktiker und Praktikerinnen erschlossen werden und dieses Wissen systematisch aufbereitet und verbreitet wird.

2.1 Entwicklung des Good-Practice-Ansatzes im beratenden Arbeitskreis des Kooperationsverbundes

Ausgangspunkt des im von der BZgA initiierten Kooperationsverbundes „Gesundheitsförderung bei sozial Benachteiligten" entwickelten Good-Practice-Prozesses ist die bundesweite Praxisdatenbank „Gesundheitsförderung bei sozial Benachteiligten". Sie wurde 2002 aufgebaut (Kilian et al., 2003) und vermittelt den bundesweit bislang umfassendsten Überblick über die Praxis der soziallagenbezogenen Gesundheitsförderung. In allen 16 Bundesländern wurden Netzwerke „Gesundheitsförderung bei sozial Benachteiligten" (so genannte „Regionale Knoten") aufgebaut, die den Transfer guter Praxis auf der Länderebene unterstützen.

Der beratende Arbeitskreis des Kooperationsverbundes, in dem Expertinnen und Experten aus Praxis, Wissenschaft, Politik und der Gesetzlichen Krankenversicherung vertreten sind, entwickelte bereits in der Aufbauphase der Datenbank die Idee, die damit geschaffene Transparenz über gesundheitsfördernde Praxis als Ansatzpunkt für eine niedrigschwellige Qualitätsentwicklung zu nutzen. Durch die ausführliche und anschauliche Beschreibung guter Beispiele wird interessierten Anbietern das Angebot gemacht, anhand der Praxis anderer Anbieter ihre eigenen Ansätze zu reflektieren und in einem Prozess wechselseitigen Lernens Anregung zu deren Weiterentwicklung zu erhalten.

Wie bereits erwähnt, wird im Zusammenhang mit dem Lernen an guten Beispielen oft der Begriff Best Practice benutzt. Mit diesem Anspruch, die beste Praxis ausfindig zu machen, begann auch die Entwicklung des Good-Practice-Prozesses im Kooperationsverbund. Doch schnell verwarfen die Mitglieder des beratenden Arbeitskreises diesen Höchstleistungsansatz und verständigten sich auf die Bezeichnung Good Practice. Ausschlaggebend für diese Entscheidung waren zwei Gründe: Zum einen ist das Handlungsfeld der soziallagenbezogenen Gesundheitsförderung gekennzeichnet durch eine sehr große Interdisziplinarität, da die meisten Determinanten für Gesundheit außerhalb der „Disziplin" Gesundheit z.B. im Wohlfahrtsbereich verortet sind (vgl. auch WHO, 2008). Gleichzeitig impliziert die Rede von der besten Praxis einen Wettbewerb, in dem es Gewinner – eben diese „beste Praxis" – und Verlierer – die „nicht so gute Praxis" – gibt. Diese kompetitive Perspektive ist aber nicht im Sinne des vom beratenden Arbeitskreis verfolgten Konzeptes, das vielmehr als kooperatives Benchmarking (Güntert, 1999) angelegt ist und im Idealfall wechselseitiges Lernen in der soziallagenbezogenen Gesundheitsförderung initiieren möchte.

Die Koordinierungsstelle des Kooperationsverbundes bei Gesundheit Berlin konzipierte ein Auswahlverfahren für Beispiele guter Praxis, das anschließend mit den Mitgliedern des beratenden Arbeitskreises und den Koordinatorinnen und Koordinatoren der Regionalen Knoten abgestimmt wurde. Das Auswahlverfahren sichert die einheitliche Auswahl der Beispiele und wurde inzwischen in mehreren Runden weiterentwickelt. Die Elemente des Auswahlprozesses werden unten vorgestellt.

Der Good-Practice-Prozess des Kooperationsverbundes enthält mit den zwölf Kriterien und den auf dieser Grundlage ausgewählten Beispielen zwei zentrale Elemente, die zum einen den Prozess fachlich fundieren und transparent machen und gleichzeitig eine enge Verbindung zur konkreten gesundheitsfördernden Praxis sicherstellen. In die Entwicklung der Kriterien gingen Forschungsergebnisse zur soziallagenbezogenen Gesundheitsförderung (vgl. BZgA, 2007, 2003) sowie zu Good Practice (Difu, 2003) ein.

- Konzeption, Selbstverständnis: Es liegt eine Konzeption vor, aus der a) ein klarer Zusammenhang zu Gesundheitsförderung und Prävention hervorgeht und in der b) die Verminderung der gesundheitlichen Ungleichheiten explizit und systematisch angestrebt wird.
- Zielgruppe: Die Zielgruppe der sozial Benachteiligten ist präzise eingegrenzt.
- Innovation und Nachhaltigkeit: Das Angebot hat innovativen Charakter und/oder strebt die nachhaltige Fortführung erfolgreicher Angebotskomponenten an.
- Multiplikatorenkonzept: Es liegt ein Multiplikatorenkonzept vor, das die Multiplikatorinnen und Multiplikatoren systematisch einbindet und qualifiziert.
- Niedrigschwellige Arbeitsweise: Das Angebot ist aufsuchend, begleitend und/oder nachgehend angelegt.
- Partizipation: Es besteht ein hoher Grad an Beteiligungsmöglichkeiten für die Zielgruppe sozial Benachteiligter.
- Empowerment: Im Rahmen des Angebotes erfolgt eine Befähigung und Qualifizierung der Zielgruppe sozial Benachteiligter, die auf den Stärken und Ressourcen der Zielgruppe aufbaut.
- Setting-Ansatz: Die Aktivitäten des Angebotes integrieren Initiativen, die sowohl auf das Gesundheitshandeln von Personen als auch auf strukturelle Änderungen abzielen und sich am Setting-Ansatz der WHO orientieren.
- Integriertes Handlungskonzept/Vernetzung: Das Angebot wird gemeinsam mit den anderen Akteuren im lokalen Umfeld umgesetzt, d.h. es erfolgt eine Abstimmung und Vernetzung im Sozialraum.
- Qualitätsmanagement/Qualitätsentwicklung: Im Angebot besteht ein Qualitätsmanagement/eine Qualitätsentwicklung im Sinne eines kontinuierlichen Verbesserungsprozesses.
- Dokumentation und Evaluation: Dokumentation und Evaluation werden im Angebot zur Qualitätsentwicklung eingesetzt.

- Kosten-Nutzen-Relation: Die Kosten stehen in einem angemessenen Verhältnis zum Nutzen.

(nach BZgA, 2007, S. 18ff).

Die Kriterien leisten einen Beitrag zur Systematisierung der Anforderungen an qualitätsorientierte gesundheitsfördernde Praxis, indem sie Elemente guter Angebotsqualität benennen. Seitens der Praxisanbieter erfordern sie die Reflexion, welche Bedeutung den einzelnen Kriterien im Rahmen der jeweiligen Interventionsansätze zukommt, wie sie priorisiert und umgesetzt werden können. Der Satz von zwölf Kriterien ist überschaubar und geeignet, einen Rahmen für die inhaltliche Auseinandersetzung bei der Planung, Umsetzung und Bewertung von Angeboten zu bieten. Dies wird unten erläutert.

Die auf Grundlage des Kriterienkataloges ausgewählten Beispiele guter Praxis illustrieren gute Problemlösungen. Der jeweils ergänzend beschriebene Problemhintergrund und die Vorgehensweise bei der Implementierung der Angebote betonen den Prozesscharakter. Die Konzentration der Darstellung auf maximal drei Good-Practice-Kriterien gewährleistet, dass die vorbildlichen Arbeitsbereiche der Angebote klar erkennbar und in ihren multiplizierbaren Anteilen transparent werden.

Muss-Kriterium für die Auswahl als Beispiel für gute Praxis ist, dass die Konzeption des Angebotes einen klaren Bezug zur Gesundheitsförderung aufweist (Kriterium „Konzeption/Selbstverständnis") und jeweils mindestens eine sozial benachteiligte Zielgruppe angeben ist (Kriterium „Zielgruppe"). Anschließend wird die vorbildliche Umsetzung von in der Regel drei weiteren Kriterien beschrieben. Die fokussierte Darstellung ausgewählter Praxisbereiche hat für den Auswahl- und Darstellungsprozess sowie für die praxisnahe Arbeit mit den Beispielen den Vorteil, dass für die Nutzerinnen und Nutzer die vorbildlichen Praxisbereiche unmittelbar sichtbar werden. Diese modulare Darstellungsweise erhöht gleichzeitig die Chance auf Nachahmung der beschriebenen guten Praxisbereiche, da sie als Elemente außerhalb ihres jeweiligen fachlichen Kontextes (z.B. Suchtprävention oder Stadtteilarbeit) auch in andere Handlungsfelder einfließen können.

2.2 Ermittlung und Multiplikation der Beispiele guter Praxis

Die Praxisbeispiele werden in einem sechsstufigen Verfahren ausgewählt und in Textform aufbereitet (siehe Abb. 1), der hier kurz vorgestellt wird:.

Schritt 1: Vorschlag von Good Practice

Hauptverantwortlich für die Auswahl der Beispiele sind die Koordinatorinnen und Koordinatoren der 16 Regionalen Knoten in den Bundesländern (vgl. www.gesund-

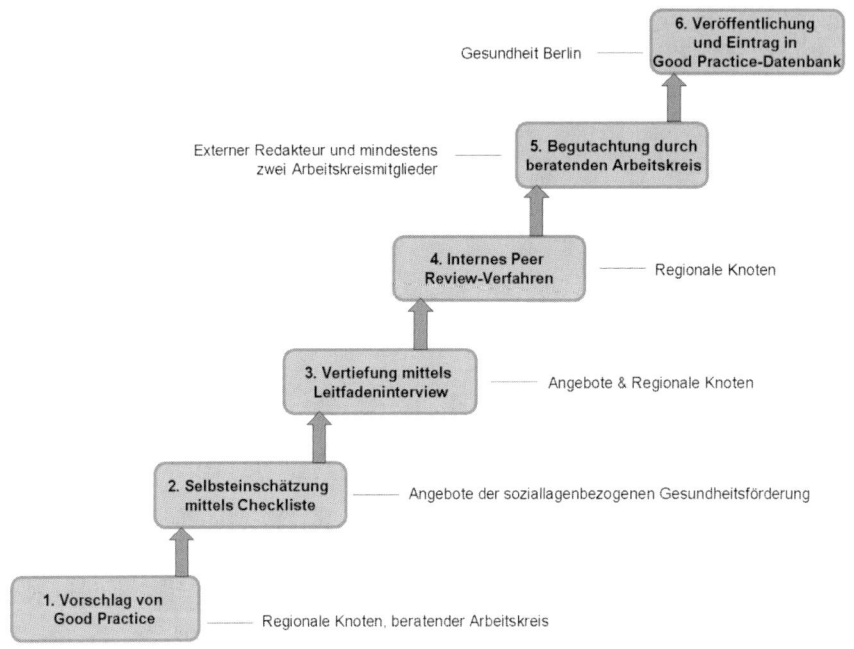

Abbildung 1: Auswahlverfahren für die Beispiele guter Praxis (Quelle: eigene Darstellung)

heitlichechancengleichheit.de/:regionale-knoten). Diese haben im Rahmen ihrer Arbeit einen Zugang zur Angebotslandschaft in ihren jeweiligen Bundesländern, der durch eine bundesweite, zentral durchgeführte Auswahl nicht herzustellen wäre. In der Regel gehen die Koordinatorinnen und Koordinatoren der Regionalen Knoten aktiv auf potenziell geeignete Angebote zu. Ein offenes Bewerbungsverfahren ist aus Kapazitätsgründen nicht vorgesehen.

Schritt 2: Selbsteinschätzung mittels Checkliste

Anbieter potenziell nachahmenswerter Interventionen werden im zweiten Auswahlschritt gebeten, ihre Arbeit anhand einer Checkliste selbst einzuschätzen und weitere Materialien zu ihrer Arbeit zur Verfügung zu stellen. Die Checkliste operationalisiert die Good-Practice-Kriterien in Form von Aussagen, anhand derer die Anbieter und Anbieterinnen ihre Arbeit auf einer vierstufigen Skala einschätzen können.

Schritt 3: Vertiefung mittels Leitfadeninterview

Im dritten Auswahlschritt werden die Anbieter im Rahmen eines leitfadengestützten Interviews durch den Koordinator bzw. die Koordinatorin eines Regionalen Knotens zu Hintergrund und Vorgehen des Angebotes sowie zur Umsetzung der als vorbildlich eingeschätzten Kriterien befragt. Die Koordinatorinnen und Koordinatoren der Regionalen Knoten dokumentieren die Ergebnisse dieses Interviews in Form einer umfassenden Angebotsbeschreibung.

Schritt 4: Internes Peer-Review-Verfahren

Die im dritten Arbeitsschritt erstellte Angebotsbeschreibung wird anschließend mit der Koordinatorin bzw. dem Koordinator eines anderen Regionalen Knotens diskutiert. Dieser Peer-Review-Schritt dient dazu, mögliche Schwachstellen, Lücken oder Widersprüche im Entwurf der Angebotsbeschreibung zu identifizieren. Ist dies der Fall, wird erneut Kontakt zum ausgewählten Angebot aufgenommen, um Fragen zu klären oder zusätzliches Material einzuholen. Bei der Erstellung der Endversion ihrer Angebotsbeschreibung werden die Koordinatorinnen und Koordinatoren der Regionalen Knoten durch einen Fachredakteur unterstützt.

Schritt 5: Begutachtung durch den beratenden Arbeitskreis

Die Angebotsbeschreibung wird abschließend zwei Mitgliedern des beratenden Arbeitskreises zur Begutachtung vorgelegt. Bedingung für die Anerkennung als Good-Practice-Beispiel ist, dass beide GutachterInnen von der Qualität des Angebotes überzeugt sind. Ist dies nicht der Fall, müssen ggf. weitere Informationen zur Klärung offener Fragen eingeholt werden, wird das Angebot zurückgestellt (da beispielsweise die Laufzeit noch zu kurz ist, um zu belastbaren Aussagen zu kommen) oder erfolgt eine Ablehnung.

Schritt 6: Veröffentlichung und Eintrag in die Good-Practice-Datenbank

Ist das Angebot in den Good-Practice-Pool aufgenommen, so werden die vorliegenden Beschreibungen für die Veröffentlichung im Rahmen der Praxisdatenbank (www.gesundheitliche-chancengleichheit.de/:datenbank) und ggf. weiterer Publikationen (BZgA, 2007) aufbereitet.

3 Arbeit mit dem Good-Practice-Ansatz

Der Good-Practice-Ansatz kann auf unterschiedlichen Ebenen eingesetzt werden. Zunächst handelt es sich um ein Konzept, das zur Qualitätsentwicklung auf der

Anbieterebene, also zur Reflexion und Verbesserung einzelnen Interventionen, geeignet ist. Der Good-Practice-Pool bietet darüber hinaus auch die Möglichkeit, Konzepte für eine systematische Multiplikation (z.B. im Rahmen gesundheitsfördernder Strategien auf kommunaler oder Landesebene) zu identifizieren und auszuwählen. Und schließlich können die Kriterien für gute Praxis dazu beitragen, einen Referenzrahmen für ein Institutionen übergreifendes Verständnis von Qualität in der soziallagenbezogenen Gesundheitsförderung zu schaffen. Diese drei Möglichkeiten sollen im Folgenden näher dargestellt werden.

3.1 Arbeit mit Good Practice auf Anbieterebene

Der Good-Practice-Ansatz wendet sich an zwei zentrale Zielgruppen:

- Praxisanbieter, die mit der Planung, Durchführung und Bewertung gesundheitsfördernder Interventionen vor Ort befasst sind. Ihnen bietet der Good-Practice-Ansatz einen fachlichen Orientierungs- und Bewertungsrahmen und stellt sicher, dass im Rahmen der Arbeit alle zentralen Konzepte der Gesundheitsförderung reflektiert werden.
- Finanzgeber und Entscheidungsträger finden im Good-Practice-Konzept einen klaren Kriterienrahmen für die Ausschreibung gesundheitsfördernder Aktivitäten, für die Bewertung und Auswahl von Anträgen sowie für die abschließende Bewertung der Projektarbeit. Die Spitzenverbände der Gesetzlichen Krankenkassen weisen in ihrem Leitfaden zur Umsetzung des §20 SGB V darauf hin, dass das Good-Practice-Konzept geeignet ist, diese Aufgabe zu erfüllen (GKV, 2008).

Praxisrelevanz und Umsetzbarkeit der Good-Practice-Kriterien haben Gesundheit Berlin und die Forschungsgruppe Public Health des Wissenschaftszentrums Berlin für Sozialforschung (WZB) im Rahmen des vom Bundesministerium für Bildung und Forschung geförderten Präventionsforschungsprojektes „Erfahrung nutzen – Wissen vertiefen – Praxis verbessern" gemeinsam geprüft. Dazu wurden Interviews und Fokusgruppendiskussionen mit Vertreterinnen und Vertretern aus der Praxis durchgeführt. Die Rückmeldungen bestätigen, dass der Good-Practice-Ansatz grundsätzlich als Element der Qualitätsentwicklung in der Projektarbeit geeignet ist. Er kommt insbesondere dem oft geäußerten Bedarf entgegen, der Praxis ein übersichtliches und klar abgestecktes fachliches Referenzsystem anzubieten, an dem sie sich in allen Phasen der Arbeit orientieren kann (siehe Abb. 2).

In der Phase der **Problembestimmung und Bedarfserhebung** bietet der Good-Practice-Ansatz einen Orientierungsrahmen für relevante Themen und Problemstellungen. Der Pool der Good-Practice-Beispiele liegt differenziert nach den bearbeiteten Themen und angesprochenen Zielgruppen vor und ermöglicht eine Orientierung,

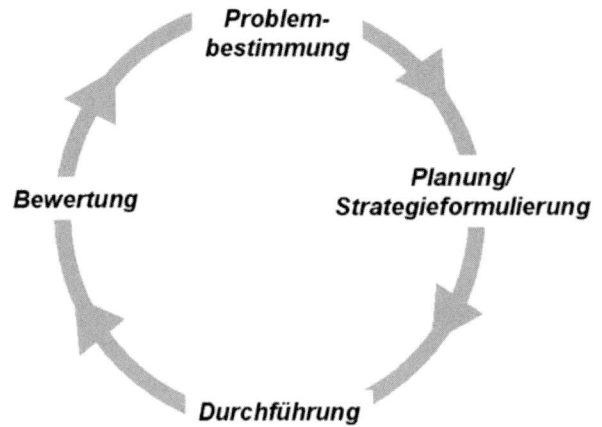

Abbildung 2: Regelkreis der Projektarbeit (Quelle: eigene Darstellung)

welche Problemstellungen im Rahmen gesundheitsfördernder Ansätze aufgegriffen werden können. Jede Good-Practice-Beschreibung enthält den Punkt „Hintergrund", der die jeweiligen regionalen Problemstellungen als Ausgangslage für die Entwicklung der Interventionen beschreibt.

In der anschließenden Phase der **Planung und Strategieformulierung** bieten der Kriterienkatalog und die Checkliste sowie die beschriebenen Praxisbeispiele eine Grundlage für die angebotsinterne Reflexion der inhaltlichen Arbeitsschwerpunkte und für die fachliche Ausgestaltung der Angebote. Die Auseinandersetzung mit den einzelnen Kriterien und die Bestimmung ihrer jeweiligen Relevanz und Umsetzbarkeit unterstützen auch Anbieter, die nicht aus dem engeren Arbeitsfeld der Gesundheitsförderung kommen dabei, mit den Grundkonzepten der Gesundheitsförderung vertraut zu werden. Sie werden in die Lage versetzt zu reflektieren, inwieweit die verfolgten Konzepte und Zielsetzungen den Kriterien für gute Praxis entsprechen und an welchen Stellen ggf. Entwicklungsbedarf besteht. Damit werden sie auch sprachfähig gegenüber Mittelgebern, die von der Berücksichtigung fachlicher Standards bei der Antragstellung ausgehen. Im Prozess der Konzeptentwicklung und ggf. Antragstellung gibt der Kriterienkatalog eine Struktur vor, auf die bei der Formulierung von Arbeitsinhalten und Vorgehensweisen Bezug genommen werden kann. Die Praxisbeispiele können in dieser Phase herangezogen werden, um Anregungen zu gewinnen, wie sich einzelne Kriterien erfolgreich umsetzen lassen. Zusätzlich unterstützen sie bei der Explizierung der Projektideen.

In Zwischenresümees und Meilenstein-Beurteilungen während der **Durchführungsphase** können Kriterien und Beispiele gleichermaßen eingesetzt werden, um das Erreichte zu bewerten und ggf. Anregungen der Beispiele für die Konzeption von Angebotsmodifikationen heranzuziehen.

In der **Bewertungsphase** bieten die Good-Practice-Kriterien ein Referenzsystem für die Fremd- oder Selbstevaluation der Arbeit. Ausgehend von den zu Beginn der Arbeit formulierten Zielkriterien wird die Zielerreichung überprüft und bewertet.

Die Rückmeldungen der Praxisvertreter und -vertreterinnen im Rahmen des Präventionsforschungsprojektes zeigten, dass diese den Good-Practice-Ansatz als Unterstützung der Qualitätsentwicklung grundsätzlich begrüßen. Als besonders positiv bewerten sie, dass der Ansatz die aus ihrer Sicht oftmals als diffus und wenig konkret wahrgenommenen Ansprüche an die Qualität soziallagenbezogener Gesundheitsförderung konkretisiert, übersichtlich strukturiert und konkrete Ansatzpunkte zur Reflexion der Arbeit bietet. Es zeigte sich aber auch, dass der Ansatz die Anbieter insbesondere dann leicht überfordert, wenn diese erst über geringe Erfahrungen auf dem Feld der Gesundheitsförderung verfügen. Diese Praktiker und Praktikerinnen formulieren oft den Wunsch, den Good-Practice-Ansatz durch ein personales Unterstützungsangebot, insbesondere durch Fortbildungen oder Beratungen zu begleiten.

Aufgrund der großen Unterschiede im Bezug auf Erfahrungen, Ressourcenausstattung, institutionelle Einbindung, fachliche Vorerfahrungen und der inhaltlichen Ausrichtung der Praxisanbieter besteht ein großer Bedarf, die allgemeinen Vorgaben des Good-Practice-Konzeptes mit individueller Begleitung an die jeweiligen Bedingungen anzupassen. Die Möglichkeit, gemeinsam mit kompetenten Ansprechpartnerinnen und -partnern die eigenen Arbeitsbedingungen zu reflektieren, sehen die PraxisanbieterInnen als wichtige Ergänzung der Publikation des Good-Practice-Ansatzes in Printform (BZgA, 2007) und im Internet (www.gesundheitliche-chancengleichheit.de/:good-practice).

3.2 Multiplikation guter Beispiele

Der im Rahmen des Good-Practice-Ansatzes zusammengestellte Pool an guten Praxisbeispielen bietet gute Voraussetzungen dafür, einzelne Interventionen systematisch zu multiplizieren. Wie dies in der Praxis aussehen kann, wird in Schleswig-Holstein deutlich, wo seit 2006 das Projekt „Schutzengel" (ein Good-Practice-Beispiel der ersten Stunde) mit Unterstützung des Landesministeriums für Soziales, Gesundheit, Familie, Jugend und Senioren in allen Kreisen und kreisfreien Städten des Landes umgesetzt wird. Das Projekt „Schutzengel" wurde in Flensburg entwickelt und vernetzt Unterstützungs- und Hilfsangebote für werdende und junge Familien in sozial benachteiligten Stadtteilen, z.B. Elterntreffs, FamilienbegleiterInnen und Familienhebammen (www.schutzengel-flensburg.de). Bei der Multiplikation des Ansatzes wird ein Konzept verfolgt, das einen hohen Deckungsgrad mit dem Good-Practice-Ansatz aufweist: Mit der Umsetzung sind Anbieter vor Ort beauftragt, die die Grundgedanken der Schutzengel-Initiative – die Bildung regionaler Netzwerke „gesundheitlicher und sozialer Hilfen für Familien mit Neugeborenen und kleinen Kindern" – in ihre bereits bestehenden Aktivitäten einbinden. Damit gewährleisten sie die Anschlussfähigkeit an die bestehenden Aktivitäten und erhöhen zugleich die Chancen nachhaltiger Etablierung (Ministerium für Soziales, Gesundheit, Familie, Jugend und Senioren des Landes Schleswig-Holstein, 2007).

In der Außensicht ist die Multiplikation des „Schutzengel"-Ansatzes nicht sofort erkennbar, da es den regionalen Akteuren auch freisteht, ihren Angeboten eigenständige Titel zu geben. In der Praxis ist es aber gelungen, einen erfolgreichen Ansatz zum Ausgangspunkt eines landesweiten Verbreitungs- und Strukturentwicklungsprozesses zu machen.

3.3 Good Practice als Referenzrahmen für Qualität in der soziallagenbezogenen Gesundheitsförderung

Die zwölf Qualitätskriterien haben sich seit der Initiierung des Prozesses im Jahre 2004 als Orientierungsrahmen für niedrigschwellige Qualitätsentwicklung bewährt. Durch die enge Verschränkung eines systematisch-theoretischen Zugangs (Kriterien für gute Praxis) mit der konkreten Praxis (Good-Practice-Beispiele) ermöglicht der Good-Practice-Ansatz einen Zugang zum Handlungsfeld, der sowohl strukturiert als auch anschaulich ist und gleichzeitig Spielräume für die Anpassung an die jeweiligen institutionellen und regionalen Kontextbedingungen lässt. Rückmeldungen von Praxisvertreterinnen und -vertretern im Rahmen des o.g. Präventionsforschungsprojektes zeigen, dass die Anbieter den Ansatz als Unterstützung wahrnehmen, da er der Qualitätsentwicklung ihrer Arbeit einen Orientierungs- und Referenzrahmen verleiht. Diesen zu präzisieren, ist eine Entwicklungsaufgabe des Good-Practice-Ansatzes.

Seine Breitenwirkung als Orientierungsrahmen für Qualitätsentwicklung in der soziallagenbezogenen Gesundheitsförderung wird der Good-Practice-Ansatz jedoch nur entfalten können, wenn er auch seitens der politischen Entscheidungsträger und finanzierenden Institutionen Akzeptanz findet. Erste entscheidende Schritte dorthin sind bereits erfolgt: So verweist der Leitfaden der Gesetzlichen Krankenkassen zur Umsetzung des §20 SGB V auf die Good-Practice-Kriterien des Kooperationsverbundes als Orientierungsrahmen (Arbeitsgemeinschaft der Spitzenverbände der Gesetzlichen Krankenkassen, 2008; siehe auch den Beitrag von Stuppardt und Wanek in diesem Band) und das aktuelle Gutachten des Sachverständigenrates zur Begutachtung der Entwicklung im Gesundheitswesen (2008) empfiehlt, den Ansatz fortzuführen und zu verbreiten. Eine weitere Entwicklungsetappe ist die Etablierung des Ansatzes auch in den Qualitätsentwicklungskonzepten von Wohlfahrtsverbänden und kommunalen Akteuren, beispielsweise Gesundheitsämtern.

4 Perspektiven

4.1 Auswahl- und Begutachtungsprozess

Der oben dargestellte Auswahlprozess wird fortwährend weiterentwickelt: 2008 wurden die zur Erreichung eines Good-Practice-Status notwendigen Anforderungen weiter konkretisiert. Ziel dieser Maßnahme war es, Unterschiede in der Beurteilung der Angebotsqualität im Begutachtungsprozess zu verringern. In gemeinsamen Diskussionsprozessen des Gutachterkreises wurden auf der Grundlage vergangener Begutachtungsergebnisse Unterschiede in der Wahrnehmung und Deutung der Kriterien sowie der ihnen zugrunde liegenden Konstrukte analysiert und vereinheitlicht.

4.2 Schulungskonzept

Diese Ergebnisse und das Expertenwissen aus dem beratenden Arbeitskreis sollen künftig in ein Schulungskonzept einfließen, um die Kompetenzen der beteiligten Akteure im Kooperationsverbund weiterzuentwickeln. Hiermit werden zwei Ziele angestrebt:

1. Größere Belastbarkeit der Ergebnisse durch die Verbesserung der Beurteilungsprozesse im Auswahlverfahren und
2. Qualifizierung der am Kooperationsverbund beteiligten Akteure in ihrem Verständnis sowie in der Umsetzung und Beurteilung der Good-Practice-Kriterien durch den Austausch von Fach- und Erfahrungswissen.

Dieses Capacity Building soll zunächst in den Kooperationsverbund und anschließend in die Fachöffentlichkeit getragen werden. Methodisch soll das Schulungskonzept die fachlichen, kriteriengestützten Inhalte des Good-Practice-Konzeptes verstärkt mit der in alle Phasen der Projektarbeit integrierbaren Methode der Partizipativen Qualitätsentwicklung (vgl. Beitrag von Wright et al. in diesem Band) verknüpfen. Hierdurch gewinnen beide Ansätze: Der Good-Practice-Ansatz erhält einen methodisch-didaktischen Rahmen, durch den die Inhalte systematisch in die (Projekt-)Arbeit integriert werden können. Gleichzeitig erhalten die lokalen Diskussions- und Suchprozesse im Rahmen der Partizipativen Qualitätsentwicklung mit den Kriterien guter Praxis ein inhaltliches Orientierungsraster, das vielfältige Anknüpfungspunkte für die lokalen Diskussions- und Entscheidungsprozesse bietet.

4.3 Weitergehende Operationalisierung der Kriterien für die Praxis

Mit diesen Prozessen einher geht eine weitere Konzeptualisierung und Operationalisierung der Good-Practice-Kriterien. Über die bereits vorliegende Operationalisierung in Form einer standardisierten Checkliste und eines Interviewleitfadens hinaus werden derzeit exemplarisch zusätzliche Hilfsmittel entwickelt. Fachlich fundiert werden diese Entwicklungsprozesse, indem der Stand der internationalen gesundheitswissenschaftlichen Diskussion darin einfließt und die Ergebnisse im Austausch mit ausgewiesenen Expertinnen und Experten aus den jeweiligen Themenbereichen validiert und optimiert werden. Übergreifendes Ziel ist es, die Kriterien so aufzubereiten, dass sie effektiv in die Planung, Umsetzung und Überprüfung der praktischen Arbeit integriert werden können. Besonderes Augenmerk liegt dabei auf didaktischen Aspekten wie der intuitiven Anwendbarkeit der Hilfsmittel. Die zu beachtenden Einzelkomponenten eines Kriteriums sollen leicht verständlich und möglichst auf einen Blick erfassbar aufbereitet werden. Mit diesem Vorgehen wird der Erfahrung Rechnung getragen, dass Qualitäts- und Organisationsentwicklung zumeist im Rahmen teambezogener Arbeits- und Diskussionsprozesse initiiert und das dort aufgeworfene Wissen im Anschluss in zeitlich und räumlich versetzten Interpretationsprozessen verarbeitet und reformuliert wird (Strodtholz & Kühl, 2002). Umfangreiche Texte sind in solchen Prozessen jedoch schlecht aufzunehmen.

Mit Ergebnissen zu den Kriterien Nachhaltigkeit, Setting und Empowerment ist im Laufe des Jahres 2009 zu rechnen. Diese werden auf der Internetplattform des Kooperationsverbundes www.gesundheitliche-chancengleichheit.de abrufbar sein.

4.4 Inhaltliche Steuerung der Auswahl

Soziallagenbezogene Gesundheitsförderung wird in sehr unterschiedlichen Handlungsfeldern und für eine Vielzahl von Zielgruppen umgesetzt. Deshalb ist es sinnvoll, eine große inhaltliche Bandbreite an guten Praxisbeispielen zur Verfügung zu stellen. Um dies zu gewährleisten, wurde der Good-Practice-Pool nach den vertretenen Handlungsfeldern und Zielgruppen ausgewertet. In einem nächsten Schritt wird der beratende Arbeitskreis des Kooperationsverbundes Bereiche identifizieren, die nicht hinreichend mit Beispielen gefüllt sind. Diese sollen perspektivisch durch gezielte Auswahlempfehlungen an die Koordinatoren und Koordinatorinnen der Regionalen Knoten geschlossen werden und damit die Wahrscheinlichkeit erhöhen, dass die Praktikerinnen und Praktiker im Good-Practice-Pool Lösungsansätze vorfinden, die eine hohe Überstimmung mit den vor Ort vorliegenden Problemen besitzen. Eine kritische Anpassung der Lösungen an die eigenen kulturellen, sozialen und rechtlichen Bedingungen vor Ort ist aufgrund der großen Varianz lokaler Voraussetzungen jedoch unerlässlich.

4.5 Systematisierung des Praxiswissens (praxisbasierte Evidenz)

Mit dem Good-Practice-Pool wurde ein Fundus an Wissen zur Praxis der soziallagenbezogenen Gesundheitsförderung geschaffen, der weiter erschlossen werden soll. Eine besondere Herausforderung besteht darin zu reflektieren, wie die Erkenntnisse über die praktische Umsetzung der Kriterien zu den nach der aktuellen wissenschaftlichen Theorie formulierten Anforderungen stehen und welchen Beitrag ggf. diese praxisbasierte Evidenz zur Weiterentwicklung der konzeptionellen Grundlagen leisten kann (Green, 2006). Dazu ist eine Publikation vorgesehen, die entlang ausgewählter Handlungsfelder und Zielgruppen der Gesundheitsförderung die Erkenntnisse aus den verfügbaren Beispielen guter Praxis auswertet und mit dem jeweiligen theoretischen Wissensstand kontrastiert.

4.6 Verbreitung des Ansatzes

Zentrales Merkmal des Good-Practice-Ansatzes ist, dass er mit den zwölf Qualitätskriterien sowohl eine fachlich-theoriegeleitete als auch mit den Praxisbeispielen eine induktiv-empirische Ebene enthält. Diese Möglichkeit, theoretischen Anspruch und empirische Praxis wechselseitig zu spiegeln, macht seine besondere Stärke aus. Wie oben dargestellt, soll der Ansatz auf diesen unterschiedlichen Ebenen weiter verbreitet werden: zum einen als Instrument zur Verbesserung der Qualität auf Anbieterebene, zum zweiten als Ausgangspunkt für Ansätze zur Multiplikation guter Praxis im Rahmen politischer Strategien und zum dritten als Grundlage für ein Institutionen übergreifendes Verständnis von guter Praxis in der soziallagenbezogenen Gesundheitsförderung.

Literatur

Arbeitsgemeinschaft der Spitzenverbände der gesetzlichen Krankenkassen (2008). Gemeinsame und einheitliche Handlungsfelder und Kriterien der Spitzenverbände der Krankenkassen zur Umsetzung von §§20 und 20a SGB V vom 21. Juni 2000 in der Fassung vom 2. Juni 2008. Bergisch-Gladbach: IKK-Bundesverband.

Brandes, S. & Kilian, H. (2007). Praxisbasierte Qualitätsentwicklung mittels Good Practice und partizipativer Methoden. Prävention. Zeitschrift für Gesundheitsförderung, 30, 108-110.

BZgA – Bundeszentrale für gesundheitliche Aufklärung (2007). Kriterien guter Praxis in der Gesundheitsförderung bei sozial Benachteiligten: Ansatz – Beispiele – Weiterführende Informationen. 3. erweiterte Auflage, Gesundheitsförderung Konkret 5. Köln: BZgA.

BZgA – Bundeszentrale für gesundheitliche Aufklärung (2003). Leitbegriffe der Gesundheitsförderung: Glossar zu Konzepten, Strategien und Methoden in der Gesundheitsförderung. Reihe „Blickpunkt Gesundheit" 6. Schwabenheim a.d. Selz: Fachverlag Peter Sabo.

Difu – Deutsches Institut für Urbanistik (2003). Good Practice in Altbau und gemischten Quartieren. Eine Analyse im Rahmen des Bund-Länder-Programms „Stadtteile mit besonderem Entwicklungsbedarf. Die soziale Stadt". Berlin: difu.

Green, L. W. (2006). Public health asks of system science: To advance our evidence-based practice, can you help us get more practice-based evidence? American Journal of Public Health, 96, 406-409.

Güntert, B. J. (1999). Benchmarking als Instrument zur Qualitätssicherung. In B. Badura & J. Siegrist (Hg.), Evaluation im Gesundheitswesen, Band 2 (105-120). Weinheim: Juventa.

Kilian, H. (2008). Vernetzung und Qualitätsentwicklung in der soziallagenbezogenen Gesundheitsförderung als gemeinsame Aufgabe: der Kooperationsverbund „Gesundheitsförderung bei sozial Benachteiligten". In E. Göpel (Hg.), Systemische Gesundheitsförderung (S. 187-200). Frankfurt/M.: Mabuse.

Kilian, H., Brendler, C., Geene, R. & Richter, A. (2003). Abschlussbericht Projektphase I: „Erhebung von Projekten und Maßnahmen zur Gesundheitsförderung bei sozial Benachteiligten in der Bundesrepublik Deutschland". In BZgA (Hg.), Gesundheitsförderung für sozial Benachteiligte. Aufbau einer Internetplattform zur Stärkung und Vernetzung der Akteure (S. 65-118). Köln: BZgA.

Lehmann, F. (2006). Kooperationsverbund zur Realisierung der Gesundheitsförderung bei sozial Benachteiligten in Deutschland. In M. Richter & K. Hurrelmann (Hg.), Gesundheitliche Ungleichheit (S. 423-438). Wiesbaden: VS Verlag.

Ministerium für Soziales, Gesundheit, Familie, Jugend und Senioren des Landes Schleswig-Holstein (2007). Schutzengel für Schleswig-Holstein. Kiel: Ministerium für Soziales, Gesundheit, Familie, Jugend und Senioren des Landes Schleswig-Holstein.

Sachverständigenrat zur Begutachtung der Entwicklung im Gesundheitswesen (2008). Kooperation und Verantwortung, Voraussetzungen einer zielorientierten Gesundheitsversorgung. Bonn: Nomos.

Sachverständigenrat zur Begutachtung der Entwicklung im Gesundheitswesen (2006). Koordination und Qualität im Gesundheitswesen, Band 1: Kooperative Koordination und Wettbewerb, Sozioökonomischer Status und Gesundheit, Strategien der Primärprävention. Stuttgart: Kohlhammer.

Smedley, B. & Syme, L. (2000). Promoting health: intervention strategies from social and behavioral research. Washington: National Academy Press.

Strodtholz, P. & Kühl, S. (Hg.) (2002). Handbuch: Methoden der Organisationsforschung. Reinbek: Rowohlt.

WHO – World Health Organization, Commission on Social Determinants of Health (2008). Closing the gap in a generation: health equity through action on the social determinants of health, Final Report of the Commission on Social Determinants of Health. Genf: WHO.

Gute, viel versprechende, beste Praxis? Der Best-Practice-Rahmen für Gesundheitsförderung und Prävention

Ursel Broesskamp-Stone

1 Einleitung

Das Qualitätsbewusstsein und -bestreben ist im Handlungsfeld Gesundheitsförderung und Prävention in den letzten Jahren stark gestiegen. Professionelle wollen optimal Handeln, d.h. das jeweils Beste bestmöglich tun. Geldgebende oder verantwortliche Stellen wollen optimalen Ressourceneinsatz. Qualitätsorientierte Initiativen sind zahlreich, ein einheitlicher allgemeiner Qualitätsstandard für Gesundheitsförderung und Prävention aber fehlt. Dies ist nicht verwunderlich: Programme der Gesundheitsförderung sind die organisierte Antwort auf das Wissen um die vielen, interagierenden Determinanten[1] der Gesundheit der Bevölkerung (Lebensbedingungen und -stile als Gesundheitsressourcen oder -belastungen). Dies erfordert komplexe Interventionen in soziale Systeme und damit kaum standardisierbare Lösungen. Auch die multidisziplinäre, intersektorale Zusammenarbeit erschwert klare, breit akzeptierte Aussagen zu dem, was „optimale" bzw. „beste" Qualität ist.

Die in der Ottawa-Charta für Gesundheitsförderung (WHO, 1986) benannten Werte, Prinzipien, Wissensgrundlagen und Handlungsebenen sind eine bis heute aktuelle, breit akzeptierte Basis für die Akteure in Gesundheitsförderung und Prävention. Ergänzend wurden praxisnahe, konsensfähige oder bereits breit akzeptierte Modelle zu den wesentlichen Elementen und Prozessen von Interventionen entwickelt, wie der „Referenzrahmen" und der „Wissenszyklus" für Gesundheitsförderung von Saan & de Haes (2007), das Ergebnismodell für Gesundheitsförderung (Gesundheitsförderung Schweiz, 2005), und der Public Health Action Cycle (Ruckstuhl et al., 1997). Die Verbesserung von Aktivitäten in Prävention und Gesundheitsförderung braucht aber zudem einen breit akzeptierten, allgemeinen Qualitätsrahmen, der den komplexen Interventionen angemessen ist. Wichtig ist ein Qualitätsstandard, der klar benennt, was in der Arbeit berücksich-

---

[1] Gesellschaftliche (soziale, ökonomische, kulturelle, politische) Umwelt, natürliche bzw. materielle Umwelt, sowie personale Ressourcen (genetisch, mental) und Verhaltensmuster

tigt werden sollte, wie verschiedene Faktoren gewichtet und welche Prinzipien angewendet werden sollten. Der nachfolgend vorgestellte Best-Practice-Rahmen für die Gesundheitsförderung und Prävention kann hier eine Lücke schließen.

Der Begriff Best Practice wird bisher verschieden genutzt. In der Gesundheitsförderung und der Prävention chronischer Krankheiten bedeutet „Best Practice" keine rezeptartige Standardlösung oder Standardintervention. Der Best-Practice-Ansatz ist auf eine Orientierung am „Besten" ausgerichtet, aber dabei ist der Maßstab der allgemeine Qualitätsstandard des professionellen Feldes der Gesundheitsförderung und Prävention, nicht z.B. andere vergleichbare Projekte oder Aktivitäten. Ist Benchmarking gewünscht, wie in Teilen der settingorientierten (z.B. der betrieblichen) Gesundheitsförderung, sollte dieses an den allgemeinen Best-Practice-Kriterien der Gesundheitsförderung und Prävention ausgerichtet sein. Diese allgemeinen Kriterien können ggf. durch (themen-, zielgruppen-, setting- oder sektoren-)spezifische Kriterien ergänzt werden.

In der Gesundheitsförderung und Prävention steht der Best-Practice-Ansatz heute zunehmend für eine Qualitätsorientierung, die auf systematische, kritische – durch einen klaren professionellen Qualitätsstandard dieses Feldes geleitete – Reflektion über Möglichkeiten der Qualitätsverbesserung und -erhaltung fokussiert. Kontinuierliches Lernen (auch aus Fehlern) ist zentral (siehe z.B. führende Arbeiten in Kanada, Holland und der Schweiz (IDM, o.J.; Nova Scotia Best Practices Committees, o.J.; Saan & de Haes, 2006; Gesundheitsförderung Schweiz, 2007). Demnach ist Best Practice mehr als „evidenzbasiert". Auf einem Qualitätskontinuum läge „Best Practice" als optimales Entscheiden und Handeln am einen Ende, unzureichende oder gar schädliche Praxis am anderen Ende, und „viel versprechende" oder „gute" Praxis dazwischen. All diese Begriffe werden heute in der Gesundheitsförderung und Prävention benutzt, die Kriterien dafür aber variieren[2] oder sie sind unklar. Unbestritten signalisiert „gute Praxis" vorhandenes Optimierungspotential in Richtung „Best Practice". Unbestritten ist auch, dass verschiedenen Komponenten oder Prozesse einer Intervention unterschiedlich gut ausgeprägt sein können, was bei der Benutzung solcher Labels nachvollziehbar zu berücksichtigen wäre. Positiv bei aller Heterogenität des Qualitätsentwicklungs-

---

[2] Zur unterschiedlichen Nutzung des Begriffs „gute Praxis" siehe z.B. das Europäische DETERMINE-Consortium (BZgA, 2007), den deutschen Kooperationsverbund Gesundheitsförderung bei sozial Benachteiligten (Gesundheit Berlin, 2004; BZgA & Gesundheit Berlin, 2008) oder das European Network Workplace Health Promotion (BKK, 2001, 2002); siehe auch den Beitrag von Kilian, Brandes und Lehmann in diesem Band. Zum zunehmenden Konsens zu „Best Practice" siehe z.B. Kahan & Goodstadt, 2001; IDM, o.J.; Nova Scotia Best Practices Committees, o.J.; Saan & de Haes, 2007 oder auch PHAC, o.J.

feldes ist die zunehmende und systematischere Berücksichtigung des Kontextes von Interventionen und der damit verbundenen Transfer-Problematik.³

Der in diesem Beitrag vorgestellte Best-Practice-Ansatz für Gesundheitsförderung und Prävention wurde von der Stiftung Gesundheitsförderung Schweiz, die in der Schweiz einen nationalen Auftrag zur Initiierung, Koordination und Qualitätssicherung von Gesundheitsförderungsmaßnahmen erfüllt, in internationalem Austausch entwickelt. Dabei waren der Stand der allgemeinen Qualitätsentwicklung sowie die Evidenz-Debatte in Gesundheitsförderung und Public Health entscheidend. Aufgebaut wurde auf Diskussionen, Arbeiten und Erfahrungen aus Kanada, den USA, den Niederlanden, dem Vereinten Königreich (UK), Deutschland und der Schweiz. Dies mündete in eine erweiterte Qualitätsarbeit (mit Fokusverschiebung hin zu angemessenen Situations-/Problemanalysen und Wirkungsmodellen), ein der Gesundheitsförderung und Prävention angemessenes „Evidenz"verständnis sowie dessen Integration in den hier vorgestellten Best-Practice-Ansatz für Gesundheitsförderung und Prävention (Gesundheitsförderung Schweiz, 2007).

Als allgemeiner, aber klarer und praxisbezogener Orientierungsrahmen mit drei Dimensionen (Werte, Wissen, Kontext) soll das „Schweizer" Best-Practice-Konzept ethisch verantwortliches, im breiteren Sinne wissensbasiertes (nicht nur wissenschaftlich fundiertes), und zugleich kontextsensibles Entscheiden und Handeln fördern. Das Konzept richtet sich an Professionelle in der Gesundheitsförderung und der Prävention sowie an EntscheidungsträgerInnen in Public Health. Es soll sie bei der Entscheidungsfindung, Planung, Umsetzung und Evaluation von Aktivitäten leiten und unterstützen. Die Umsetzung des Best-Practice-Ansatzes hilft, nachhaltig wirksame Programme ohne negative Nebenwirkungen zu erreichen, ohne Ziele der Chancengleichheit auf Gesundheit zu vernachlässigen. Sie ist eine Antwort auf bekannte Herausforderungen wie: die Nutzung vorhandenen wissenschaftlichen Wissens (Evidenzen und wissenschaftlichen Theorien/Modellen) in der Praxis zu verbessern; wichtiges Praxiswissen angemessen zu nutzen (auch zur Stärkung der Evidenzbasis der Gesundheitsförderung und Prävention); und die Aufmerksamkeit für Kontextfaktoren sowie für die Bedeutung von Ethik und Werten in Entscheidungsprozessen zu erhöhen. Der Best-Practice-Rahmen trägt zur Professionalisierung und Kapazitätsentwicklung für optimale Gesundheitsförderung und Prävention bei, insbesondere zur Etablierung eines klaren fachlichen Standards für das Handlungsfeld Gesundheitsförderung allgemein sowie von „Leitplanken" für Qualität in spezifischen Handlungsbereichen (wie Settingarbeit, gesundes Körpergewicht, etc.).

---

[3] Siehe z.B. die neue Cochrane Public Health Group (2007), die neue Version von quint-essenz.ch oder die laufenden Arbeiten der Public Health Agency of Canada zur Messung von Kontext.

2 Was ist „Best Practice"?

In der Gesundheitsförderung und der Prävention heißt Best Practice, „die Werte und Prinzipien von Gesundheitsförderung und Public Health systematisch zu berücksichtigen, auf das aktuelle wissenschaftliche Wissen und Experten-/Erfahrungswissen aufzubauen, die relevanten Kontextfaktoren zu beachten, sowie die beabsichtigten positiven Wirkungen erreicht und negative Wirkungen vermieden zu haben" (Gesundheitsförderung Schweiz, 2007, S. 4).

Der Best-Practice-Ansatz gründet somit auf den drei Best-Practice-Dimensionen Werte, Wissen und Kontext. Er bezieht sich grundsätzlich auf alle Aktivitäten oder Arbeitsprozesse in der Gesundheitsförderung und Prävention, von der Situationsanalyse über die Programmentwicklung bzw. Interventionsauswahl bis zur Umsetzung und Evaluation. Grundlegend sind die Anerkennung der Bedeutung von a) kontinuierlicher kritischer Reflexion, b) eines wissensbasierten Ansatzes und c) der Einzigartigkeit der jeweiligen Kontexte und sozialen Systeme (wie Schulen, Betriebe, Communities). Der Best-Practice-Rahmen gleicht allgemeinen Leitplanken für optimales Entscheiden und Handeln in der Gesundheitsförderung und Prävention. Seine Umsetzung erhöht die Wahrscheinlichkeit, systematisch und nachvollziehbar sowie nachhaltig positive Wirkungen im Sinne der Gesundheitsförderung und Prävention in allen Interventionsfeldern zu erlangen sowie negative zu vermeiden (siehe auch das Ergebnismodell von Gesundheitsförderung Schweiz (2005)). Sechs handlungsleitende Best-Practice-Fragen unterstützen diesen Prozess (Gesundheitsförderung Schweiz, 2007):

- Was beeinflusst Gesundheit? (Frage nach Gesundheitsdeterminanten/-ressourcen)
- Was funktioniert, um Gesundheit zu verbessern? (Frage nach Wissen über Interventionsoptionen)
- Was sollen wir tun? (Frage nach Interventionsauswahl oder -entwicklungsbedarf im Kontext sowie nach allgemeinen Qualitätsstandards der Gesundheitsförderung und Prävention)
- Wie machen wir das hier? (Frage nach konkreter Umsetzung im Kontext)
- Welche Veränderungen haben wir erreicht? (Frage nach Nachweisen bzw. Evidenzen der Effektivität und eventueller „Nebenwirkungen")
- Was haben wir daraus gelernt – für uns, für andere? (Frage nach neuem Wissen (auch Evidenzen) sowie deren Aufbereitung und Nutzung).

Der Best-Practice-Rahmen ist zunächst eine Reflexionshilfe im Arbeitsalltag. Die drei Dimensionen Werte, Wissen und Kontext werden systematisch durchdacht, um die sechs handlungsleitenden Fragen beantworten zu können und so zu optimalen Prozessen zu gelangen. Die Umsetzung des Best-Practice-Ansatzes verlangt also eine systematische, wiederkehrende Reflexion entlang der drei Best-Practice-Dimensionen, ähnlich einem Radarstrahl, der wiederholt über den „Radarschirm" Best Practice streicht, um wichtige Aspekte zu identifizieren. Dabei können Ausmaß und Tiefe der Reflektion variieren: von kürzeren, eher allgemeinen Checks zu relevanten Werten, Wissensbeständen und Kontextfaktoren, bis hin zu umfassenden oder vertieften Reflexionen entlang der unten stehenden Best-Practice-Kriterien (z.B. in der Analyse- und Planungsphase einer Intervention). Dieses setzt ein vertieftes Verständnis der drei Best-Practice-Dimensionen voraus, die im Folgenden erläutert werden.

3 Die Dimensionen von Best Practice im Detail

3.1 Die Best-Practice-Dimension „Werte, Prinzipien, ethische Grundlagen"

Werte sind tief verwurzelt und relativ zeitstabil; sie sind grundlegende Charakteristika von Individuen wie Organisationen. Best Practice in der Gesundheitsförderung und Prävention heißt, dass Entscheidungen und fachliches Handeln mit den Werten von Gesundheitsförderung und Public Health und auch mit den wesentlichen Prinzipien der Gesundheitsförderung konsistent sind. Saan & de Haes (2008) sehen Prinzipien als Schlüsselkonzepte oder -sätze, die wichtige Werte oder Aspekte des Gesundheitsförderungshandelns herausheben: Sie sind diejenigen Teile der Gesundheitsförderungs„architektur", die das gesamte Gebäude zusammenhalten. Tabelle 1 gibt einen Überblick über die zentralen Werte, Prinzipien und ethischen Eckpunkte. Dass professionelle Gesundheitsförderung und Prävention zudem auch wissensbasiert ist, zeigt die Best-Practice-Dimension „Wissen" (siehe Abschnitt 3.2).

Einige AutorInnen zählen auch Intersektoralität und einen Methoden- bzw. Strategiemix zu den Prinzipien der Gesundheitsförderung, da diese sich aus der Komplexität der auf Gesundheitsdeterminanten ausgerichteten Interventionen ergeben (z.B. Rootman et al., 2001; Saan et al., 2007; Broesskamp-Stone, 2004). Saan und de Haes (2008) sowie Saan et al. (2007) argumentieren zudem für die Anerkennung von *Kapazitätsbildung für Gesundheitsförderung* als Grundprinzip. Denn diese sollte integraler Bestandteil aller Maßnahmen und Projekte sein: als Beitrag zur kontinuierlichen Qualitätsentwicklung in diesen Maßnahmen, aber auch als Grundlage für optimale Maßnahmen in der Zukunft (zu Möglichkeiten der Erfassung der Kapazitätsbildung siehe den Beitrag von Nickel und Trojan in diesem Band).

Tabelle 1: Werte, Prinzipien, ethische Grundlagen in Public Health (nach Broesskamp-Stone, 2004 ergänzt durch Tannahill, 2008, Saan et al., 2007)

Werte, Prinzipien, ethische Grundlagen in Public Health
- Gleiche Rechte/ gleiche Pflichten und geteilte Verantwortung für Gesundheit,[4] soziale Verantwortung,[5]
- Schadensvermeidung, Wohltätigkeit („Tue Gutes"), Respekt vor der Autonomie und Gerechtigkeit[6] (die allgemeinen ethischen Eckpfeiler von Public Health)
- Transparenz und Rechenschaftspflicht (Accountability), Offenheit; [7]
- Gesundheitliche Chancengleichheit (Entscheide und Handeln geleitet durch die Sorge um Chancengleichheit und Gerechtigkeit)[8]
- Nachhaltigkeit[9]   a) der Maßnahmen und/oder erreichten gesundheitsförderlichen Veränderungen über die Zeit der Anschub-Finanzierung hinaus;[10]   b) im Sinne des Konzepts der Nachhaltigen Entwicklung (Agenda 21)
Speziell in der Gesundheitsförderung:[11, 12]
- Ausrichtung an Gesundheit[13] und Gesundheitsdeterminanten (Salutogenese statt Pathogenese);
- Empowerment
- Partizipation[14]

---

[4] vgl. WHA, 1998; Rootman et al., 2001; Lamprecht & Stamm, 2005; VicHealth, 2006, S.2-6: "Health is a fundamental human right. Everyone shares in the responsibility for health promotion. Everyone benefits from improved health outcomes."

[5] Tannahill, 2008

[6] vgl. Ethisches Argumentarium (Gesundheitsförderung Schweiz, 2004, Abschnitt 2.0); Tannahill, 2008

[7] Tennyson, w.y.; Noack, 2006; Tannahill, 2008

[8] Noack, 2006; Rootmann et al., 2001; Tannahill, 2008; Saan, et al., 2007; WHO, 2008

[9] Gesundheitsförderung Schweiz, 2006; Noack, 2006; Rootman et al., 2001

[10] Tannahill, 2008

[11] Rootman et al., (2001) identifizieren sieben Prinzipien: vier sind oben genannt; zudem Intersektoralität, Kombination multipler Strategien, sowie Ganzheitlichkeit mit Blick auf das Gesundheitsverständnis.

[12] vgl. Ottawa-Charta (WHO, 1986); WHO, 1998, 1998a; Raeburn & Rootman, 1998; Green et al., 2000; Broesskamp-Stone, 2004, Kap.2.2.; Saan et al., 2007)

[13] Ganzheitliches, holistisches bzw. sozial-ökologisches Verständnis von Gesundheit

[14] Kohout, 2002

Die Bedeutung der Best-Practice-Dimension „Werte" wird einerseits durch die jahrelangen Arbeiten zu den sozialen Determinanten von Gesundheit und gesundheitlicher Chancengleichheit (WHO, 2008) untermauert, andererseits durch die aktuelle Wiederbelebung des Diskurses um Ethik und Wertebasis der Gesundheitsförderung (z.B. Mittelmark, 2007; Saan & de Haes, 2007; Tannahill, 2008). Interessanterweise führten evidenzorientierte Arbeiten nationaler Einrichtungen in den letzten Jahren nicht nur zu einer kritischen Auseinandersetzung mit der *Wissens*basis und dem *Evidenzbegriff* des Feldes, sondern zudem zur expliziten, intensiveren Beschäftigung mit Ethik, Werten und Prinzipien der Gesundheitsförderung und Prävention (z.B. Tannahill, 2008; Gesundheitsförderung Schweiz, 2007). Deren Berücksichtigung im Alltag bleibt jedoch eine Herausforderung. Mittelmark (2007) fordert zu Recht eine *praxisorientierte Konkretisierung* der breit akzeptierten, bereits in der Ottawa-Charta ausgelegten Eckpunkte einer Ethik der Gesundheitsförderung. Die unten vorgestellten Best-Practice-Kriterien haben sich hier bereits als Hilfsmittel für den professionellen Alltag erwiesen. Unter anderem wurden einzelne Werte und Prinzipien in bestehende Qualitätsentwicklungsinstrumente wie quint-essenz (siehe den Beitrag von Ackermann, Studer und Ruckstuhl in diesem Band) und kurze Best-Practice-Leitlinien (Broesskamp & Ackermann, 2007) integriert. Auch die „Checkliste Good Practice für Gesundheitsförderung bei sozial Benachteiligten" (BZgA, 2008; siehe auch den Beitrag von Kilian, Brandes und Lehmann in diesem Band) enthält wertebezogene Kriterien. Eine praxisorientierte Gruppierung und/oder Zuordnung von Werten und Prinzipien zu bekannten Elementen der Gesundheitsförderungsarbeit scheint ein Schritt in die richtige Richtung (vgl. Saan et al., 2007). Mit Blick auf Entscheidungsprozesse schlägt Tannahill (2008) drei allgemeine Kategorien ethischer Prinzipien vor:

1. „fundamentale" Prinzipien (wie „do good, don't harm", „equity")
2. Prinzipien, die sich auf die Art beziehen, wie Gesundheitsförderungs- oder Public-Health-Organisationen arbeiten sollten (wie Respekt, Empowerment, Nachhaltigkeit, Soziale Verantwortung, Partizipation, Offenheit)
3. Prinzipien im Falle der Investition öffentlicher Mittel (wie Rechenschaftspflicht).

Insgesamt hat der *praxisorientierte, systematischere* Umgang mit Werten und Prinzipien der Gesundheitsförderung und Prävention begonnen, ist aber noch am Anfang.

Im Einzelfall müssen manchmal *Priorisierungen und Gewichtungen* der oben genannten Werte und Prinzipien vorgenommen werden. Entscheidungen und fachliches Handeln sollten aber einzelnen Grundwerten nicht widersprechen, und

Priorisierungen sind transparent zu begründen. In breiter intersektoraler Kooperation können ggf. Kompromisse bezüglich einzelner Public-Health- oder Gesundheitsförderungsprinzipien erforderlich sein. Idealerweise entstehen dabei keine größeren Widersprüche. Grundsätzlich gilt: Im Konfliktfall erfolgt eine angemessene Abwägung der Werte und Prinzipien (siehe das ethische Argumentarium von Gesundheitsförderung Schweiz, 2004).

Eine besondere Herausforderung stellen Interventionen dar, die zwar Ziele der Krankheitsvorbeugung oder Gesundheitsförderung verfolgen, aber negative Nebenwirkungen haben: So schränken die Gesundheit schützende Rauchverbote die Freiheit des Einzelnen (nämlich des Rauchers) ein. Oder Interventionen, die sich vornehmlich an Bevölkerungsgruppen mit höherem Bildungs- oder sozioökonomischem Status richten, könnten gesundheitliche Chancenungleichheit in der Bevölkerung vergrößern; gezielte Maßnahmen für und mit den benachteiligten Gruppen wären nötig.

Die Berücksichtigung der oben genannten Werte und Prinzipien im fachlichen Handeln für Gesundheitsförderung und Prävention hängt u. a. vom Grad der Professionalität und Erfahrung der Akteure ab. Aus- und Weiterbildungen für Gesundheitsförderung und Prävention und Public Health sollten diese Best-Practice-Dimension vermehrt und praxisnah thematisieren – komplementär zum Fokus auf wissenschaftliche Erkenntnisse und auf Fragen des Wissenstransfers Praxis-Wissenschaft.

3.2 Die Best-Practice-Dimension „Wissen"

Optimale Gesundheitsförderung und Prävention basiert auf zwei großen Wissenskategorien:
- wissenschaftlichem Wissen und
- ExpertInnen- und Erfahrungswissen aus der Praxis (siehe Abb. 1).

Der Begriff **wissenschaftliches Wissen** umfasst sowohl empirische Erkenntnisse (wie „Evidenzen") als auch wissenschaftlich fundierte Theorien. In der sog. „Evidenzdebatte" der letzten Jahre standen Evidenzen der Effektivität von Interventionen im Fokus. Aber auch wissenschaftlich fundierte Theorien und Modelle sind von großer Bedeutung (vgl. McQueen et al., 2007; McQueen, 1996; Rosenbrock, 2008). Theorien sind z.B. bei der Entwicklung guter Wirkungsmodelle zentral; diese sind wiederum die Basis für optimale Interventionen.

Die zweite große Wissenskategorie ist das Wissen aus der Praxis bzw. **ExpertInnen- und Erfahrungswissen**. Dies ist nicht nur dann wichtig, wenn wissenschaftliche Erkenntnisse noch fehlen, sondern es ist komplementär zum wissenschaftli

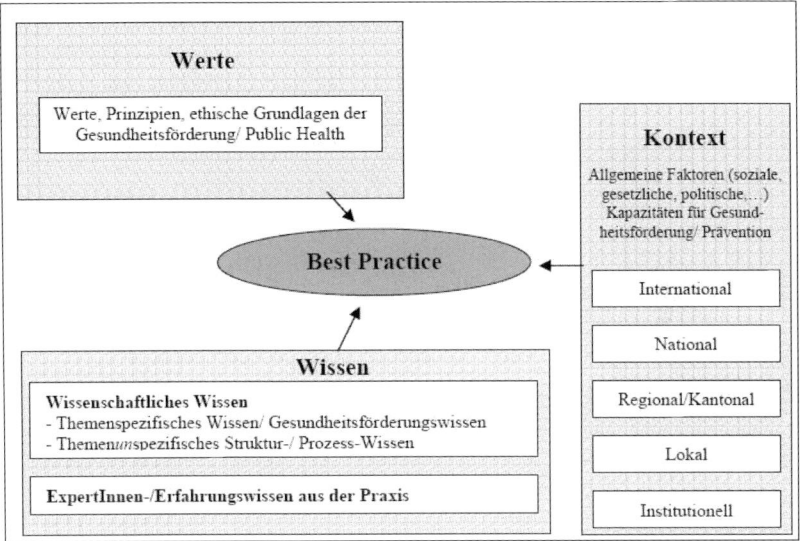

Abbildung 1: Die drei Best-Practice-Dimensionen in der Gesundheitsförderung und Prävention: Werte, Wissen und Kontext im Detail.

chen Wissen. Zum einen muss es bei der Entwicklung von Interventionen, die nachhaltigen Erfolg im „lokalen" Kontext versprechen sollen, angemessen berücksichtigt werden. Auch für die angemessene Adaptation von andernorts erprobten Gesundheitsförderungsinterventionen ist es zentral. Und es schließt Wissen aus guten Selbstevaluationen ein.

In beiden Wissenskategorien ist es sinnvoll, weitergehend zu unterscheiden zwischen themenspezifischem und themen*un*spezifischem Wissen: Themenspezifisches Wissen bezieht sich auf Gesundheit sowie Gesundheitsförderung und Prävention: Hierzu gehört z.B. das Wissen über Gesundheitsdeterminanten (-ressourcen/-risiken) und deren Verbreitung; Wissen über die Werte, Prinzipien und ethischen Grundlagen der Gesundheitsförderung und Prävention; sowie über Handlungsansätze und Methoden dieses Feldes. Professionelle in der Gesundheitsförderung und Prävention brauchen solches Wissen als Basis für optimales fachliches Handeln. Mit themen*un*spezifischem Wissen ist disziplin- oder fachgebietsübergreifendes Wissen gemeint. Professionelles Handeln beruht auch auf

Wissensbeständen zu gutem Projekt-, Qualitäts- oder Wissensmanagement oder zu Erfolgsfaktoren von Advocacy- und Netzwerkarbeit allgemein.

Der Evidenzbegriff in der Gesundheitsförderung und Prävention

Wissenschaftlich fundierte Aussagen werden als „Evidenz" bezeichnet, wenn sie aus systematischen Analysen und Synthesen von wissenschaftlichen Erkenntnissen gemäß klarer, akzeptierter Regeln abgeleitet wurden. In der Gesundheitsförderung und Prävention hängt die Akzeptanz solcher Regeln u.a. von deren Angemessenheit für die typischerweise systemischen, komplexen Interventionen ab. Kein Studien- oder Evidenztyp kann unabhängig vom Untersuchungsgegenstand als allgemein der Beste (der „Goldstandard") definiert werden. Wie das „Evidenzprisma" von Wallach (2005, 2006) veranschaulicht, wird je nach Untersuchungsgegenstand ein anderer Studien- oder Evidenztyp (eine andere Prismafläche) ins Blickfeld rücken (siehe Tab. 2). Aussagen zur „evidenzbasierten Gesundheitsförderung" beziehen sich also auf ein Spektrum an *Evidenztypen* (experimentelle Forschungsdesigns wie kontrollierte- oder Interventionsstudien, qualitative Studien und epidemiologische Studien). Dem entsprechend sind nicht nur systematische sondern auch narrative Reviews oder Meta-Evaluationen geeignete *Evidenzquellen*. Dies spiegelt sich auch in der neuen Definition von „evidenzbasierter Gesundheitsförderung" für das WHO Glossar zur Gesundheitsförderung wieder (Smith et al., 2006; WHO 2006). Das „Evidenz"verständnis der Medizin lässt sich auf die Gesundheitsförderung und Prävention nicht übertragen (vertiefend siehe McQueen, 2000, 2002, 2007; McQueen & Anderson, 2002; Elkeles, 2006, 2007; Tannahill, 2008; Bödeker & Kreis, 2006; kontrovers dazu siehe die Beiträge von Schmacke sowie Müller in diesem Band).

Wissensbasis und Wissenszyklus im Detail

Die Umsetzung des Best-Practice-Ansatzes fördert *wissensbasiertes Handeln*, d.h. die systematische Nutzung des aktuellen wissenschaftlichen Wissens in der Praxis und das gezielte Generieren und Nutzen neuen Wissens aus der Praxis (siehe Abb. 2). Um den wissenschaftlichen Erkenntnisstand zu den Anfangs genannten Best-Practice-Fragen signifikant zu verbessern, sind vermehrt gute Evaluationen von Maßnahmen nötig, und deren Ergebnisse müssen in die Wissensbasis des gesamten Feldes eingespeist werden. Dabei dürfen Lernbedarf und -bedürfnis der jeweiligen Akteure in der Praxis nicht vernachlässigt werden. Dies fördert die Professionalisierung, stärkt die Kapazitäten für zukünftige Maßnahmen und trägt so zur Qualitätsverbesserung gemäß Best-Practice-Ansatz bei. Letzteres ist wiederum die Basis für eine zunehmend verbesserte Wissensbasis des gesamten Feldes.

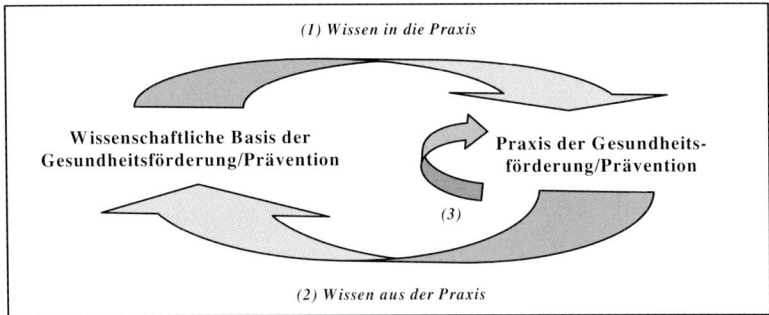

Abbildung 2: Einfacher Wissenszyklus mit drei ineinander greifenden Wissensprozessen

Tabelle 2: Evidenzbasis als integraler Bestandteil der Wissenbasis (in Anlehnung an Gesundheitsförderung Schweiz, 2007, siehe auch Abb. 3)

Die Wissensbasis der Gesundheitsförderung und Prävention		
Wissenstypen	Wissensquellen	Wissensgegenstände
I. Wissenschaftliches Wissen		
I.1. Evidenz		
„Evidenztypen" (Epidemiolog. Studien, Exper. Forschung, Kontrollstudien (RCT), Weitere quantitative Forschung, Explizites Praxiswissen, Qualitative Forschung, Etc.)	„Evidenzquellen" Wissenschaftliche/Forschungsartikel (Peer reviewed) – aus Gesundheits-, Erziehungs-, Sozial-, Evaluations-, Politik-, Managementwissenschaften etc. Systematische und narrative Reviews Gute Evaluationsberichte;	„Evidenzgegenstände" - Gesundheitsdeterminanten/ ressourcen und deren Zusammenspiel - Verteilung von Gesundheit/ Gesundheitsdeterminanten in der Bevölkerung - Wirksamkeit von Interventionen/ Policies; Wirkungsmodelle Wirksamkeit von Interventionen/ Policies
I.2. Wissenschaftliche Theorien		
Wissenschaftlich gut begründete Theorien	z.B. Wissenschaftliche/Forschungsartikel (Peer Reviewed), andere Veröffentlichungen - aus Gesundheits-, Erziehungs-, Sozial-, Evaluations-, Politik-, Managementwissenschaften etc.	z.B. - Gesundheitsdeterminanten/ -ressourcen und deren Zusammenspiel; Salutogenese, Pathogenese - Verteilungsmechanismen von Gesundheit/ Gesundheitsdeterminanten in Bevölkerungen - Wirkungsmodelle für Interventionen/ Policies
II. ExpertInnen- / Erfahrungswissen		
	z.B. - Ergebnisse einer Begleitforschung - Statements örtlicher ExpertInnen - gut dokumentierte, nachvollziehbare Erkenntnisse aus Projekten/ Gesprächen/ Fokusgruppen o.ä. vor Ort - Dokumentierte Ergebnisse aus Selbstevaluationen	z.B. - Art und Verteilung von Gesundheit/ Gesundheitsbelastungen/-problemen in der ‚lokalen' Zielgruppe - subjektive Problemwahrnehmungen und -bedürfnisse vor Ort - Wissen über den ‚lokalen' Kontext

Tabelle 2 gibt einen Überblick über die wesentlichen Wissenstypen, -quellen und -gegenstände der Gesundheitsförderung und Prävention und bettet die Evidenzbasis darin ein. Sie veranschaulicht, dass wissensbasiertes Handeln gemäß dem Best-Practice-Ansatz weit mehr ist als „evidenzbasiertes" Handeln; es ist evidenz*informiertes* Handeln, das Wissen aus der Praxis angemessen mit berücksichtigt (Best Practice ist mehr als „evidenzbasiert").

Die Betrachtung der Wissensbasis wirft Fragen nach der Gewichtung verschiedener Wissensbestände auf (wissenschaftliches versus Erfahrungswissen; „Evidenz" versus Theorie). Hierzu gibt es in der Gesundheitsförderung und Prävention bisher keine einheitliche Antwort. Zunehmend verbreitete Termini wie „evidenzinformierte" Entscheidungen und Policies (z.B. PHAC, 2006; Tannahill, 2008) oder Rufe nach mehr „practice based evidence" (Green, 2006) signalisieren einen sich verändernden Umgang mit der Wissensbasis. Zunehmend wird die Bedeutung „anderen" Wissens neben „Evidenzen" anerkannt.

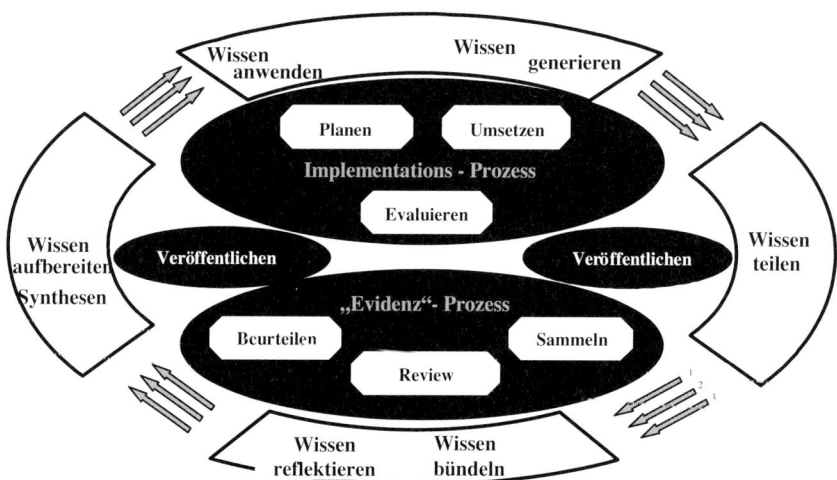

Lesart A der drei Pfeile
1. Evidenzen
2. Anderes wiss. Wissen (Theorien)
3. Nicht-wiss. Wissen, Experten- und Erfahrungswissen

Lesart B der drei Pfeile
1. Wissen über Gesundheit und Gesundheitsdeterminanten
2. Interventionswissen
3. Wissen über Kontext und Capacity

Abbildung 3: Wissenszyklus in der Gesundheitsförderung und Prävention (in Anlehnung an Saan & de Haes, 2006)

Der detaillierte Wissenszyklus für die Gesundheitsförderung und Prävention (siehe Abb. 3) ist dabei ein wichtiges Hilfsmittel. Er bietet Organisationen und Fachkreisen Orientierung und hilft, mit der Wissensvielfalt angemessen, gezielt und praxisnah umzugehen, Wissenslücken zu identifizieren und zu schließen. Er gibt der Umsetzung der Best-Practice-Dimension „Wissen" Struktur und erleichtert diese.

Herkömmliche Praxis beschränkt sich häufig auf den oberen Bereich des Wissenszyklus (Planen – Umsetzen – Evaluieren). Aber existierendes Wissen wird oft zu wenig genutzt und gute Evaluationen sind noch zu selten. Dies sind reale Hürden für die Umsetzung des Best-Practice-Ansatzes. Es muss vermehrt in die benutzerfreundliche Aufarbeitung praxisrelevanten, wissenschaftlichen Wissens investiert werden (linker Bereich). Hier haben nationale und internationale Einrichtungen eine wichtige Rolle (z.B. bei der Herstellung von State-of-the-Art-Berichten, Fact-Sheets, Argumentarien und Checklisten). Ähnliches gilt für die systematische Aufbereitung und Verbreitung von neuem Wissen aus der Praxis (rechter Bereich). Auch dieses Wissen sollte veröffentlicht und aktiv geteilt werden: sowohl mit den direkt am Programm Beteiligten als auch mit anderen Stakeholdern. Der Best-Practice-Ansatz unterstützt die Verbesserung von Dokumentation und Evaluation von Maßnahmen; dies sind wichtige Grundlagen für die Stärkung der Wissensbasis aus der Praxis heraus. Hier sind Praxis und angewandte Forschung gleichermaßen gefordert.

3.3 Die Best-Practice-Dimension „Kontext"

Was unter Best Practice oder optimaler oder hervorragender Praxis in der Gesundheitsförderung und Prävention zu verstehen ist, hängt wesentlich vom Kontext der Entscheidungen oder Interventionen ab. So kann ein und dieselbe Intervention in Gemeinde A voll und ganz den Best-Practice-Kriterien entsprechen, also u.a. wissenschaftlich gut abgestützt und auch nachhaltig wirksam sein, in Gemeinde B kann dies aber suboptimal oder dem Kontext gar nicht angemessen sein. Dies verweist auf die bekannte Transfer-Problematik, die sich bei komplexen Interventionen der Gesundheitsförderung und Prävention noch verstärkt. Die Frage, wie der Kontext erfasst werden kann, ist noch offen, und bislang wird er in den meisten Interventionsstudien oder Interventionsprogrammen nicht ausreichend oder systematisch dokumentiert.

Sind die relevanten Kontextfaktoren bekannt, können sie in konkreten Entscheidungs-, Planungs-, Dokumentations- oder Evaluationsprozessen angemessen berücksichtigt werden. Es gibt zwei große Gruppen von Faktoren. Die erste umfasst allgemeine Faktoren der engeren sowie weiteren Umwelt, in die eine Maßnahme oder Intervention eingebettet ist: politische, gesetzliche, soziale, ökonomische und soziokulturelle Faktoren; Erwartungen und Möglichkeiten von Stakeholdern oder Zielgruppen; und Faktoren der natürlichen und materiellen Umwelt; und dies auf allen gesellschaftlichen Ebenen (untere Hälfte in Abb. 4). Die zweite Gruppe betrifft die Kapazität für Gesundheitsförderung und Prävention[15] (obere Hälfte Abb. 4):

- Relevante Policies, Prioritäten und Programme (öffentliche wie private) auf nationaler, Länder-/Kantons-, und lokaler Ebene; sowie Strukturen und Mechanismen zu deren Entwicklung und Implementierung
- Informationssysteme, Monitoring und Surveillance-Aktivitäten
- Forschungskapazität und Wissensentwicklung für Gesundheitsförderung und Prävention; Aus- und Weiterbildungsprogramme
- das Ausmaß an Expertise für Gesundheitsförderung und Prävention (national wie lokal; in öffentlichen Einrichtungen wie Verbänden); der Professionalisierungsgrad der Akteure sowie entsprechende Problemlösekapazitäten
- Organisationen (wie Fachverbände) für Gesundheitsförderung und Prävention und deren Rollen
- Mechanismen für partnerschaftliche (intersektorale) Zusammenarbeit; Partizipationsmechanismen und -kulturen; funktionierende Netzwerke
- Leadership für Gesundheitsförderung und Prävention
- Ressourcen-Allokation, insbesondere gesicherte finanzielle Ressourcen für Gesundheitsförderung und Prävention (u. a. in nationalen und kantonalen öffentlichen Budgets); Kapazitäten zur Ressourcenmobilisierung (Fosse et al., 2005).

Bisher gibt es noch keine allgemein anerkannten Definition der „Kapazität für Gesundheitsförderung und Prävention" einer Gruppe, Organisation, Gemeinde, Region oder eines Landes (z.B. Mittelmark, Fosse, et al. 2005; Mittelmark, Wise, et al. 2005). Die genannten Faktoren sind wichtige Voraussetzungen dafür, dass gesundheitsfördernde Interventionen nachhaltig wirksam ausgeführt werden können. Zusammen mit den zuvor aufgezählten allgemeinen Umweltfaktoren bilden sie wichtige Eckpunkte eines Kontext-Checks, einer Reflektion „der Lage" mit System (siehe Abb. 4).

Je nach Art und Bedeutung einer Entscheidungsvorbereitung oder Interventionsplanung kann ein eher oberflächlicher oder ein teilweise oder ganz vertiefter Kontext-Check sinnvoll sein. Manchmal mag es ausreichen, gemeinsam mit anderen rasch einzuschätzen, welche Faktoren auf welcher gesellschaftlichen Ebene

---

[15] Saan & de Haes (2006) sprechen hier von „Determinanten der Wirksamkeit" von Interventionen.

(institutionell bis global) besonders wichtig erscheinen. In anderen Fällen mag eine genauere Kontextanalyse vor der Entscheidung oder der Planung nötig sein (Gesundheitsförderung Schweiz 2007).

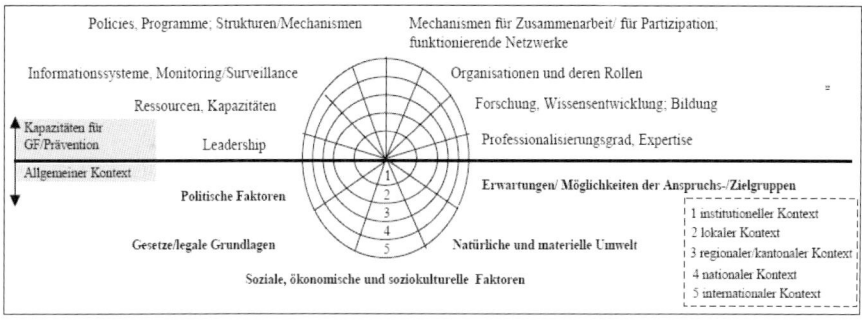

Abbildung 4: Faktoren für den Kontext-Check

3.4 Gewichtung und Priorisierung der Best-Practice-Dimensionen

Es gibt keine allgemeingültige Regel, welche Best-Practice-Dimensionen für konkrete Entscheidungssituationen und fachliches Handeln für die Gesundheitsförderung und Prävention die wichtigsten sind. Den Best-Practice-Ansatz in der Gesundheitsförderung und Prävention umsetzen heißt: Gewichtungen und Priorisierungen der drei Best-Practice-Dimensionen Werte, Wissen, Kontext und der Elemente innerhalb dieser Dimensionen erfolgen systematisch, gut begründet und für andere nachvollziehbar. Solche Gewichtungen sollen in der Regel nicht von einer Einzelperson vorgenommen werden, sondern in Abstimmung mit den wichtigsten Stakeholdern (intern/extern). Im Einzelfall kann ein bewusstes Abweichen von dem vorhandenen Wissen zu erfolgreichen Interventionen von Interesse sein, z.B. dann, wenn die Suche nach alternativen Interventionsmöglichkeiten ein Ziel ist. In diesem Fall meint Best Practice, dass eine gute Begründung und eine gute externe Evaluation der Innovation vorgenommen werden und dass die gewonnenen Erkenntnisse dem Feld der Gesundheitsförderung und Prävention in angemessener Form zur Verfügung gestellt werden (Gesundheitsförderung Schweiz 2007).

Tabelle 3: Best-Practice-Kriterien und -Indikatoren für Gesundheitsförderung und Prävention (Gesundheitsförderung Schweiz, 2007)

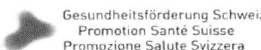
Gesundheitsförderung Schweiz
Promotion Santé Suisse
Promozione Salute Svizzera

Best Practice Kriterien (Best Practice-Konzept Gesundheitsförderung Schweiz)

Übergeordnetes Kriterium: Jede der 3 Best Practice-Dimensionen (Werte, Wissen, Kontext) werden bei strategischen Entscheiden sowie bei Planung, Umsetzung und Evaluation von Aktivitäten der Gesundheitsförderung und Prävention reflektiert und angemessen berücksichtigt (s. Abb. *Radarschirm-Modell*).
Dieses erfolgt systematisch und unter Verwendung der adäquaten existierenden Hilfsmittel.

Werte

Kriterium: Die (ethischen) Grundwerte und die Prinzipien der Gesundheitsförderung und Public Health werden bei strategischen Entscheiden sowie bei der Planung, Umsetzung und Evaluation von Gesundheitsförderungs- und Präventionsaktivitäten angemessen berücksichtigt.

- Die Grundwerte und Prinzipien der Gesundheitsförderung sind den wichtigsten Stakeholdern/ Anspruchsgruppen (Trägerschaft, Geldgeber, Projektteam, …) bekannt. (vgl. *Liste relevanter Werte*)
- Sie werden mit den key stakeholdern gemeinsam reflektiert und diskutiert (z.B. an Hand bewährter Checklisten)
- Strategische Entscheide und Aktivitäten der Gesundheitsförderung und Prävention entsprechen diesen Grundwerten und Prinzipien. Im konkreten Fall nötige Priorisierungen werden gut abgewogen und transparent begründet.

Wissen

Kriterium: Entscheide und Aktivitäten entsprechen den aktuellen wissenschaftlichen Evidenzen bzw. Erkenntnissen..

- Das aktuelle wissenschaftliche Wissen/ die Evidenzen werden vorgängig systematisch recherchiert und aufgearbeitet. Dies geschieht differenziert nach der Art des vorhandenen Wissens (Wissensquellen, -typen und -kategorien; vgl. Abb. / s. auch Ergebnismodell *Gesundheitsförderung Schweiz*).
- Bei der Beurteilung und Auswahl des wissenschaftlichen Wissens werden Evidenzen anderen Wissensbeständen vorgezogen.
- Die wichtigsten Wissensquellen werden genutzt.
- Die Nicht-Berücksichtigung von Wissensbeständen ist gut begründet und dokumentiert.

Kriterium: Der Entscheid/ das Handeln trägt zur Stärkung der wissenschaftlichen Grundlagen bzw. der Evidenzbasis der Gesundheitsförderung und Prävention bei.

- Wurden Lücken in der Wissens- bzw. Evidenzbasis der GF gefunden, so wird dies dokumentiert und an geeignete Stellen kommuniziert (Bund und Kantone, Gesundheitsförderung Schweiz, Forschungsinstitute, Fachverbände, Netzwerke).
- Wo sinnvoll, notwendig und angemessen, wird ein Beitrag zur Reduzierung der Wissenslücken initiiert, eingeplant bzw. geleistet (vgl. Abb. *Evidenzzyklus*).

Kriterium: Entscheide und Aktivitäten berücksichtigen ergänzend zum wissenschaftlichen Wissen in angemessener Weise auch anderes wichtiges Wissen (Expertenmeinungen/ Erfahrungswissen).

- Dieses Wissen wird vorgängig sorgfältig recherchiert, interpretiert und wo nötig aufgearbeitet. Dies geschieht differenziert nach der Art des vorhandenen Wissens (Wissenstypen wie Expertenmeinung und Wissen aus der Praxis; Wissensquellen wie gute Selbstevaluationen, Projektberichte, und Expertisen)
- Das aktuelle wissenschaftliche Wissen/Evidenzen und das vorhandene Erfahrungs-Wissen werden sorgfältig in ihrer Bedeutung für den Entscheid/das Handeln abgewogen. Im Zweifelsfall sind die Evidenzen bzw. das wissenschaftliche Wissen prioritär handlungsleitend.
- Die Nicht-Berücksichtigung von Wissensbeständen ist gut begründet und dokumentiert.
- Wichtige Ergebnisse und Erkenntnisse werden valorisiert (verbreitet und nutzbar gemacht)

Kontext

Kriterium: Der Kontext wird bei strategischen Entscheiden und bei der Planung, Umsetzung und Evaluation von Aktivitäten der Gesundheitsförderung und Prävention angemessen berücksichtigt.

- Die relevanten Dimensionen des engeren und weiteren Kontexts werden angemessen reflektiert (vgl. Abb. *Kontext-Check*).
- Die Übertragbarkeit wissenschaftlicher und anderer wichtiger Erkenntnisse auf den eigenen Kontext wird sorgfältig geprüft/reflektiert.
- Adaptationen von andernorts bereits existierenden Ansätzen, Interventionen, Prozessen für den spezifischen Kontext werden gut begründet und dokumentiert.

Abschliessendes übergeordnetes Kriterium: Die beabsichtigten positiven Wirkungen wurden erreicht und negative Wirkungen wurden vermieden.

© / Quelle: Gesundheitsförderung Schweiz (2007) Best Practice Konzept, Kap. 6 (www.gesundheitsfoerderung.ch)

4 Die Best-Practice-Kriterien

Eine kontinuierliche Optimierung der Arbeitsprozesse zur Erreichung optimalen Entscheidens und Handelns und damit nachhaltiger Wirksamkeit ist anspruchsvoll. Die sieben Best-Practice-Kriterien (siehe Tab. 3) mit je 2-4 Indikatoren „übersetzen" den oben ausgeführten Best-Practice-Rahmen in handlungsrelevante Aussagen, die eine genauere Reflektion oder Analyse zu Werten, Wissen und Kontext des professionellen Handelns in Gesundheitsförderung und Prävention leiten können. Dabei sind die Überblicke zu wichtigen Werten (siehe Tab. 1) und Kontextfaktoren (siehe Abb. 4) sowie der einfache Wissenszyklus (siehe Abb. 2) unterstützende Hilfsmittel.

Es kann sinnvoll sein, die für alle Interventionsfelder der Gesundheitsförderung und Prävention relevanten und in diesem Sinne *allgemeinen Best Practice Kriterien* themen- oder setting*spezifisch zu ergänzen*, z.B. wenn sie in der Planung und Umsetzung von Programmen angewendet werden, in denen bestimmte themen- oder settingspezifische Kriterien oder Akzente für Qualität existieren oder eingeführt werden sollen. Wichtig wäre es, die Konsistenz von allgemeinen und spezifischen Kriterien zu gewährleisten (vgl. z.B. Kriterien für die betriebliche Gesundheitsförderung). Auch bei gesundheitsfördernden Maßnahmen außerhalb des Gesundheitssektors (z.B. im Sozialbereich) können die Best-Practice-Kriterien anwendbar sein. Hier wäre es sinnvoll, zwei bis drei ergänzende Kriterien zu den wesentlichen Charakteristika der Gesundheitsförderung voran zu stellen, um zu reflektieren, ob die Maßnahmen wirklich solche der Gesundheitsförderung und Prävention sind.

5 Ausblick

Der vorgestellte Best-Practice-Rahmen schlägt einen klaren allgemeinen Standard für das, was optimales Entscheiden und Handeln in der Gesundheitsförderung und der Prävention ausmacht, vor. Er ist ein allgemeiner, auf kontinuierliche Reflektion und Lernen in der Praxis ausgerichteter Qualitätsrahmen, der die variierenden Situationen und Kontexte professionellen Handelns und Entscheidens gezielt mit berücksichtigt, und der an der Grundmotivation der Akteure in der Gesundheitsförderung und Prävention – Gesundheit zu erhalten und zu fördern – direkt anknüpft. Er ist aus internationalem Austausch erwachsen und baut auf Best-Practice-Debatten und -Arbeiten in anderen (westlichen) Ländern auf. Er bietet dem multidisziplinären Feld der Gesundheitsförderung einen normativen Orientierungsrahmen an, der komplementär zur Ottawa-Charta gesehen wird. Erste

Erfahrungen mit Anwendung und Umsetzung dieses Best-Practice-Ansatzes und der integrierten Hilfsinstrumente in der Schweiz sind viel versprechend (z.B. das zweiseitige Dokument mit Kriterienliste und unterstützenden Abbildungen; www.gesundheitsförderung.ch). Professionelle bzw. PraktikerInnen der Gesundheitsförderung in der Schweiz reagieren positiv. Es liegen erste pilotartige Anwendungen vor. In wichtigen Qualitätsentwicklungsinstrumenten wie quintessenz wurden die Dimensionen Werte und Kontext im ersten Schritt gestärkt. Gesundheitsförderung Schweiz integriert derzeit die Best-Practice-Kriterien in allgemeine interne Prozessabläufe und den Lücken im Wissenszyklus wird mehr Beachtung geschenkt. Dennoch steht die Umsetzung noch am Anfang.

Der Best-Practice-Ansatz schließt Innovationen nicht aus. Wenn z.B. nach einer angemessenen Recherche keine ausreichenden, zufrieden stellenden Lösungsansätze für ein bestehendes Problem oder eine neue gesundheitsbezogene Herausforderung gefunden wurden, dann kann Best Practice durchaus bedeuten, dass neue, innovative Aktivitäten entwickelt, erprobt und ausgewertet werden (Praxis-Experiment). Dies kann z.B. mit Blick auf die Gesundheit „schwer erreichbarer" Zielgruppen sinnvoll und nötig sein. Gemäß Best-Practice-Ansatz sollen derartige Praxis-Experimente zunächst einmal ethisch verantwortlich, so weit wie möglich wissensbasiert (Theorien, Erfahrungswissen) und kontextsensibel geplant und durchgeführt werden. Professionelle Dokumentation ist ein Muss; Erkenntnisse und Erfahrungen sollen systematisch erhoben und aufgearbeitet werden (Evaluation) und dann dem Feld der Gesundheitsförderung zugänglich gemacht werden. So wird ein Lernen systematisch und über die direkt Beteiligten hinaus möglich und die Wissensbasis der Gesundheitsförderung gestärkt.

Gesundheitsförderung Schweiz sucht den grenzüberschreitenden Diskurs zu dem vorgeschlagenen allgemeinen Qualitätsrahmen für Prävention und Gesundheitsförderung. Er wird zeigen, wie weit dieser Rahmen auch außerhalb der Schweiz tragen wird und inwieweit bzw. in welchen Kontexten welche Adaptationen sinnvoll und nötig sind. Optimierungen in drei Bereichen: der angemessenen Berücksichtigung der Werte und Prinzipien des Feldes, des vorhandenen wissenschaftlichen und „lokalen" (Erfahrungs-)Wissens, sowie des jeweils spezifischen, ggf. sich dynamisch verändernden Kontextes, sind der Boden, um vermehrt nachhaltige positive Wirkungen zu erreichen und negative zu vermeiden. Die große Bedeutung von kontinuierlicher kritischer Reflektion und Qualitätsentwicklung ist heute allgemein anerkannt.

Auch in der Gesundheitsförderung und Prävention werden zunehmend „Label" wie „gute", „viel versprechende" oder „beste" Praxis benutzt. Vor diesem Hintergrund, und um größere Transparenz und Klarheit in diese Art von Qualitätsbestrebungen zu bringen, wird vorgeschlagen, dass dort, wo derartige Labels oder Bewertungen wichtig erscheinen, die vorgelegten Best-Practice-Kriterien als

Grundlage für ein einfaches Bewertungssystem genutzt werden. Dieses sollte PraktikerInnen und Professionellen helfen, verschiedene Phasen oder Elemente einer Maßnahme oder eines Programms der Gesundheitsförderung und Prävention checklistenartig zu bewerten. Saan & de Haes (2008) schlagen vor, in Richtung eines einfachen, ampelartigen Systems zu arbeiten. Eine einfache Matrix oder Tabelle könnte hier nützlicher Startpunkt sein: mit den Best-Practice-Kriterien auf der Vertikalen, ggf. ergänzt um (themen-)spezifische Kriterien; und mit Kategorien wie „gute", „viel versprechende" und „beste" Praxis auf der Horizontalen. Erste Erfahrungen mit ähnlichen lern- und qualitätsorientierten Rating-Systemen liegen bereits vor, z.B. in den Niederlanden.

Literatur

Bödeker, W. & Kreis, J. (Hg.) (2006). Evidenzbasierung in der Gesundheitsförderung und Prävention. Bremerhaven: Wirtschaftsverlag NW.

Broesskamp-Stone, U. (2004). Assessing interorganisational networks in health promotion. Framework and examples. Münster: Lit-Verlag/Transaction Publishers.

Broesskamp-Stone, U. & Ackermann, G. (2007). Best Practice in der Gesundheitsförderung und Prävention. Konzept und Leitlinien für Entscheidfindung und fachliches Handeln. Herausgeber: Gesundheitsförderung Schweiz. Bern, Lausanne. Verfügbar unter: www.gesundheitsfoerderung.ch (> Suchwort: Best Practice). (5.01.2009).

BKK (2001). Criteria and models of good practice for workplace health promotion in small and medium-sized enterprises (SMEs). Essen: BKK Bundesverband Verfügbar unter: www.enwhp.org/ fileadmin/downloads/criteria.pdf. 25.01.2009.

BKK (2002). Models of good practice for workplace health promotion in the public administration sector. Essen: BKK Bundesverband. Verfügbar unter: www.enwhp.org/fileadmin/downloads/MOGP.pdf. (25.01.2008).

BZgA – Bundeszentrale für gesundheitliche Aufklärung) (2007. European directory of good practices to reduce health inequalities. Verfügbar unter: www.health-inequalities.eu. (> Good Practice Directory > Good Practice). (25.01.2009).

BZgA & Gesundheit Berlin (2008). Good Practice in der Gesundheitsförderung bei sozial Benachteiligten Köln: BZgA. Verfügbar unter: www.gesundheitliche-chancengleichheit.de. (> good practice). (14.01.09).

Cochrane Public Health Group (2007). About the group. Verfügbar unter: www.ph.cochrane.org/en/index.html. (12.12.2008).

Elkeles, T. (2006). Evaluation von Gesundheitsförderung und Evidenzbasierung? In W. Bödeker & J. Kreis (Hg.), Evidenzbasierte Gesundheitsförderung und Prävention (S. 111-153). Bremerhaven: Wirtschaftsverlag NW.

Elkeles, T. (2007). Evaluation von Interventionen in Prävention und Gesundheitsförderung. In M. A. Schröer, G. Klever-Deichert, E. Plamper & A. Gerber (Hg.), Beiträge zur Fachtagung „Internationale Evidenz in Prävention und Gesundheitsförderung. Chancen für Deutschland?" Berlin, 23.05.2007. Köln: Institut für Gesundheitsökonomie und Klinische Epidemiologie der Uni Köln.

Fosse, E., Mittelmark, M. & Skogli, K. (2005). European capacity for health promotion at national level. (Key aspects of health promotion capacity). Prepared for WHO Regional Office for Europe as background paper for the 6th Global Conference on Health Promotion, Bangkok, Thailand, 7-11 August 2005. Copenhagen: WHO. Verfügbar unter: www.HP-source.net (> Reports). (14.03.2009).

Gesundheit Berlin e.V. (2004). Kriterien zur Ermittlung von „Models of Good Practice" erstellt durch den beratenden Arbeitskreis der BZgA des bundesweiten Kooperationsprojektes „Gesundheitsförderung bei sozial Benachteiligten", Stand Oktober 2004. Verfügbar unter: www.gesundheitliche-chancengleichheit.de. (> good practice). (14.01.2009).

Gesundheitsförderung Schweiz (2004). Ethisches Argumentarium. Lausane, Bern. Verfügbar unter: www.gesundheitsfoerderung.ch. (Suchwort: Ethisches Argumentarium). (14.03.2009).

Gesundheitsförderung Schweiz (2005). Ergebnismodell für Gesundheitsförderung und Prävention. (AutorInnen: Cloetta, B., Spencer, B., Spörri, A., Broesskamp, U., Ackermann, G. & Ruckstuhl, B.). Bern: Gesundheitsförderung Schweiz. Verfügbar unter: www.gesundheitsfoerderung.ch (> Sprache: Deutsch , Suchwort: Ergebnismodell). (14.03.2009).

Gesundheitsförderung Schweiz (2006). Langfristige Strategie von Gesundheitsförderung Schweiz. Lausanne/Bern: Gesundheitsförderung Schweiz. Verfügbar unter: www.gesundheitsfoerderung.ch/pdf_doc_xls/d/Metadaten/Langfr_Strategie_d.pdf. (14.03.2009).

Gesundheitsförderung Schweiz (2007). Best Practice in der Gesundheitsförderung und Prävention. Konzept und Leitlinien für Entscheidfindung und fachliches Handeln. AutorInnen: Broesskamp-Stone, U. & Ackermann, G. Bern/Lausanne. Verfügbar unter: www.gesundheitsfoerderung.ch. (5.01.2009.)

Green, L. W., Poland, B. D. & Rootman, I. (2000). The settings approach to health promotion. In B. D. Poland, L. W. Green & I. Rootman (Eds.), Settings for health promotion. Linking theory and practice (pp. 1-43). London/New Delhi: Thousands Oaks.

Green, L. W. (2006). Public health asks of system science: To advance our evidence-based practice, can you help us get more practice-based evidence? American Journal of Public Health, 96, 406-413.

IDM (Interactive Domain Model) – a best practice approach for preventing illness and enhancing health. Ontario, Canada. Verfügbar unter: www.idmbestpractices.ca/idm.php. (8.03.2009).

Kahan, B. & Goodstadt, M. (2001).The interactive domain model in health promotion: developing and implementing a best practices approach to health promotion. Health Promotion Practice, 2, 43-67.

Kohout, F. (2002). Vom Wert der Partizipation. Eine Analyse partizipativ angelegter Entscheidungsfindung in der Umweltpolitik. Münster/ London, New Brunswick: Lit-Verlag/ Transaction Publishers.

Lamprecht, M. & Stamm, H. P. (2005). Chancengleichheit auf Gesundheit (State of the Art-Bericht). Bern/Lausanne: Gesundheitsförderung Schweiz. Verfügbar unter: www.gesundheitsförderung.ch. (1.12.2008).

McQueen, D. (1996). The search for theory in health behaviour and health promotion. Health Promotion International, 11, 27-32.

McQueen, D. (2000). Strengthening the evidence base for health promotion. Technical Report 1. Fifth Global Conference on Health Promotion, Mexico City, 5-9 June 2000. Geneva: WHO.

McQueen, D. (2002). The evidence debate. Invited editorial. Journal of Epidemiology and Community Health, 56, 83-84.

McQueen, D. (2007). Evidence and theory. Continuing debates on evidence and effectiveness. In D. McQueen & C. Jones (Eds.), Global perspectives on health promotion effectiveness (pp. 281-303). New York: Springer.

McQueen, D. & Anderson L. M. (2002). What counts as evidence: issues and debates. In World Health Organisation (Ed.), Evaluation in health promotion – Principles and perspectives (pp. 63-81). Copenhagen: WHO Europe.

McQueen, D., Kickbusch, I., Potvin, L., Pelikan, J. M., Balbo, L. & Abel, T. (2007). Health and modernity: the role of theory in health promotion. New York: Springer.

Mittelmark, M., Fosse, E., Jones, C., Davies, M. & Davies, J. K. (2005). Mapping european capacity to engage in health promotion: HP-Source.net. Promotion & Education, Supp 2005, 33-39. Verfügbar unter: www.HP-source.net (> Reports). (14.03.2009).

Mittelmark, M., Wise, M., Nam, E. W., Burgoa, C. S., Fosse, E., Saan, H. et al. (2005). Mapping national capacity to engage in health promotion: Overview of issues and approaches. Background Paper prepared for the 6th Global Conference on Health Promotion, Bangkok, Thailand, 7-11 August 2005. Geneva: WHO. Verfügbar unter: www.HP-source.net (> Reports). (14.03.2009).

Mittelmark, M. (2007). Setting an ethical agenda for health promotion. Health Promotion International, 23, 78-85.

National Forum on Health (1995). Evidence-based decision making: a dialogue on health information. Summary report. Ottawa: Public Works and Government Services Canada.

Noack, H. (2006). 20th Birthday of the Ottawa Charter: processes, progress, illusions. Key note presentation at the 7th IUHPE European Conference on Health Promotion, Budapest, 18-21 October 2006. Verfügbar unter: www.iuhpe.org. (01.09.2008).

Nova Scotia Best Practices Framework Committees (w.y.). A best practices approach to health promotion, Nova Scotia, Canada. Verfügbar unter: www.idmbestpractices.ca (> Ressources > Best practices around the world > Nova Scotia). (14.03 2009).

PHAC – Public Health Agency Canada (2006) Canadian best practice portal for health promotion and disease prevention: Glossary > Terms „Evidence-informed vs. evidence-based decision making". Verfügbar unter: http://cbpp-pcpe.phac-aspc.gc.ca, (> Glossary). (14.03.2009).

PHAC – Public Health Agency of Canada (w.y.) The canadian best practice initiative. Verfügbar unter: www.cbpp-pcpe.phac-aspc.gc.ca/about-eng.html (25.01.2009).

Poland, B. D., Green, L. W. & Rootman, I. (Eds.) (2000). Settings for health promotion. Linking theory and practice. London, New Delhi: Thousands Oaks.

Raeburn, J. & Rootman, I. (1998). People-centered Health Promotion. New York: Chicaster.

Rootman, I., Goodstadt, M., Hyndman, B., McQueen, D., Potvin, L., Springett, J. & Ziglio, E. (Eds.) (2001). Evaluation in health promotion. Principles and perspectives. Copenhagen: WHO Europe.

Rosenbrock, R. (2008). Key note. Vortrag auf der Nationalen Gesundheitsförderungskonferenz 2009 der Schweiz, Pfäffikon, 16. Jan. 2009. Verfügbar unter: Verfügbar unter: www.gesundheitsförderung.ch (> nationale Konferenz 2009 > Referenten > Rolf Rosenbrock). (27.03.2009).

Ruckstuhl, B., Somaini, B. & Twisselmann, W. (1997). Förderung der Qualität in Gesundheitsförderungsprojekten: der Public Health Action Cycle als Arbeitsinstrument. Zürich: Institut für Sozial- und Präventivmedizin. Verfügbar unter: www.quint-essenz.ch/de/resources, (25.01.2009).

Saan, H. & de Haes, W. (2006) Getting evidence into policy. The development and implementation of the health promotion framework. Vortrag gehalten an der Annual Conference of the European Public Health Association (EUPHA), 16.-18. 11. 2006, Montreux, Switzerland. Verfügbar unter: www.euhpa.org. (10.10.2008).

Saan, H. & de Haes, W. (2007). Health promotion framework. Utrecht, Rotterdam. Verfügbar unter: www.gesundheitsfoerderung.ch (> Best Practice > Wissenszyklus). (01.04.2009)

Saan, H., de Haes, W. & Hekking, C. (2007). Underlying principles of the reference framework for health promotion. Utrecht, Rotterdam. Verfügbar unter: www.gesundheitsfoerderung.ch (> Best Practice > Wissenszyklus). (01.04.2009).

Saan, H. & de Haes, W. (2008). Better processes and principles. Report with suggestions for the canadian best practices portal for health promotion and chronic disease prevention. Report produced for: Canadian Best Practices Initiative, Public Health Agency of Canada. Utrecht, Rotterdam. Unpublished paper.

Smith, B. J., Tang, K. C. & Nutbeam, D. (2006). WHO health promotion glossary: new terms. Health Promotion International, 21, 340-343.

Tannahill, A. (2008). Beyond evidence – to ethics: a decision-making framework for health promotion, public health and health improvement. Health Promotion International, 23, 380-390.

Tennyson, R. (w.y.). Managing partnerships. Tools for mobilizing the public sector, business and civil society as partnes in development. London, UK: Prince of Wales Business Leaders Forum (info@pwblf.org.uk).

The Community Guide (by the Non-federal "Taskforce" on Community Preventive Services, USA) (o.J.). Verfügbar unter: www.thecommunityguide.org. (14.0.3.2009).

VicHealth (2006). Pushing boundaries. Annual report 2005-2006. Melbourne, Australia: Victorian Health Promotion Foundation.

Wallach, H. (2005). Zirkulär statt hierarchisch – Wissenschaftstheoretische und methodische Voraussetzungen. Präsentation am BKK – Workshop „Evidenzbasierte Gesundheitsförderung und Prävention", Essen, 14. April 2005, Bundesverband der Betriebskrankenkassen.

Wallach, H. (2006). Zirkulär statt hierarchisch – methodische Überlegungen zur Evaluation komplexer therapeutischer Maßnahmen. In W. Bödeker & J. Kreis (Hg.), Evidenzbasierung in der Gesundheitsförderung und Prävention. Essen: Bundesverband der BKK.

WHA – World Health Assembly (1998). Weltgesundheitsdeklaration. WHO: Genf

WHO (1986). Ottawa Charta für Gesundheitsförderung. WHO: Genf. Verfügbar unter: www.who.int (Suchwort: Ottawa Charter). (14.03.2009).

WHO (1998). Glossar der Gesundheitsförderung. Gamburg: Konrad-Verlag

WHO (1998a) Health Promotion Glossary. WHO/HPR/HEP/98.1. Geneva: WHO. Verfügbar unter: www.who.int (Suchwort: Health Promotion Glossary.) (14.03.2009).

WHO (2006). WHO Health Promotion Glossary: New Terms. (siehe Smith et al. 2006) Verfügbar unter: www.who.int (> Health Promotion Glossary > New terms). (14.03.2009).

WHO (2008). Closing the gap in a generation. report of the WHO Commission on Social Determinants of Health. WHO Geneva. Verfügbar unter: www.who.int (Suchwort: Closing the Gap in a Generation). (09.03.2009).

Quint-essenz: Ein Instrument zur Qualitätsentwicklung in Gesundheitsförderung und Prävention

Günter Ackermann, Hubert Studer und Brigitte Ruckstuhl

1 Einleitung

Das Feld der Gesundheitsförderung und Prävention hat in den letzten Jahren eine immense Entwicklung erlebt. Es sind vielfältige wissenschaftliche Grundlagen und konzeptionelle Ansätze für die noch junge Disziplin der Gesundheitsförderung geschaffen worden, eine schier unübersichtliche Menge an Projekten wurde entwickelt, umgesetzt und evaluiert, es sind vielfältige Initiativen der Koordination und Konsolidierung im Gange und es werden heute an zahlreichen Universitäten und Fachhochschulen Studiengänge oder Module zu Gesundheitsförderung und Prävention angeboten. Auch im Bereich der Qualitätsentwicklung gibt es mittlerweile viele Initiativen, welche auf eine Systematisierung, Vereinheitlichung und kontinuierliche Verbesserung von Programmen und Projekten der Gesundheitsförderung und Prävention hinarbeiten, ohne dass es jedoch bisher gelungen ist, einheitliche Kriterien, Begrifflichkeiten und Instrumente auf breiter Basis zu etablieren.

Gesundheitsförderung Schweiz – eine nationale Stiftung mit dem gesetzlichem Auftrag, Maßnahmen zur Förderung der Gesundheit und zur Verhinderung von Krankheiten zu initiieren, zu koordinieren und zu evaluieren[1] – engagiert sich seit Jahren systematisch für die Verbesserung der Qualität von Interventionen der Gesundheitsförderung und Prävention und damit für die Professionalisierung der Disziplin. Sie entwickelt Grundlagen und Instrumentarien, bietet Weiterbildungen und Coaching für Institutionen und Fachleute an und ist aktiv in Aus- und Weiterbildungslehrgängen. Als Rahmenkonzept für fachliches Handeln hat sie das Konzept für Best Practice in der Gesundheitsförderung und Prävention entwickelt (Broesskamp-Stone & Ackermann, 2007, siehe auch den Beitrag von Broesskamp-Stone in diesem Band). Breite Anwendung im In- und Ausland findet auch das sogenannte „Ergebnismodell" (Cloetta et al., 2004), das Resultat einer systematischen

---

[1] Schweizerisches Krankenversicherungsgesetz KVG Art. 19

Weiterentwicklung des ursprünglichen Outcome-Modells von Nutbeam (Nutbeam, 2000; Ruckstuhl & Abel, 2001).

An dieser Stelle möchten wir aber auf eine andere methodische Grundlage fokussieren: Seit einigen Jahren betreibt Gesundheitsförderung Schweiz mit quint-essenz ein Qualitätssystem für Interventionen der Gesundheitsförderung und Prävention, welches in kontinuierlicher Zusammenarbeit mit Fachleuten aus Wissenschaft und Praxis aufgebaut wurde. Es ist ein Referenzrahmen für Qualitätsförderung und -entwicklung, Nachschlagewerk, Toolbox und Online-Projektmanagement-Tool in einem. Es ist unter www.quint-essenz.ch komplett und kostenlos in deutsch, englisch, französisch und italienisch zugänglich. Quint-essenz hat sich in der Schweiz national etabliert und ist international zu einer anerkannten Referenz geworden. Quint-essenz ist ein Qualitätssystem, das in seiner Entstehung wie auch in der kontinuierlichen Weiterentwicklung ein Qualitätsverständnis widerspiegelt, das dem Produkt selber inhärent ist. Dieser Beitrag zeigt, wie quint-essenz in mehrjähriger Arbeit entwickelt wurde, mit welcher Methodik und mit welchem Qualitätsverständnis. Er soll aufzeigen, welche Rahmenbedingungen für ein solches Produkt erforderlich sind, damit die Gesundheitsförderung und Prävention inhaltlich und methodisch ständige Fortschritte erzielen kann. Er präsentiert den gegenwärtigen Stand der Entwicklung, gibt einen Überblick über die Angebote von www.quint-essenz.ch sowie die Qualitätsförderungsinitiative von Gesundheitsförderung Schweiz und zeigt das weitere Entwicklungspotential auf.

2 Entstehungsgeschichte

Mitte der 1990er Jahre steckte das Thema Qualitätsentwicklung in Gesundheitsförderung und Prävention noch in den Anfängen. Seit je interessierte man sich zwar für Ergebnisse und Wirkungen von Interventionen. Waren Ergebnisnachweise erforderlich, so wurden in der Regel summative Evaluationen von externen Expertinnen und Experten durchgeführt. Diese gaben zwar Hinweise auf die Effekte von Interventionen, fokussierten aber auf Ergebnisse und nicht auf Prozesse. Der Einfluss auf die Praxis war entsprechend gering, weil Aussagen zur Verbesserung der Wirksamkeit von Interventionen kaum möglich waren. In der weiteren Entwicklung verlagerte sich der Fokus auf Wirkungszusammenhänge und auf die Beeinflussbarkeit der Wirksamkeit von Interventionen durch sorgfältige Planung und Umsetzung. Formative Evaluationen, die den Gesamtprozess von Interventionen in den Blick nahmen, gewannen an Bedeutung. In der Planungsphase rückte die Frage nach der präzisen Zielsetzung und adäquaten Vorgehensweise, in der Umsetzungsphase die kontinuierliche Überprüfung und Steuerung von Interventionen ins Zentrum. Diese Entwicklung erforderte neue Methoden und Instrumente sowie neue Kompetenzen der Fachleute, welche Interventionen planen und umsetzen.

2.1 Erste Entwicklungsphase: Theorie und Praxis interventiven Handelns

Am Institut für Sozial- und Präventivmedizin der Universität Zürich wurde in dieser Zeit im Auftrag und in enger Zusammenarbeit mit dem Schweizerischen Bundesamt für Gesundheit ein Projekt mit dem Titel „Theorie und Praxis interventiven Handelns im Bereich Prävention und Gesundheitsförderung" entwickelt. Es ging in diesem Projekt um die Erarbeitung von Grundlagen für die Planung und Durchführung von Gesundheitsprojekten im Hinblick auf eine verbesserte Wirksamkeit. Um Qualität erzeugen zu können, müssen bestimmte Voraussetzungen gegeben sein. Eine davon ist die Kenntnis von Qualitätsmerkmalen und Erfolgsfaktoren. Die Identifikation solcher Merkmale und Faktoren stand bei diesem ersten Entwicklungsprojekt im Vordergrund. In einem internationalen Team von Expertinnen und Experten aus verschiedenen Bereichen wurden in mehreren Arbeitsschritten systematisch Erfolgsfaktoren für spezifische Phasen von Interventionen gesammelt und diskutiert. Die Faktoren wurden dem vierphasigen Public Health Action Cycle (Institute of Medicine, 1998; Rosenbrock, 1996) zugeordnet und in einem Leitfaden publiziert (Ruckstuhl et al., 1997).[2] Zur Verbreitung und Implementierung dieses Wissens und der Erfahrungen wurde gleichzeitig ein Ausbildungsmodul für den interuniversitären Weiterbildungsstudiengang Public Health entwickelt und angeboten.[3]

Der Leitfaden diente als Checkliste zur systematischen Reflexion von Interventionsplanung und -umsetzung. Seine Stärke lag darin, dass er die kontinuierliche Verbesserung ins Zentrum stellte und die wichtigsten Erfolgsfaktoren für alle Phasen einer Intervention umfassend bezeichnete. Was jedoch noch fehlte, waren konkrete Umsetzungsempfehlungen und Instrumente für den Umgang mit den identifizierten kritischen Erfolgsfaktoren, da die vorhandene Literatur zu Projekt- und Qualitätsmanagement nicht auf die besonderen Anforderungen von Interventionen der Gesundheitsförderung und Prävention zugeschnitten war.

2.2 Entwicklung einer Webseite

Vor diesem Hintergrund entstand die Idee für ein konkretes, in sich kohärentes Instrumentarium für die Umsetzung von Interventionen. Von Anfang an war klar, dass

---

[2] Zur Etablierung des Public Health Action Cycle als Rahmenmodell für gesundheitsbezogene Interventionen siehe auch Kolip (2006).
[3] www.public-health-edu.ch

auch dafür ein partizipativer Ansatz gewählt werden musste. Das Projekt verfolgte zwei Ziele: erstens ein spezifisches Qualitätssystem für Interventionen in Prävention und Gesundheitsförderung zu entwickeln und zweitens, dieses System in der Praxis zu erproben. Um diesem Anspruch methodisch gerecht zu werden, begleitete das Projektteam während zwei Jahren fünf Projekte, mit denen alle Instrumente gemeinsam schrittweise entwickelt, diskutiert, getestet und laufend angepasst wurden, eine intensive, spannende und gegenseitig Geduld erfordernde Arbeit. Diese Zusammenarbeit im Spannungsfeld von Entwicklung und Umsetzung wurde von beiden Seiten als sehr fruchtbar und neuartig beschrieben. Praktische Erfahrungen und theoretische Überlegungen konnten optimal verbunden werden.

Ein wichtiger Teil der Entwicklungsarbeit bestand darin, die vorhandene Literatur über Qualitätskriterien, Modelle, Instrumente und Ansätze zu Projekt- und Qualitätsmanagement zu recherchieren und zu bestimmen, was für die Gesundheitsförderung und Prävention übernommen werden konnte und was neu entwickelt werden musste. Bereits vorhandene Qualitätskriterien aus dem Bereich Public Health wurden gesammelt und gewichtet. Es wurde von Anfang an Wert darauf gelegt, die Qualitätskriterien in einen direkten Zusammenhang mit der Anwendung der Instrumente zu stellen.

2.3 Implementation und Entwicklung von Unterstützungsangeboten

Das webbasierte Produkt wurde im Jahr 2000 aufgeschaltet und stand von da an allen Nutzerinnen und Nutzern in drei Sprachen kostenlos zur Verfügung. Mit dem Abschluss der Produktentwicklung wurde schnell klar, dass zwar der aktuelle Auftrag erfüllt war, der Qualitätsentwicklungsprozess jedoch nicht abgeschlossen sein konnte. Eine Webseite braucht kontinuierliche Betreuung und Weiterentwicklung. Rückmeldungen sollen aufgenommen und eingearbeitet werden. Zudem benötigten die Fachpersonen, die das Qualitätssystem in ihrer Arbeit umsetzen wollten, Begleitung und Beratung. Das Zur-Verfügung-Stellen von Wissen und Instrumenten alleine genügte nicht, es brauchte eine Institution, die sich längerfristig für die Qualitätsentwicklung in Gesundheitsförderung und Prävention engagiert und die sich zum Ziel setzt, das Qualitätssystem in der Fachwelt zu etablieren. Gesundheitsförderung Schweiz hat sich dieser Aufgabe angenommen. Seit 2001 entwickelt sie die Webseite kontinuierlich weiter und setzt sich für deren Verbreitung ein: sie hat in Zusammenarbeit mit Partnerorganisationen ein Weiterbildungsangebot sowie ein Netz von qualifizierten Beraterinnen und Beratern aufgebaut, welche Projektleitende in ihrer Arbeit unterstützen.

3 Qualitätssystem quint-essenz

Quint-essenz verbindet die Themenbereiche Gesundheitsförderung und Prävention mit den Grundlagen des Projektmanagements und Aspekten der Qualitätsentwicklung mit dem Anspruch, sich im Alltag von Interventionsprojekten zu bewähren. In der Welt des Projektmanagements stehen für die Planung, Steuerung und Evaluation von Projekten unzählige verschiedene Instrumente und Techniken zur Verfügung. Viele dieser Angebote sind jedoch auf *technische* Projekte ausgerichtet, die sich durch einen hohen Grad an zeitlicher Interdependenz der verschiedenen Aktivitäten auszeichnen. Bei Interventionsprojekten in der Gesundheitsförderung und Prävention ist diese Interdependenz in der Regel viel geringer, viele Maßnahmen laufen zeitlich parallel. Während dort bei der Projektsteuerung die Einhaltung des zeitlichen Rahmens für die verschiedenen voneinander abhängigen Aufgaben oder Maßnahmen im Vordergrund steht, ist es hier das periodische Reflektieren der einzelnen Maßnahmen und gegebenenfalls korrigierende Eingreifen im Hinblick auf ihre intendierte Wirkung. Das Management technischer Projekte ist auf die Beherrschung komplizierter Prozesse ausgerichtet, bei Interventionen in sozialen Systemen steht der angemessene Umgang mit Komplexität im Vordergrund. Quint-essenz versucht, diesem Umstand weitgehend Rechnung zu tragen.

3.1 Qualitätskriterien

Den Kern des Qualitätssystems bilden 24 Qualitätskriterien, welche sechs Bereichen zugeordnet sind (siehe Abb. 1) Sie ermöglichen eine systematische Reflexion und laden dazu ein, zusammen mit anderen Akteuren ein gemeinsames Qualitätsverständnis zu entwickeln. Die sechs Bereiche decken zentrale Konzepte der Gesundheitsförderung sowie wesentliche Aspekte der Struktur-, Prozess- und Ergebnisqualität von Interventionsprojekten ab. Besonderes Gewicht hat im Qualitätssystem von quint-essenz die Assessment- resp. Planungsqualität mit dem Kern einer schlüssigen Projektbegründung (Ruckstuhl et al., 2001). Für die verschiedenen Kriterien gibt es Indikatoren, welche die Kriterien inhaltlich konkretisieren. Für die einzelnen Indikatoren ist jeweils angegeben, ob sie in der Grobplanungs-, Feinplanungs-, Durchführungs- oder Abschlussphase von Bedeutung sind. Die Qualitätskriterien wurden theoretisch hergeleitet und in einer breiten Abstimmung mit Expertinnen und Experten in der Gesundheitsförderung und Prävention validiert. Die Kriterienliste wurde in den letzten Jahren periodisch reflektiert und überarbeitet. Dabei wurden unter anderem Entwicklungen im Ausland[4] sowie Rückmeldungen aus der Interventionspraxis berücksichtigt.

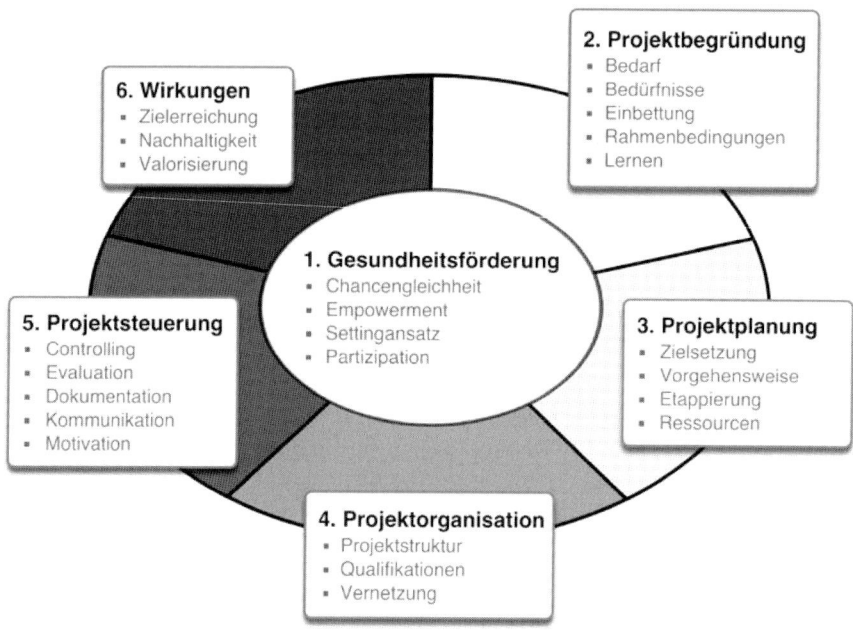

Abbildung 1: Übersicht über die Qualitätskriterien des Qualitätssystems quint-essenz

3.2 Themen und Instrumente

Für jedes Kriterium gibt es spezifische Thementexte, in denen die inhaltlichen Aspekte des Kriteriums erläutert und Reflexions- sowie Handlungsmöglichkeiten aufgezeigt werden. Die Thementexte verweisen wiederum auf Methoden und Instrumente für die Projektpraxis. Auf diese Weise sind alle Elemente des Qualitätssystems direkt oder indirekt auf die Qualitätskriterien bezogen und in ein Gesamtsystem integriert. Die Planungs-, Steuerungs- und Evaluationstabelle sowie der Strukturplan gelten als Hauptinstrumente. Diese sowie die Vorlagen für Projektskizze und Konzept bilden auch die Basis für die Entwicklung des integrierten Online-Tools

---

[4] Insbesondere im Rahmen der Entwicklung der Europäischen Qualitätskriterienliste EQUIHP (vgl. Bollars et al., 2005).

für die Planung und Steuerung eigener Projekte. Daneben bietet das Qualitätssystem eine Reihe weiterer Instrumente, wie beispielsweise die Checklisten zu Gender- und Migrationsaspekten oder das Ergebnismodell, welches dazu anleitet, gemeinsam und bestenfalls interdisziplinär Situationsanalyse und darauf aufbauend Wirkungsmodelle für Interventionen zu erarbeiten, zu reflektieren und zu evaluieren.

3.3 Qualitätsverständnis

Quint-essenz war von Anfang an einem Qualitätsverständnis verpflichtet, welches sich nicht nur in der Wahl der Methodik, sondern auch in der Art und Weise der Entwicklung, Umsetzung und Verbreitung widerspiegelt (vgl. Ruckstuhl et al., 1998; Studer, 2000; Aubert et al., 2002; Aubert & Studer, 2003; Ackermann & Studer, 2006). Das Qualitätsverständnis von quint-essenz berücksichtigt die Besonderheiten und die Prinzipien von Gesundheitsförderung und Prävention. Folgende Punkte sind für das Qualitätsverständnis von quint-essenz zentral:

- Qualitätsentwicklung ist ein integraler Bestandteil jeder Intervention.
- Qualitätsentwicklung ist ein kontinuierlicher, zyklischer Prozess.
- Qualitätsentwicklung bedarf der systematischen gemeinsamen Reflexion.
- Qualitätsentwicklung umfasst alle Aspekte von Interventionen.
- Qualitätsentwicklung liegt in der Verantwortung aller Akteure.
- Qualitätsentwicklung kann nicht delegiert werden.

Qualitätsentwicklung hat nur dann eine Chance, wenn sie nicht von den Geldgebern aufgedrängt, sondern von den Projektanbietern zum eigenen Anliegen gemacht wird, wenn Kriterien, Methoden und Instrumente als Unterstützung für eine wirkungsvolle und effiziente Umsetzung von Interventionen wahrgenommen und tatsächlich umgesetzt werden. Die längerfristige Vision von quint-essenz ist die Etablierung einer Qualitätskultur in der Gesundheitsförderung und Prävention (vgl. Studer, 2000). Dazu gehört, dass sich Fachleute und Entscheidungsträger auf allen Ebenen für die kontinuierliche Verbesserung einsetzen und entsprechende Ansprüche auch an sich selber stellen. Indem diese Haltung in das professionelle Selbstverständnis einfließt, leistet Qualitätsentwicklung einen wichtigen Beitrag zur Professionalisierung von Gesundheitsförderung und Prävention.

3.4 Weiterentwicklung

Das Qualitätssystem quint-essenz soll Fachleute dabei unterstützen, „das Richtige richtig zu tun". Damit ist der Anspruch verbunden, gleichzeitig wissenschaftlich fundiert und praxistauglich zu sein. Um beiden Perspektiven gerecht zu werden, hat in den letzten Jahren eine große Anzahl von Fachleuten in unterschiedlicher Art an der Entwicklung und Weiterentwicklung von quint-essenz mitgearbeitet. Universitäre Institute waren ebenso involviert wie Projektleitende, Beraterinnen und Berater sowie und Vertretungen der Verwaltungen auf Bundes- und kantonaler Ebene. Neue Instrumente werden entweder in interdisziplinären Arbeitsgruppen entwickelt oder aber reflektiert. Größere Entwicklungen wie z.B. das Ergebnismodell oder das OnlineTool werden an nationalen oder internationalen Fachkonferenzen zur Diskussion gestellt, um Anregungen für Verbesserungen und Weiterentwicklung zu erhalten. Dies fördert die Qualität der Instrumente und macht die involvierten Fachleute selbst zu Multiplikatorinnen und Multiplikatoren.

Die Weiterentwicklung von quint-essenz orientiert sich am Best-Practice-Konzept von Gesundheitsförderung Schweiz (vgl. Broesskamp-Stone in diesem Band) und soll Fachleute bei der Berücksichtigung der Werte und Prinzipien der Gesundheitsförderung, im Umgang mit wissenschaftlichem und anderem Wissen sowie bei der Beachtung von Kontextfaktoren unterstützen.

4 Online-Projektmanagement-Tool

Seit Anfang 2008 steht den Nutzerinnen und Nutzern von quint-essenz eine integrierte Webapplikation für das Projektmanagement zur Verfügung. Projekte können damit online erfasst und verwaltet werden. Im Folgenden werden zunächst die verschiedenen Nutzungsperspektiven aufgezeigt, ehe anschließend die wichtigsten Elemente dieser Neuentwicklung aus den unterschiedlichen Perspektiven näher erläutert werden.

4.1 Nutzungsperspektiven

Projektleitende planen, steuern, evaluieren und valorisieren ihre eigenen Projekte. Sie können sich über wichtige Aspekte der Gesundheitsförderung, des Projektmanagements und der Qualitätsentwicklung in Gesundheitsförderungs- und Präventionsprojekte informieren und die verfügbaren Instrumente (insbesondere das Online-Tool) nutzen. *Programmleitende und Projektverantwortliche in Trägerinstitutionen* haben die Möglichkeit, Projekte zu begleiten und fundierte Rückmeldungen zu geben. Sie können im Kontext des Online-Tools vorgeben, welche inhaltlichen Aspekte bei der Planung und Steuerung der Projekte zu berücksichtigen sind, für die sie verantwortlich sind. Eine analoge Nutzung ist auch für *externe Auftrag-/Geldgeber* möglich. Sie können ihr eigenes Projektbewilligungsverfahren mit dem Online-Angebot von quint-essenz verknüpfen und auf diese Weise die Qualität der eingehenden Finanzierungsanträge fördern und entsprechende Rechenschaftsberichte einfordern.

4.2 Anwendung und Datensicherheit

Die zentralisierte Datenverwaltung einer Webapplikation bietet den Vorteil, dass mehrere Personen („Akteure") gleichzeitig von völlig unterschiedlichen Orten aus kooperativ an der Planung, Steuerung und Evaluation eines Projekts partizipieren können. Dabei müssen die Projektdaten vor unbefugtem Zugriff geschützt sein. Dies wird beim Online-Tool durch ein System individueller Zugangs- und Bearbeitungsrechte ermöglicht. Die Nutzung des Online-Tools erfordert vorgängig eine Registration durch den künftigen Nutzer oder die Nutzerin. Wie bei jeder anderen Webapplikation mit zentralisierter Datenverwaltung muss gewährleistet sein, dass die wechselseitige Datenübermittlung zwischen dem Browser auf dem lokalen Computer und der zentralen Datenbank vor unbefugtem Zugriff geschützt ist. Dies wird durch die Verschlüsselung des Datenverkehrs (SSL) sicher gestellt. Um gegen technische Ausfälle gewappnet zu sein, wird von der Datenbank täglich eine Sicherheitskopie angelegt.

4.3 Projekte

Nach dem erfolgreichen Anmelden beim Online-Tool gelangt man zur Liste der Projekte. Sie umfasst eigene Projekte sowie Projekte, an denen andere Akteure mitdenken oder mitarbeiten und dafür die entsprechenden Zugangsrechte erhalten haben. Die Liste ist zunächst natürlich noch leer.

Projektleitende werden gleich zu Beginn ein neues Projekt anlegen wollen. EigentümerInnen eines Projekts können nach Belieben Inhalte hinzufügen, verändern oder löschen. Sie können andere bereits registrierte NutzerInnen zum Mitdenken und Mitarbeiten einladen, indem diese zu „Akteuren" des Projekt gemacht werden.

Programmleitende sowie Projektverantwortliche in Institutionen werden eine wachsende Zahl von Projekten vorfinden, für die sie in ihrem Programm oder ihrer Institution verantwortlich sind und haben so jederzeit den Überblick über den aktuellen Stand aller Projekte. Sie können diese mittels Schlüsselwörtern nach ihren Bedürfnissen strukturieren und entsprechende projektübergreifende Übersichten erstellen.

Externe Auftrag-/Geldgeber werden nach der Anmeldung diejenigen Projekte vorfinden, die sie selbst in Auftrag gegeben haben und für die sie die entsprechenden Zugriffsrechte besitzen. Wer ein neues Projekt angelegt oder ein bestehendes Projekt aus der Liste ausgewählt hat, gelangt zu den „Metadaten des Projekts", die einen Titel, ein Kürzel, wichtige Eckdaten und eine Zusammenfassung des Projekts umfassen. An dieser Stelle werden zudem die globalen Rechte der Akteure für das Projekt festgelegt. Jede/r Akteur/-in ist mit einer bestimmten Rolle ausgestattet, die mit unterschiedlichen Vorgabewerten verknüpft ist.

4.4 Beschreibungen

Bei der Planung von Interventionsprojekten wird eine mehr oder weniger vage Projektidee, was in einem bestimmten Zielsystem auf welche Weise verändert werden soll, zunächst in Form einer Projektskizze beschrieben. Erst dann lässt sich entscheiden, ob die Projektidee plausibel sowie die Intervention sinnvoll ist und die Skizze zu einem Konzept weiterentwickelt werden soll. Der Prozess des Beschreibens führt in der Planungsphase zu zunehmender Klarheit und Prägnanz der Vorstellungen über die geplante Intervention. Auch in späteren Projektphasen müssen immer wieder bestimmte Aspekte des Projekts beschrieben werden, um sie zu klären und zu konkretisieren und für andere Beteiligte verfügbar zu machen. Sei es als Grundlage für die Reflexion der Zwischenergebnisse und der Projektarbeit im Team und für die Feinplanung der gewählten Maßnahmen während der Durchführungsphase oder für den Nachweis der Wirkungen der Intervention sowie den Transfer der Ergebnisse und Erfahrungen in der Abschlussphase, zum Beispiel im Rahmen eines Schlussberichts.

Projektleitende, die eine neue Beschreibung anfertigen wollen, müssen zunächst ein bestimmtes Profil auswählen. Profile geben vor, welche Aspekte eines Interventionsprojekts für den gewählten Typus von Beschreibung relevant sind, welche Leitfragen zu beantworten sind und in welcher Reihenfolge diese Aspekte später in einem Bericht ausgegeben werden. Die Wahl eines bestimmten Profils gibt vor, was gegenwärtig zu beachten und zu beschreiben ist. Die Profile können jedoch jederzeit gewechselt werden, ohne dass dabei die bereits eingegebenen Daten verloren gehen.

Programmleitende sowie Projektverantwortliche in Institutionen: Werden mehrere Projekte betreut, wird es ein Anliegen sein, dass die Beschreibungen dieser Projekte eine einheitliche Struktur aufweisen und alle notwendigen Elemente enthalten. Wenn keines der vorhandenen Profile den Bedürfnissen eines Programms oder einer Institution gerecht wird, kann ein neues Profil definiert und den Projektleitenden zur Verfügung gestellt werden. Solche benutzerdefinierten Profile sind wie Projektdaten vor unbefugtem Zugriff ebenfalls geschützt.

Externe Auftrag-/Geldgeber haben die Möglichkeit, ihre eigenen Antragsformulare als Profile für Beschreibungen zu hinterlegen und allen NutzerInnen zugänglich zu machen. Das hat für Projektleitende den Vorteil, dass sie die in einem Konzept bereits vorhandenen Daten per Mausklick direkt in ein entsprechendes Antragsformular übertragen können. Die Anträge können nach allfälliger Ergänzung spezifischer Aspekte in elektronischer Form übermittelt werden.

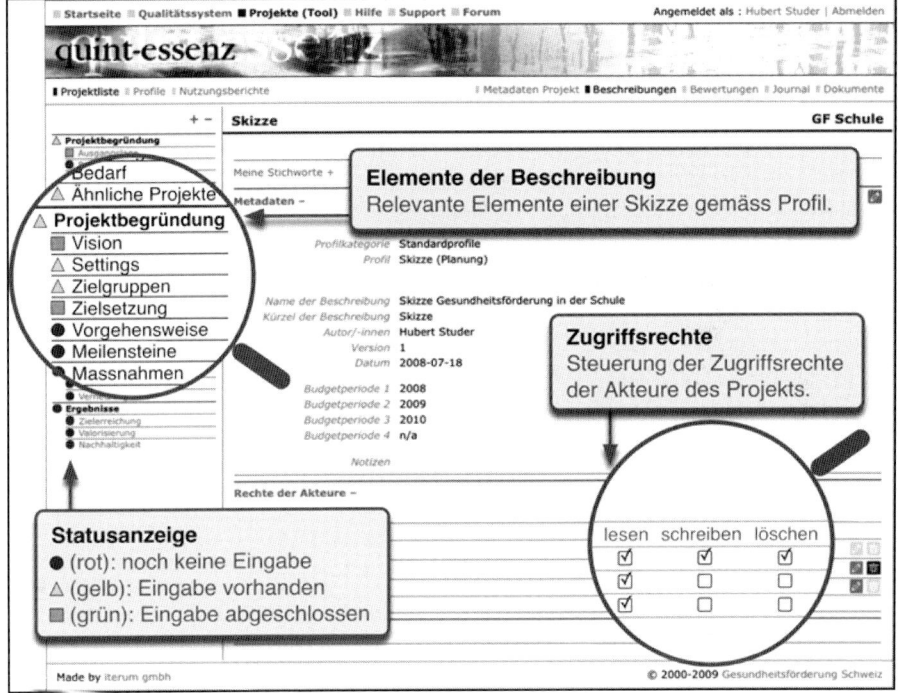

Abbildung 2: Erstellen von Projektbeschreibungen im Online-Tool von quint-essenz

4.5 Bewertungen

Die systematische Reflexion und Bewertung eines Projekts anhand von Qualitätskriterien trägt zu höherer Effizienz und Effektivität von Projekten bei – vor allem wenn dies periodisch wiederkehrend und aus mehreren Perspektiven erfolgt. Für eine umfassende Reflexion und Bewertung von Projekten stehen neben den quint-essenz Kriterien auch die europäischen EQUIHP-Kriterien (vgl. Bollars et al., 2005) zur Verfügung. Die Freigabe weiterer Kriterienlisten, die auf bestimmte Handlungsfelder bezogen sind (z.B. Schulen) oder bestimmte Aspekte der Zielsetzung und Vorgehensweise betreffen (z.B. Chancengleichheit), ist geplant.

Projektleitende tragen primär die Verantwortung für den Projekterfolg. Die Kriterienliste gibt ihnen die Möglichkeit, ihre Reflexion zu systematisieren und die verschiedenen Aspekte selbst zu bewerten. Wenn sie ihr eigenes Bewertungsprofil mit denen anderer Akteure vergleichen, werden eigene „blinde Flecken", aber auch unterschiedliche Annahmen, Einschätzungen und Gewichtungen der Akteure sichtbar und können für die optimale Gestaltung und Steuerung des Projekts genutzt werden.

Programmleitende sowie Projektverantwortliche in Institutionen begleiten und steuern Projekte aus einer übergeordneten Perspektive. Sie können den Projektleitenden auf diese Weise fundierte Rückmeldungen geben. Der Vergleich der Profile von Selbstbewertungen der Projektleitenden und eigenen Bewertungen macht sichtbar, wo sich Stärken und Verbesserungspotenziale häufen und bilden bei Bedarf die Grundlage für qualitätsfördernde Maßnahmen, beispielsweise Bildungsangebote für die Projektleitenden.

Externe Auftrag-/Geldgeber müssen entscheiden, ob Projekte finanziell unterstützt resp. in Auftrag gegeben werden – oder eben nicht. Für die Projektverantwortlichen in Institutionen und für Projektleitende werden solche Entscheidungen besser nachvollziehbar, wenn sowohl die Kriterien für die Entscheidung als auch das Bewertungsprofil offen gelegt werden. Die so fundierten Rückmeldungen können direkt als Ansatzpunkte für die Qualitätsentwicklung der Projekte genutzt werden.

5 Unterstützungsangebote

Qualitätsentwicklung wird vielerorts als Luxus gesehen, den man sich im Arbeitsalltag nicht leisten kann oder nicht leisten will, es sei denn, Auftraggebende stellen entsprechende Ansprüche. Gesundheitsförderung Schweiz verbindet mit quintessenz den Anspruch, dass Projekte besser werden, wenn sie systematisch geplant und reflektiert werden (vgl. Ruckstuhl, 2001). Dies ist aber nur dann der Fall, wenn die Möglichkeit geboten wird, die Methoden und Instrumente vertieft kennen zu lernen, sie auf eigene Projekte anzuwenden und deren Mehrwert konkret zu erleben. Dieser Aneignungsprozess ist wichtig, um das Potenzial der Methoden und Instrumente zu erkennen und nutzen zu lernen. Wenn Instrumente ohne entsprechende Schulung und ohne die notwendigen Ressourcen für eine fachgerechte Anwendung vorgeschrieben werden, resultieren Alibi-Anwendungen, welche die Qualität nicht verbessern, sondern zu Frustration und Widerstand führen. So verdient ein Bewertungsprofil auf der Basis von Qualitätskriterien, welches in fünf Minuten erstellt wird, weder seinen Namen, noch führt es zu wesentlichen Erkenntnissen für die Weiterentwicklung. Unterstützungsangeboten kommt vor diesem Hintergrund eine große Bedeutung zu. Eine Übersicht zu den bestehenden Unterstützungsangeboten bietet die Webseite selbst. In der Rubrik „Hilfe" gibt es detaillierte Anleitungen zur Nutzung des Online-Tools in Form von Bildfolgen sowie Antworten auf häufig gestellte Fragen. Die Rubrik „Support" gibt einen Überblick über die Bildungs- und Beratungsangebote, die sich im Moment allerdings auf die Schweiz beschränken.

Das „Forum" dient dem Erfahrungsaustausch über quint-essenz und der Diskussion der verschiedenen Aspekte von Qualitätsentwicklung ganz allgemein.

5.1 Quint-essenz in Aus- und Weiterbildungen

Ein nachhaltiges und erfolgreiches Unterstützungsangebot, welches die Möglichkeit der intensiven Auseinandersetzung mit den Methoden und Instrumenten bietet, ist die Integration von quint-essenz in Aus- und Weiterbildungen. Aus- und Weiterbildungen bieten den Vorteil, dass neue Inhalte vermittelt werden können, ohne von der Hektik des Arbeitsalltags beherrscht zu sein. Die Studierenden sind potenziell empfänglich für Neues und begreifen solches nicht als Zusatzbelastung, sondern suchen darin Erweiterung ihres fachlichen Repertoires und Unterstützung für die Bewältigung ihrer komplexen Aufgaben. Quint-essenz ist heute als methodische Basis für Projektmanagement und Qualitätsentwicklung in die wichtigsten Aus- und Weiterbildungen zu Gesundheitsförderung und Prävention in der Schweiz integriert. Mehrtägige Schulungseinheiten bieten die Möglichkeit, die Qualitätsphilosophie von quint-essenz kennen zu lernen und deren Übersetzung in die konkreten Methoden und Instrumente zu verstehen. In denjenigen Lehrgängen, in denen die Studierenden parallel zu den theoretischen Bildungseinheiten eigene Projekte umsetzen, entwickeln sie diese von A-Z auf Basis von quint-essenz, sie reflektieren ihre Projekte anhand der Qualitätskriterien und steuern und dokumentieren sie systematisch im Online-Projektmanagement-Tool. Entsprechend qualifizierte Coaches unterstützen die Studierenden in der angemessenen Anwendung der Methoden und Instrumente. So ist quint-essenz von Beginn an Teil ihres beruflichen Handwerks und selbstverständliche methodische Grundlage für ihr professionelles Handeln.

5.2 Beratungsangebote

Gesundheitsförderung Schweiz hat zusammen mit seinen Partnern viel in die Entwicklung von quint-essenz investiert. Um die Verbreitung und insbesondere die angemessene Nutzung zu fördern, hat sie in Zusammenarbeit mit regional verankerten Fachinstitutionen ein Beratungsangebot in den drei großen Sprachregionen der Schweiz aufgebaut. Während das Beratungsangebot in den ersten Jahren auf einzelne Projektleitende ausgerichtet war, fokussiert es heute aus Effizienzgründen primär auf Institutionen (siehe Abschnitt 6.1). Die Quint-essenz-Beraterinnen und -Berater, alles Fachleute der Gesundheitsförderung und Prävention mit vorgängiger Beratungserfahrung, wurden intensiv in der Anwendung von quint-essenz geschult. Beim regelmäßigen Erfahrungsaustausch werden konkrete Beratungen und der Einsatz einzelner Methoden und Instrumente gemeinsam reflektiert und Hinweise aus der Beratungspraxis für die Weiterentwicklung von quint-essenz aufgenommen und besprochen. Im Sinne einer Qualitätsförderungsinitiative subventioniert Gesundheitsförderung Schweiz dieses Beratungsangebot. Dies ermöglicht es Institutionen und Projektleitenden, Beratungen und Schulungen kostenlos oder zu vergünstigten Tarifen in Anspruch nehmen zu können.

5.3 Diskussionen und Austausch

Im Rahmen ihrer Qualitätsförderungsinitiative veranstaltet Gesundheitsförderung Schweiz zusammen mit ihren Partnern, dem Schweizerischen Kompetenzzentrum für Gesundheitsförderung und Prävention Radix[5] und dem Büro für Qualitätsentwicklung in Zürich[6] Intervisionsgruppen und Austauschtreffen, um den einrichtungsübergreifenden Qualitätsdialog und die Etablierung übergreifender Kriterien und Begrifflichkeiten zu fördern. Da sich Arbeits- und Qualitätskultur sowie die Kapazitäten für Gesundheitsförderung und Prävention regional zum Teil stark unterscheiden, werden die Unterstützungsangebote von regionalen Büros und zusammen mit Partnern vor Ort (Fachhochschulen, Gesundheitsämter, Fachstellen) organisiert. Während in der deutschen Schweiz Schulungen zur effizienten Anwendung von Konzepten, Methoden und Instrumenten besonders gefragt sind, wird in der französischsprachigen Schweiz größerer Wert auf Austausch und gemeinsame Reflexion gelegt. Diese beiden Schwerpunkte des Qualitätssystems von quint-essenz kommen so also regional in etwas unterschiedlicher Ausprägung zum Tragen. Mit der Teilnahme an öffentlichen Veranstaltungen können Fachleute und Studierende, die sich mit dem Qualitätssystem von quint-essenz in Schulungen, Bildungsangeboten oder Qualitätsberatungen auseinandergesetzt haben, Qualitätsfragen vertiefen und den Qualitätsdialog mit anderen führen. Mit den geplanten Weiterentwicklungen sollen diese Anstrengungen in Richtung Aufbau einer an Qualitätsfragen interessierten „Community" gezielt verstärkt, die Zugänglichkeit zu Erfahrungen anderer verbessert und der Austausch erleichtert werden.

6 Qualitätsförderung

Qualität entsteht in der Regel weder durch Zufall, noch ist sie das Produkt einzelner Personen oder Initiativen. Vielmehr entsteht Ergebnisqualität durch das Zusammenspiel vielfältiger Faktoren der Struktur- und Prozessqualität (vgl. Donabedian, 1980) – idealerweise auf der Grundlage eines gemeinsamen Verständnisses von Qualität und gemeinsamen Grundsätzen. Der Aufbau einer derartigen Qualitätskultur, wie sie

---

[5] www.radix.ch
[6] www.bqe.ch

heute in Qualitätspolitiken vieler Institutionen beschrieben wird, bildet den unverzichtbaren Boden für Qualitätsentwicklung.

6.1 Qualitätskultur in Institutionen

Nicht die einzelne Fachperson alleine bestimmt über die Art und Weise des Einsatzes von Methoden und Instrumenten und damit darüber, wie sich professionelles Handeln im Arbeitsalltag konkretisiert. Bauer (2001) unterscheidet für soziale Dienstleistungen die folgenden vier Handlungsebenen: Sozialleistungssystem, Soziale Dienste, Soziale Dienstleistung und die Ebene der konkreten personenbezogenen Dienstleistungserbringung. Übertragen auf das Feld der Gesundheitsförderung und Prävention unterscheiden wir in Anlehnung an Bauer die Ebenen „Gesellschaftlicher Kontext", „Institutionen der Gesundheitsförderung und Prävention", „Profession" und „Projektpraxis" (siehe Abb. 3).

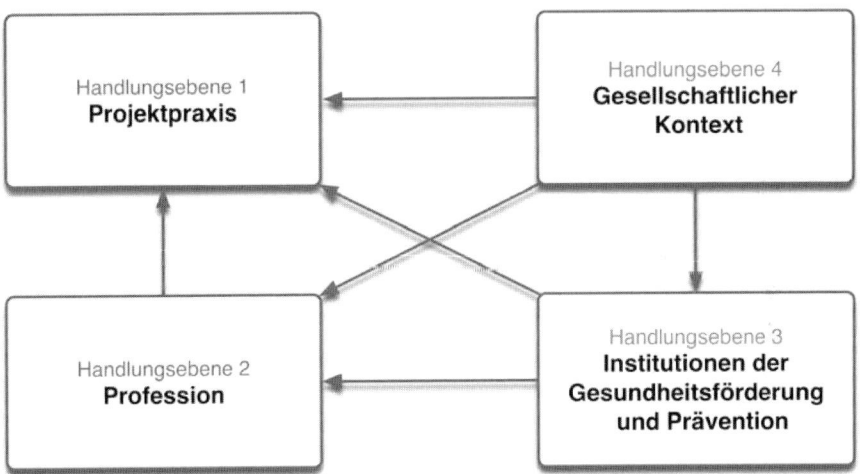

Abbildung 3: Die vier Handlungsebenen in Anlehnung an Bauer (2001)

Von besonderem Interesse sind die Zusammenhänge zwischen diesen Handlungsebenen, wobei in einem ersten Schritt die Beeinflussung der Qualität der Handlungsebenen 1 und 2 durch die Handlungsebene *Institution* interessiert. Während sich Gesundheitsförderung Schweiz in ihren Verbreitungsstrategien zu Beginn eher auf die Kompetenzerweiterung einzelner Fachpersonen konzentriert hatte, fokussiert sie heute stärker auf Institutionen. Was im Qualitätsmanagement längst als Binsenweisheit gilt, ist auch für die Verbreitung von quint-essenz leitend: Qualität ist erst einmal eine Führungsaufgabe. Soll Qualitätsentwicklung effektiv und nachhaltig in einer Institution verankert werden, muss eine Kultur etabliert werden, welche systematische Reflexion nicht nur zulässt, sondern gezielt fördert: Sozialpolitische, finanzielle und personelle Rahmenbedingungen (gesellschaftlicher Kontext) müssen systematisches Arbeiten ermöglichen. Auf der Ebene einzelner Abteilungen oder Teams müssen diese Möglichkeiten dann auch tatsächlich genutzt und entsprechende Routinen etabliert werden. Um den Aufbau einer Qualitätskultur in Institutionen zu unterstützen, bietet quint-essenz in der Schweiz Inhouse-Schulungen und spezifische Qualitätsberatungen für Institutionen an. Während sich für viele Arbeitsfelder im Sozialbereich spezifische Qualitätsmanagementsysteme mit der Möglichkeit der Zertifizierung etabliert haben, fehlen für Gesundheitsförderung und Prävention, die oft in Projektform organisiert sind, entsprechende spezifische Systeme. Institutionen werden darin unterstützt, diese Lücke mit Hilfe einer systematischen Anwendung der Kriterien, Methoden und Instrumente gewinnbringend zu schließen und quint-essenz mit allfälligen allgemeinen Qualitätsmanagementsystemen zu verbinden. Bei erfolgreicher Verankerung von quint-essenz in der Institution bleibt Qualitätsentwicklung nicht mehr an einzelne Fachpersonen gebunden und geht bei deren Austritt aus der Organisation auch nicht verloren, sondern wird Teil der institutionellen Kultur, in die neue Mitarbeitende hineinsozialisiert werden.

6.2 Förderinstitutionen einbinden

Ein besonderes Augenmerk richtet Gesundheitsförderung Schweiz – selber Projektförderinstitution und Trägerin unzähliger Projekte und Programme – auf weitere Projektförderinstitutionen. Die bisherigen Ausführungen machen deutlich, dass Qualitätsentwicklung weder eine ausschließliche Angelegenheit einzelner Professioneller, noch alleinige Sache von Institutionen oder Ausbildungsstätten ist. Durch das gleichzeitige Ansetzen auf möglichst allen der oben erwähnten vier Handlungsebenen können Synergien entstehen und die Effektivität gesteigert werden. Auf der Ebene des gesellschaftlichen Kontextes kommt öffentlichen Projektförderern besondere Bedeutung zu. Sie sind in der Regel von der Politik beauftragt, strategische Ziele mit Hilfe von ausgesuchten Umsetzern zu erreichen und sind mit entsprechenden Mitteln ausgestattet, die sie u.a. über Förderfonds einsetzen, wobei die Mittelvergabe jeweils an entsprechende (Qualitäts-)Kriterien gebunden ist. Im Dialog mit diesen Institutionen setzt sich Gesundheitsförderung Schweiz seit Jahren für gemeinsame Qualitätskriterien, eine gemeinsame Begrifflichkeit und einheitliche Projektdokumentationen ein. Die Evaluation von quint-essenz im Jahre 2006 (So-Barazetti, 2006) hat gezeigt, dass es mittlerweile gelungen ist, die Quint-essenz-Kriterien in der Schweiz als nationale Referenz für die Qualität in Projekten der Gesundheitsförderung und Prävention zu etablieren. Das Online-Tool bietet Projektförderinstitutionen die Möglichkeit, ihre Vorlage für Projektanträge in quint-essenz zu integrieren. Ebenfalls innerhalb dieses Online-Tools können Förderinstitutionen ergänzend zu den Selbstbewertungen von Projektmitarbeitenden entlang der Qualitätskriterien eigene Bewertungen der Projekte vornehmen. Der Vergleich von Selbst- und Fremdbewertungen bietet ein großes Potenzial für Qualitätsentwicklung.

7 Internationale Koordination

Damit gewährleistet ist, dass quint-essenz auch internationalen Standards entspricht, ist Gesundheitsförderung Schweiz in ständigem Austausch über Qualitätsentwicklung und Best Practice mit Fachleuten aus dem Ausland, die an denselben Themen arbeiten. So hat sich das Projektteam von quint-essenz im Rahmen des EU-Projekts „Getting Evidence into Practice" im Jahre 2005 an der Erarbeitung europäischer Qualitätskriterien und eines entsprechenden Bewertungsinstrumentes für Projekte der Gesundheitsförderung und Prävention beteiligt (vgl. Bollars et al., 2005). Aktuell bestehen engere Zusammenarbeiten mit dem „Institut national de prévention et de l'éducation pour la santé" im Rahmen der Entwicklung eines Qualitätsassessmentinstrumentes in Frankreich sowie mit der Landesvereinigung für Gesundheit Bremen e.V. im Hinblick auf die Verbreitung von quint-essenz in Deutschland.[7] Der Fonds Gesundes Österreich hat in Anlehnung an die Qualitätskriterien und das Online-Tool von quint-essenz einen eigenen Projektguide zur Einreichung von Förderanträgen entwickelt. Durch den internationalen Austausch ist es möglich, von den Kompetenzen und Erfahrungen von Institutionen und Fachleuten aus dem Ausland zu profitieren und die Qualität der eigenen Angebote laufend zu überprüfen und weiter zu entwickeln. Gleichzeitig kann damit der Wirkungskreis von quint-essenz vergrößert werden und es können Brücken zwischen den verschiedenen Ansätzen gebaut werden. So wurde beispielsweise die europäische Qualitätskriterienliste in das Online-Tool von quint-essenz integriert, um auch Projektbewertungen entlang dieser Referenz vornehmen zu können.

8 Fazit und Ausblick

Die jahrelangen Erfahrungen haben vor allem eines gezeigt: Qualitätsentwicklung braucht Zeit! Die Etablierung eines neuen Qualitätssystems braucht lang andauerndes Engagement auf den verschiedensten Ebenen. Gesundheitsförderung Schweiz hat sich der kontinuierlichen Förderung der Qualität von Interventionen der Gesund-

---

[7] www.quint-essenz-info.de

heitsförderung und Prävention verschrieben und unterstützt Fachleute in diesem Feld bereits seit zehn Jahren. Quint-essenz ist mittlerweile zu einer anerkannten Marke geworden und das Feld der Fachleute, die mit quint-essenz „aufgewachsen" sind, wird immer größer. Viele Organisationen und Fachleute haben ihren spezifischen Zugang zu quint-essenz gefunden und nutzen es entweder als Referenz für ihre Qualitätsarbeit (Qualitätskriterien), als Nachschlagewerk (Thementexte, Glossar, Literaturhinweise, …), als Toolbox (Instrumente) oder aber als integriertes Online-Tool für ihr Projektmanagement. Bei Gesundheitsförderung Schweiz selbst hat sich eine an der Qualitätsphilosophie und den Kriterien von quint-essenz orientierte Qualitätskultur etabliert, die Kriterien sind in die entsprechenden Arbeitsprozesse integriert und die Instrumente bilden den Kern des methodischen Handwerkzeugs und die Basis unterschiedlichster Arbeitsgrundlagen.

Gesundheitsförderung und Prävention sind Interventionen in komplexen kulturellen Systemen. Will sie nachhaltig wirksam sein, muss sie gleichzeitig auf verschiedenen Handlungsebenen ansetzen. Dies ist eine anspruchsvolle und schwierige Aufgabe. Zwar scheitern Interventionen selten grundsätzlich, wenn der Zugang zu den Settings gesichert ist. Echter Widerstand gegen gute Absichten ist kaum opportun. Auch ist es kaum möglich, dass Interventionen gar keine Wirkungen erzeugen. Doch inwiefern sind diese tatsächlich gesundheitsförderlich und nachhaltig?

Qualitätsentwicklung fordert von den Akteuren die Bereitschaft und Fähigkeit, die eigene Denk- und Arbeitsweise kritisch zu reflektieren sowie Ausdauer und Beharrlichkeit, wenn es darum geht, diese *tatsächlich* fortlaufend weiter zu entwickeln. Dies gilt selbstredend auch für die Arbeit an quint-essenz. Auch Qualitätsentwicklungsmodelle müssen kontinuierlich weiter entwickelt werden. Inhaltliche und technische Entwicklungspotenziale sind bereits identifiziert und werden – sofern dies die Rahmenbedingungen zulassen – zu weiteren Verbesserungen führen. Immer wenn sich Akteure in der Gesundheitsförderung und Prävention an dieser Weiterentwicklung beteiligen, ihre guten und schlechten Erfahrungen einbringen und sich aktiv an der Diskussion über die Möglichkeiten und Grenzen der Qualitätsentwicklung auf diesen Gebiet, über konkrete Inhalte, Methoden und Instrumente beteiligen, trägt dies zur Qualität von quint-essenz bei.

Die Vision einer Qualitätskultur in der Gesundheitsförderung und Prävention wird auch für die Zukunft von quint-essenz wegweisend sein. Die zunehmende Zahl von Akteuren, die quint-essenz (oder andere Qualitätsentwicklungsmodelle) kennen und für die eigene Arbeit nutzen, ist erfreulich. Auch gibt es Institutionen, die sich auf dem Weg gemacht haben, Qualität systematisch zu entwickeln. Doch die Summe solcher Einzelaktivitäten führt nicht zu einer umfassenden Qualitätskultur. Dafür braucht es eine gut vernetzte Gemeinschaft. Für die kommenden Jahre wird neben der Aus- und Weiterbildung der Akteure und Beratung von Institutionen die regionale, nationale und internationale Vernetzung von Personen, Gruppen und Institutionen, denen die Qualität von Gesundheitsförderung und Prävention ein wichtiges Anliegen ist, großes Gewicht haben. Quint-essenz wird nach wie vor die systematische Reflexion der eigenen Denk- und Handlungsweisen fordern und fördern sowie ein umfassendes Tool für die kooperative Projektarbeit anbieten. Sie wird sich darüber hinaus stärker als heute als Plattform für den Austausch von Wissen und Erfahrungen *zwischen* den Akteuren zu etablieren versuchen, um auf diese Weise zur Gemeinschaftsbildung und -pflege (Community) beizutragen.

Literatur

Ackermann, G. & Studer H. (2006). Besser mit Methode. Qualitätsentwicklung mit www.quint-essez.ch. Focus, Heft 26, 18-21.

Aubert, L., Studer, H. & Ruckstuhl, B. (2002). Warum die gute Absicht nicht genügt. Qualitätsentwicklung in Projekten / 1. Folge: Qualitätskriterien unter der Lupe. Focus, Heft 13, 16-20.

Aubert, L. & Studer, H. (2003). Nagelprobe im Alltag. Qualitätsentwicklung in Projekten / 2. Folge: Das Projekt zwischen Anspruch und Realität. Focus, Heft 15, 12-15.

Bauer, R. (2001). Personenbezogene soziale Dienstleistungen. Begriff, Qualität und Zukunft. Wiesbaden: Westdeutscher Verlag.

Bollars, C., Kok, H., van den Broucke, S. & Mölleman, G. (2005). European Quality Instrument for Health Promotion. User Manual. Verfügbar unter: http://subsites.nigz.nl/systeem3/site2/index.cfm?fuseaction=Pages.showPages&code=419&code2=420. (24.9.2008).

Broesskamp-Stone, U. & Ackermann, G. (2007). Best Practice in der Gesundheitsförderung und Prävention. Konzept und Leitlinien für Entscheidfindung und fachliches Handeln. Verfügbar unter: http://www.gesundheitsfoerderung.ch/common/files/knowhow/best_practices/291831_best_practice_d.pdf. (24.9.2008).

Cloetta, B., Spencer, B., Spörri, A., Ruckstuhl, B., Broesskamp-Stone, U. & Ackermann, G. (2004). Ein Modell zur systematischen Kategorisierung der Ergebnisse von Gesundheitsförderungsprojekten. Prävention. Zeitschrift für Gesundheitsförderung, 27, 67-72.

Donabedian, A. (1980). Explorations in quality assessment and monitoring. Vol. 1. The definition of quality and approaches to its assessment. Ann Arbor: Health Administration Press.

Institute of Medicine (1998). The future of public health. Washington: National Academy Press.

Kolip, P. (2006). Evaluation, Evidenzbasierung und Qualitätsentwicklung. Zentrale Herausforderungen für Prävention und Gesundheitsförderung. Prävention und Gesundheitsförderung, 1, 234-239.

Nutbeam, D. (2000). Health literacy as a public health goal: a challenge for contemporary health education and communication into the 21st century. Health Promotion International, 15, 259-267.

Rosenbrock, R. (1996). Public Health als soziale Innovation. Das Gesundheitswesen, 110, 31-34.

Ruckstuhl, B. (2001). Qualitätskriterien in der Gesundheitsförderung: Luxus oder Notwendigkeit? Suchtmagazin, 2, 16-20.

Ruckstuhl, B. & Abel, T. (2001). Ein Modell zur Typisierung von Ergebnissen der Gesundheitsförderung. Prävention, 24, 35-38.

Ruckstuhl, B., Kolip, P. & Gutzwiller, F. (2001). Qualitätsparameter in der Prävention. In Bundeszentrale für gesundheitliche Aufklärung (Hg.), Qualitätsmanagement in Gesundheitsförderung und Prävention. Grundsätze, Methoden und Anforderungen (S. 38-50). Köln: BZgA.

Ruckstuhl, B., Somaini, B. & Twisselmann, W. (1997). Förderung der Qualität in Gesundheitsprojekten. Der Public Health Action Cycle als Arbeitsinstrument. Institut für Sozial- und Präventivmedizin Zürich. Verfügbar unter: http://www.quint-essenz.ch/de/files/Foerderung_der_Qualitaet.pdf. (24.9.2008).

Ruckstuhl, B., Studer, H. & Somaini, B. (1998). Eine Qualitätskultur für die Gesundheitsförderung. Sozial- und Präventivmedizin, 43, 221-228.

So-Barazetti, B. (2006). Evaluationsbericht quint-essenz. Qualitätsentwicklung in Gesundheitsförderung und Prävention. Verfügbar unter: www.quint-essenz.ch/de/files/Evaluation_qe_2006.pdf. (24.9.2008).

Studer, H. (2000). Ansätze zur Entwicklung einer Qualitätskultur in Prävention und Gesundheitsförderung. Spectra, 22, 7.

Partizipative Qualitätsentwicklung

Michael T. Wright, Martina Block und Hella von Unger

1 Hintergrund

Die lebensweltorientierte Gesundheitsförderung und Prävention (Setting-Ansatz, community-based prevention) steht im Mittelpunkt internationaler Bestrebungen, sozial benachteiligte Bevölkerungsgruppen durch Angebote des Gesundheitswesens besser zu erreichen. Im Sinne der Ottawa-Charta (WHO, 1986) sollen diese Maßnahmen Bürger und Bürgerinnen befähigen, positive und negative Einflüsse auf ihr Wohlbefinden und ihren gesundheitlichen Zustand zu erkennen und entsprechende Verbesserungen zu bewirken (empowerment). Maßnahmen dieser Art können nicht „von oben" verordnet werden, sondern sind notwendigerweise lokal situiert und von den Interessen der Menschen vor Ort bestimmt (community-driven), so dass deren Beteiligung an der Gestaltung und Ausrichtung der Maßnahmen maximiert wird (Greenwood et al., 1993; Minkler & Wallerstein, 2003). Ein hoher Grad an Teilnahme und Teilhabe (participation) trägt zu Wirksamkeit und Nachhaltigkeit lebensweltorientierter Maßnahmen bei (US Department of Health and Human Services, 2003; Israel et al., 1998; 2006). Um lebensweltorientierte Maßnahmen vor allem bei sozial Benachteiligten zu realisieren, ist es in der Regel notwendig, die Kompetenzen der zu erreichenden Menschen (Zielgruppen) zu stärken (capacity building) und Strukturen zu schaffen, die es ihnen ermöglichen, die Ursachen für ihre gesundheitlichen Probleme zu benennen und angemessene Lösungsstrategien (mit) zu entwickeln (Israel et al., 2006; Viswanathan et al., 2004; US Department of Health and Human Services, 2003).

Die lebensweltorientierte Gesundheitsförderung und Prävention bei sozial Benachteiligten stellen für die Qualitätsentwicklung eine besondere Herausforderung dar, weil die charakteristischen niedrigschwelligen Interventionen sich kaum standardisieren lassen (vgl. Sachverständigenrat, 2007). Ein weiteres Kennzeichen des Arbeitsfeldes ist die Vielfalt der Träger/innen, Organisationsformen und Interventionsmethoden, die gewährleisten sollen, dass ein breites Spektrum an Zielgruppen in den unterschiedlichen Settings und unter Berücksichtigung lokaler Bedingungen erreicht wird (Kilian et al., 2004).

Ein viel versprechender Ansatz, eine gegenstandsangemessene, wissenschaftlich fundierte Qualität in der lebensweltorientierten Gesundheitsförderung und Prävention zu fördern, ist die partizipative Forschung, die international unter dem Begriff community-based participatory research (CBPR) bekannt ist. Auch die partizipative Forschung stellt Befähigung (empowerment), Kompetenzentwicklung (capacity building) und Partizipation in den Mittelpunkt. In einer partnerschaftlichen Zusammenarbeit zwischen Wissenschaft, Praxis, Geldgeber/inne/n und Zielgruppen sollen Gesundheitsprobleme erforscht und angemessene Interventionen entwickelt werden (vgl. Kriterien der CBPR von Israel et al., 2003). Vor allem im angloamerikanischen und skandinavischen Raum, aber auch in der Entwicklungszusammenarbeit werden partizipative Forschungsmethoden in der Gesundheitsforschung mit Erfolg angewendet (siehe für einen Überblick Wright, 2004; vgl. Viswanathan, et al. 2004; Gernmann, et al. 1996; Klinger & Steigerwald, 1998). In der deutschen Wissenschaft – auch in der deutschen Gesundheitsforschung – sind partizipative Forschungsmethoden bislang jedoch kaum vertreten (Unger, et al., 2007).

Vor diesem Hintergrund haben die Autor/inn/en in einer Expertise im Auftrag des Bundesverbandes der Betriebskrankenkassen (BKK) die Übertragung international erprobter partizipativer Forschungsmethoden auf den Bereich der Qualitätssicherung von Settingprojekten in Deutschland vorgeschlagen (Wright, 2004). In einem weiteren Beitrag haben wir argumentiert, dass die Forderung nach theoriegeleiteten, evidenzbasierten, qualitätsgesicherten Settingprojekten an lokale Bedingungen angepasst werden muss, und haben hierfür die Anwendung partizipativer Forschungsmethoden empfohlen (Wright, 2006). Im Rahmen von zwei Forschungsprojekten konnten wir die Machbarkeit einer partizipativ ausgerichteten Qualitätsentwicklung überprüfen. Das erste Forschungsprojekt[1] wurde gemeinsam mit der Deutschen AIDS-Hilfe e.V. durch Förderung der Bundeszentrale für gesundheitliche Aufklärung (BZgA) im Auftrag des Bundesministeriums für Gesundheit realisiert. Das zweite Projekt,[2] eine Kooperation zwischen unserer Forschungsgruppe und Gesundheit Berlin e.V., wurde mit Fördermitteln des Bundesministeriums für Bildung und Forschung im Rahmen des Förderprogramms „Präventionsforschung" durchgeführt. In beiden Projekten entwickelten wir partizipative Methoden der Qualitätsentwicklung und überprüften deren Umsetzbarkeit in der lebensweltorientierten Prävention und Gesundheitsförderung bei sozial benachteiligten Bevölkerungsgruppen. Im ersten Projekt in Kooperation mit der Deutschen AIDS-Hilfe e.V. lag der Fokus auf Prävention von HIV/Aids. Das zweite Projekt mit Gesundheit Berlin e.V. umfasste ein breites Spektrum von Angeboten und Träger/inne/n, die Prävention und Gesundheitsförderung betreiben. Der zeitgleiche Verlauf der beiden Forschungsprojekte schaffte eine wissenschaftlich besonders vorteilhafte Situation, um partizipativ aus-

---

[1] „Strukturen zur Stärkung der Evaluation und Qualitätssicherung in der Primärprävention der AIDS-Hilfen", Förderkennzeichen: GZ Z2/25.5X/2006, Zeitraum: 01.05.2006 – 31.08.2008.

[2] „Erfahrung nutzen – Wissen vertiefen – Praxis verbessern. Partizipative Entwicklung der Qualitätssicherung und Evaluation in der Gesundheitsförderung bei sozial Benachteiligten", Förderkennzeichen: GFEL01062904/ 01EL0416, Zeitraum: 01.05.2005 – 31.12.2008

gerichtete Methoden unter sehr unterschiedlichen Bedingungen zu erproben. Das hier vorgestellte Konzept der Partizipativen Qualitätsentwicklung ist ein zentrales Ergebnis der beiden Forschungsprojekte.

2 Definition: Partizipative Qualitätsentwicklung

Partizipative Qualitätsentwicklung bedeutet eine ständige Verbesserung von Maßnahmen der Gesundheitsförderung und Prävention durch eine gleichberechtigte Zusammenarbeit zwischen Projekt, Zielgruppe, Geldgeber/inne/n und eventuell anderen wichtigen Akteur/inn/en. Ein Kennzeichen dieser Zusammenarbeit ist eine möglichst starke Teilnahme und Teilhabe (Partizipation) der Projektmitarbeiter/innen und vor allem der Zielgruppen an den vier Phasen der Entwicklung von Maßnahmen: Bedarfsbestimmung, Interventionsplanung, Durchführung und Evaluation/Auswertung (siehe Abb. 1) (vgl. „Public Health Action Cycle" in Rosenbrock & Gerlinger, 2004).

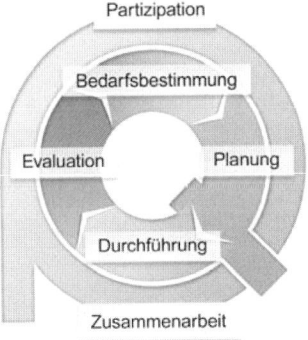

Abbildung 1: Der Kreislauf der Partizipativen Qualitätsentwicklung (Forschungsgruppe Public Health & Gesundheit Berlin, 2008)

Partizipative Qualitätsentwicklung lebt maßgeblich vom lokalen Wissen der Beteiligten und unterstützt sie dabei, dieses Wissen zu nutzen, zu reflektieren und zu erweitern. Hierfür werden partizipative Methoden der Datenerhebung und Interventionsplanung eingesetzt, die maßgeschneidert, praktikabel, nützlich, partizipativ und abgesichert sein sollten.

Maßgeschneidert sind Verfahren, die auf spezifische lokale Bedingungen zugeschnitten sind: auf die Zusammensetzung der Zielgruppe, den Auftrag und das

Selbstverständnis der Einrichtung, die Arbeitskapazitäten und die Angebots- und Einrichtungsstruktur.

Praktikabel sind Verfahren, die in einem zeitlich angemessenen Verhältnis zu den praktischen Ergebnissen stehen. Das heißt, sie nehmen nicht zu viel Zeit in Anspruch, ihr Umfang ist auf das Notwendige beschränkt und sie können ohne großen Aufwand in den Arbeitsablauf integriert werden.

Nützlich sind Verfahren, wenn sie Ergebnisse produzieren, die in konkrete Handlungsmöglichkeiten für die Praxis umgesetzt werden können, auch für die Verbesserung von laufenden Arbeitsprozessen.

Partizipativ sind Verfahren, die Perspektiven der Mitarbeiter/innen und Nutzer/innen (Zielgruppe) berücksichtigen. Das lokale Wissen der (potenziellen) Nutzer/innen soll soweit wie möglich in allen Projektphasen mit einbezogen werden.

Abgesichert bedeutet, dass die Verfahren einen kritischen Blick auf die gesundheitsfördernde bzw. präventive Maßnahme ermöglichen und dass sie wissenschaftlich anerkannte Methoden verwenden.

Im Hinblick auf die Nachweisbarkeit des Erfolgs von Interventionen liegt der Schwerpunkt der Partizipativen Qualitätsentwicklung auf lokaler, praxisbasierter Evidenz.

3 Lokales Wissen, lokale Theorien

Wir verstehen unter lokalem Wissen die bereits vorhandenen Erkenntnisse der Akteure und Akteurinnen vor Ort über die Zielgruppe und ihre Lebenswelt. Lebensweltexpert/inn/en sind dabei die Personen, die über ein Insider-Wissen zur Lebenslage der Zielgruppe verfügen. Diese sind in der Regel Mitglieder der Zielgruppe, können aber auch andere Personen sein, die intensivere Kontakte zur Zielgruppe haben und dadurch ihre Situation verstehen (z.B. je nach Setting und Zielgruppe: aufsuchende Projektmitarbeiter/innen, Kioskbesitzer/innen im Stadtviertel, Trainer/innen in Sportvereinen, Kneipenwirte und -wirtinnen etc.).

Auf Grundlage des lokalen Wissens werden im Rahmen der Partizipativen Qualitätsentwicklung Annahmen über die Gesundheitslage der Zielgruppe formuliert. Darauf aufbauend kann eine lokale Theorie entwickelt werden, die Folgendes beinhaltet:

- eine Beschreibung der Merkmale des Gesundheitsproblems vor Ort
- eine Erläuterung der lokalen Ursachen des Gesundheitsproblems und
- Schlussfolgerungen für die Entwicklung von angemessenen Maßnahmen.

Im Gegensatz zu einer „allgemeinen" wissenschaftlichen Theorie hat eine lokale Theorie nicht den Anspruch, größere gesellschaftliche Dynamiken oder Prozesse zu erklären. Dementsprechend sind lokale Theorien weniger abstrakt und weniger umfassend. Das Ziel einer lokalen Theorie ist es, eine plausible Erklärung eines Gesundheitsproblems in einem spezifischen Zusammenhang (Setting) zu liefern. Dabei werden die konkreten, direkt erfahrbaren Ausprägungen des Problems und die zugrunde liegenden Handlungen und Missstände beschrieben. Davon lassen sich spezifische Maßnahmen zur Beseitigung oder Minderung des Problems ableiten.

Lokales Wissen und lokale Theorien sind oft implizit (unausgesprochen) und existieren selten in einer systematischen, schriftlichen Form. Durch Anwendung partizipativer Methoden der Datenerhebung und -auswertung werden implizite Erkenntnisse und Erklärungen explizit gemacht und überprüft.

4 Lokale Evidenz

Eine weitere Komponente der Partizipativen Qualitätsentwicklung ist die Herstellung von lokaler, praxisbasierter Evidenz.

In der Gesundheitswissenschaft soll für eine Intervention eine evidenzbasierte Praxis nachgewiesen werden, bevor diese Intervention für die Praxis empfohlen wird. Das bedeutet, es müssen ausreichende wissenschaftliche Nachweise (Evidenz) für die Intervention erbracht werden. Aus der Sicht zahlreicher Wissenschaftler/innen sollen Experimente die beste Grundlage für die Nachweisbarkeit liefern: Durch kontrollierte Versuche wird eine Intervention daraufhin überprüft, ob sie eine quantifizierbare, statistisch signifikante Wirkung auf ein Gesundheitsproblem hat. Zusätzlich wird geschätzt, wie groß das Ausmaß dieser Wirkung bei der Zielgruppe sein wird. Experimente sind jedoch in der Gesundheitsförderung und Prävention oft nicht realisierbar, vor allem, wenn nicht nur verhaltens-, sondern auch verhältnisrelevante Aspekte berücksichtigt werden sollen (Sachverständigenrat, 2007).

Als Alternative zur herkömmlichen evidenzbasierten Praxis entstand das Konzept der praxisbasierten Evidenz (z.B. Green, 2006; Olsen et al., 2007). Die beiden Konzepte unterscheiden sich in der Verortung der Bestimmungsmacht: In der evidenzbasierten Praxis liegt die Bestimmungsmacht über die Erzeugung und Deutung von Daten zur Beurteilung der Praxis bei der Wissenschaft. Demgegenüber liefert praxisbasierte Evidenz aus den Strukturen und Logiken der Praxis heraus Nachweise über die Wirksamkeit von Interventionen, die für die Verbesserung der Praxis direkt anwendbar sind. Dabei spielt die Wissenschaft eine begleitende, aber keine bestimmende Rolle. Dieser Ansatz verspricht jeweils aktuelle Erkenntnisse, die sich in die praktische Arbeit integrieren lassen und dadurch die Lernprozesse der Praktiker/innen unmittelbar fördern.

Im Rahmen der Partizipativen Qualitätsentwicklung wird in erster Linie lokale Evidenz hergestellt. Das heißt, es werden Anhaltspunkte für die Wirksamkeit von Interventionen in einem spezifischen Zusammenhang, zu einem spezifischen Zeitpunkt und in einer spezifischen Lokalität geprüft, damit die Qualität der Arbeit einer Einrichtung vor Ort verbessert werden kann.

5 Zusammenarbeit in der Partizipativen Qualitätsentwicklung

Zusammenarbeit ist ein zentrales Merkmal der Partizipativen Qualitätsentwicklung. Hier liegt die Betonung auf der Partizipation aller Akteure und Akteurinnen, die für die Planung, Umsetzung und Evaluation/Auswertung von Interventionen zur Gesundheitsförderung und Prävention wichtig sind. Die Zusammenarbeit zwischen Zielgruppe, Geldgeber/inne/n und Projekt bildet den Kern: In diesem „Beziehungsdreieck" werden spezifische Maßnahmen konzipiert und umgesetzt. In vielen Fällen sind auch andere Akteure und Akteurinnen am Entscheidungsprozess maßgeblich beteiligt (vgl. Deinet et al., 2008) (siehe Abb. 2).

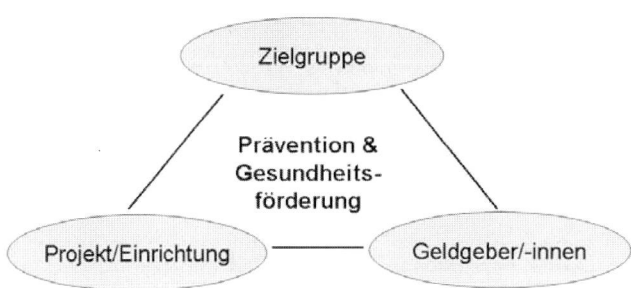

Abbildung 2: „Beziehungsdreieck" der Partizipativen Qualitätsentwicklung (eigene Darstellung)

Partizipative Qualitätsentwicklung schafft durch den Aufbau einer Kooperation zwischen den Akteur/inn/en eine Situation, in der die oft unterschiedlichen Interessen der Beteiligten benannt und Lösungen ausgehandelt werden können (vgl. Seibold et al., 2008; Roberts, 2004; Wandersman et al., 1997). Eine starke Einbindung aller Akteure und Akteurinnen kann erst gewährleistet werden, wenn deutlich ist, wer (in welchem Ausmaß) an Entscheidungsprozessen beteiligt ist.

6 Zum Verständnis von Partizipation

Partizipation bedeutet im Zusammenhang mit der Partizipativen Qualitätsentwicklung nicht nur Teilnahme, sondern auch Teilhabe an Entscheidungsprozessen (Entscheidungsmacht). Dazu gehört die Definitionsmacht und somit die Möglichkeit, das Gesundheitsproblem (mit-)bestimmen zu können, auf das die gesundheitsfördernden bzw. präventiven Maßnahmen abzielen. Je mehr Einfluss jemand auf einen Entscheidungsprozess nimmt, desto größer ist seine bzw. ihre Partizipation.

Diese Definition geht von der zentralen Forderung der Ottawa-Charta (WHO, 1986) aus, Selbstbestimmung der Bürger und Bürgerinnen als Kern der Gesundheitsförderung zu realisieren. Sie basiert auch auf einer langjährigen Diskussion in der Stadtentwicklung und später in der Entwicklungszusammenarbeit über die Rolle von Bürgern und Bürgerinnen in der Realisierung von Maßnahmen, die ihre Umgebung verbessern sollen. Diese Diskussion wurde maßgeblich von der Arbeit der US-Amerikanerin Sherry Arnstein beeinflusst, die in einem Artikel aus dem Jahr 1969 versucht, die Gründe für erfolgreiche Bürgerinitiativen zu identifizieren (Arnstein, 1969). Ihre Schlussfolgerung lautet, dass Veränderungen in Wohnvierteln, die den Alltag der Anwohner/innen nachhaltig verbessern, erst dann verwirklicht werden, wenn die Bürger und Bürgerinnen ihre Lebensbedingungen (mit-)bestimmen können.

Unter Berücksichtigung der Ergebnisse aus den genannten Forschungsprojekten und in Anlehnung an Sherry Arnstein und die Arbeit anderer Wissenschaftler/innen (insbesondere Hart, 1997; Trojan, 1988) haben wir ein Stufenmodell der Partizipation entwickelt. Dieses ermöglicht es, partizipative Prozesse in der Gesundheitsförderung und Prävention auf Projektebene näher zu beschreiben. Partizipation ist keine Entweder/Oder-Option, sondern ein Entwicklungsprozess, der je nach den Praxisbedingungen im Projekt und den Lebensbedingungen der Zielgruppe unterschiedlich realisierbar ist. Durch Anwendung des Stufenmodells kann reflektiert werden, welche Stufe der Partizipation den jeweiligen Bedingungen und der Zielsetzung entspricht. Prinzipiell soll angestrebt werden, dass Projektmitarbeiter/innen sowie Vertreter und Vertreterinnen der Zielgruppen die höchstmögliche Stufe der Partizipation erreichen. In vielen Fällen sind jedoch (vorerst) nur Vorstufen der Partizipation realisierbar (siehe Abb. 3; für Beispiele siehe Forschungsgruppe Public Health & Gesundheit Berlin, 2008).

Die Partizipative Qualitätsentwicklung legt einen besonderen Schwerpunkt auf die Partizipation der Zielgruppen und Projektmitarbeiter/innen, weil diese Akteure und Akteurinnen über lokales Wissen verfügen und wesentlich zum Erfolg von Intervention beitragen. Sie sind zugleich jene Personen, die an der Entwicklung von Verfahren zur Qualitätssicherung oft nicht beteiligt sind.

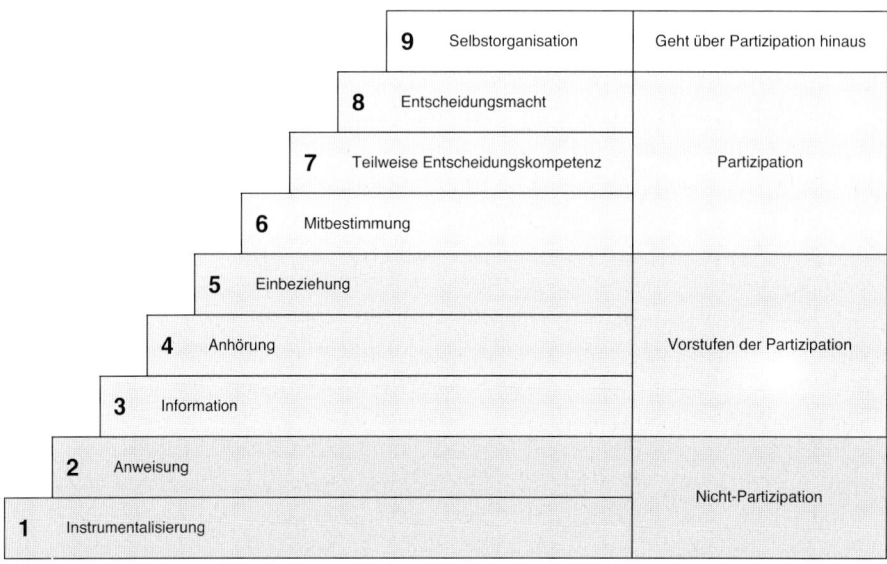

Abbildung 3: Stufen der Partizipation in der Gesundheitsförderung und Prävention

7 Partizipative Qualitätsentwicklung in der Anwendung

Die Adressat/inn/en des Ansatzes der Partizipativen Qualitätsentwicklung sind in erster Linie die Praktiker/innen vor Ort, die für die Konzipierung und Durchführung von Maßnahmen der Gesundheitsförderung und Prävention zuständig sind. Sie sollen durch Anwendung partizipativer Methoden in die Lage versetzt werden, ihre Arbeit qualitativ weiterzuentwickeln. Dass die Praktiker/innen direkt angesprochen werden, ist das erste charakteristische Merkmal des partizipativen Ansatzes: Die Anwendung der Methoden wird nicht „von oben" – d.h. von einer Steuerungsebene über der Projektleitung – sondern von den Mitarbeiter/inne/n, die den unmittelbaren Kontakt zur Zielgruppe haben, bestimmt. Das andere Charakteristikum des partizipativen Ansatzes ist, dass die Praktiker/innen ihre Arbeit durch eine möglichst starke Einbeziehung der Zielgruppe verbessern. Sowohl bei den Praktiker/inne/n als auch bei der Zielgruppe sollen eine Kompetenzentwicklung und ein Empowerment stattfinden: Die Praktiker/innen erwerben neue Fähigkeiten und ein stärkeres Selbstbewusstsein in der Beurteilung und der systematischen Weiterentwicklung ihrer Arbeit. Die Zielgruppe kann zunehmend ihre Situation artikulieren und sich für die notwendigen Änderungen in ihrer Lebenswelt einsetzen, z.B. durch Interventionen, die selbstständig oder zusammen mit den Projektmitarbeiter/inne/n konzipiert und realisiert werden.

Im Mittelpunkt der Partizipativen Qualitätsentwicklung stehen die Lernprozesse der Projektmitarbeiter/innen und der Zielgruppen. Dementsprechend werden die Auswahl und Anwendung der Methoden von der Fragestellung sowie den Fähigkeiten und Interessen der Beteiligten bestimmt. Es gibt also kein vorab definiertes „Paket" von Qualitätsentwicklungsmaßnahmen oder ein im Vorfeld festgelegtes Verfahren, das umgesetzt werden muss, um die Ansprüche der Partizipativen Qualitätsentwicklung zu erfüllen. Stattdessen wird eine Vielfalt an bewährten Methoden zur Verfügung gestellt, die von den Praktiker/inne/n verwendet werden können, um ihre selbst generierten Fragen zur Qualität ihrer Arbeit zu beantworten. Um die Praktiker/inne/n bei der Auswahl und Anwendung der Methoden zu unterstützen, werden folgende Hilfestellungen angeboten:

- Die Methoden werden nach Projektphasen geordnet (Bedarfsbestimmung, Interventionsplanung, Durchführung, Evaluation/Auswertung, siehe Abb. 1).
- Zu jeder Methode werden Kurzinformationen bereitgestellt, um Aufwand, Anwendungsgebiete, Arbeitsschritte etc. zu verdeutlichen und
- Beispiele aus der Praxis veranschaulichen Möglichkeiten für die Umsetzung der Methode.

Die Palette der international entwickelten und erprobten partizipativen Methoden der Datenerhebung und -interpretation ist unüberschaubar. In unseren Forschungsprojekten haben wir uns auf Methoden konzentriert, die sich in der partizipativen Gesundheitsforschung bewährt haben und den Anliegen unserer Praxispartner/innen entsprechen. Ein weiteres Ziel der Methodenentwicklung war es, ein Spektrum an Partizipationsmöglichkeiten abzubilden: Einige Methoden verlangen einen hohen Grad an Engagement seitens der Projektmitarbeiter/innen und/oder der Zielgruppe, während andere eine niedrigere Stufe der Partizipation voraussetzen (siehe Abb. 4).

Diese Methoden wurden in den Forschungsprojekten auf drei Wegen zugänglich gemacht: Erstens wurden Praktiker/innen im Rahmen von Workshops in die Anwendung partizipativer Methoden eingeführt. Zweitens war für eine begrenzte Auswahl von Projekten eine zusätzlich wissenschaftliche Begleitung vor Ort möglich, um eine „maßgeschneiderte" partizipativ angelegte Qualitätsentwicklungsstrategie zu konzipieren und umzusetzen. Drittens wurden internetbasierte Handbücher hergestellt, die in Zukunft von den Praktiker/inne/n genutzt und weiterentwickelt werden können (Forschungsgruppe Public Health & Gesundheit Berlin, 2008; Forschungsgruppe Public Health & Deutsche AIDS-Hilfe, 2008). In den Workshops und den Beratungen wurden Methoden entwickelt und erprobt; die Ergebnisse dieser

Prozesse wurden mediengerecht zur Veröffentlichung in den Internet-Handbüchern aufbereitet.

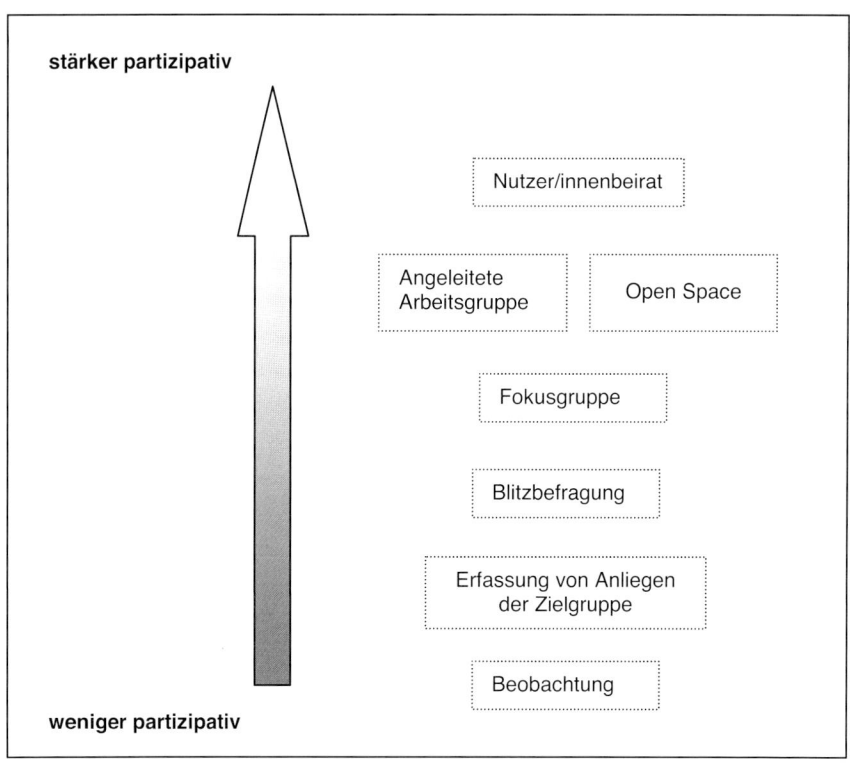

Abbildung 4: Auswahl an partizipativen Methoden nach Grad der möglichen Partizipation seitens der Zielgruppe (eigene Darstellung)

Die lokal gesteuerte Auswahl und Anwendung der möglichen partizipativen Methoden je nach Fragestellung, Fähigkeiten und Interessen der Praktiker/innen vor Ort bedeutet, dass der Verlauf der Partizipativen Qualitätsentwicklung individuell gestaltet wird. Die unterschiedlichen Prozesse haben jedoch das Streben nach Verbesserungen in der Arbeit durch neue Erkenntnisse, die sich aus partizipativen Methoden ergeben, gemeinsam. Zwei Beispiele sollen dies im Folgenden illustrieren:

Beispiel 1: AIDS-Hilfe Bielefeld e.V.[3]

Die AIDS-Hilfe Bielefeld e.v. wurde von Juni 2006 bis Dezember 2007 im Zuge des Forschungsprojekts in Zusammenarbeit mit der Deutschen AIDS-Hilfe e.v. von Hella von Unger wissenschaftlich beraten. Dabei sollte eine Präventionsaktion von „Herzenslust Bielefeld" evaluiert werden. „Herzenslust Bielefeld" ist Teil einer Initiative des Landesverbandes der Aidshilfen in Nordrhein-Westfalen, bestehend aus ehrenamtlich engagierten Männern, die HIV-Prävention in der Schwulenszene durchführen. In einem ersten Schritt wurden die Ziele und Wirkungswege der Herzenslust-Aktion skizziert. Dann wurde ein Evaluationsdesign entworfen, das sowohl einen Vergleich zwischen verschiedenen Veranstaltungsorten (an denen die Aktion durchgeführt wurde) als auch einen Vergleich von verschiedenen Perspektiven (Kneipengäste, Herzenslust-Mitarbeiter, Beobachter/innen aus dem Publikum) vorsah (im Sinne der Triangulation). Die Gäste wurden mit einem Kurzfragebogen befragt (Blitzbefragung), die Herzenslust-Mitarbeiter notierten ihre Wahrnehmungen und Selbsteinschätzungen auf einem Bogen und die „externen" Beobachter/innen notierten ihre Beobachtungen auf einem Beobachtungsbogen. Die Daten wurden von Herzenslust-Mitarbeitern der AIDS-Hilfe Bielefeld erhoben und aufbereitet. Im Zuge der Auswertung wurden die verschiedenen Perspektiven und Rückmeldungen verglichen. Dadurch konnten die Stärken und Schwächen der Intervention identifiziert und Verbesserungsmöglichkeiten formuliert werden.

Beispiel 2: Präventionsteam Kinderschutz[4]

Das Präventionsteam Kinderschutz des Jugendamtes im Berliner Bezirk Friedrichshain-Kreuzberg wurde von Januar 2006 bis Dezember 2007 von Martina Block zur Partizipativen Qualitätsentwicklung beraten. Beratungsgegenstand war die Prävention von Missbrauch und Gewalt an Kindern, die vom Präventionsteam durchgeführt wird. Die Beratung hatte zwei Zielsetzungen: die Erarbeitung von Wirksamkeitsnachweisen der Prävention bei der Zielgruppe und die ausführliche schriftliche Niederlegung und Zusammenführung der konzeptuellen Bausteine der präventiven Arbeit zur Verbesserung der inneren Klarheit und der Transparenz nach außen.

Zur Erarbeitung von Wirksamkeitsnachweisen wurde zunächst die Frage geklärt, welche Präventionsziele mit der Gewalt- und Missbrauchsprävention erreicht werden sollen. Das Präventionsteam tauschte sich über Visionen und Gesamtziele der Arbeit aus. Für jedes Modul der präventiven Intervention wurden die zu erreichen-

---

[3] Unser Dank geht an Peter Struck, Geschäftsführer der AIDS-Hilfe Bielefeld, und Kolleg/inn/en für dieses Beispiel.

[4] Wir bedanken uns bei Ilse Haase und Elke Markert vom Präventionsteam Kinderschutz für dieses Beispiel.

den Teilziele spezifiziert, die dann in die Dokumentationsbögen eingingen. Die teaminterne Diskussion der Visionen, der Gesamt- und Teilziele führte zur Formulierung eines Leitbildes. Die mehrfache Anwendung der entwickelten Dokumentationsbögen zeigte deren Übergenauigkeit und den immensen Zeitaufwand, sie zu bearbeiten. In einem Überarbeitungsprozess wurden sie der täglichen Praxis angepasst und zusammengefasst. Sie werden jetzt in den Projektmodulen vor allem im Sinne einer formativen Evaluation zur Optimierung der Intervention eingesetzt. Das Zusammenführen aller bestehenden und im Rahmen der Beratung entwickelten konzeptuellen Elemente mündete in einem ausführlichen Konzept des Präventionsteams. Eine komprimierte Fassung davon wurde als Broschüre vervielfältigt und dient der Außendarstellung.

8 Die Partizipative Qualitätsentwicklung im Vergleich zu anderen Ansätzen

Die Partizipative Qualitätsentwicklung erfindet die Qualitätssicherung nicht neu, sondern ist ein Ansatz, der in vieler Hinsicht mit anderen Ansätzen und Modellen kombinierbar ist bzw. Parallelen aufweist.

Die Partizipative Qualitätsentwicklung befürwortet die Grundprinzipien der Qualitätssicherung als Basis für eine erfolgreiche Gesundheitsförderung und Prävention, wie sie sich z.B. im EFQM-Modell wiederfinden (EFQM, 2007). Das Modell wurde von der European Foundation for Quality Management (EFQM) als Orientierungshilfe für Organisationen entwickelt, welche die Qualität ihrer Arbeit kontinuierlich überprüfen und verbessern wollen. Das Modell basiert auf einer ganzheitlichen Betrachtung der Organisation (Stichwort: Total Quality Management), die sich in einem Entwicklungsprozess hin zur „Exzellenz" (hervorragenden Leistung) befindet. Auf Grundlage der Arbeitsergebnisse soll die Organisation Schlussfolgerungen für die Verbesserung ihrer Arbeit ziehen und diese in Form von neuen Ideen (Innovationen) umsetzen. Hier steht ein Prozess der Selbstbewertung im Mittelpunkt, in dessen Rahmen die Organisation regelmäßig und systematisch im Detail überprüft, inwieweit ihre Qualitätskriterien erfüllt wurden. Die Zufriedenheit von Mitarbeiter/innen und Kunden/innen spielt dabei eine bedeutende Rolle. Dies erfordert eine gewisse Partizipation von Mitarbeiter/inne/n und Kund/inn/en (Nutzer/inne/n, Zielgruppen) an den Qualitätsentwicklungsprozessen. In einer prägnanten Zusammenfassung wird das Modell von deren Erfindern so beschrieben:

> „Das EFQM-Modell beschreibt, wie Kundenzufriedenheit, Mitarbeiterzufriedenheit und Auswirkungen auf die Gesellschaft durch Führung erreicht werden, die Strategie und Planung, Mitarbeiterorientierung und Management der Ressourcen betreibt, so-

wie Qualitätssysteme und Prozesse, was zu Spitzenleistung bei den Geschäftsergebnissen führt" (EFQM, zitiert in BMSFJ, 2000, S. 9).

Qualität ist also ein Zusammenspiel von mehreren organisationsbedingten Faktoren, die ermöglichen, dass eine Einrichtung von ihren Erfahrungen lernt.

Partizipative Qualitätsentwicklung ist kein Ersatz für die Auseinandersetzung von Einrichtungen der Gesundheitsförderung und Prävention mit den oben genannten Themen des EFQM-Modells und dem damit verknüpften Streben nach Organisationsentwicklung. In vielen Fällen bietet die Partizipative Qualitätsentwicklung einen ersten Einstieg in diese Auseinandersetzung, vor allem bei kleineren Projekten, die noch nie das Thema Qualität in der Arbeit ausführlich diskutiert haben.

Problematisch an dem EFQM-Modell und ähnlichen generischen Darstellungen der Qualitätssicherung ist, dass der arbeitsbereichsspezifische Diskurs nicht beachtet wird (vgl. Wright & Block, 2005). Der besondere Beitrag der Partizipativen Qualitätsentwicklung liegt darin, die Charakteristika der lebensweltorientierten Gesundheitsförderung und Prävention – vor allem Partizipation, Kompetenzentwicklung und Empowerment – in den Mittelpunkt zu stellen. Ein weiterer wichtiger Aspekt ist die Frage der „Evidenz", die nicht nur die Diskussion um lebensweltorientierte Projekte, sondern alle Maßnahmen des Gesundheitswesens betrifft. Dementsprechend liegt die Betonung der Partizipativen Qualitätssicherung auf der Gestaltung lokaler Prozesse der Wissensgenerierung, die durch Anwendung partizipativer Methoden der Datengewinnung und -interpretation eine möglichst starke Beteiligung der Menschen vor Ort ermöglichen. Kurz gesagt: Die Partizipative Qualitätsentwicklung versteht Partizipation als Kernprinzip der Qualitätssicherung im Bereich der lebensweltorientierten Gesundheitsförderung und Prävention. Daher soll Partizipation bei allen Phasen der Interventionsplanung und -durchführung realisiert werden, um die Kompetenzentwicklung und das Empowerment der Projektmitarbeiter/innen und -nutzer/innen zu fördern und zugleich die Wissensbasis für die Weiterentwicklung der Arbeit zu erweitern (vgl. Laverack & Labonte, 2000).

Die Partizipative Qualitätsentwicklung ist daher eine sinnvolle Ergänzung zu generischen Qualitätsentwicklungsverfahren für Projekte der lebensweltorientierten Gesundheitsförderung und Prävention. Gemeint sind nicht nur EFQM und andere nicht fachspezifische Modelle oder Verfahren (z.B. ISO), sondern auch andere in der sozialen Arbeit weit verbreitete Methoden der Qualitätssicherung und Organisationsentwicklung wie Supervision, Intravision, Teambesprechungen, diverse Formen der Falldokumentation etc. Zu den generischen Modellen und Verfahren gehören auch gesundheitsspezifische Varianten (z.B. „quint-essenz" von Gesundheitsförderung Schweiz, 2008, siehe auch den Beitrag von Ackermann, Studer und Ruckstuhl in diesem Band, und das Swiss Model for Outcome Classification nach Spencer et al., 2007). Alle genannten Methoden, Modelle und Verfahren werden selten (konsequent) partizipativ eingesetzt. Hier bietet die Partizipative Qualitätsentwicklung die Möglichkeit, den Grad der realisierten Partizipation zu überprüfen, Korrekturen vorzunehmen und neue Entwicklungswege aufzuzeigen, welche die Perspektiven aller Beteiligten – vor allem der Zielgruppe und der Projektmitarbeiter/innen – stärker berücksichtigen. Die dabei eingesetzten Methoden werden nicht standardisiert vorgegeben, sondern im Prozess gemeinsam (weiter-)entwickelt und angepasst.

So gesehen steht die Partizipative Qualitätsentwicklung in der Tradition der Selbstevaluation, da sie niedrigschwellig eine datengestützte, systematische Weiterentwicklung von Angeboten ermöglicht und dadurch den Zweck des Monitoring auch für kleinere Einrichtungen erfüllt. Sie unterscheidet sich jedoch von der Selbstevaluation in der sozialen Arbeit (z.B. König, 2000 sowie in diesem Band) wie folgt:

- Sie umfasst nicht nur die Evaluation, sondern alle Phasen der Projektentwicklung und -durchführung.
- Neben der Perspektive der Praktiker/innen vor Ort werden auch die Perspektiven anderer wichtiger Akteure und Akteurinnen, vor allem der Zielgruppen, im Prozess berücksichtigt.
- Sie nimmt einen expliziten Bezug auf die projektübergreifende Diskussion zur Wirksamkeit (Evidenz).

Die Partizipative Qualitätsentwicklung kann entweder als Alternative oder als ergänzende Maßnahme zu externen Gutachten eingesetzt werden. Wenn der Gutachtenprozess als freiwillige Hilfestellung für Projekte angeboten wird – wie z.B. bei QIP, Qualität in der Prävention (Kliche et al., 2004; siehe auch den Beitrag von Töppich und Lehrmann in diesem Band) – ist die Partizipative Qualitätsentwicklung eine sinnvolle Ergänzung. Ausgehend von den Befunden des Gutachtens können Projektmitarbeiter/innen Fragestellungen formulieren, die dann durch partizipative Methoden bearbeitet werden können. Ein Gutachten, das sich nicht als Hilfestellung versteht, sondern als Außenkontrolle mit vorgeschriebenen Konsequenzen für die betroffenen Mitarbeiter/innen eingesetzt wird, ist mit den Grundsätzen der Partizipativen Qualitätsentwicklung nicht vereinbar. In dem Fall stellt die Partizipative Qualitätsentwicklung eine Alternative zum Gutachtenverfahren dar.

Der Good-Practice-Ansatz (siehe den Beitrag von Kilian, Brandes und Lehmann in diesem Band), nach dem zentrale Qualitätskriterien für die Gesundheitsförderung und Prävention definiert und als Orientierung für die Gestaltung von Angeboten verbreitet werden, weist zahlreiche Schnittstellen zur Methode der Partizipativen Qualitätsentwicklung auf. Die Kriterien werden nicht als Kontrollinstanz für die externe Prüfung der Qualität von Praxisangeboten verstanden, sondern sollen als Hilfestellung für die Selbstreflexion der Praxis vor Ort eingesetzt werden. Angesichts des frühen Entwicklungsstands vieler Bereiche der lebensweltorientierten

Gesundheitsförderung und Prävention in Deutschland erfüllen die Good Practice-Kriterien sowie die auf dieser Grundlage ausgewählten Beispiele guter Praxis eine Vorbildfunktion: Sie formulieren einen fachlichen Bezugsrahmen für die Entwicklung von Maßnahmen, der allerdings immer auf die jeweiligen Bedingungen der konkreten Interventionen angepasst werden muss. Die Integration der Kriterien für gute Praxis in die Prozesse der Partizipativen Qualitätsentwicklung ist eine lohnende Entwicklungsaufgabe.

Die Partizipative Qualitätsentwicklung steht im Konflikt mit Maßnahmen der Qualitätssicherung – egal welcher Couleur – die „von oben und außen" vorgegeben werden, d.h. von einer höheren Steuerungsebene über der Projektleitung. Nach dem Grundsatz der Partizipativen Qualitätsentwicklung stehen die Projektmitarbeiter/innen und Zielgruppenvertreter/innen im Mittelpunkt aller Bestrebungen der Verbesserung der Angebote; das bedeutet Qualitätsentwicklung „von unten und innen" (vgl. Rosenbrock, 2008). In unseren Forschungsprojekten hat es sich als großes Hindernis bei der Umsetzung der Partizipativen Qualitätsentwicklung herausgestellt, wenn seitens der Steuerungsebene – ob im Projekt, bei dem Träger/der Trägerin oder bei dem Geldgeber/der Geldgeberin – eine Partizipation der Projektmitarbeiter/innen und Zielgruppenvertreter/innen nicht vorgesehen war.

Erkenntnistheoretisch ist die Partizipative Qualitätsentwicklung von dem in der Einführung erwähnten Ansatz der experimentellen Überprüfung von Interventionen zu unterscheiden. In Anlehnung an die Diskussion um evidenzbasierte Medizin (EBM) hat sich in den letzten Jahren vor allem im angloamerikanischen Raum der Anspruch nach experimentell erprobten sozialen Interventionen etabliert. Bei diesem Ansatz werden Interventionen von der Wissenschaft konzipiert, systematisiert und in Zusammenarbeit mit Praktiker/inne/n und Zielgruppen vor Ort unter experimentellen Bedingungen getestet, analog zum Verfahren der Entwicklung von neuen Medikamenten. Das Ziel ist, standardisierbare Interventionen zu entwickeln, die dann verbreitet werden können. Im Kontrast hierzu stellt die Partizipative Qualitätsentwicklung die Standardisierbarkeit von sozialen Interventionen prinzipiell in Frage und versucht durch den Aufbau geeigneter Strukturen und die Bereitstellung von Methoden, die Lernprozesse der Praktiker/innen vor Ort so zu unterstützen, dass sie wirksame, lokale Lösungen für Gesundheitsprobleme entwickeln können (vgl. Wright, 2006).

9 Offene Fragen und Ausblick

Die Ergebnisse unserer bisherigen Forschungstätigkeiten zeigen, dass partizipativ ausgerichtete Forschungsmethoden zur Qualitätsentwicklung im Bereich der lebensweltorientierten Gesundheitsförderung und Prävention wesentlich beitragen können.

Durch Anwendung der Konzepte und Methoden der Partizipativen Qualitätsentwicklung ist es möglich, die Besonderheiten des lebensweltorientierten Arbeitens – vor allem Partizipation, Kompetenzbildung und Empowerment – im Dienste der Verbesserung von Interventionen systematisch zu berücksichtigen. Dadurch wurde der erste Schritt zu einer erfolgreichen Übertragung international bewährter partizipativer Forschungsmethoden auf deutsche Praxisverhältnisse gemacht. Es gilt, noch weitere praktische und wissenschaftliche Herausforderungen zu bewältigen, um Partizipative Qualitätsentwicklung in der Qualitätssicherungslandschaft zu etablieren. Hierzu gehören vor allem die Anwendung der Partizipativen Qualitätsentwicklung als Steuerungsinstrument, die Generalisierbarkeit (Verallgemeinerbarkeit) der Ergebnisse aus lokalen, partizipativen Prozessen und die Fundierung einer partizipativen Wissenschaft.

Anwendung der Partizipativen Qualitätsentwicklung als Steuerungsinstrument: Die Methodenentwicklung und die Machbarkeitsprüfung fanden auf der lokalen Ebene der Projektarbeit statt, die auch im Mittelpunkt des partizipativen Ansatzes steht. In einem nächsten Schritt ist zu überprüfen, wie die Partizipative Qualitätsentwicklung von Steuerungs- und Mittelvergabestrukturen als Teil einer projektübergreifenden Qualitätssicherungsstrategie eingesetzt werden kann. Die Herausforderung liegt darin, vordergründig lokale Lernprozesse zu fördern und gleichzeitig projektunabhängige Qualitätsmerkmale bzw. Qualitätsziele zu entwickeln. Hierfür wäre es notwendig, dass Einrichtungen, die für Steuerung und/oder Mittelvergaben zuständig sind, Möglichkeiten für die Integration partizipativer Methoden der Qualitätsentwicklung in ihre Arbeit schaffen und den Nutzen dieser Methoden für Aufgaben der Steuerung und Mittelvergaben überprüfen (z.B. im Rahmen eines Modellprojekts). Bisher werden fast ausschließlich standardisierte Verfahren von diesen Einrichtungen verwendet, die nicht das Lokale fokussieren, sondern dem Orts- bzw. Settingübergreifenden Vorrang geben.

Generalisierbarkeit (Verallgemeinerbarkeit) der Ergebnisse partizipativer Prozesse: Diese Herausforderung hat einen praktischen und einen wissenschaftlichen Aspekt. Der praktische Aspekt bezieht sich auf die oben gestellte Steuerungsfrage. Über lokale Indikatoren des Nutzens der Partizipativen Qualitätsentwicklung hinaus müssen projektübergreifende Indikatoren erarbeitet werden, die den Nutzen der Partizipativen Qualitätsentwicklung für einen gesamten Arbeits- oder Themenbereich (z.B. HIV-Prävention bei Jugendlichen oder Gesundheitsförderung in Kindertagesstätten) abbilden. Diese Notwendigkeit wirft die wissenschaftliche (erkenntnistheoretische) Frage auf: Welche Ergebnisse aus partizipativen Prozessen sind überhaupt generalisierbar und auf welcher Ebene? Lokales Wissen und lokale Evidenz sind sinnvolle Konzepte, um das Lernen vor Ort zu beschreiben, aber wie werden die lokal gewonnenen Erkenntnisse systematisch zusammengetragen und verbreitet, um den allgemeinen Kenntnisstand in einem Arbeitsbereich zu erweitern?

Fundierung einer partizipativen Wissenschaft: Im Gegensatz zu experimentellen, quantitativen Verfahren hat die partizipative Gesundheitsforschung noch keine allgemein anerkannten wissenschaftlichen Standards erarbeitet (vgl. Unger et al., 2007). Das neu konstituierte Netzwerk für partizipative Gesundheitsforschung bietet eine Möglichkeit, dieses Ziel zu verfolgen. Eine internationale Vernetzung ist ebenfalls in Planung: International Collaboration on Community-Based Participatory Research for Health. Analog zur Cochrane Collaboration, einer internationalen Einrichtung zur Setzung von Standards im Bereich der quantitativen Gesundheitsforschung, soll die International Collaboration on CBPR Fragen der Qualität in der partizipativen Gesundheitswissenschaft beantworten. An beiden Vorhaben nehmen der Autor und die Autorinnen dieses Artikels maßgeblich teil.

Die Überwindung der genannten wie auch weiterer Herausforderungen in der Umsetzung und Weiterentwicklung des partizipativen Ansatzes in der Qualitätsentwicklung ist nur möglich, wenn Praktiker/innen, Zielgruppenvertreter/innen, Geldgeber/innen und Wissenschaftler/innen sich der Aufgabe widmen, die heute noch eingeschränkte Partizipation in der Praxis der lebensweltorientierten Gesundheitsförderung und Prävention kritisch zu hinterfragen und neue Möglichkeiten für ein partizipatives Zusammenarbeiten gemeinsam zu entwickeln.

Literatur

Arnstein, S. R. (1969). A ladder of citizen participation. Journal of the American Planning Association, 35, 216-224.

Bundesministerium für Familie, Senioren, Frauen und Jugend (BMFSFJ) (2000). Qualitätsentwicklung in der ambulanten Kinder- und Jugendhilfe. QS Nr. 30. Materialien zur Qualitätssicherung in der Kinder- und Jugendhilfe. Berlin: BFSFJ.

Deinet, U., Szlapka, M. & Witte, W. (2008). Qualität durch Dialog. Bausteine kommunaler Qualitäts- und Wirksamkeitsdialoge. Wiesbaden: VS Verlag für Sozialwissenschaften.

European Foundation for Quality Management (EFQM) (2007). Excellenz bewerten. Frankfurt/M.: Deutsches EFQM-Center.

Forschungsgruppe Public Health & Deutsche AIDS-Hilfe (2008). Qualität praxisnah und partizipativ entwickeln. Interaktive Plattform der Qualitätsentwicklung in der Primärprävention von Aidshilfen. Verfügbar unter: www.qualitaet.aidshilfe.de.

Forschungsgruppe Public Health & Gesundheit Berlin (2008). Partizipative Qualitätsentwicklung. Internethandbuch. Verfügbar unter: www.partizipative-qualitaetsentwicklung.de.

Gernmann, D., Gohl, E. & Schwarz, B. (1996). Participatory impact monitoring. Eschborn: GATE/GTZ.

Gesundheitsförderung Schweiz (2008). quint-essenz. Qualitätsentwicklung in Prävention und Gesundheitsförderung. Verfügbar unter: www.quint-essenz.ch.

Green, L. W. (2006). Public health asks of systems science: To advance our evidence-based practice, can you help us get more practice-based evidence? American Journal of Public Health, 96, 406-409.

Greenwood, D., Whyte, W. F. & Harkavy, I. (1993). Participatory action research as a process and as a goal. Human Relations, 46, 171-191.

Hart, R. (1997). Children's participation: The theory and practice of involving young citizens in community development and environmental care. New York: UNICEF.

Israel, B. A., Schulz, A. J., Parker, E. A. & Becker, A. B. (1998). Review of community-based research: Assessing partnership approaches to improve public health. Annual Review of Public Health, 19, 173-202.

Israel, B. A., Schulz, A. J., Parker, E. A., Becker, A. B., Allen, A. J., & Guzman, J. R. (2003). Critical issues in developing and following community-based participatory research principles. In M. Minkler & N. Wallerstein (Eds.), Community-based participatory research for health (pp. 56-73). San Francisco: Jossey-Bass.

Israel, B. A., Krieger, J., Vlahov, D., Ciske, S., Foley, M., Fortin, P. et al. (2006). Challenges and facilitating factors in sustaining community-based participatory research partnerships: Lessons learned from the Detroit, New York City and Seattle Urban Research Centers. Journal of Urban Health: Bulletin of the New York Academy of Medicine, 83, 1022-1040.

Kilian, H., Geene, R., Philippi, T. & Walter, D. (2004). Die Praxis der Gesundheitsförderung im Setting. In R. Rosenbrock, M. Bellwinkel & A. Schröer (Hg.), Primärprävention im Kontext sozialer Ungleichheit (S. 151-230). Bremerhaven: NW-Verlag.

Kliche, T., Töppich, J., Kawski, S., Koch, U. & Lehmann, H. (2004). Die Beurteilung der Struktur-, Konzept- und Prozessqualität von Prävention und Gesundheitsförderung. Anforderungen und Lösungen. Bundesgesundheitsblatt – Gesundheitsforschung – Gesundheitsschutz, 47, 125-132.

Klinger, E. & Steigerwald, V. (1998). Project monitoring: an orientation for technical cooperation projects. Eschborn: Deutsche Gesellschaft für technische Zusammenarbeit (GTZ), Strategic Corporate Development Unit.

König, J. (2000). Einführung in die Selbstevaluation. Ein Leitfaden zur Bewertung der Praxis Sozialer Arbeit. Freiburg: Lambertus.

Laverack, G. & Labonte, R. (2000). A planning framework for community empowerment goals within health promotion. Health Policy and Planning, 15, 255-262.

Minkler, M. & Wallerstein, N. (Hg.) (2003). Community-based participatory research for health. San Francisco: Jossey-Bass.

Olsen, L. A., Aisner, D. & McGinnis, J. M. (Hg.) (2007). The learning healthcare system: Workshop summary (IOM roundtable on evidence-based medicine). Washington, DC: Institute of Medicine, National Academy of Sciences.

Roberts, J. M. (2004). Alliances, coalitions and partnerships: building collaborative organizations. Gabriola Island/British Columbia: New Society Publishers.

Rosenbrock, R. (2008). Prävention mit Qualität. Präsentation auf dem Kongress „Prävention und Gesundheitsförderung in Lebenswelten – mit Qualität" (gemeinsamer Präventionskongress des Bundesministeriums für Gesundheit und der Bundesvereinigung Prävention und Gesundheitsförderung e.V., Februar 2008). Verfügbar unter: www.qs-kongress.de

Rosenbrock, R. & Gerlinger, T. (2004). Gesundheitspolitik. Eine systematische Einführung. Bern: Hans Huber.

Sachverständigenrat zur Begutachtung der Entwicklung im Gesundheitswesen (2007). Kooperation und Verantwortung: Voraussetzungen einer zielorientierten Gesundheitsversorgung. Berlin: Bundesministerium für Gesundheit.

Seibold, C., Loss, J., Eichhorn, C. & Nagel, E. (2008). Partnerschaften und Strukturen in der gemeindenahen Gesundheitsförderung. Eine Schritt-für-Schritt-Anleitung für Gesundheitsförderer. Erlangen: Bayerisches Landesamt für Gesundheit und Lebensmittelsicherheit.

Spencer, B., Broesskamp-Stone, U., Ruckstuhl, B., Ackermann, G., Spoerri, A. & Cloetta, B. (2007). Modelling the results of health promotion activities in Switzerland: development of the swiss model for outcome classification in health promotion and prevention. Health Promotion International, 23, 86-97.

Trojan, A. (1988). 12-Stufen-Leiter der Bürgerbeteiligung. In BZgA (2003), Leitbegriffe der Gesundheitsförderung: Glossar zu Konzepten, Strategien und Methoden in der Gesundheitsförderung. 4. Auflage. Schwabenheim: Fachverlag Peter Sabo.

Unger, H. von, Block, M. & Wright, M. T. (2007). Aktionsforschung im deutschsprachigen Raum. Zur Geschichte und Aktualität eines kontroversen Ansatzes aus Public Health Sicht. In der Reihe „Discussion Papers". Berlin: Wissenschaftszentrum Berlin für Sozialforschung.

US Department of Health and Human Services, Agency for Healthcare Research and Quality (2003). Creating partnerships, improving health: the role of community-based participatory research. Washington, DC: US Department of Health and Human Services.

Viswanathan, M., Ammerman, A., Eng, E., Gartlehner, G., Lohr, K. N., Griffith, D. et al. (2004). Community-based participatory research: assessing the evidence. Summary, Evidence Report/Technology Assessment: Number 99. AHRQ Publication Number 04-E022-1, August 2004. Rockville, MD: Agency for Healthcare Research and Quality.

Wandersman, A., Goodman, R. M. & Butterfoss, F. D. (1997). Understanding coalitions and how they operate: an „Open Systems" Organizational Framework. In M. Minkler (Ed.), Community Organizing and Community Building for Health (pp. 261-277). New Brunswick, NJ: Rutgers University Press.

World Health Organization (WHO) (1986). Ottawa-Charta zur Gesundheitsförderung. Kopenhagen: WHO Europa.

Wright, M. T. (2004). Partizipative Qualitätssicherung und Evaluation für Präventionsangebote in Settings. In R. Rosenbrock, M. Bellwinkel & A. Schröer (Hg.), Primäre Prävention im Kontext sozialer Ungleichheit (S. 297-346). Bremerhaven: Wirtschaftsverlag NW für Neue Wissenschaft.

Wright, M. T. (2006). Auf dem Weg zu einer theoriegeleiteten, evidenzbasierten, qualitätsgesicherten Primärprävention in Settings. Jahrbuch für Kritische Medizin, 43, 55-73.

Wright, M. T. & Block, M. (2005). Bestandsaufnahme der Aktivitäten der AIDS-Hilfen zu Evaluation und Qualitätssicherung in der Primärprävention. In der Reihe „Discussion Papers". Berlin: Wissenschaftszentrum Berlin für Sozialforschung.

Qualitätssicherung der primärpräventiven Leistungen der Gesetzlichen Krankenversicherung nach §20 SGB V

Rolf Stuppardt und Volker Wanek

1 Qualitätssicherung der Primärprävention im Kontext des Versorgungsauftrags der GKV

Die Gesetzliche Krankenversicherung (GKV) hat sich in ihrer nunmehr 125-jährigen Geschichte zur zentralen Institution der Gesundheitssicherung in Deutschland entwickelt. Die Krankenkassen als Träger der GKV stellen die gesundheitliche Versorgung für 70,3 Millionen Menschen bzw. 86% der Wohnbevölkerung sicher. Sie haben als solidarisch finanzierte, nicht gewinnorientierte, öffentlich-rechtliche Selbstverwaltungskörperschaften unter staatlicher Aufsicht die Versicherten mit wirksamen und qualitativ hochwertigen Gesundheitsleistungen entsprechend dem allgemein anerkannten Stand der medizinischen Erkenntnisse bedarfsgerecht zu versorgen (§§2 und 70 SGB). Die von den Mitgliedern und ihren Arbeitgebern aufgebrachten Pflichtbeiträge sind dabei möglichst sparsam zu verwenden. Für alle von den Krankenkassen finanzierten Leistungen gilt daher das Wirtschaftlichkeitsgebot (§12 Abs. 1 SGB V). Es bedeutet, dass auf nicht Notwendiges verzichtet und bei mehreren gleichwertigen Alternativen die jeweils kostengünstigste gewählt werden muss.

1.1 Entwicklung der Primärprävention im Rahmen der Gesetzlichen Krankenversicherung

Von ihrer Gründung bis zum Ende der 60er Jahre des 20. Jahrhunderts hatte die GKV einen fast ausschließlich kurativ-kompensatorischen Auftrag, d.h. sie gewährte Geldleistungen (z.B. Krankengeld) und vor allem medizinische Dienstleistungen und Waren nach Eintritt einer vom Arzt festgestellten Krankheit. Mit der Verlängerung der Lebenserwartung und dem Vordringen der nichtübertragbaren, meist chronisch degenerativen Krankheiten im gesellschaftlichen Morbiditätsspektrum hat der Gesetzgeber den Auftrag der Krankenkassen ab den 1970er Jahren auf die Krankheitsfrüherkennung (Schwangerenvorsorgeuntersuchungen, Kinder-Früherkennung, Krebs-Früherkennung ab 1971, Gesundheits-Check-Up 1989) sowie die Gesundheitsförderung und primäre Prävention ausgedehnt. Konkretisiert wurden diese Aufgaben 1989 im – zwischenzeitlich neu gefassten (s.u.) – §20 SGB V, demzufolge die „Krankenkassen (...) ihre Versicherten allgemein über Gesundheitsgefährdungen und über die Verhütung von Krankheiten aufzuklären und darüber zu beraten (hatten), wie Gefährdungen vermieden und Krankheiten verhütet werden können." Ferner sollten sie „den Ursachen von Gesundheitsgefährdungen nachgehen und auf ihre Beseitigung hinwirken" (§20 SGB V in der Fassung vom 1. Januar 1989). Weitergehend konnten die Krankenkassen bei der „Verhütung arbeitsbedingter Gesundheitsgefahren" mitarbeiten sowie in ihrer Satzung weitere „Ermessensleistungen zur Erhaltung und Förderung der Gesundheit und zur Verhütung von Krankheiten" definieren. Bei der Durchführung gesundheitsfördernder und krankheitsverhütender Maßnahmen sollten die Krankenkassen mit den Kassenärztlichen Vereinigungen und auf diesem Gebiet erfahrenen Ärzten sowie mit den Gesundheitsämtern, der Bundeszentrale für gesundheitliche Aufklärung (BZgA) und anderen dafür zuständigen Stellen eng zusammenarbeiten. Die heutigen Anforderungen an Qualitätssicherung fußen auf den Erfahrungen mit der ersten Phase der Primärprävention: Die Krankenkassen finanzierten seinerzeit ein breites Spektrum von Angeboten mit teilweise unklarer bzw. ungesicherter Qualität und Effektivität, so dass die Forderung nach verpflichtender Qualitätssicherung laut wurde (Kirschner et al., 1996). Bevor dieser Forderung nachgekommen werden konnte, wurde §20 SGB V jedoch restriktiv neu gefasst und Gesundheitsförderung und Primärprävention wurden aus dem Leistungskatalog der GKV herausgenommen.

Durch das GKV-Gesundheitsreformgesetz 2000 wurde der §20 SGB V dann erneut geändert und die Primärprävention als satzungsmäßige Soll-Leistung wieder in den Leistungskatalog der gesetzlichen Krankenkassen (Abs. 1) integriert. Dieser Paragraph schuf auch für die Leistungen der Krankenkassen zur betrieblichen Gesundheitsförderung zunächst als freiwilliger Kann-Leistung (Abs. 2) wieder eine rechtliche Grundlage. Vor dem Hintergrund der früheren Erfahrungen wurde der Auftrag der Krankenkassen nun allerdings präziser und verbindlicher definiert. Die Norm gibt den Krankenkassen als Ziel ihrer primärpräventiven Leistungen die Verbesserung des allgemeinen Gesundheitszustandes sowie insbesondere die Verminderung der sozial bedingten Ungleichheit von Gesundheitschancen vor. Im Hinblick auf die Qualitätssicherung erteilt §20 SGB V den Spitzenverbänden der Krankenkassen den Auftrag, mit verbindlicher Wirkung für die Krankenkassen und unter Einbeziehung unabhängigen Sachverstandes gemeinsam und einheitlich Handlungsfelder und Kriterien für die primärpräventiven Leistungen der Krankenkassen zu beschließen.[1] Damit ist jede Krankenkasse in der Gestaltung ihrer Leistungen auf den durch die Spitzenverbände der Krankenkassen vorgegebenen Rahmen verpflichtet, kann aber die Leistungen innerhalb dieser Grenzen frei gestalten.

Die betriebliche Gesundheitsförderung ist seit dem 1. 4. 2007 zu einer Pflichtleistung der Krankenkassen mit erweiterten Kooperationsanforderungen gegenüber der Unfallversicherung sowie auch den Krankenkassen untereinander geworden (§20a SGB V in der Fassung vom 1. April 2007). Auf die Qualitätsanforderungen an die Leistungen zur betrieblichen Gesundheitsförderung wird im Folgenden nicht weiter eingegangen (Schröer et al. 2006). Für die Primärprävention und betriebliche Gesundheitsförderung einschließlich der Mitwirkung an der Verhütung arbeitsbedingter Gesundheitsgefahren zusammen (§§20 Abs. 1, 20a und 20b SGB V) sieht §20 Abs. 2 SGB V einen Ausgabenrichtwert von 2,78 Euro je Versicherten und Jahr (2008) vor, der auch überschritten werden darf.

1.2 Implikationen des primärpräventiven Auftrags

Die gesetzlich verlangte finale Ausrichtung der primärpräventiven Leistungen der Krankenkassen auf die Verbesserung des allgemeinen Gesundheitszustandes und die Verminderung der sozial bedingten Ungleichheit von Gesundheitschancen beinhaltet eine zugleich salutogenetische, bevölkerungsbezogene und sozialkompensatorische Orientierung. Dies impliziert in dreierlei Hinsicht Unterschiede zu herkömmlichen Ansätzen der Primärprävention:

Salutogenetische Orientierung: Die Leistungen müssen außer auf die Bekämpfung von Risikofaktoren für Krankheiten (Risikoschutz zur Verhinderung einer spezifischen Erkrankung) auch auf die Stärkung von krankheitsunspezifischen gesundheitlichen Ressourcen und Potenzialen (Verbesserung des Gesundheitszustandes) ausgerichtet sein.

Kollektive statt individualpräventive Orientierung (Public-Health-Perspektive): Primärprävention erschöpft sich nicht in der Verhinderung einer Krankheit beim einzelnen Individuum, sondern nimmt mit dem Begriff des allgemeinen Gesundheitszustandes auf die Versichertengemeinschaft insgesamt Bezug. Ihr Erfolgsmaßstab ist die Gesundheit des Versichertenkollektivs der GKV als Ganzes. Die Leistungen müssen so gestaltet werden, dass bei gegebenen Mitteln die gesundheitsverbessernden Effekte möglichst maximiert werden.

Sozialkompensatorische Orientierung: Die Leistungen sollen insbesondere zur Erhöhung der gesundheitlichen Chancengleichheit beitragen. Dies erfordert gezielte

---

[1] Seit dem 1. Juli 2008 ist der GKV-Spitzenverband für die Fortschreibung der gemeinsamen und einheitlichen Handlungsfelder und Kriterien zur Umsetzung der Primärprävention nach §20 (und der betrieblichen Gesundheitsförderung nach §20a) SGB V zuständig. Die jetzt geltenden Handlungsfelder und Kriterien bleiben so lange gültig, bis der GKV-Spitzenverband eine Neufassung beschließt.

Anstrengungen zur Reduzierung der Unterschiede in Gesundheit und Sterblichkeit zwischen den sozialen Gruppen, Schichten und sozialen Lagen und stellt insbesondere an die Auswahl der Zielgruppen und Zugangswege besondere Anforderungen.

2 Qualitätsverständnis der GKV-Spitzenverbände

Alle von der GKV finanzierten Leistungen müssen hohen Qualitätsmaßstäben entsprechen (§2 SGB V).[2] Die GKV geht dabei von einem umfassenden Qualitätsbegriff mit den Dimensionen Struktur-, Prozess- und Ergebnisqualität aus. Strukturqualität ist eine von der konkreten Maßnahme relativ unabhängige Dimension von Qualität und beschreibt die allgemeinen Voraussetzungen einer hochwertigen, fachgerechten und wirksamen Leistungserbringung, z.B. in Form von Qualifikation und Erfahrung der Leistungserbringer sowie der Eignung und dem Zustand der verwendeten Räumlichkeiten und Sachmittel. Mit dem Begriff Prozessqualität wird die Güte der Leistungserbringung selbst gefasst. Sie beschreibt den Grad an Übereinstimmung der Durchführung einer Maßnahme mit vorab definierten Standards. Diese sollten sich an der besten verfügbaren wissenschaftlichen Evidenz orientieren und die Bedürfnisse und Wünsche der jeweiligen Adressaten berücksichtigen. Die Ergebnisqualität schließlich ist das letztendliche Ziel aller Qualitätsbemühungen. Sie kann mit unterschiedlichen Indikatoren operationalisiert und gemessen werden: Veränderung der (alterstandardisierten) Gesamt- oder krankheitsspezifischen Mortalität, Veränderung der Krankheitsinzidenz und -prävalenz, Veränderung von Kenntnissen, Einstellungen und Verhaltensweisen der Zielgruppen einer Intervention sowie Zufriedenheit der Klienten mit den von ihnen in Anspruch genommenen Maßnahmen. Die Qualitätsdimensionen bauen aufeinander auf, so dass im Idealfall eine hohe Strukturqualität zu einer hohen Prozessqualität und diese wiederum zu einer hohen Ergebnisqualität führt. Im Falle der Prävention und Gesundheitsförderung muss dieses herkömmliche Qualitätsverständnis um eine wichtige Dimension erweitert werden. Über die bisher genannten Anforderungen hinaus müssen weitere Voraussetzungen erfüllt sein, die für den Erfolg der Maßnahme wesentlich sind. Qualität erweist sich auch daran, dass die Maßnahme am Bedarf der Versicherten ausgerichtet ist, dass sie die „richtigen" Ziele anstrebt, dass als Adressaten die „rich-

---

[2] Nach dem fünften Buch des Sozialgesetzbuches haben Qualität und Wirksamkeit aller GKV-finanzierten Leistungen „dem allgemeinen Stand der medizinischen Erkenntnisse zu entsprechen und den medizinischen Fortschritt zu berücksichtigen" (§2 Abs. 1 Satz 3 SGB V). Der Auftrag zur Gewährleistung der „fachlich gebotenen Qualität" der Leistungen richtet sich nach §70 SGB V an Krankenkassen und Leistungserbringer gleichermaßen (siehe auch die Verpflichtung der Leistungserbringer zur „Sicherung und Weiterentwicklung der Qualität der von ihnen erbrachten Leistungen" nach §135a Abs. 1 Satz 1 SGB V).

tigen" Zielgruppen ausgewählt werden und die gewählten Zugangswege auch für deren Erreichung geeignet sind. Ferner muss die gewählte Maßnahme von ihrem Inhalt und ihrer Methodik her prinzipiell für die Erreichung der angestrebten Ziele geeignet sein. Diese Qualitätsaspekte werden vom Sachverständigenrat (nach Vorarbeiten von F.-W. Schwartz und U. Walter) als „Planungs- oder Assessmentqualität" bezeichnet. Die Planungs- und Assessmentqualität bildet zusammen mit der Strukturqualität eine der Maßnahmeumsetzung vorgelagerte, grundlegende Qualitätsdimension. „Ihr sollte besondere Aufmerksamkeit gewidmet werden, da sie die Umsetzungsqualität der Maßnahmen in die Praxis, ihre Durchführung und damit auch die Qualität der Ergebnisse entscheidend bestimmt" (Sachverständigenrat, 2001, S. 117; vgl. auch Walter et al., 2001).

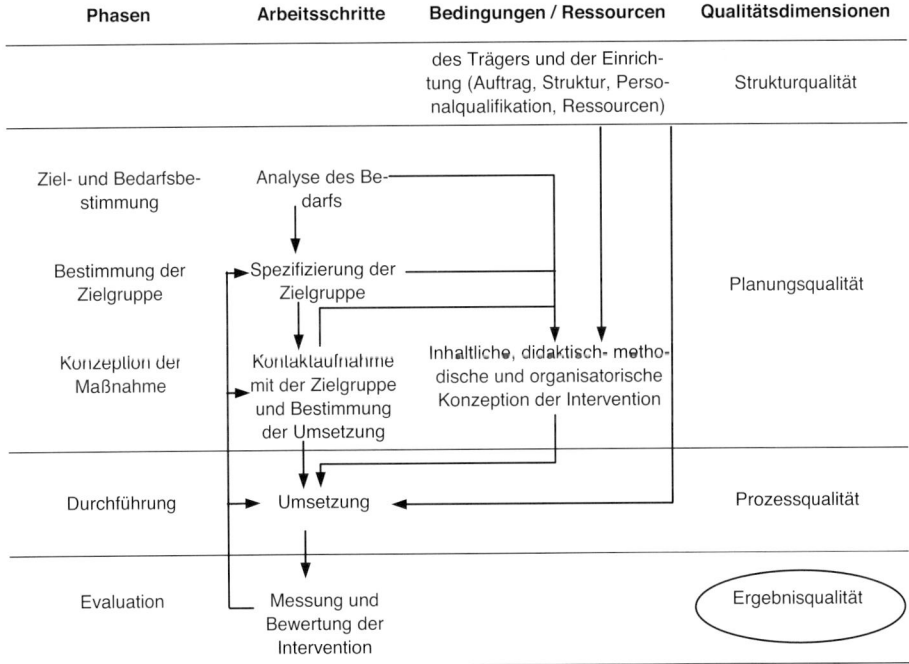

Abbildung 1: Phasen präventiver / gesundheitsfördernder Interventionen und Ansatzpunkte für ein Qualitätsmanagement (Quelle: modifiziert nach Sachverständigenrat, 2001, S. 118)

Abbildung 1 ordnet die Phasen präventiver und gesundheitsfördernder Interventionen den jeweiligen Aufgaben und Qualitätsdimensionen zu und zeigt Ansatzpunkte für ein Qualitätsmanagement auf. Die aus dem Feld „Messung und Bewertung der Intervention" nach oben weisenden Pfeile sollen ausdrücken, dass die gewonnenen Erfahrungen für eine Neu- oder Feinjustierung der Zielgruppenbestimmung und Umsetzungsstrategie nutzbar gemacht werden sollten (Regelkreis).

3 Qualitätsvorgaben der GKV-Spitzenverbände für die Primärprävention

Die von den Spitzenverbänden der Krankenkassen gemeinsam und einheitlich beschlossenen prioritären Handlungsfelder und Kriterien für Maßnahmen der Primärprävention sind in dem so genannten GKV-Leitfaden Prävention ausführlich beschrieben.[3] Die Spitzenverbände (in Zukunft der GKV-Spitzenverband) werden bei der Erstellung und Weiterentwicklung des Leitfadens von einer Expertenkommission beraten. Die Kommission gibt auch zur Implementierung zweckmäßiger Verfahren der Dokumentation, Evaluation und des Qualitätsmanagements Empfehlungen ab. Die Krankenkassen haben sicherzustellen, dass die von ihnen erbrachten bzw. finanzierten Leistungen den Anforderungen des GKV-Leitfadens entsprechen. Anbieter primärpräventiver Maßnahmen haben den Krankenkassen die zur Förderung beantragte Maßnahme jeweils in strukturierter Form darzulegen. Die Krankenkasse befindet dann über eine Förderung auf Grundlage der im Folgenden vorgestellten Kriterien nach pflichtgemäßem Ermessen unter Beachtung des Wirtschaftlichkeitsgebots.

3.1 Differenzierung der Leistungen: Settingansatz vs. individueller Ansatz

Da der Gesetzesauftrag des §20 SGB V insbesondere die Reduktion der sozial bedingten Ungleichheit von Gesundheitschancen beinhaltet, sind die Leistungen vorrangig auf Personen mit sozialen Benachteiligungen zu konzentrieren. Gleichzeitig müssen Leistungen selbstverständlich allen Versicherten zur Nutzung offen stehen – abhängig von ihrem individuellen präventiven Bedarf und unabhängig von ihrem Sozialstatus oder ihrer Erreichbarkeit in bestimmten Lebensbereichen. Um dieser doppelten Anforderung gerecht zu werden, beschreibt der GKV-Leitfaden Prävention zwei grundlegende Ansätze bzw. Zugangswege für Interventionen: den individu-

---

[3] Arbeitsgemeinschaft (2008a): Der Leitfaden zur Umsetzung von §§20 und 20 a SGB V ist seit seiner erstmaligen Verabschiedung am 21. Juni 2000 bereits viermal im Konsens mit der Beratenden Kommission unabhängiger Expertinnen und Experten aktualisiert worden. Die zurzeit gültige Fassung datiert vom 2. Juni 2008 (Download: www.GKV-Spitzenverband.de (Rubrik Vertragspartner/Prävention).

ellen Ansatz (Kurse, Gruppenberatungen), der in erster Linie auf den einzelnen Menschen und sein Verhalten ausgerichtet ist, sowie den Setting- oder Lebenswelt-Ansatz, der statt auf Individuen auf Lebensbereiche abzielt und eine Förderung der Gesundheit primär über Strukturbildung in den jeweiligen Settings anstrebt.[4]

3.2 Settingansatz

Insbesondere für sozial benachteiligte Versicherte empfiehlt der GKV-Leitfaden die Nutzung spezifischer, niederschwelliger Zugangswege. Settingansätze sind deshalb besonders erfolgversprechend, weil die jeweiligen Maßnahmen im direkten Lebensumfeld der Menschen (in der Kindertagesstätte, in der Schule, am Arbeitsplatz, in der Gemeinde etc.) durchgeführt werden. Durch den Zugangsweg über Settings können sozial Benachteiligte mittels aufsuchender Information und Intervention gut erreicht werden. Da in diesen Settings nicht nur sozial Benachteiligte anzutreffen sind, wird hierbei zugleich jede Form einer kontraproduktiven Stigmatisierung vermieden.

Settingansätze zielen darauf ab, unter aktiver Partizipation der Betroffenen die jeweiligen Gesundheitspotenziale im Lebensbereich zu ermitteln und im Setting einen Prozess geplanter organisatorischer Veränderungen anzuregen und zu unterstützen, der über die Schaffung gesundheitsgerechterer Verhältnisse und Stärkung persönlicher Handlungskompetenzen (Empowerment) die gesundheitliche Situation der Betroffenen nachhaltig verbessert.

Der GKV-Leitfaden Prävention definiert generelle Qualitätskriterien für Leistungen nach dem Settingansatz (siehe Tab. 1). Für die Settings „Kindertagesstätte", „Schule" und „Kommune/im Stadtteil" werden speziell auf diese Bereiche zugeschnittene Kriterien formuliert.

Strukturqualität

Primärprävention nach dem Settingansatz ist eine gesamtgesellschaftliche Aufgabe, die auf das Zusammenwirken und die gemeinschaftliche Bereitstellung von Ressourcen aller für das jeweilige Setting Verantwortung tragenden Akteure angewiesen ist. Die GKV als alleiniger Akteur wäre hier vollständig überfordert. Dementsprechend bildet z.B. im Falle der „gesundheitsfördernden Schule" die aktive Einbindung und Mitwirkung des Schulträgers, der Schulaufsicht und des Lehrpersonals

---

[4] Als „Settings" werden diejenigen Lebensbereiche bezeichnet, in denen die Menschen einen großen Teil ihrer Zeit verbringen (Arbeitsplatz, Schule, Wohnort etc.), die einen starken Einfluss auf die Gesundheit besitzen und in denen die Bedingungen von Gesundheit und Krankheit auch aktiv beeinflusst und gestaltet werden können. Die Arbeit in Netzwerken, die von WHO und EU in den letzten Jahren stark gefördert wird, basiert auch auf dem Settingansatz. Erkenntnisse zur Wirksamkeit des Settingansatzes wurden zunächst in der betrieblichen Gesundheitsförderung gewonnen.

ein wesentliches Erfordernis der Strukturqualität. Der Beschluss zum Einstieg in einen Gesundheitsförderungsprozess sowie das Zusammenwirken der Verantwortlichen sollten möglichst verbindlich gestaltet und institutionalisiert werden, z.B. durch Beschlüsse von Entscheidungsgremien (z.B. Schulkonferenz) und die Etablierung von Strukturen für die Projektsteuerung (AG Gesundheit/Projektteam). Diese Vorgehensweisen und Strukturen haben sich insbesondere in der betrieblichen Gesundheitsförderung bewährt. Ihre Institutionalisierung hat sich auch als ein geeigneter Schutz gegen den „Strohfeuer-Effekt", d.h. das Versiegen der Aktivitäten nach Auslaufen der Förderung erwiesen. Ferner sollen sich die Verantwortlichen aktiv in einen einrichtungsübergreifenden Erfahrungsaustausch einbringen, im Falle der gesundheitsfördernden Schule z.B. durch Mitarbeit an Landes- oder Regionalnetzwerken von Schulen, die in der Prävention und Gesundheitsförderung besonders engagiert sind. Die Träger von Einrichtungen, die sich um Mittel der GKV zur Primärprävention bewerben, haben sich auch finanziell mit einem angemessenen Anteil von Eigen- bzw. anderweitig beschafften Drittmitteln – auch in Form geldwerter Leistungen – an den Projektkosten zu beteiligen. Dies erhöht das Interesse am Projekterfolg und bildet das finanzielle Pendant zur gesamtgesellschaftlichen Verantwortung.

Planungsqualität

Settingansätze sollen einen integrierten Ansatz der Verhaltens- und Verhältnisprävention verfolgen. Im Setting „Schule" heißt das, dass die Schule nicht nur Zugangsweg ist (dies wäre „Gesundheitsförderung im Setting", Rosenbrock, 2004), sondern selbst Gegenstand gesundheitsförderlicher Umgestaltung sein sollte („Entwicklung eines gesundheitsfördernden Settings"). Der Projektplan soll auf einer fundierten Bedarfsanalyse – möglichst basierend auf Daten der Gesundheitsberichterstattung sowie Befragungen der Zielgruppen – aufbauen, um die inhaltliche Schwerpunktbildung nachvollziehbar zu begründen.

Der sozialkompensatorische Auftrag aus §20 SGB V erfordert, die Maßnahmen vorrangig auf Settings mit einem überproportionalen Anteil sozial benachteiligter Menschen auszurichten. In diesem Sinne geeignete Settings sind z.B. Kindertagesstätten, Grund-, Haupt-, Gesamt-, Sonder- und Berufsschulen, Stadtteile/Kommunen mit einem niedrigen durchschnittlichen Pro-Kopf-Einkommen bzw. hohem Arbeitslosen-, Sozialhilfe- oder Migrantenanteil, Einrichtungen/Heime mit einem hohen Anteil von Personen mit einem niedrigen sozialen Status.

Hinsichtlich der förderfähigen Maßnahmekonzepte macht der GKV-Leitfaden Prävention primär methodische Vorgaben. Wichtig ist, dass die Verantwortlichen

Tabelle 1: Qualitätsanforderungen an Maßnahmen nach dem Settingansatz
(Quelle: Eigene Darstellung nach Arbeitsgemeinschaft, 2008a)

Qualitäts-dimension		Anforderungen des GKV-Leitfadens Prävention
STRUKTURQUALITÄT		▪ Zusammenwirken der originär zuständigen Träger mit Krankenkassen und ggf. weiteren Partnern ▪ Verbindlicher Beschluss der Verantwortlichen für das jeweilige Setting zum Einstieg in einen Gesundheitsförderungsprozess ▪ Schaffung einer geeigneten Steuerungsstruktur ▪ Vernetzung ähnlicher oder gleichartiger Projekte zwecks Erfahrungsaustausch und gegenseitiger Unterstützung
PLANUNGSQUALITÄT	Bedarf und Ziel	▪ Bedarfsnachweis für die beantragten Aktivitäten (z.B. durch Daten der Gesundheitsberichterstattung und/oder Zielgruppenbefragungen) ▪ Gesundheitsfördernde Gestaltung von Lebensräumen als Ziel (keine isolierte Verhaltensprävention)
	Zielgruppe	▪ Konzentration auf Settings mit einem überproportionalen Anteil von Personen mit sozial bedingt ungünstigeren Gesundheitschancen („sozial Benachteiligte")
	Konzeption	▪ Einbindung der Verantwortlichen für das Setting in die Planung und Steuerung der Maßnahmen ▪ Aktive Einbeziehung der Zielgruppen in die Planung ▪ Befähigung der Zielgruppe zu gesundheitsförderlichem Verhalten kombiniert mit gesundheitsförderlicher Umgestaltung von Strukturen und Organisation innerhalb des Settings ▪ Krankheitsprävention kombiniert mit Stärkung gesundheitsfördernder und -schützender Rahmenbedingungen ▪ Nutzung vorhandener Strukturen kassenartenübergreifender Organisation für die Auswahl und Begleitung geeigneter Projekte und die Qualitätssicherung (z.B. Kooperationsverbund Gesundheitsförderung bei sozial Benachteiligten)
PROZESSQUALITÄT		▪ Durchführung der bewilligten Intervention gemäß Projektplan ▪ Regelmäßige Reflexion und Bewertung von Verlauf und (Zwischen-)Ergebnissen durch das Projektteam
ERGEBNISQUALITÄT		▪ Ermittlung der Wirksamkeit der Intervention auch unter dem Gesichtspunkt der Verstetigung/Nachhaltigkeit ▪ Bereitschaft der für das Projekt Verantwortlichen zur Mitwirkung an den von Krankenkassen und ihren Verbänden initiierten Evaluationen

für das jeweilige Setting sowie die Zielgruppe(n) in die Maßnahmeplanung aktiv einbezogen waren und das Konzept verhaltens- und verhältnispräventive Maßnahmebestandteile sinnvoll kombiniert. Für die Identifikation geeigneter Maßnahmen, ihrer Anpassung an die Bedingungen der jeweiligen Institution und die Begleitung der Durchführung empfiehlt der GKV-Leitfaden die Nutzung vorhandener kassenartenübergreifender Strukturen wie z.B. des „Kooperationsverbundes Gesundheitsförderung bei sozial Benachteiligten", eines Gemeinschaftsprojekts von GKV und öffentlicher Hand im Rahmen der Primärprävention (Lehmann et al., 2006).

Im Setting „Schule" empfiehlt der Leitfaden z.B. Befragungen von SchülerInnen, Lehrkräften und Eltern, die Etablierung von Steuerungsgruppen („Schulprojektteam", s.o. Strukturqualität), die Einbeziehung von gesundheitsfördernden Elementen in den Lehrplan sowie die gesundheitsförderliche (Um-)Gestaltung von Räumlichkeiten, Mahlzeiten und der Zeitstruktur des Unterrichts. Insgesamt ist festzustellen, dass die Förderkriterien für den Settingansatz den Akteuren vor Ort ein hohes Maß an Definitionskompetenz über die durchzuführenden Maßnahmen zugestehen. Keinesfalls sollen von Außenstehenden konzipierte Maßnahme den jeweiligen Settings „übergestülpt" werden.

Prozess- und Ergebnisqualität

Diese Inpflichtnahme der Verantwortlichen der jeweiligen Settings kommt auch in den Kriterien des GKV-Leitfadens hinsichtlich der Prozess- und Ergebnisqualität zum Ausdruck. So verlangt der Leitfaden die regelmäßige Reflexion und Bewertung des Projektverlaufs und seiner (Zwischen-)Ergebnisse innerhalb des Projektteams (im Bedarfsfall mit externer Unterstützung durch Vertreter der fördernden Krankenkassen) sowie die Ermittlung der Wirksamkeit der Intervention (auch unter dem Gesichtspunkt der Nachhaltigkeit). Verlangt wird ferner die Bereitschaft der für das Projekt Verantwortlichen zur Beteiligung an von den Krankenkassen und ihren Verbänden initiierten Evaluationen. Die Prozess- und Ergebnisqualität selbst kann naturgemäß erst im Zuge der Durchführung bzw. nach Abschluss der Aktivitäten bestimmt werden (siehe hierzu Abschnitt 4.2).

3.3 Individueller Ansatz

Strukturqualität

Alle primärpräventiven Maßnahmen des individuellen Ansatzes müssen nach dem GKV-Leitfaden Prävention von Fachkräften mit einem staatlich anerkannten Abschluss im jeweiligen Fachbereich durchgeführt werden. Diese müssen neben ihren Abschlüssen auch über Berufserfahrung im jeweiligen Bereich, pädagogische, insbesondere sozialpädagogische sowie methodisch-didaktische Kompetenzen verfügen. In den meisten Handlungsfeldern sind daneben noch weitere fachspezifische Zusatzqualifikationen (z.B. Rückenschullehrerlizenz, Zusatzqualifikation in Ernährungsberatung, Stressbewältigung u.ä.) erforderlich. Darüber hinaus müssen alle Anbieter eine spezielle Einweisung in das durchzuführende Programm durchlaufen haben. Einer hohen Strukturqualität dienen ferner die Erfordernisse weltanschaulicher Neutralität der Angebote, einer angemessenen Gruppengröße und geeigneter Räumlichkeiten. Berufsgruppen mit einem wirtschaftlichen Interesse am Verkauf von Begleitprodukten (z.B. Formula-Diäten, Nahrungsergänzungsmittel) können keine Leistungen nach dem individuellen Ansatz zu Lasten der GKV erbringen.

Planungsqualität

Da die primärpräventiven Leistungen bei äußerst begrenzten finanziellen Mitteln den allgemeinen Gesundheitszustand verbessern sollen, ist eine Konzentration auf vorrangige präventive Bereiche („prioritäre Handlungsfelder") und Zielgruppen erforderlich. Daher haben die Spitzenverbände am gesundheitlichen Bedarf der Versicherten orientierte Handlungsfelder definiert. Hierfür wurden auf der Basis der zur Verfügung stehenden Datenquellen (Statistisches Bundesamt, 1998; Robert-Koch-Institut, 2006) zunächst Krankheitsbilder von besonderer epidemiologischer Bedeutung im Hinblick auf Morbidität, Mortalität und Kosten bestimmt. Hierzu gehören Herz-Kreislauf-Erkrankungen, Diabetes mellitus Typ 2, Colon-, Rektum- und Lungenkarzinom, muskuloskelettale Erkrankungen sowie Depressionen und Angststörungen. Auf dieser Grundlage hat sich die GKV für die primärpräventiven Handlungsfelder Bewegungsgewohnheiten, Ernährung, Stressbewältigung/Entspannung sowie Suchtmittelkonsum (vor allem im Hinblick auf die legalen Drogen Tabak und Alkohol) verständigt.

Diesen Handlungsfeldern müssen die Leistungen der Krankenkassen thematisch zugeordnet sein. Der GKV-Leitfaden Prävention spricht sich für die Verknüpfung von Maßnahmen aus unterschiedlichen Handlungsfeldern (in Abhängigkeit vom Bedarf der Zielgruppe) anstelle einer monofaktoriellen Risikoorientierung aus und fordert die Einbeziehung gesundheitsförderlicher (ressourcenstärkender) Elemente (z.B. im Handlungsfeld „Bewegungsgewohnheiten" die Stärkung physischer und psychosozialer Gesundheitsressourcen und die Bindung an gesundheitssportliche Aktivitäten).

Neben der Konzentration auf vorrangige Handlungsfelder ist eine Ausrichtung auf Personen mit einem hohen Bedarf an den entsprechenden Leistungen erforderlich. Die Zielgruppen der Leistungen bestehen daher aus Personen, die Risikofaktoren für die o.g. Erkrankungen – mit (noch) nicht krankheitswertiger Ausprägung – aufweisen. Dabei ist von den Krankenkassen ein besonderes Augenmerk auf Personen in benachteiligter sozialer Lage zu richten. Hierzu sollen die Zugangswege möglichst genau auf die Erreichung der vorgesehenen Zielgruppe(n) ausgerichtet sein, z.B. durch direkte Anschreiben, die Ansprache über Kooperationspartner, die von der Zielgruppe besonders frequentiert werden oder eine aufsuchende Beratung. Personen in benachteiligter sozialer Lage sollten die Leistungen möglichst ohne eigene finanzielle Vorleistungen in Anspruch nehmen können, indem die Krankenkassen die Kosten der Maßnahme nach vorheriger Bewilligung direkt übernehmen (statt die vom Versicherten vorgestreckten Kosten nachträglich zu erstatten).

Alle förderfähigen Maßnahmen müssen evidenzbasiert sein, d.h. ihre prinzipielle Wirksamkeit muss in wissenschaftlichen Studien und/oder Metaanalysen erwiesen sein. Ist dies nicht der Fall, dürfen die entsprechenden Leistungen von den Krankenkassen nicht gefördert werden. Beispielsweise führte die mangelnde wissenschaftliche Evidenz von Rückenschulen traditioneller Prägung mit stark edukativer Ausrichtung z.B. auf „richtiges" Stehen, Sitzen und Tragen (Lühmann et al., 1997) zur Umstrukturierung des Handlungsfelds „Bewegungsgewohnheiten" im GKV-Leitfaden durch Ausrichtung auf wirksame, evidenzgesicherte Maßnahmeinhalte (Bös & Brehm, 2006). Für die Formulierung der entsprechenden Leistungskriterien ziehen die Spitzenverbände über die Beratende Kommission hinaus anlass- und handlungsfeldbezogen jeweils die führenden Experten und Expertinnen der jeweiligen Bereiche zur Unterstützung heran. Die Umstrukturierung des Handlungsfeldes Bewegungsgewohnheiten im Jahr 2003 bildete den Anlass für die evidenzorientierte Umstrukturierung der Inhalte der herkömmlichen Rückenschulen durch Erarbeitung eines gemeinsamen Curriculums der Verbände der Rückenschullehrer, ausgerichtet an den Kernzielen von Gesundheitssport (Konföderation der deutschen Rückenschulen, 2006).

Entsprechend dem Wirtschaftlichkeitsgebot ist die Förderung im Bereich des individuellen Ansatzes wegen der größeren Breitenwirkung auf Gruppenangebote (Kurse) beschränkt. Im Gruppenrahmen können sich die TeilnehmerInnen darüber hinaus wechselseitig bei den erforderlichen Verhaltensänderungen unterstützen und motivieren. Alle förderfähigen Maßnahmen müssen ferner aus einer Mischung aus Wissensvermittlung und praktischen Übungen bestehen und ein besonderes Augenmerk auf die Beibehaltung und Verstetigung des geänderten Gesundheitsverhaltens im Alltag richten. Dies ist umso wichtiger, als die Krankenkassen keine dauerhafte Inanspruchnahme fördern können, sondern die Maßnahmen auf nicht mehr als zwei Kurse pro Versicherten aus verschiedenen Handlungsfeldern von jeweils 8-12 Unterrichtseinheiten begrenzt sind. Im Ausnahmefall können die Maßnahmen für besondere Zielgruppen, die nicht an regelmäßigen Kursangeboten teilnehmen können, auch als Block- bzw. Kompaktangebote umgesetzt werden. Dabei dürfen die Krankenkassen selbstverständlich nur die Maßnahmen als solche, nicht jedoch Bewirtungs- und Übernachtungskosten finanzieren.

Tabelle 2: Qualitätsanforderungen an Maßnahmen nach dem individuellen Ansatz
(Quelle: Eigene Darstellung nach Arbeitsgemeinschaft, 2008a)

Qualitäts-dimension		Anforderungen des GKV-Leitfadens Prävention
STRUKTURQUALITÄT		<ul><li>Leistungserbringung durch Fachkräfte mit einem staatlich anerkannten Abschluss im jeweiligen Fachbereich (handlungsfeldabhängig ggf. Zusatzqualifikationen notwendig), Berufserfahrung, pädagogischen, insbesondere sozialpädagogischen sowie methodisch-didaktischen Kompetenzen sowie einer Einweisung in das Programm</li><li>Ausschluss von Berufsgruppen mit wirtschaftlichem Interesse am Verkauf von Begleitprodukten (z.B. Diäten)</li><li>Weltanschauliche Neutralität</li></ul>
PLANUNGSQUALITÄT	Bedarf und Ziel	<ul><li>Auswahl präventiver Handlungsfelder aufgrund von Prävalenz und Kosten von Krankheiten und Todesursachen („Big Killers", „Big Cripplers")</li><li>Reduktion der Auftretenswahrscheinlichkeit epidemiologisch bedeutsamer Erkrankungen durch Senkung der ihnen zugrunde liegenden Risikofaktoren</li><li>Stärkung (krankheitsunspezifischer) physischer, psychischer und sozialer Ressourcen (Widerstandsfaktoren)</li></ul>
	Zielgruppe	<ul><li>Personen mit Risikofaktoren für eine oder mehrere der epidemiologisch bedeutsamen Erkrankungen</li><li>Darunter insbesondere: Personen in sozial benachteiligter Lage-Nutzung geeigneter Zugangswege (z.B. zielgruppenspezifische Medien, Direct-Mailing usw.) und Abbau (z.B. finanzieller) Teilnahmebarrieren</li><li>Beachtung von Kontraindikationen für eine Teilnahme (z.B. Vorliegen einer Erkrankung, auf deren Verhütung die Maßnahme zielt)</li></ul>
	Konzeption	<ul><li>Sicherstellung hoher Wirksamkeit durch:<ul><li>Beschränkung auf evidenzgesicherte „Präventionsprinzipien"</li><li>Wissenschaftlicher Wirksamkeitsnachweis des verwendeten Konzepts</li><li>Fixierung von Zielen, Inhalten und Methoden aller Übungseinheiten in verbindlichem Trainermanual</li></ul></li><li>Gruppenberatung</li><li>Verbindung von Wissensvermittlung und praktischen Übungen</li><li>Förderung des Transfers und der Verstetigung von geänderten Verhaltensweisen in den Alltag</li></ul>
PROZESSQUALITÄT		<ul><li>Durchführung der Intervention entsprechend dem bewilligten Konzept (Trainermanual)</li><li>Verantwortung des Anbieters zum Ausschluss von Personen mit Kontraindikationen</li></ul>
ERGEBNISQUALITÄT		<ul><li>Bereitschaft des Anbieters zur Mitwirkung an von Krankenkassen und ihren Verbänden initiierten Evaluationen</li></ul>

Prozess- und Ergebnisqualität

Anbieter primärpräventiver Maßnahmen setzen das von der Krankenkasse bewilligte Konzept um und achten besonders darauf, dass an den Maßnahmen keine Personen teilnehmen, bei denen Kontraindikationen vorliegen. Schließlich müssen sie sich bereit erklären, an den von Krankenkassen oder ihren Verbänden initiierten Evaluationen teilzunehmen. Die Qualitätsanforderungen an Maßnahmen nach dem individuellen Ansatz sind zusammenfassend in Tab. 2 dargestellt.

4 Monitoring und Erfolgskontrolle der Leistungen

4.1 Leistungsdokumentation

Die GKV-Spitzenverbände haben in Zusammenarbeit mit ihren Mitgliedskassen und dem Medizinischen Dienst auf freiwilliger Basis ein Dokumentationssystem aufgebaut, das für die Krankenkassen, ihre Verbände, aber auch die Wissenschaft, die Öffentlichkeit und die Politik Transparenz über die erbrachten Leistungen herstellt. Die Leistungsdokumentation basiert auf einer Vollerhebung aller von den Krankenkassen erbrachten primärpräventiven Leistungen in den Bereichen „individueller Ansatz", „außerbetrieblicher Settingansatz" und „betriebliche Gesundheitsförderung". Während die Dokumentation des individuellen Ansatzes die Inanspruchnahme der Kursangebote in quantitativer Hinsicht abbildet (Anzahl der geförderten Kursteilnahmen nach Alter und Geschlecht der TeilnehmerInnen sowie der Art des Angebots), fließen in die Dokumentation der Leistungen des Settingansatzes neben quantitativen Merkmalen (Anzahl der durchgeführten Projekte nach Settings und Zahl der erreichten Personen, Laufzeiten, inhaltliche und methodische Ausrichtung der Maßnahmen) auch qualitative Parameter ein (Art der Bedarfserhebung, Art der Partizipation der Zielgruppen und Setting-Verantwortlichen, Vernetzung mit externen Kooperationspartnern, Art der Projektsteuerung und der durchgeführten Erfolgskontrollen). Die fördernden Krankenkassen melden die Maßnahmen anhand der genannten Kriterien in kassenartenübergreifend einheitlicher Form an ihre jeweiligen Spitzenverbände. Diese stellen sie dem Medizinischen Dienst (MDS) in aufbereiteter Form zur Auswertung zur Verfügung. Die Spitzenverbände der Krankenkassen und der MDS publizieren die Ergebnisse der Dokumentation in einem jährlichen Präventionsbericht (Arbeitsgemeinschaft und MDS, 2008). Jeder Spitzenverband informiert seine Mitgliedskassen über die Besonderheiten der kassenartenspezifischen Ergebnisse.

4.2 Leistungsevaluation

Die Leistungsdokumentation lässt mit ihrer Ausrichtung auf die Quantität und ausgewählte Parameter der Struktur, Planungs- und Prozessqualität die Frage nach der Ergebnisqualität der erbrachten Leistungen naturgemäß unbeantwortet. Diese Lücke wird durch ein System gemeinsamer und einheitlicher Instrumente und Verfahren der Evaluation geschlossen, das die GKV-Spitzenverbände zwischen 2003 und 2008 entwickelt haben (Auftragnehmer: Institut und Poliklinik für Medizinische Psychologie des Universitätsklinikums Hamburg Eppendorf und GESOMED – Gesellschaft für sozialwissenschaftliche Forschung in der Medizin mbH, Freiburg). Das inzwischen konzeptionell fertig gestellte Evaluationssystem soll in erster Linie die mit den Maßnahmen erzielten Gesundheits- und Gesundheitsverhaltenseffekte abbilden und ist auf möglichst einfache Handhabung im Routineeinsatz der Krankenkassen angelegt (Arbeitsgemeinschaft, 2008b, c, d). Dies führte zu der Entscheidung, die Präventionsmaßnahmen im Vorher-Nachher-Vergleich mit Follow-Up (Katamnese) und nicht mit Hilfe eines Kontrollgruppendesigns zu evaluieren. Bei der Fragebogengestaltung wurde darauf geachtet, dass die bei den Teilnehmern erhobenen Merkmale so weit wie möglich auf Normdaten aus der nationalen Gesundheitsberichterstattung (z.B. nationaler Gesundheitssurvey) beziehbar sind. Ferner werden in dem Evaluationssystem in den verschiedenen Handlungsfeldern und Settings möglichst die gleichen Skalen eingesetzt.

Das GKV-Evaluationssystem für den Individualansatz der Primärprävention beinhaltet die folgenden Instrumente (Arbeitsgemeinschaft, 2008b):

- Dokumentationsbogen für Kurse des Individualansatzes, einmalig für jeden Kurs auszufüllen durch den/die Kursleiter/in: thematische Zuordnung des Kurses zu einem Handlungsfeld und Präventionsprinzip, Beginn und Ende des Kurses, Teilnehmeranzahl zu Beginn und Ende, Krankenkasse, Kontaktdaten der Kursleiter.

- Eingangsfragebogen für Gesundheitskurse, auszufüllen von den TeilnehmerInnen im ersten Kurstreffen: Informationsquelle über den Kurs (Zugangsweg), Kursteilnahme im letzten Jahr, Gesundheitsverhalten (Bewegung, Ernährung und Entspannung), gesundheitliche Lebensqualität (Auszug aus SF 36), Krankheitstage in den letzten 6 Monaten, Körpergröße, tatsächliches und Wunschgewicht, Anzahl besuchter Kurstreffen, berufliche Position, Geschlecht, Geburtsdatum (Jahr für Alter und gemeinsam mit Tag/Monat als Codenr. zur Verknüpfung der Bögen von Eingangs, Schluss- und Nachbefragungsbögen), Schulabschluss, Krankenkasse.

- Schlussfragebogen für Gesundheitskurse, auszufüllen von den TeilnehmerInnen im letzten Kurstreffen: Subjektive Erfolgseinschätzung, wahrgenommene Strukturqualität (Ankündigung, Räume, Medien, Gruppe), wahrgenommene Prozessqualität: Verständlichkeit, Vermittlung, Fragen, Alltagsbezug), Gesundheitsverhalten und gesundheitliche Lebensqualität (wie Eingangsfragebogen), Gewicht und Wunschgewicht (wie Eingangsfragebogen), Anzahl besuchter Kurstreffen, Name und Adresse für Nachbefragung.

- Nachbefragungsbogen für Gesundheitskurse, auszufüllen von den TeilnehmerInnen nach sechs Monaten (postalische Zustellung/Rücksendung): Subjektive Erfolgseinschätzung, Kursteilnahme in den letzten sechs Monaten, Gesundheitsverhalten und gesundheitliche Lebensqualität (wie Eingangsfragebogen), Krankheitstage in den letzten sechs Monaten, Gewicht und Wunschgewicht, Belastende Lebensereignisse mit Einfluss auf den Kurserfolg.

Die Fragebögen für die TeilnehmerInnen sind für Kurse aller Handlungsfelder des GKV-Leitfadens außer dem Handlungsfeld „Suchtmittelkonsum" geeignet.[5] Inhaltlich liegt der Schwerpunkt auf der Erhebung der gesundheitsbezogenen Lebensqualität in den Dimensionen Vitalität, Schmerz und psychisches Wohlbefinden und des Gesundheitsverhaltens in den Handlungsfeldern Bewegungsgewohnheiten, Ernährung und Stressbewältigung/Entspannung.

Die Fragebögen wurden umfassend an 207 Präventionskursen von Krankenkassen (102 Bewegungs-, 55 Ernährungs- und 50 Stressbewältigungskurse mit zusammen 1.651 Befragten) getestet und aufgrund der dabei gewonnenen Erfahrungen gekürzt und optimiert (Kliche et al., 2007). Bei der Fragebogenerprobung hat sich gezeigt, dass die Inanspruchnahme der Kurse problemadäquat erfolgte, d.h. TeilnehmerInnen wiesen diejenigen Gesundheitsrisiken auf, auf deren Zurückdrängung die Kurse zielten. In allen erhobenen Gesundheitsdimensionen waren signifikante Gewinne noch drei Monate nach Kursende nachweisbar. Diese stabilen „Gesundheitsgewinne" brachten den KursteilnehmerInnen eine Verbesserung von etwa drei bis neun Prozent ihrer Ausgangswerte. Alle soziodemographischen Gruppen profitierten in ungefähr gleichem Maß von den Kursen. Reliabilität, Validität, Veränderungssensitivität der verwendeten Items und Skalen sowie die Praktikabilität der Fragebögen sind durch die Testung erwiesen.

Die Instrumente zur Evaluation von Projekten zur gesundheitsfördernden Schule sind im Rahmen des von den GKV-Spitzenverbänden 2003-2008 geförderten Modellprojekt an Schulen und Kindertagesstätten „gesund leben lernen" in den Bundes-

---

[5] Die Fragen zum Tabak- und Alkoholkonsum der TeilnehmerInnen haben bei der Erprobung der Fragebögen zu hohen Antwortausfällen geführt, weil sie offenbar als indiskret empfunden wurden. Da Zahl und Anteil der Kursteilnehmer zum Thema „Suchtmittelkonsum" klein sind, wurde beschlossen, die entsprechenden Fragen in der endgültigen Fassung zu eliminieren. Für die Evaluation der Kurse zum Suchtmittelkonsum sind eigene Instrumente zu entwickeln. Mit den vorliegenden Instrumenten lassen sich aber 99% aller GKV-geförderten Präventionskurse evaluieren.

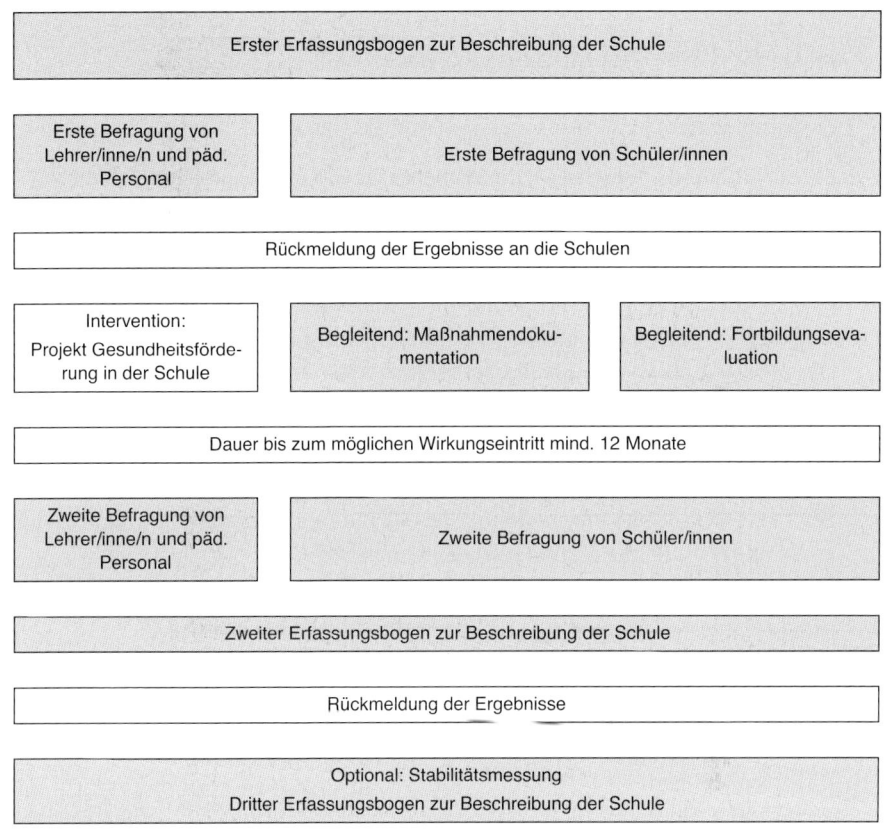

Abbildung 2: Evaluationsverfahren des Settingansatzes „Gesundheitsfördernde Schule" (Datenerhebungen sind grau hinterlegt) (Quelle: Arbeitsgemeinschaft, 2008d)

ländern Niedersachsen, Rheinland Pfalz und Sachsen-Anhalt (Sachverständigenrat 2007, S. 779-791) entwickelt und getestet worden (Arbeitsgemeinschaft, 2008d und Kliche et al., 2008).

Die Instrumente richten sich vorrangig an die projektdurchführenden bzw. -fördernden Krankenkassen, sie können aber auch von Schulen genutzt werden, die ohne externe Unterstützung Projekte zur Gesundheitsförderung durchführen. Ziel ist die Evaluation der Wirkungen des Settingansatzes in Schulen. Gesundheitsförderung im Setting Schule ist wie die betriebliche Gesundheitsförderung durch die gegenseitige Abhängigkeit verschiedener Zielebenen gekennzeichnet. Die Evaluation fokussiert daher auf die folgenden Bereiche:

1. die Verankerung von Gesundheitsförderung in den Schulen als Organisationsziel
2. die Gesamteffekte der Aktivitäten auf der Schulebene
3. die Einzeleffekte von Maßnahmen bei den daran teilnehmenden SchülerInnen, LehrerInnen und beim nichtpädagogischen Personal

Weitere Anforderungen, die an die Instrumente gestellt werden müssen, sind:

4. Eignung sowohl zur Bestandsaufnahme/Analyse zu Beginn von Projekten
5. Kürze und Prägnanz der Fragebögen durch Beschränkung auf das Wesentliche
6. so weit wie möglich Aufnahme von Items und Skalen aus den anderen Handlungsfeldern (wegen der inhaltlichen Nähe also insbesondere der Fragen aus den Instrumenten zur Evaluation der betrieblichen Gesundheitsförderung).

Das Instrumentarium für die Evaluation von Projekten und Maßnahmen zur „Gesundheitsfördernden Schule" beinhaltet die folgenden Instrumente:

- Erfassungsbogen zur Beschreibung der Schule (auszufüllen in 1 Expl. von der Projektleitung in Kooperation mit Steuerungsgruppe/Schulprojektteam)
- Rahmendaten Schule (Zahl der Klassen/Schüler/Personal/Schulart)
- Rahmendaten Gesundheit (Soziale Lage, Fehlzeiten, Unfälle)
- Rating von 51 Items zu „gesundheitsfördernden Idealzuständen" in 9 Dimensionen: Verankerung von Gesundheitsförderung, Fortbildung, Planung, Steuerung, Partizipation, Vielfalt, Vernetzung, Qualitätssicherung, Soziale Verantwortung
- Fragebogen für LehrerInnen: Arbeitszufriedenheit, gesundheitliche Beschwerden (arbeitsplatzbezogen), gesundheitliche Lebensqualität (Auszug aus SF 36: körperliche Rollenfunktion, Schmerz, Vitalität, Psyche), Tätigkeitsbezogene Belastungen, Arbeitsplatzbelastungen
- Fragebogen für SchülerInnen: Gesundheitliche Lebensqualität (Dimensionen körperliches Wohlbefinden, psychisches Wohlbefinden, Selbstwert, Familie, Freunde, Schule), persönliche Beziehungen zu Lehrkräften, Größe und Gewicht, Beschwerdenliste, Gesundheitsverhalten, Bewertung der Ausstattung
- Fortbildungsfragebogen: Ablauf, Methoden, DozentInnen, TeilnehmerInnen, Rahmenbedingungen, Lernzielerreichung, Gesamtbeurteilung, Offene Zusatzfragen (Lob/Kritik/Umsetzung), Alter, Geschlecht, Beschäftigtengruppe
- Maßnahmedokumentation: Maßnahmetitel, Zielebenen für Veränderungen, Themen, Art der Intervention, Arbeitsaufwand, errcichte Personen der Zielgruppe

- Dokumentationsbogen für Fortbildungen (auszufüllen vom Veranstalter): Rahmendaten (Zeitpunkt, Ort, Veranstalter, Dauer etc.), Zielgruppe, Teilnehmerzahl, Lernziele aus Veranstaltersicht.

Die Bearbeitung des Erfassungsbogens zur Beschreibung der Schule und die ersten Befragungen von LehrerInnen und SchülerInnen sollten im Idealfall Bestandteil einer Analysephase für die Bedarfs- und Zielbestimmung sein. Der Fragebogen für SchülerInnen wurde so konzipiert, dass er etwa ab 12 Jahren problemlos beantwortet werden kann (eventuell je nach Einschätzung der LehrerInnen auch früher).

Die Abfolge der Datenerhebungen im Zusammenhang mit dem Projektverlauf ist in Abb. 2 dargestellt. Im Projekt „gesund leben lernen", in dessen Rahmen die Instrumente entwickelt und erprobt wurden, konnten in allen organisatorischen und Gesundheitsdimensionen Verbesserungen für die beteiligten Schulen und ihre SchülerInnen erzielt und nachgewiesen werden (Kliche et al., 2008).

Zusammen mit den hier nicht erläuterten Instrumenten für die betriebliche Gesundheitsförderung liegen damit für alle Leistungsbereiche der Krankenkassen im Rahmen von §§20 und 20a SGB V wissenschaftlich erprobte Instrumente und Verfahren der Evaluation insbesondere zur Beurteilung der Ergebnisqualität vor.

5 Fazit und Ausblick: Leistungen, bestehende Probleme, Lösungsansätze

Das Qualitätssicherungskonzept der GKV sieht – wie vorstehend erläutert – bundesweit einheitliche Rahmenvorgaben für alle relevanten Qualitätsdimensionen vor, die von den Krankenkassen in ihrer Leistungspolitik eigenverantwortlich umzusetzen sind. Dieses Konzept hat sich bislang in der Praxis bewährt und wird beständig weiter entwickelt. Der von den GKV-Spitzenverbänden geschaffene Rahmen wie aber auch positive Erfahrungen und gewachsene Kompetenz bei den Krankenkassen bildeten die Grundlage für den starken Leistungsausbau in den vergangenen neun Jahren. Auch ohne expliziten gesetzlichen Auftrag stellt die GKV bundesweit Transparenz über ihre Leistungen her. Die Verbände der Krankenkassen haben darüber hinaus die konzeptionellen Grundlagen für eine systematische Erfolgskontrolle der Leistungen mittels gemeinsamer Instrumente und Verfahren entwickelt. Um die Versorgung der Versicherten mit bedarfsgerechten mit wirksamen Leistungen zur Verbesserung ihres Gesundheitszustandes und zur Reduzierung sozial bedingter gesundheitlicher Ungleichheiten weiter zu optimieren, sind über das bisher Gesagte hinaus die folgenden Aufgaben anzugehen und zu lösen:

Sicherstellung einer den Qualitätsvorgaben entsprechenden Umsetzung: Infolge der wettbewerblichen Umstrukturierung der GKV im letzten Jahrzehnt haben die Krankenkassen in ihrer Leistungspolitik neben der Qualität und gesundheitlichen Wirksamkeit einer Maßnahme immer auch deren Auswirkungen auf die Position der Krankenkasse im Wettbewerb um Versicherte im Auge. Im Kalkül der Krankenkassen spielt daher systembedingt auch die Eignung einer Leistung für die Gewinnung bzw. Haltung von wirtschaftlich erwünschten Versicherten eine wichtige Rolle. Der Wettbewerb regt dabei einerseits zu Innovationen, Versorgungsoptimierungen und Nachahmungen an, andererseits unterliegen die im GKV-Leitfaden formulierten Qualitätsmaßstäbe der Gefahr einer Untergrabung und Aufweichung durch präventionsfremde Kalküle. Die zuständigen Fach- und Entscheidungsebenen in den Krankenkassen müssen sich ihrer Verantwortung für eine qualitativ hochwertige Versorgung daher dauernd bewusst bleiben. Aufgabe der staatlichen Aufsichten in Bund und Ländern ist es, etwaige Verstöße gegen die gemeinsamen und einheitlichen Qualitätsvorgaben zu unterbinden.

Kompensation bestehender Ungleichgewichte: Die leitfadenkonforme Umsetzung der Qualitätsanforderungen allein garantiert noch keine Erfüllung des sozialkompensatorischen Auftrags aus § 20 Abs. 1 Satz 2 SGB V. Wie die Praxis zeigt, konzentrieren sich die primärpräventiven Leistungen der Krankenkassen stark auf die Kursangebote des individuellen Ansatzes und hier besonders auf Frauen und Versicherte mittleren Alters. Die Krankenkassen haben zwar auch ihre Maßnahmen nach dem Settingansatz zur Reduzierung sozial bedingter gesundheitlicher Ungleichheiten ausgebaut. Jedoch betragen die Ausgaben hierfür nur weniger als ein Zehntel des für primärpräventive Kursangebote verwendeten Betrages. Die GKV-Spitzenverbände haben in der jüngsten Leitfaden-Novellierung 2008 daher erstmals mit quantitativen Vorgaben versehene Präventions- und Gesundheitsförderungsziele zur Stärkung des Engagements von Krankenkassen insbesondere in Kindertagesstätten und Schulen für Kinder, Jugendliche und junge Eltern formuliert (Heinrich et al., 2008). Bereits aus dem Jahr 2006 datiert die Empfehlung der GKV-Spitzenverbände an die Krankenkassen, zunächst mindestens 50 Cent je Versicherten und Jahr für Maßnahmen nach dem Settingansatz außerhalb von Betrieben zu verwenden.

Ingangsetzung eines kontinuierlichen Lern- und Optimierungsprozesses: Die Prävention sollte idealerweise als „lernendes System" organisiert sein, in dem die aus der Erfolgskontrolle der Maßnahmen gewonnenen Erfahrungen für die weitere Optimierung der Angebote nutzbar gemacht werden (Regelkreis entsprechend Abb. 1). Die Verbände der Krankenkassen werben daher dafür, dass die inzwischen vorliegenden und erprobten Evaluationsinstrumente und -verfahren (Abschnitt 4.2) von den Krankenkassen auf freiwilliger Basis sowohl für das kasseninterne Qualitätsmanagement als auch zur Schaffung bundesweiter Transparenz über die gesundheitliche Wirksamkeit der geförderten Maßnahmen eingesetzt werden. Die Evaluationsinstrumente können dabei von den Krankenkassen selbstverständlich um weitere, auf die jeweilige Maßnahme bezogene spezielle Fragestellungen erweitert werden.

Ziel- und qualitätsorientierte Weiterentwicklung der rechtlichen Rahmenbedingungen: Die von der GKV geförderten Präventionsmaßnahmen müssen zwangsläufig in ihrer Wirkung begrenzt bleiben, wenn sie nicht in eine nationale Kraftanstrengung aller relevanten Akteure und unter dem Dach gemeinsamer Ziele eingebettet sind. Hierfür ist eine übergreifende gesetzliche Regelung der Prävention als gesamtgesellschaftliche Aufgabe erforderlich, die den Sozial- und Privatversicherungen sowie den staatlichen Ebenen und Ressorts klare Aufgaben und Finanzierungspflichten auf der Basis konsentierter und politisch legitimierter Präventionsziele unter Beachtung der Trägerhoheit über die Mittelverwendung zuweist. Die Präventionsträger sollten im Konsens gemeinsame Qualitätsvorgaben für alle Leistungen mit allgemeinverbindlicher Wirkung erarbeiten. Sowohl die rot-grüne Bundesregierung als auch das Bundesgesundheitsministerium haben 2005 bzw. 2007 Entwürfe für ein übergreifendes Präventionsgesetz vorgelegt (Bundesministerium für Gesundheit, 2007). Für die GKV bedauerlich waren hierin die begrüßenswerten Ansätze zur übergreifenden Zielorientierung, Koordination und Qualitätssicherung umrahmt von Regelungen, die einen Rückzug des Staates aus der Verantwortung für die Prävention durch Übertragung staatlicher Aufgaben auf die Sozialversicherung, eine teilweise staatliche Fremdbestimmung über Beitragsmittel der Versicherten sowie unnötigen Bürokratieaufbau zur Folge gehabt hätten (Stuppardt, 2006; Wanek, 2008). Da die unzulänglichen Gesetzentwürfe nicht zuletzt aufgrund von Widerständen aus dem politischen System selbst gescheitert sind, konzentrieren sich Primärprävention und Gesundheitsförderung weiterhin bei der GKV mit vergleichsweise geringer finanzieller Ausstattung und schwachen normativen Vorgaben im Hinblick auf die Qualitätssicherung. Ungeachtet der bislang ergebnislosen politischen Auseinandersetzung um das Präventionsgesetz hat die GKV ihre Leistungen in den letzten Jahren rasch ausgebaut und qualitativ weiter optimiert.[6] Es ist zu hoffen, dass die notwendigen politischen Weichenstellungen in Richtung auf mehr gesamtgesellschaftliche Verantwortung und Qualitätssicherung nicht auf Dauer

---

[6] Mit der Einführung des Gesundheitsfonds 2009 steht zu befürchten, dass die Krankenkassen ihre Präventionsleistungen nicht mehr im gleichen Tempo wie in der Vergangenheit ausbauen können, sondern sie möglicherweise sogar zurückfahren müssen: Da die Krankenkassen durch den politisch festgelegten einheitlichen Beitragssatz ihre Einnahmeautonomie eingebüßt haben und sie Zusatzbeiträge aus Wettbewerbsgründen möglichst vermeiden wollen, werden insbesondere Satzungsleistungen wie für die Primärprävention nur noch nach Maßgabe der extern vorgegebenen finanziellen Spielräume gewährt werden können.

Opfer von Reformblockaden und Ressortegoismen bleiben werden. Im Falle der (notwendigen) Wiederaufnahme von Planungen für eine trägerübergreifende Qualitätssicherung und -entwicklung ist die GKV gern bereit, ihre Vorarbeiten und Erfahrungen in diesen Prozess einzubringen.

Literatur

Arbeitsgemeinschaft der Spitzenverbände der Krankenkassen (2008a). Gemeinsame und einheitliche Handlungsfelder und Kriterien der Spitzenverbände der Krankenkassen zur Umsetzung von §§20 und 20a SGB V vom 21. Juni 2000 in der Fassung vom 2. Juni 2008, Bergisch-Gladbach Verfügbar unter: www.gkv-spitzenverband.de Rubrik: Vertragspartner/Prävention.

Arbeitsgemeinschaft der Spitzenverbände der Krankenkassen (2008b). Gemeinsame und einheitliche Evaluationsverfahren zu §20 SGB V der Spitzenverbände der Krankenkassen. Anwenderhandbuch Teil 1: Evaluation des Individuellen Ansatzes (Bewegungs-, Ernährungs- und Stressreduktionskurse) in der Fassung vom Juni 2008. Bergisch Gladbach (unveröff.).

Arbeitsgemeinschaft der Spitzenverbände der Krankenkassen (2008c). Gemeinsame und einheitliche Evaluationsverfahren zu §20 SGB V der Spitzenverbände der Krankenkassen. Anwenderhandbuch Evaluation Teil 2: Evaluation von betrieblicher Gesundheitsförderung. Vorläufige Fassung vom Juni 2008. Bergisch Gladbach (unveröff.).

Arbeitsgemeinschaft der Spitzenverbände der Krankenkassen (2008d). Gemeinsame und einheitliche Evaluationsverfahren zu §20 SGB V der Spitzenverbände der Krankenkassen. Anwenderhandbuch Evaluation Teil 3: Evaluation von Gesundheitsförderung im Setting Schule in der Fassung vom Juni 2008. Bergisch Gladbach (unveröff.).

Arbeitsgemeinschaft der Spitzenverbände der Krankenkassen und Medizinischer Dienst der Spitzenverbände der Krankenkassen e.V. (2003). Leistungen der Primärprävention und der betrieblichen Gesundheitsförderung. Essen (Eigenverlag).

Arbeitsgemeinschaft der Spitzenverbände der Krankenkassen und Medizinischer Dienst der Spitzenverbände der Krankenkassen e.V. (2008). Präventionsbericht 2007. Dokumentation von Leistungen der gesetzlichen Krankenversicherung in der Primärprävention und betrieblichen Gesundheitsförderung. Berichtsjahr 2006. Essen (Asmuth).

Bös, K. & Brehm, W. (Hg.) (2006). Handbuch Gesundheitssport. 2. vollst. überarb. u. erw. Aufl. Schorndorf: Hofmann.

Bundesministerium für Gesundheit (2007). Referentenentwurf eines Gesetzes zur Stärkung der Gesundheitsförderung und gesundheitlicher Prävention sowie zur Änderung anderer Gesetze vom 23.11.2007. Bonn: Bundesministerium für Gesundheit.

Hans, C. (2003). Die Neuformulierung des Paragraphen 20 des Fünften Sozialgesetzbuches – Eine Politikfeldanalyse. Diplomarbeit im Fach Politikwissenschaft, Freie Universität Berlin (unveröff.).

Heinrich, S., Liedtke, S. & Wanek, V. (2008). Präventions- und Gesundheitsförderungsziele der GKV. Die Krankenversicherung 60, 117-120.

Kirschner, W., Radoschewski, M. & Kirschner, R. (1996). §20 SGB V Gesundheitsförderung, Krankheitsverhütung. Untersuchung zur Umsetzung durch die Krankenkassen. St. Augustin: Asgard.

Kliche, T., Deu, A., Post, M., Weitkamp, K. & Koch, U. (2007). Gesundheitswirkungen von Prävention. Teilbericht: Prüfung der Erhebungsinstrumente zum Individualansatz – Auswertung der Katamnese auf Praktikabilität und Erfassung von Veränderungen. Universitätsklinikum Hamburg Eppendorf (unveröff.)

Kliche, T., Griebenow, B., Israel, B., Wormitt, K. & Koch, U. (2008). Gesundheitswirkungen von Prävention: Verfahrensentwicklung zur Evaluation von Maßnahmen der GKV nach §20 SGB V. Wirkungen Schulischer Gesundheitsförderung: Stabilitätserhebung für die Setting-Interventionen im Projekt „gesund leben lernen" (Niedersachsen, Rheinland-Pfalz und Sachsen-Anhalt). Universitätsklinikum Hamburg Eppendorf (unveröff.).

Konföderation der deutschen Rückenschulen (2006). Inhalte der Präventiven Rückenschule. Hannover (Eigenverlag). Verfügbar unter: www.kddr.de.

Lehmann, F., Geene, R., Kaba-Schönstein, L., Kilian, H., Meyer-Nürnberger, M., Brandes, S. & Bartsch, G. (2006). Kriterien guter Praxis in der Gesundheitsförderung bei sozial Benachteiligten. Ansätze – Beispiele – Weiterführende Informationen. Reihe Gesundheitsförderung Konkret Bd. 5. Köln: Bundeszentrale für gesundheitliche Aufklärung.

Lühmann, D., Kohlmann, T. & Raspe, H. (1997). Die Evaluation von Rückenschulprogrammen als medizinische Technologie. Deutsches Institut für Medizinische Dokumentation und Information – DIMDI. Health Technology Assessment. Bericht Nr. 1. Verfügbar unter: www.dimdi.de

Robert-Koch-Institut (2006). Gesundheit in Deutschland. Gesundheitsberichterstattung des Bundes. Berlin: Robert-Koch-Institut

Rosenbrock, R. & Gerlinger, T. (2004). Gesundheitspolitik. Eine systematische Einführung. Bern: Hans Huber.

Rosenbrock, R. (2004). Primäre Prävention zur Verminderung sozial bedingter Ungleichheit von Gesundheitschancen – Problemskizze und ein Politikvorschlag zur Umsetzung des §20 Abs. 1 SGB V durch die GKV. In R. Rosenbrock, M. Bellwinkel & A. Schröer (Hg.), Primärprävention im Kontext sozialer Ungleichheit. Wissenschaftliche Gutachten zum BKK-Programm „Mehr Gesundheit für alle". Reihe Gesundheitsförderung und Selbsthilfe Bd. 8 (S. 7-150). Bremerhaven: Wirtschaftsverlag.

Sachverständigenrat für die Konzertierte Aktion im Gesundheitswesen (2001). Gutachten 2000/2001 des Sachverständigenrates für die Konzertierte Aktion im Gesundheitswesen. Bedarfsgerechtigkeit und Wirtschaftlichkeit. Band 1: Zielbildung, Prävention, Nutzerorientierung und Partizipation. Bundestagsdrucksache 14/5660 vom 21.03.2001 (Bundesanzeiger-Verlagsgesellschaft).

Sachverständigenrat zur Begutachtung der Entwicklung im Gesundheitswesen (2007). Kooperation und Verantwortung. Voraussetzungen einer zielorientierten Gesundheitsversorgung. Gutachten 2007. Verfügbar unter: www.svr-gesundheit.de.

Schröer, A., Sochert, R. & Voß, K. D (2006). Die Entwicklung der betrieblichen Gesundheitsförderung. Prävention und Gesundheitsförderung, 1, 78-82.

Statistisches Bundesamt (1998). Gesundheitsbericht für Deutschland. Stuttgart: Metzler-Poeschel.

Stuppardt, R. (2006). Weiterentwicklung der Prävention in Deutschland. Vorstellungen der Spitzenverbände der Krankenkassen. Prävention und Gesundheitsförderung, 1, 64-71.

Walter, U. & Schwartz, F. W. (1996). Gesundheitspolitik und Gesundheitsförderung. Public Health Forum, Heft 14, 7-8.

Walter, U., Schwartz, F. W. & Hoepner-Stamos, F. (2001). Zielorientiertes Qualitätsmanagement und aktuelle Entwicklungen in Gesundheitsförderung und Prävention. In: Bundeszentrale für gesundheitliche Aufklärung (Hg.), Qualitätsmanagement in Gesundheitsförderung und Prävention. Grundsätze, Methoden und Anforderungen (S. 18-37). Köln: Bundeszentrale für gesundheitliche Aufklärung.

Wanek, V. (2008) Präventionsgesetz: Leistungsausbau oder Verschiebebahnhof? Die Krankenversicherung, 60, 48-52.

Qualitätszirkel als Instrument der Qualitätsentwicklung

Ottomar Bahrs

1 Einführung

Über die Notwendigkeit kontinuierlicher Qualitätsentwicklung besteht, nahezu unabhängig vom jeweiligen gesellschaftlichen Bereich, mittlerweile weitgehend Einigkeit. Umstrittener ist hingegen – gerade im Gesundheitssektor – was im konkreten Fall unter „Qualität" zu verstehen, wie diese zu messen und woran eine Verbesserung erkennbar ist. Der folgende Beitrag fokussiert auf den Ansatz der Qualitätszirkel, welcher der Förderung von Abstimmungsprozessen und verbesserter Zusammenarbeit höchste Bedeutung zumisst. Dieser Ansatz knüpft an Erfahrungen im (primär-)ärztlichen Bereich an, in dem Anfang der 1990er Jahre Qualitätszirkel als Verfahren der internen Qualitätsförderung etabliert wurden. Die Legitimität professionellen Handelns wird in Qualitätszirkeln an die kontinuierliche interkollegiale Überprüfung gebunden, welche kontextsensibel den unterschiedlichen Werthaltungen Rechnung trägt und ausgehend von konkreten Handlungssituationen Vorschläge für Verhaltensmöglichkeiten erarbeitet, die auch fallübergreifend genutzt werden können. Der Qualitätszirkel bietet damit einen geschützten Rahmen für die Aushandlung von Problemen aus der Alltagswirklichkeit. Befreit von Zeit- und Entscheidungsdruck können kontextspezifische Lösungen gemeinschaftlich erarbeitet werden. Die Teilnehmerinnen und Teilnehmer des Qualitätszirkels erfahren dabei reale Kooperationsmöglichkeiten, die sich als Modell eignen und im Alltag umgesetzt werden können.

Die Darstellung in diesem Text fokussiert auf Handlungssituationen, in denen Problemlösungen persönlich umgesetzt und verantwortet werden. Dies ist insbesondere in der vorwiegend kleinbetrieblich organisierten ambulanten Versorgung der Fall, in analoger Form aber zumeist auch in Gesundheitsförderung und Prävention sowie in der Sozialen Arbeit. Hier ist deshalb eine fallbezogene Reflexion auf die konkrete individuelle Tätigkeit besonders hilfreich und die persönliche Teilnahme am Qualitätszirkel unabdingbar (kein Vertretungsprinzip). Für den fallrekonstruktiv arbeitenden Qualitätszirkel (vgl. BZgA, 2005, 2008, Bahrs & Matthiessen, 2007), der Elemente der Balintgruppenarbeit aufnimmt, wurde der Terminus „Qualitätszirkel im Gesundheitswesen" (QuiG®) geprägt, der in diesem Text analog für die Qualitätszirkel in der Gesundheitsförderung und Prävention verwendet wird. In den Großorganisationen im stationären Sektor hat sich demgegenüber eine andere Arbeitsform der Qualitätszirkel herausgebildet, die sich bzgl. der Entscheidungskompetenz der Qualitätszirkel am industriellen Bereich orientiert. Qualitätszirkel werden als Problemlösegruppen verstanden, die in einem zeitlich umschriebenen Rahmen Vorschläge zur Beseitigung von vor Ort auftretenden Schwierigkeiten erarbeiten, ohne die Umsetzung selbst verantworten zu können und zu müssen. Die Entscheidung liegt bei der Betriebsleitung. Fallrekonstruktive Qualitätszirkel (QuiG®) sind in Großbetrieben noch selten, können aber insbesondere dort erfolgreich sein, wo Zirkelteilnehmer zugleich Entscheidungsträger sind – d.h. in Führungskräftezirkeln – und in sektorenübergreifenden Qualitätszirkeln.

2 Qualitätszirkel im Gesundheitswesen (QuiG®)

Qualitätszirkel sind in den 1960er Jahren als Verfahren der internen Qualitätssicherung im industriellen Bereich entstanden und haben sich in je unterschiedlichen Ausprägungen u.a. in der Verwaltung, im Bildungswesen sowie im Sozial- und Gesundheitsbereich bewährt. Erste Erfahrungen im Gesundheitsbereich wurden in der hausärztlichen Versorgung und in der Pflege gemacht. 1993 wurden Qualitätszirkel in der Qualitätssicherungsrichtlinie der Kassenärztliche Bundesvereinigung (KBV, 1993) verankert, und mittlerweile hat sich das Verfahren so etabliert, dass ca. 35-50% der niedergelassenen Ärzte regelmäßig an Zirkeltreffen teilnehmen.[1] Der themenbezogene Erfahrungsaustausch führte zunächst Einzelkämpfer gleicher Berufsgruppen zusammen, erwies sich jedoch schnell gerade an Schnittstellen der regionalen Versorgung als außerordentlich fruchtbar. Ab Mitte der 1990er Jahre entstanden interprofessionelle Qualitätszirkel unter anderem von Hausärzten und Pflegenden, in der psychosozialen Versorgung sowie in der Gesundheitsförderung und Prävention (Überblick in Bahrs et al., 2001; BZgA, 2005; Schnoor et al., 2006).

Als „Qualitätszirkel in der Gesundheitsförderung" (QuiG®) bezeichnet man den freiwilligen Zusammenschluss einer Gruppe von ca. 10-15 im Bereich der Gesundheitsförderung Tätigen, die sich über einen längeren Zeitraum (ca. 1½ Jahre) regelmäßig (ca. alle 4-6 Wochen) treffen, um die eigene Arbeit zu analysieren, sie bezüglich der Qualität zu bewerten und, falls erforderlich, gezielt zu verändern. So bietet der fallrekonstruktive Qualitätszirkel die Chance, das Angebot an gesundheitsfördernden (Dienst-)Leistungen im Sinne einer Stärkung der Ressourcen der Nutzerin-

---

[1] Nach Angaben der Kassenärztlichen Bundesvereinigung haben im Jahre 2007 ca. 57.000 niedergelassene Ärzte und Ärztinnen an den insgesamt ca. 4.600 Qualitätszirkeln teilgenommen (KBV, 2008). Die Anzahl niedergelassener Ärzte und Ärztinnen betrug zu diesem Zeitpunkt ca. 137.000 (Bundesärztekammer, 2007).

nen und Nutzer zu verbessern, und dient zugleich der Verbesserung der Arbeits- und Lebensqualität der teilnehmenden Gesundheitsförderinnen und -förderer.

Ausgegangen wird von der Grundannahme, dass das Handeln der Akteurinnen und Akteure in der Gesundheitsförderung von diesen nach bestem Wissen und Gewissen auf der Grundlage vorwiegend unausgesprochener und zum Teil nicht bewusster Regeln durchgeführt wird (tacit knowledge). Diese werden erfahrungsgemäß kaum reflektiert, jede/r hat aber ein Ideal davon, wie das eigene berufliche Handeln aussehen sollte. Auch die Institutionen haben entsprechende Vorstellungen vom Tun ihrer Mitarbeitenden. Das tacit knowledge steuert insbesondere das Routinehandeln, das in abgekürzter Form bewährte Entscheidungsstrategien anwendet – und insofern effektiv ist – gelegentlich aber auch auf anders gelagerte Situationen angewendet wird und dann ineffektiv wird. In den Zirkeldiskussionen wird nun gerade dieses Routinehandeln zum Thema gemacht. Stellt man fest, dass das tatsächliche wiederholt vom „gewünschten" Handeln abweicht, so lassen sich durch Rekonstruktion der zugrunde liegenden Regeln Lösungen für häufige Probleme finden. Möglicherweise zeigt sich dann im Qualitätszirkel, dass „abweichendes" Handeln gute Gründe haben kann, bspw. dass es bedingt ist durch den institutionellen Kontext, die jeweilige Situation oder durch die Beteiligten. Hier bieten sich Anknüpfungspunkte, die Handlungsnormen auf Grundlage des Erfahrungswissens flexibler zu gestalten bzw. weiterzuentwickeln. Haben die Abweichungen jedoch individuelle Ursachen (Wissensdefizite, Vorurteile, Kooperationsprobleme usw.), so kann aus dieser Erkenntnis die konkrete Motivation zur Verhaltensänderung entstehen, vor allem dann, wenn den Beteiligten faktisch umsetzbare Alternativen aufgezeigt werden (BZgA, 2005). Ziel der Arbeit im Qualitätszirkel ist es daher, durch konkrete Analyse des Routinehandelns die impliziten Leitvorstellungen explizit werden zu lassen und damit einen Beitrag zur Selbstaufklärung der Beteiligten zu leisten.

Der Qualitätszirkel ist ein Instrument zur Qualitätsentwicklung „von unten", weil:

- die Teilnehmenden als Experten und Expertinnen ihrer eigenen Praxis ernst genommen werden
- das Erfahrungswissen der Teilnehmenden eingebracht und aufgegriffen wird, um das professionelle Handeln weiterzuentwickeln
- Vorstellungen, die das Routinehandeln implizit leiten, explizit gemacht werden können. Dies ist deshalb so wichtig, weil diese Orientierungen den Hintergrund für regelmäßig auftretende „Fehler" einerseits und für kreative neue Problemlösungen andererseits bilden können.

Die Leitphilosophie des Qualitätszirkels ist das Optimierungsparadigma (vgl. Abb. 1). Im Qualitätszirkel wird – bis zum Beweis des Gegenteils – unterstellt, dass das jeweilige Handeln das bestmögliche unter den gegebenen Bedingungen ist. Durch diese Vorannahme wird den Beteiligten ein Vertrauensvorschuss vermittelt, der es ihnen erleichtert, eine Selbstüberprüfung und damit verbundene Fehler- und Problemfeldanalyse zuzulassen.[2] Orientiert am konkreten Handeln können so umsetzbare und an den jeweiligen Kontext angepasste Problemlösungen gemeinsam entwickelt und realisiert werden. Damit nehmen Effizienz und Effektivität des Handelns zu, was allen Beteiligten zugute kommt.

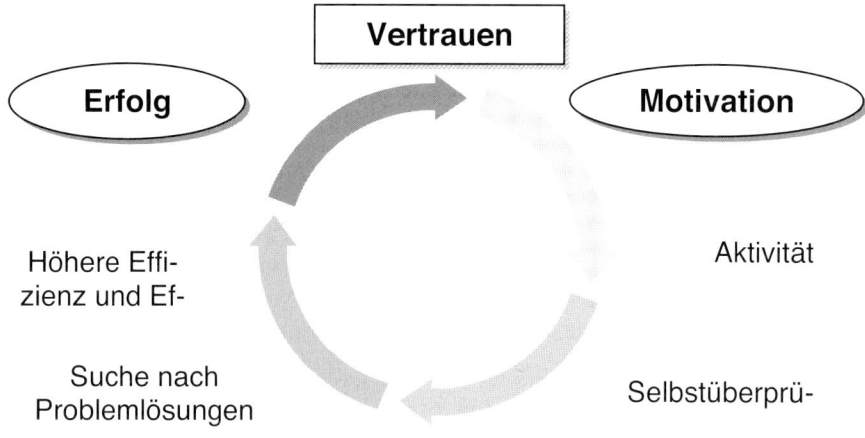

Abbildung 1: Problemlösung durch Vertrauen: Optimierungsparadigma (modifiziert nach Gerlach, 2001)

---

[2] Oftmals löst schon der Begriff „Qualitätssicherung" (Kontroll-)Ängste bei den Beteiligten aus. Dies gilt vor allem dann, wenn bei den Betroffenen der Eindruck entsteht, die Qualitätskriterien seien am grünen Tisch entstanden und werden ihnen von „oben" auferlegt. Da darunter auch die Effektivität der Qualitätsentwicklungsmaßnahmen leiden kann, empfiehlt es sich, die Kolleginnen und Kollegen im Sinne einer partizipativen Qualitätsentwicklung aktiv am Prozess zu beteiligen (vgl. Gutachten des Sachverständigenrates, 2005, Kurzfassung, Artikel 65; siehe hierzu auch den Beitrag von Wright et al. in diesem Band). Basisorientierte Verfahren („bottom-up") – vor allem Qualitätszirkel – sind dementsprechend im Gesundheitswesen besonders gut akzeptiert worden.

3 Merkmale und Prinzipien von Qualitätszirkeln

Qualitätszirkel dienen der systematischen Selbstüberprüfung des eigenen Handelns (review) im Kreis von hinsichtlich Erfahrung und Hierarchie Gleichgestellten (peers) und werden darum im angelsächsischen Sprachraum auch Peer Review Groups genannt. Sie arbeiten nach dem Motto: „Jeder Einzelne weiß viel – doch gemeinsam wissen alle mehr". Die Vorgehensweise ist systematisch und zielbezogen. Gruppenbildung, Zielsetzung und Themenfindung folgen bestimmbaren Kriterien; dem Erfahrungsaustausch liegen nachvollziehbar gewonnene Informationen zugrunde. Die Diskussion wird mit Unterstützung der Moderation strukturiert, die Ergebnisse in einem Protokoll zusammengefasst. Es werden Vereinbarungen über die Umsetzung der Ergebnisse getroffen und deren Realisierung von Zeit zu Zeit bei Bilanzierungstreffen kritisch bewertet. Grundlage der Arbeit im fallrekonstruktiven Qualitätszirkel ist der Qualitätskreislauf, ein Prozess zur kontinuierlichen Qualitätsverbesserung (ausführlich in BZgA, 2005).

Im Zentrum steht die Arbeit „am Fall", die ein exemplarisches Lernen ermöglicht. Die Teilnehmenden stellen im Qualitätszirkel Ausschnitte ihrer beruflichen Praxis vor und erarbeiten dabei Empfehlungen, von denen unmittelbar die jeweils Vorstellenden und im Hinblick auf vergleichbare Situationen auch die anderen Teilnehmenden profitieren können. Diese Arbeitsweise wird von den Beteiligten als zentrales Instrument bei der Themenbearbeitung hoch geschätzt.

4 Kreislauf der Qualitätsentwicklung im Qualitätszirkel

Grundlage der Arbeit im Qualitätszirkel ist ein Prozess zur kontinuierlichen Qualitätsverbesserung. Dieser auch als „Qualitätskreislauf" bezeichnete Prozess stellt die Basis aller Maßnahmen zur Qualitätssicherung dar und betont die Notwendigkeit eines kontinuierlichen, immer wieder durch Phasen der Evaluation gekennzeichneten Vorgehens. Dieses Prinzip findet im Qualitätszirkel durch die Fallarbeit eine besondere Akzentuierung, so dass wir das Vorgehen als „Qualitätszirkelkreislauf" bezeichnen (siehe Abb. 2).

Der Kreislauf stellt einen Orientierungsrahmen dar, die Schritte 1-8 müssen nicht ganz streng in der Reihenfolge abgehandelt werden. Es kann durchaus vorkommen, dass ein bereits durchlaufener Schritt in der weiteren Qualitätszirkelarbeit noch einmal aktuell wird. So kann die intensive Auseinandersetzung mit dem Thema im Qualitätszirkel zu Modifikationen der zuvor definierten Qualitätskriterien führen.

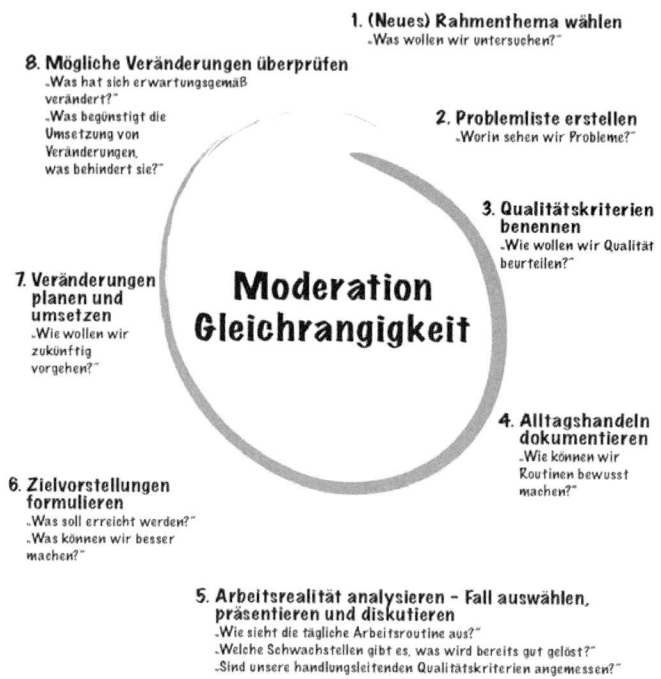

Abbildung 2: Der Qualitätszirkel-Kreislauf (BZgA, 2005)

Wie der Qualitätszirkelkreislauf in einem Qualitätszyklus umgesetzt wird, soll am Beispiel eines QuiG®s mit dem Thema „Rückenschule mit Kindern" veranschaulicht werden:

> Der Zirkel wurde vom Sachgebietsleiter für den Bereich Gesundheitsförderung eines Gesundheitsamts initiiert und moderiert. Teilnehmende waren Arzthelferinnen und Kinderkrankenschwestern, die als Mitarbeiterinnen des Gesundheitsamts den gemeinsamen Aufgabenbereich hatten, in Kindergärten und Schulen Rückenschulen für Kinder anzubieten. Diese Tätigkeit wurde im Zirkel reflektiert und gemeinsam weiterentwickelt.
>
> Das gewählte Rahmenthema wurde im Arbeitszyklus bei acht Treffen bearbeitet. Nach der gemeinsamen **Themenfindung (1)** wurde eine **Liste relevanter Probleme (2)** erstellt, die in der Alltagsarbeit auftreten (z.B. fehlende Nachhaltigkeit, Umgang mit störenden Kindern).
>
> Es folgte die Benennung relevanter **Kriterien (3)**, aufgrund derer die **Qualität** der Rückenschulen zu beurteilen sein sollte. Im Hinblick auf Nachhaltigkeit der Maßnahmen sollten die Rückenschulen z.B. Hinweise für Schülerinnen und Schüler sowie für das Lehrpersonal ge-

ben, wie diese künftig selbst Übungen machen und die Rückenschule in den Alltag integrieren könnten. Unter dem Aspekt der Zielgruppenerreichung sollten z.B. „Störer" systematisch einbezogen werden (z.B. durch Betrauung mit besonderen Aufgaben).

Vor diesem Hintergrund wurde das Alltagshandeln einer systematischen Ist-Analyse unterzogen. Die Teilnehmerinnen fertigten dazu Aufzeichnungen (Video- oder schriftliche Protokolle auf Basis teilnehmender Beobachtung) ihrer eigenen Schulungen an. Das damit **dokumentierte Alltagshandeln (4)** wurde dann bei mehreren Zirkeltreffen diskutiert. Diese kritische Reflexion nachvollziehbarer Protokolle unter Gleichrangigen – „peer review" – bildete den Kern der Qualitätszirkel-Arbeit. Die Arbeit am Fall ermöglichte eine intensive Analyse der **Arbeitsrealität (5)**, auf deren Grundlage **Ziele** definiert und **Lösungsvorschläge (6)** entworfen wurden. So durchzog die Frage, wie die Nachhaltigkeit von Rückenschulen, die von den Angestellten des Gesundheitsamts nur in großen Zeitabständen durchgeführt werden können, durch bessere Einbeziehung von Lehrenden gefördert werden kann, mehrere Zirkelsitzungen. Störende Kinder waren in keiner der aufgezeichneten Situationen erkennbar – offenbar kein häufiges, trotzdem aber als schwerwiegend empfundenes Problem.

Bei den Diskussionen wurden auch neue Probleme (5) identifiziert, die den Akteuren zuvor nicht bewusst gewesen waren. So wurde in den Videoaufzeichnungen erkennbar, dass Lehrerinnen und Lehrer oft nicht in Schulungen einbezogen waren, am Rande standen und sich die Übungen eifrig notierten, die sie später selbständig anleiten sollten. Die Interaktion zwischen Mitarbeiterinnen des Gesundheitsamts und Lehrkräften erschien gespannt und unterschwellig konkurrent. Dementsprechend wurde vorgeschlagen (6), die Lehrerinnen und Lehrer aktiv in die Schulungen einzubeziehen und eine spezifische Fortbildung für sie zu entwickeln, die auf die besondere Aufgabe als Multiplikatorin/Multiplikator vorbereitet.

Das Fortbildungskonzept wurde bei einem gesonderten Zirkeltreffen vorgestellt und diskutiert. Die Ergebnisse jedes Zirkeltreffens wurden in Protokollen zusammengefasst, die **praktische Umsetzung (7)** der Vorschläge **erprobt** und deren **Effekte überprüft (8)**. Mit der **Evaluation** wurde diese Qualitätsentwicklungssequenz vorläufig abgeschlossen. Dabei zeigte sich zudem ein ungeplanter Nebeneffekt: Einige Eltern äußerten sich kritisch darüber, dass die Rückenschule nunmehr in den Schulalltag integriert worden war. Sie befürchteten, dass dies auf Kosten des Fachunterrichts in Mathematik, Deutsch usw. erfolgt war. Der Umgang mit solchen Eltern könnte ebenfalls im Zirkel thematisiert werden („Elternarbeit") und einen **erneuten Einstieg** in den Qualitätszirkelkreislauf (1) bedeuten.

5 Qualitätsentwicklung als Prozess: Das Beispiel „Interprofessionelle Qualitätszirkel in der Pränataldiagnostik"

Thematische Entwicklung und praktische Kooperationsförderung folgen über die Falldiskussionen vermittelt einem gerichteten Prozess. Dies soll hier am Beispiel von Interprofessionellen Qualitätszirkeln in der Pränataldiagnostik vorgestellt werden.

Im Rahmen eines BZgA-geförderten Modellprojekts waren bundesweit sechs Interprofessionelle Qualitätszirkel initiiert worden, die aus in der Schwangerenversorgung tätigen Ärztinnen und Ärzten und aus psychosozialen Beraterinnen bestanden.

In Abhängigkeit von Teilnehmerwünschen wurden z.T. auch Hebammen und Seelsorgende einbezogen (Bahrs et al., 2007; BZgA, 2008). In der ersten Phase der Zirkelarbeit spielte die Aufklärung über bestehende Angebote eine große Rolle. Kooperationsprobleme schienen auch daraus zu resultieren, dass Ansprechpartner nicht ausreichend bekannt bzw. erreichbar waren. In der zweiten Phase traten Einstellungen in den Vordergrund: Kooperationsprobleme schienen in Vorbehalten gegenüber bestimmten Einrichtungen oder Personen begründet oder in der diffusen Angst Kompetenzen abzugeben. In der letzten Phase zeigte sich, dass die Kooperation die Schwangere bzw. das Paar als letzte Adressaten in Rechnung stellen muss: Bloßes Weiterleiten war oft nicht zielführend, sondern es bedurfte der persönlichen Gestaltung, damit die Vertrauensübertragung gelang. Damit wurde ein Weg für eine thematische Erweiterung der Qualitätszirkelarbeit aufgezeigt. Pränataldiagnostik kann zur Schwangerenvorsorge werden, und zur Kooperationsförderung können alle an der regionalen Versorgung Beteiligten ihren Beitrag leisten. In den Zirkeldiskussionen – wie auch in der Alltagspraxis – sind damit neben den Risiken auch die Ressourcen in den Vordergrund zu rücken: bei den professionell Handelnden ebenso wie bei den Ratsuchenden selbst.

Fallrekonstruktive Qualitätszirkel sind ein wirksames Instrument zur Reflexion und Förderung der Qualität des Alltagshandelns. Sie fokussieren auf eine Verbesserung von Prozessqualität. Die Teilnehmenden dieser QuiG®s in der Pränataldiagnostik hoben in der Abschlussbefragung hervor, durch die fallbezogene Arbeit Kooperations- und Ansprechpartner besser kennen und schätzen gelernt zu haben. Bei Beraterinnen hatte die Handlungssicherheit zugenommen, bei Ärztinnen und Ärzten Selbstreflexion und emotionale Entlastung. Beide Berufsgruppen hatten jeweils in Bezug auf das profitiert, was die andere Profession anzubieten hatte und deren je spezifisches Verständnis von Beratung kennen gelernt. Die regionalen Versorgungsstrukturen konnten nur begrenzt verändert werden: die dahingehenden Erwartungen, die bei Beraterinnen deutlich ausgeprägter waren als bei Ärztinnen und Ärzten, wurden nicht erfüllt. Dennoch entstanden über das Projektende hinaus wirkende regionale Vernetzungen, die auf Strukturveränderung zielen, diese jedoch nicht aus eigener Kraft umsetzen können (vgl. BZgA, 2008).

6 Vom Prozess zum Ergebnis: Die Entwicklung (interner) Leitlinien

Die kontinuierliche Arbeit im Qualitätszirkel führt zu Vereinbarungen bzgl. des künftigen Vorgehens, deren Geltung sich in der Regel auf die Zirkelteilnehmenden selbst beschränkt – sogenannte „interne Leitlinien" – aber auch für Dritte Empfehlungscharakter besitzen kann. Beides soll hier kurz skizziert werden.

Im Bereich der betrieblichen Gesundheitsförderung hatte sich ein Führungskräftezirkel mit dem Thema auseinandergesetzt, wie der Umgang mit Mitarbeitern mit erhöhten Fehlzeiten optimiert werden könne. Ausgangsproblem war, dass Gesundheitsgespräche regelmäßig ohne Wirkung geblieben waren und Mitarbeiter Unmut wegen befürchteter Mehrarbeit äußerten. In der Analyse von Gesundheitsgesprächen wurde die Rollenvermischung von Vorgesetztem und Gesundheitsberater deutlich: die betroffenen Mitarbeiter konnten und wollten auch gutgemeinte Tipps von Vorgesetzten nicht aufgreifen, sofern sie sich auf ihr persönliches Gesundheitsverhalten bezogen. Empfohlen wurde daher, die Rollen formal stärker zu trennen. Die Führungskräfte sollten sich auf eine im guten Sinne fürsorgliche Haltung beschränken und die – ggf. auf Verhaltensänderung zielenden – Gesundheitsgespräche an Fachkräfte delegieren, die Vertrauensschutz zusichern könnten. In dem entwickelten Leitfaden für Gesundheitsgespräche waren daher auch Hinweise aufzunehmen, wie mit evtl. konfligierenden Informationsinteressen umzugehen ist.[3]

Während sich die im Führungskräftezirkel erarbeitete Leitlinie auf den Betrieb selbst beschränkte, stellt der in berufsgruppenübergreifenden Qualitätszirkeln in der Primärversorgung erarbeitete Bilanzierungsdialog ein Modell dar, das über den Bereich der Teilnehmenden hinausgehende Geltung erlangen könnte. Der Gesprächstyp wurde im Rahmen eines vom AOK-Bundesverband geförderten Projekts als Antwort auf das Problem entwickelt, dass der Behandlungsauftrag in der Langzeitversorgung von Patienten mit chronischen Krankheiten häufig nicht geklärt, Missverständnisse ausgesprochen häufig und die patienteneigenen Ressourcen systematisch unterschätzt werden. Der Bilanzierungsdialog soll den Abgleich von Zielvorstellungen im Rahmen einer strukturierten Begegnung ermöglichen, die außerhalb der Behandlungsroutinen stattfindet (Bahrs & Matthiessen, 2007). Aufgrund der Projekterfahrungen ist die gesundheitsfördernde Potenz des Bilanzierungsdialogs plausibel (Haisch, 2007), dessen Nachhaltigkeit im Rahmen einer die Begrenztheit des Qualitätszirkels übersteigenden Evaluationsstudie zu prüfen ist.

---

[3] Der Führungskräftezirkel eignet sich hervorragend zu Qualitätsentwicklung und Evaluation gesundheitsgerechter Mitarbeiterführung, wie sie im Leitfaden Prävention der Spitzenverbände der Krankenkassen zur Umsetzung von §§20 und 20a des SGB V formuliert wurden (Arbeitsgemeinschaft der Spitzenverbände der Krankenkassen, 2008).

7 Von der Prozessoptimierung zur Strukturveränderung: Kooperationsförderung in der kommunalen Gesundheitsförderung

Gerade institutions- und berufsübergreifende Qualitätszirkel gehen typischerweise mit einer Netzwerkbildung einher, die den informellen Rahmen überschreiten kann. Zur Illustration hier das Beispiel eines Qualitätszirkels in der kommunalen Gesundheitsförderung, in dem sich Vertreter verschiedener Institutionen zusammengefunden hatten, die die psychosoziale Versorgung von älteren Menschen in einer Kleinstadt verbessern, die Gesundheitsförderungsperspektive akzentuieren und die Kooperation untereinander fördern wollten. In Abbildung 3 ist dargestellt, wie die Kooperationsbeziehungen im QuiG® selbst sichtbar wurden. Ellipsen symbolisieren, dass einer Person aus der jeweiligen Institution kontinuierlich am QuiG® teilnahm, grau ausgefüllte Symbole bringen zum Ausdruck, dass die Teilnehmenden selbst ihre eigene Arbeit am Fall vorstellten. Gerahmt dargestellte Institutionen deuten an, dass diese nicht selbst im QuiG® präsent waren, aber Kooperationen mit ihnen zum Thema wurden. Pfeile indizieren die Richtung der Kontaktaufnahme.

Die Leiterin der Koordinationsstelle für Selbsthilfe schilderte bei einer Zirkelsitzung, dass sie trotz aller Öffentlichkeitsarbeit keine Zuweisungen vom örtlichen Krankenhaus erhalte. Die Koordinationsstelle sei dort offenbar nicht bekannt. In der Diskussion wurde deutlich, dass Öffentlichkeitsarbeit sich bislang auf Flyer und Zeitungsartikel beschränkte, die auch bei den am Zirkel Beteiligten wenig wahrgenommen wurden. Konkrete Zusammenarbeit bestand vornehmlich mit denjenigen, die – z.T. über Hinweise Dritter – persönlich auf die Koordinationsstelle aufmerksam gemacht worden waren. Es wurde angeregt, auch zum Krankenhaus persönlichen Kontakt aufzubauen und dort z.B. mit der leitenden Mitarbeiterin des Sozialdienstes eine Ansprechperson zu gewinnen, die als Multiplikatorin bzw. Multiplikator wirken könne. Weiterhin wurde vorgeschlagen, einmal im Monat eine Extra-Sprechstunde im Krankenhaus anzubieten. Die Leiterin der Koordinationsstelle setzte dies zunächst versuchsweise um, und nach einem halben Jahr wurde die Sprechstunde zur festen Einrichtung.

Die Zusammenarbeit führte zum Aufbau eines Kooperationsnetzes. Nachdem deutlich wurde, dass es in der Region keine Institution gibt, die eine Sterbebegleitung ermöglichen könnte, gründeten die Teilnehmenden gemeinschaftlich ein Hospiz, so dass es hier auch zu einer Strukturveränderung kam (Bahrs et al., 2005a).[4]

---

[4] Die Entwicklung vernetzter Strukturen ist in ähnlicher Form u.a. von QuiG®s in der betrieblichen Gesundheitsförderung und in der Pränataldiagnostik bekannt.

Kooperationsförderung in der Kommunalen Gesundheitsförderung

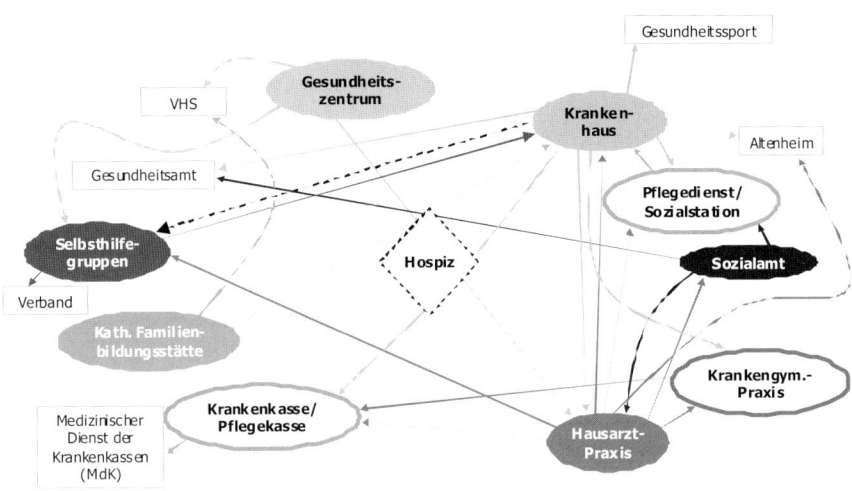

Abbildung 3: Teilnehmer und Kooperationsbeziehungen in einem QuiG® Kommunale Gesundheitsförderung (modifiziert nach BZgA, 2005).

8 Konzeptadaption beim Wechsel des Settings: Qualitätsentwicklung eines Projekts zur Gesundheitsförderung mit sozial benachteiligten Jugendlichen

In einer derzeit laufenden Studie wird ein institutionsübergreifender Qualitätszirkel zur kontinuierlichen Qualitätsentwicklung eines Gesundheitsförderungsprojekts genutzt. An dem Qualitätszirkel nehmen Sozialarbeiter verschiedener Institutionen, Mitarbeiter der Justizvollzugsanstalt und der Polizei, Lehrerinnen sowie die Moderierenden teil. Gemeinsam ist den Teilnehmenden das Problem, Jugendliche mit Gesundheitsförderungsangeboten schwer erreichen und Nachhaltigkeit der Maßnahmen kaum sichern zu können. Unterschiedlich sind die jeweiligen institutionellen Rahmenbedingungen, die Altersgruppe sowie Art und Ausmaß der Benachteiligung der Adressaten. Im Zentrum des QuiG®s steht das Projekt SPRINT, das ausgehend vom offenen Jugendvollzug in Göttingen-Rosdorf die Erarbeitung eines Angebotpakets zur Gesundheitsförderung mit sozial benachteiligten Jugendlichen zum Ziel hat und dabei die Jugendlichen selbst explizit als Experten einbezieht.[5] Die Philosophie des Projekts leuchtete den am Zirkel Beteiligten spontan ein; die Arbeitsweise blieb hingegen fast ein Jahr lang gleichsam hinter den Mauern der JVA verborgen, bis SPRINT in einer Beschäftigungsförderungswerkstatt erprobt wurde. Die Einstellung auf einen anderen Adressatenkreis – gemischte Gruppe, deutlich jüngere Jugendliche, Schulförmigkeit der Maßnahme mit entsprechendem Zeittakt – zwang die SRPINTler zu Komprimierung und Intensivierung des Angebots sowie zur Explikation ihres Selbstverständnisses. Nicht Lehrer, sondern „Gesundheitstrainer" wollten sie sein – und sind es fortan auch in der JVA geblieben. Beim Transfer in die Beschäftigungsförderung erwies sich die Einbeziehung von Teamern als hilfreich: Jugendliche, die in der JVA bereits an SPRINT teilgenommen hatten, assistierten den Projektmitarbeitern, gaben Einblick in ihre eigene Biographie und konnten so als Modell fungieren, an dem sich die (jüngeren) Jugendlichen in der Beschäftigungsförderung orientieren und von deren Entwicklung sie sich zugleich absetzen konnten. Die Mitarbeiterin der Beschäftigungsförderung plädierte im Anschluss an die Diskussion im Zirkel dafür die Jugendlichen in ihrer Lebenswelt ernst zu nehmen und ihnen dabei Hilfestellung zu geben, mit dieser Lebensrealität bestmöglich klar zu kommen.

9 Qualitätszirkelarbeit als Win-Win – Situation

Qualitätszirkel unterstützen in erster Linie die Optimierung von Arbeitsprozessen. Die Teilnehmerinnen und Teilnehmer bekommen im Qualitätszirkel neue Informationen und umsetzbare Handlungsorientierungen. Dies fördert die fachliche Kompetenz, die Selbständigkeit wächst. Verbesserte Kooperation unter den Beteiligten und erfahrener Rückhalt im Qualitätszirkel wirken emotional entlastend. Die Teilnehmenden fühlen sich aufgewertet. Dies führt zumeist zu höherer Identifikation mit der Arbeit (und der Institution).

Auch die Institutionen, in denen die Zirkelteilnehmerinnen und -teilnehmer sowie die Moderierenden beschäftigt sind, sowie (Berufs-)Verbände profitieren davon, dass die Kooperation der Teilnehmenden sowie Arbeits- und Interaktionsprozesse insgesamt optimiert werden. Betriebsklima und Arbeitsproduktivität werden verbes-

---

[5] Das Modellprojekt SPRINT wird von der Jugendhilfe e.V. Göttingen durchgeführt und der Aktion Mensch gefördert. Förderungszeitraum 1.5.2007 – 30.4.2010. Verantwortlich: Christian Hölscher (Projektleitung), hoelscher@jugendhilfe-goettingen.de; siehe auch Hilgendorf & Wolf (2008).

sert, und auch in der Außendarstellung erlangen Qualitätszirkel zunehmend an Bedeutung. Der Hinweis auf regelmäßige Qualitätssicherung durch Qualitätszirkel kann hier dazu beitragen, sich im Wettbewerb mit anderen Anbietern durchzusetzen.

10 Die Wirkungsweise von Qualitätszirkeln in der Gesundheitsförderung

Die Arbeit im Qualitätszirkel in der Gesundheitsförderung zeitigt eine Reihe von Wirkungen, die je für sich auch durch andere Formen von Gruppenarbeit bzw. Qualitätsinitiativen erreicht werden könnten, in ihrer Bündelung jedoch spezifisch für **QuiG**® sind (Bahrs et al., 2005a, b; Bahrs & Matthiessen, 2007; BZgA, 2005, 2008). Die Veränderungen betreffen im Wesentlichen die folgenden Dimensionen: Die Veränderungen betreffen im Wesentlichen die folgenden Dimensionen: Arbeitsorganisation (in Abbildung 4 dunkelgraue Ellipsen, Kooperation und Interaktion (im Schaubild grau unterlegte Ellipsen) sowie individuelle Einstellungen und Verhaltensweisen (im Schaubild hellgrau unterlegte Ellipsen). Diese Wirkungen sind vor allem durch gruppendynamische Prozesse, die Minimierung kognitiver Dissonanzen und die Ermöglichung unterschiedlicher Lernformen zu erklären.

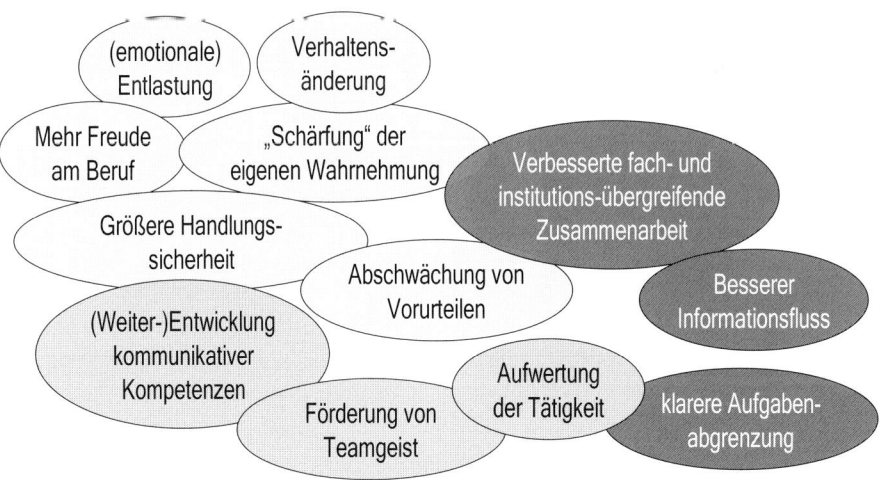

Abbildung 4: Hauptwirkungen der Qualitätszirkelarbeit (BZgA, 2008)

11 Gruppendynamische Aspekte

Die Gruppe vermag dann nachhaltig die Bereitschaft zur Veränderung zu unterstützen, wenn es gelingt, eine vertrauensvolle Atmosphäre aufzubauen, in der sich die Teilnehmenden vorbehaltlos angenommen und geschätzt fühlen. Die Regel, dass jede/r Teilnehmende Einblick in seinen Arbeitsalltag gibt, ist dabei außerordentlich hilfreich. Offenheit für Kritik und Selbstkritik können dann als Chance erfahren und die erhaltenen Rückmeldungen produktiv verarbeitet werden.

Im Qualitätszirkel wirkt der soziale Einfluss von anerkannten (Fach-)Kollegen und Meinungsbildnern. Sie stellen Vorbilder dar, mit denen eigene Erfahrungen geteilt werden und von deren Erfahrungswissen profitiert werden kann. Wenn die vermittelten Informationen von Personen stammen, die als „vertrauenswürdig" und „glaubwürdig" eingeschätzt werden, ist eine erstmalige Auseinandersetzung mit dem Thema daher besonders wahrscheinlich.

Den Äußerungen der als verlässlich erlebten anderen Zirkelteilnehmer wird eher Vertrauen entgegen gebracht als Expertenmeinungen oder den Ergebnissen von wissenschaftlichen Studien, da (und insoweit) deren Erfahrungsbasis eingeschätzt werden kann.

In der Gruppe findet ferner eine soziale Kontrolle z.B. bezüglich der Umsetzung geplanter Änderungen im Alltagshandeln statt: Mit der Teilnahme am Qualitätszirkel haben sich die Gruppenmitglieder zur Umsetzung gemeinsam erarbeiteter Ergebnisse verpflichtet. Dies erzeugt eine Verbindlichkeit, durch die die einzelnen Teilnehmerinnen und Teilnehmer angeregt werden, sich durch kontinuierliche Arbeit und Überprüfung ihres Handelns einzubringen.

12 Kognitive Dissonanz

Qualitätszirkelarbeit macht durch systematische Dokumentation und Diskussion des eigenen Handelns die entsprechenden Handlungsroutinen bewusst. Indem die Ansprüche an das eigene Verhalten und dessen tatsächliche Umsetzung einander gegenübergestellt werden, können sich die Teilnehmerinnen und Teilnehmer von Qualitätszirkeln bestehender Diskrepanzen ausdrücklich bewusst werden. Daraus erwächst der Wunsch, diese Unstimmigkeiten zu minimieren bzw. zu beseitigen und somit eine starke Motivation zur Verhaltensänderung: ein Lernen am eigenen Beispiel.

Im Qualitätszirkel können einengende Bedingungen deutlich werden, die allen Beteiligten gemeinsam sind und der Realisierung des wünschenswerten Handelns entgegenstehen. Für eine Problemlösung reichen dann weder individuelle Verhaltensänderung noch Umbewertung aus. Diese Erfahrung stärkt die Motivation für gemeinsames Handeln, das auf die Ermöglichung der erforderlichen Rahmenbedingungen zielt.

13 Lernformen

Im Qualitätszirkel lernen die Teilnehmenden auch durch Beobachtung. Beispiele anderer Gruppenmitglieder können neue Impulse geben, Einzelne zu Vorbildern werden. Auch Negativbeispiele anderer Zirkelteilnehmer, an denen man mögliches eigenes Handeln wieder erkennt, können Lerneffekte hervorrufen, wenn die Hintergründe verstanden und Handlungsalternativen entwickelt werden. Schließlich ist die positive Bestärkung nicht zu unterschätzen, wenn eigenes Verhalten positive Wertschätzung erfährt, insbesondere dann, wenn die Vorstellenden sich ihre eigenen Qualitäten selbst nicht bewusst sind. Dies wirkt sich positiv auf das emotionale Befinden, die Arbeitsmotivation und auf die eigene Handlungssicherheit aus.

Qualitätszirkelarbeit ist ein Prozess und lebt von Wiederholung und Wiedervorstellung. Dabei erweist sich ein systematisches Vorgehen als besonders effektiv: Nachfragen zu gemachten Erfahrungen erinnern an die Verabredung, gemeinsam erarbeitete Lösungsvorschläge auch tatsächlich umzusetzen.

Der Qualitätszirkel dient der Verbesserung professionellen Handelns und fördert die Ausbildung eines professionellen Selbstverständnisses. Die Lernprozesse orientieren sich an den persönlichen Bedürfnissen der einzelnen Teilnehmer und ermöglichen die Weiterentwicklung personübergreifender Handlungsmuster – eine passgenaue Fortbildung durch interaktives Lernen.

14 Voraussetzungen für die Implementierung: Erfahrungen aus dem Modellprojekt der BZgA

Zur Erprobung des Qualitätszirkelkonzepts und zur Schaffung der Voraussetzungen für die Implementierung von Qualitätszirkeln in der Gesundheitsförderung und Prävention wurde im Auftrag der Bundeszentrale für gesundheitliche Aufklärung in den Jahren 1999 bis 2003 an der Abteilung Medizinische Psychologie der Universität Göttingen von der Projektgruppe Qualitätsförderung ein Projekt durchgeführt. Es hatte zum Ziel, das Konzept der ärztlichen Qualitätszirkel in unterschiedlichen Feldern der Gesundheitsförderung im Hinblick auf eine Breitenimplementierung weiter zu entwickeln. Dazu sollte es unter annähernd realistischen Bedingungen in Qualitätszirkeln mit Teilnehmerinnen und Teilnehmern aus der Gesundheitsförderung erprobt und der Unterstützungsbedarf der Moderatorinnen und Moderatoren eruiert werden.

Die beteiligten und autonom arbeitenden 15 Moderatorinnen bzw. Moderatoren initiierten 12 Qualitätszirkel in unterschiedlichen Bereichen der Gesundheitsförderung (kommunale Gesundheitsförderung, betriebliche Gesundheitsförderung, Ernährungsberatung, öffentlicher Gesundheitsdienst, Erwachsenenbildung),[6] die im Projektrahmen in monatlichen Abständen ein Jahr lang tagten (ausführliche Darstellung in Bahrs et al., 2005a; BZgA, 2005).

Die Projektgruppe führte eine 3-tägige Eingangsschulung für die (angehenden) Moderatorinnen und Moderatoren durch und begleitete deren Arbeit im Rahmen von insgesamt sechs weiteren 1½-tägigen Seminaren. Diese Seminare dienten den Moderatorinnen und Moderatoren als Forum des Erfahrungsaustauschs und der Supervision.

Die Arbeit der Qualitätszirkel und die Begleitseminare wurden wissenschaftlich begleitet und analysiert. So wurden die Erwartungen und Bewertungen bzgl. der Qualitätszirkelarbeit auf Seiten der Moderatorinnen bzw. Moderatoren und von den Teilnehmerinnen bzw. Teilnehmern der Qualitätszirkel erhoben. Weiterhin wurden die Qualitätszirkeltreffen aus Sicht der Moderierenden und der Teilnehmenden (standardisierte Bewertungsbögen) sowie aus dem Blickwinkel der Projektgruppe (teilnehmende Beobachtungen) dokumentiert und bei den Begleitseminaren eingebracht (Bahrs et al., 2005b).

Im Modellprojekt haben sich Qualitätszirkel im Gesundheitsförderungsbereich als Form der freiwilligen internen Qualitätsentwicklung bewährt. Der Abschlussbefragung zufolge hielten alle Moderatorinnen und Moderatoren und fast alle Teilnehmenden Qualitätssicherung in der Gesundheitsförderung für notwendig, und mehr als 80% sahen in Qualitätszirkeln ein dafür geeignetes Instrument. Dabei machte die Mehrheit erstmalig Erfahrung mit Qualitätssicherungsprogrammen. Qualitätszirkel sind also ein „niedrigschwelliges" Angebot, mit dem der Zugang zu einer kontinuierlichen Qualitätsentwicklung gebahnt werden kann.

Aus dem Modellprojekt wurden folgende Schlussfolgerungen abgeleitet:

- Qualitätszirkelarbeit kann ein wesentliches Element der Qualitätsentwicklung in der Gesundheitsförderung werden.
- Qualitätszirkel erlauben es, die vorhandenen Ressourcen bei Gesundheitsförderinnen und Gesundheitsförderern aufzunehmen, damit deren Autonomie zu stärken und sich dem jeweiligen regionalen Bedarf anzupassen.
- Die Wirksamkeit von Qualitätszirkeln hängt von der Bereitschaft der Institutionen ab, die Umsetzung erarbeiteter Ergebnisse zu ermöglichen.

---

[6] Mittlerweile liegen weitere Erfahrungen mit settingbezogenen gesundheitsfördernden Projekten (Schule, Strafvollzug, Betrieb) vor.

- Fachgerechte Schulung der Moderatorinnen und Moderatoren und dem jeweiligen Kontext angemessene Unterstützung sind bei der Implementierung vonnöten.

15 Voraussetzungen für erfolgreiche Qualitätszirkelarbeit

Im Modellprojekt zeigte sich, dass Erfolg und Verlauf von Qualitätszirkeln stark von den Entwicklungsbedingungen vor Ort abhängen. Und es wurde deutlich, dass das Konzept für alle vertretenen Bereiche – kommunale Gesundheitsförderung, Erwachsenenbildung, Ernährungsberatung, betriebliche Gesundheitsförderung, öffentlicher Gesundheitsdienst – als anwendbar und wirksam eingeschätzt wird, wobei der Moderation eine große Bedeutung zukommt. Deshalb ist eine über eine Eingangsschulung hinausgehende kontinuierliche Unterstützung der Moderatorinnen und Moderatoren sinnvoll.

Aus den bisherigen Erfahrungen mit QuiG®'s lassen sich Voraussetzungen ableiten, die eine erfolgreiche Qualitätszirkelarbeit ermöglichen. Als übergreifende Voraussetzungen sind vor allem die Rahmenbedingungen angesprochen. So sollte ein verbindlicher regelmäßiger Termin vereinbart werden, der auch einzuhalten ist und an einem Ort stattfindet, der mit vertretbarem Aufwand erreichbar ist. Für die Bearbeitung ist außerdem ausreichend Zeit erforderlich, denn je komplexer die Problematik, desto höher der Zeitbedarf. Ein günstiger Arbeitszyklus beträgt ca. 1½ Jahre.

Die Teilnehmenden tragen zu einer erfolgreichen Qualitätszirkelarbeit durch die Einhaltung allgemeiner Regeln zum Feedback (z.B. „beschreibend" statt „wertend") und zur Zusammenarbeit im Zirkel (z.B. „die oder den anderen ausreden lassen") bei. Weiterhin beachten sie qualitätszirkelspezifische Anforderungen (z.B. „Beteiligung an der Dokumentation", „Diskussion", „Umsetzung von Ergebnissen", „Evaluation" sowie „Wahrung von Vertraulichkeit"), die maßgeblich für eine erfolgreiche Konzeptumsetzung sind.

Die Institutionen, in denen die Teilnehmenden tätig sind, sollten an Qualitätsentwicklung interessiert sein und die Qualitätszirkelarbeit selbst sowie die Umsetzung von Ergebnissen unterstützen.

Damit der Qualitätszirkel systematisch und erfolgreich arbeitet, bedarf es einer oder eines speziell geschulten Moderatorin bzw. Moderators.

16 Die Rolle der Moderation

Die Funktion der Moderation ist es, die Zirkelarbeit im umfassenden Sinne als Erfahrungsprozess der Gruppe zu organisieren und zu supervidieren, der Gruppe also

Hilfestellung für ihre eigene Problemfindung und -lösung zu geben. Darüber hinaus sollte der/die Moderierende über Kompetenzen und Erfahrungen in der Gruppeninitiierung, in der Organisation der Rahmenbedingungen sowie in der Leitung von Gruppen Erwachsener verfügen. Er/sie achtet darauf, dass die Gruppenarbeit kontinuierlich stattfindet und sich am Qualitätszirkelkreislauf orientiert. Benötigt werden daher neben Kompetenzen, die sich auf die Gestaltung von Gruppenprozessen beziehen, spezifische Fertigkeiten im Hinblick auf das Qualitätszirkelkonzept.

Nach vorliegenden Erfahrungen folgt die Gruppenarbeit bei aller Individualität der jeweiligen Zirkel einem Prozess, der Zeit braucht und nicht beliebig beschleunigt werden kann. Für das vollständige Durchlaufen eines Qualitäts-Kreislaufs sind ca. 1½ Jahre zu veranschlagen. Auch die Moderatorinnen und Moderatoren benötigen daher Unterstützung, die u.a. vom erreichten Entwicklungsstand der Qualitätszirkel und den dementsprechenden Entwicklungsaufgaben abhängt.

17 Bildung eines Qualitätszirkels

Qualitätszirkel können von verschiedenen Seiten initiiert werden. Damit dies zum Erfolg führt, müssen die oben beschriebenen Bedingungen bei Teilnehmenden, Moderierenden und Institutionen erfüllt sein.[7]

Die ersten Aufgaben stellen sich in Abhängigkeit davon, wer initiativ wird, jeweils unterschiedlich:[8]

- Wer als Praktikerin/Praktiker in der Gesundheitsförderung tätig und an der Qualitätszirkelarbeit interessiert ist, kann selbst die Initiative übernehmen, eine Gruppe von Gleichgesinnten suchen und organisieren. Seine/ihre Aufgabe ist es dann, die beteiligten Institutionen vom Sinn der Maßnahme überzeugen und sich um eine Moderatorin/einen Moderator zu bemühen. Hierfür stehen einerseits geschulte Kräfte zur Verfügung, andererseits ist es auch möglich, sich selbst zur Moderatorin/zum Moderator durch die Teilnahme an den entsprechenden Schulungen ausbilden lassen.

- Wer bereits Moderationserfahrung besitzt und einen Qualitätszirkel initiieren möchte, sollte die zur Durchführung von QuiG® erforderlichen Kompetenzen besitzen. Dafür wird die fortbildende Schulung zur/zum „Qualifizierten Moderatorin/Moderator von Qualitätszirkeln in der Gesundheitsförderung und Prävention"

---

[7] Ausführliche praktische Tipps für die Gruppenbildung sind im Handbuch für Moderatorinnen und Moderatoren (BZgA, 2005) zu finden.

[8] Hilfestellungen sind bei der Gesellschaft zur Förderung Medizinischer Kommunikation e.V. erhältlich, die die Breitenimplementierung von QuiG® in Abstimmung mit der BZgA übernimmt (http://www.gemeko.de).

empfohlen. Sodann kommt es darauf an, eine Gruppe zu finden bzw. aufzubauen und die Unterstützung der Institution(en) zu gewinnen.

- Eine Gruppe von Praktikerinnen/Praktikern, die sich z.B. in Form eines Arbeitskreises getroffen haben und sich künftig als Qualitätszirkel organisieren will, hat in der Regel bereits den notwendigen institutionellen Rückhalt, benötigt aber eine Moderatorin/einen Moderator. Sie kann dafür entweder auf bereits geschulte Kräfte zurückgreifen oder aus ihrem Kreis eine Moderatorin/einen Moderator ausbilden lassen. Bei einer bereits etablierten Gruppe ist es besonders wichtig, dass die Moderatorin bzw. der Moderator die spezifische Arbeitsweise eines fallrekonstruktiven Qualitätszirkels sicherstellen kann, damit die Gruppe von der neuen Arbeitsform in gewünschter Weise profitieren kann. Die Teilnahme an der Schulung erfolgt begleitend zur Arbeit im Qualitätszirkel.
- Wenn sich eine Institution für die Einführung von QuiG® interessiert, z.B. um ein internes Qualitätsmanagement aufzubauen oder zu erweitern, empfiehlt es sich, das Konzept zunächst institutsintern zur Diskussion zu stellen z.B. in Form einer In-House-Informationsveranstaltung oder eines Schnupperseminars. Die Einrichtung eines Qualitätszirkels sollte in enger Absprache mit den Mitarbeitern erfolgen, die Gruppenteilnahme auf Freiwilligkeit beruhen. Die Moderation eines einrichtungsinternen Qualitätszirkels sollte durch eine speziell geschulte externe Fachkraft erfolgen.

18 Unterstützung der Qualitätszirkelarbeit

Aus dem oben beschriebenen Modellprojekt heraus wurden Medien und Konzepte erstellt, die für die konkrete Qualitätszirkelarbeit und die nachhaltige Implementierung von Qualitätszirkeln in der Gesundheitsförderung und Prävention genutzt werden können (siehe Abb. 5).

Medien, Qualifizierungskonzepte und Erfahrungen werden von den Projektbeteiligten zur Verfügung gestellt. Damit Qualitätszirkel in Gesundheitsförderung und Prävention kontinuierlich arbeiten und diese Form der internen Qualitätsentwicklung nachhaltig implementiert werden kann, bedarf es aber darüber hinaus einer noch aufzubauenden unterstützenden Struktur. Deren Aufgabe – z.B. Evaluation von Qualitätszirkeln und Moderatoren, Organisierung von Austauschbörsen, Aufbereitung von Arbeitsergebnissen von Qualitätszirkeln – kann nicht von den bisherigen Projektbeteiligten allein übernommen werden. Hier sind die großen Player aus Gesundheitswesen, Bildungsbereich, Kommunen, Wirtschaft usw. gefragt.

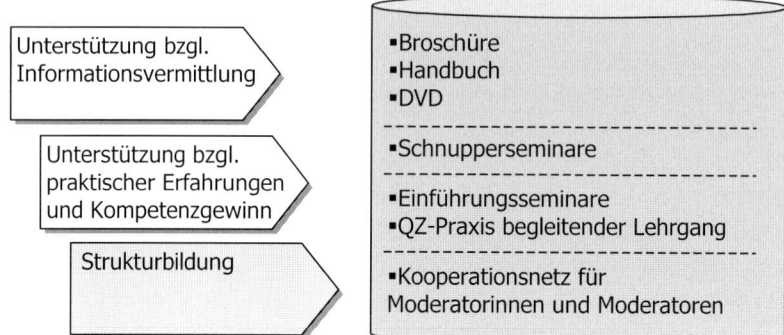

Abbildung 5: Unterstützungsangebot für die Qualitätszirkelarbeit und Implementierung des Konzeptes durch GeMeKo e.V. in Abstimmung mit der BZgA (modifiziert nach BZgA, 2008)

Literatur

Arbeitsgemeinschaft der Spitzenverbände der Krankenkassen (2008). Gemeinsame und einheitliche Handlungsfelder und Kriterien der Spitzenverbände der Krankenkassen zur Umsetzung von §§20 und 20a SGB V vom 21. Juni 2000 in der Fassung vom 2. Juni 2008, Bergisch-Gladbach. Verfügbar unter: www.gkv-spitzenverband.de, Rubrik: Vertragspartner/Prävention.

Bahrs O., Gerlach, F. M., Szecsenyi, J. & Andres, E. (Hg.) (2001). Ärztliche Qualitätszirkel – Leitfaden für Praxis und Klinik. Köln: Deutscher Ärzte-Verlag.

Bahrs, O., Jung, B., Nave, M. & Schmidt, U. (2005a). Qualitätszirkel in der Gesundheitsförderung und Prävention. Köln: BZgA.

Bahrs, O., Jung, B., Nave, M., Pohl, D. & Schmidt, U. (2005b). Qualitätszirkel in der Gesundheitsförderung und Prävention – Ergebnisband. Köln: BZgA.

Bahrs, O. & Matthiessen, P. F. (Hg.) (2007). Gesundheitsfördernde Praxen – Die Chance einer salutogenetischen Orientierung in der hausärztlichen Praxis. Bern: Hans Huber.

Bahrs, O., Schmidt, U. & Weiß, M. (2007). Qualitätsentwicklung durch Kooperationsförderung – Modellprojekt Interprofessionelle Qualitätszirkel in der Pränataldiganostik. BZgA FORUM, Heft 2007/1, 18-20.

Bundesärztekammer: Ärztestatistik 2007. Verfügbar unter: www.bundesaerztekammer.de/page.asp?his=0.3.6097.6101.

BZgA (Hg.) (2005). Qualitätszirkel in der Gesundheitsförderung und Prävention – Handbuch für Moderatorinnen und Moderatoren. Köln: BZgA.

BZgA (Hg.) (2008). Interprofessionelle Qualitätszirkel in der Pränataldiagnostik. Köln: BZgA.

Gerlach, F. M. (2001). Qualitätsförderung in Praxis und Klinik – Eine Chance für die Medizin; Stuttgart: Thieme.

Haisch, J. (2007). Gesundheitsförderung – Klare Hilfestellung. Deutsches Ärzteblatt, 104, A-3250.

Hilgendorf, K. & Wolf, U. (2008). Das Projekt SPRINT – Gesundheitsförderung für sozial benachteiligte Jugendliche. Der Mensch – Zeitschrift für Salutogenese und Anthropologische Medizin, 39.Verfügbar unter: www.apam-gesundheit.de/cms/fileadmin/user_upload/redakteur/Mensch 39/M39_sprint.pdf.

Kassenärztliche Bundesvereinigung (KBV). Richtlinien der Kassenärztlichen Bundesvereinigung für Verfahren zur Qualitätssicherung (Qualitätssicherungsrichtlinien der KBV) gemäß § 135 Abs. 3 SGB V. Deutsches Ärzteblatt 90, C-1045-1048.

Kassenärztliche Bundesvereinigung (KBV). QZ-News, 1, 2008. Verfügbar unter: www.kbv.de/media/newsletter/qz-Newsletter_01.pdf.

Sachverständigenrat zur Begutachtung der Entwicklung im Gesundheitswesen (2005). Koordination und Qualität im Gesundheitswesen. Kurzfassung, Artikel 65. www.svr-gesundheit.de.

Schmidt, U. & Bahrs, O. (2008). Interprofessionelle Qualitätszirkel in der Pränataldiagnostik. DVD. Göttingen: Eigenverlag.

Schnoor, H., Lange, C. & Mietens, A. (2006). Qualitätszirkel – Theorie und Praxis der Problemlösung an Schulen. Paderborn: Ferdinand Schöningh.

QIP – Qualität in der Prävention: Ein Verfahren zur kontinuierlichen Qualitätsverbesserung in der Gesundheitsförderung und Prävention

Jürgen Töppich und Harald Lehmann

1 Der Nutzen von Qualitätssicherung und Qualitätsentwicklung in der Gesundheitsförderung und Prävention oder: Warum QIP?

Die Wirksamkeit zahlreicher Interventionen im Bereich der Prävention und Gesundheitsförderung ist ungesichert. Eine wichtige Aufgabe besteht deshalb darin, systematisch Informationen über den aktuellen Stand der Prävention und Gesundheitsförderung zu erheben, zu bewerten und langfristige, kontinuierliche Qualitätsverbesserungen zu unterstützen. Nur so ist es möglich, empirisch gehaltvolle Aussagen zur Quantität und Qualität der Versorgung der Bevölkerung mit Angeboten der Prävention und Gesundheitsförderung zu machen, die die Voraussetzungen für die Entwicklung einer wirkungsvollen zielgruppenspezifischen und bevölkerungsweiten Prävention und Gesundheitsförderung bilden.

Um diese Ziele zu erreichen, hat die Bundeszentrale für gesundheitliche Aufklärung (BZgA) gemeinsam mit dem Institut und Poliklinik für Medizinische Psychologie am Universitätsklinikum Hamburg-Eppendorf (UKE) das Verfahren „Qualität in der Prävention" (QIP) entwickelt.[1] Dieses Verfahren erfasst die Charakteristika von Interventionen in umfassender Weise und bildet darüber hinaus die Qualität der einzelnen Umsetzungsschritte präventiver Aktivitäten ab.

---

[1] Parallel zur Entwicklung von QIP entstanden national wie international andere Ansätze der Qualitätssicherung. Einige Ansätze, darunter der Leitfaden der Krankenkassen, partizipative Verfahren, Good Practice, quint-essenz.ch sowie Qualitätszirkel, sind in diesem Band beschrieben. Der von der BZgA fachlich vorbereitete gemeinsame Präventionskongress des Bundesministeriums für Gesundheit und der Bundesvereinigung Prävention und Gesundheitsförderung e.V. am 26.02.2008 in Berlin gab ebenfalls einen Überblick über aktuelle Aktivitäten in der Qualitätssicherung in Lebenswelten/Settings. Die dort präsentierten Ansätze, u.a. Audits und leitfadengestützte Verfahren sind in der umfangreichen Dokumentation unter www.qs-kongress.de zu finden.

Im Folgenden werden Ziele, Prinzipien, Aufbau, Funktionsweise, Instrumente, Anwendungserfahrungen und die Gründe vorgestellt, warum QIP als Verfahren zur Qualitätsbegutachtung entwickelt wurde.

2 QIP – Ziele, Gestaltungsprinzipien und die Entscheidung für ein Verfahren zur Qualitätsbegutachtung

Ein Verfahren, mit dem die Qualität der Gesundheitsförderung und Prävention kontinuierlich unterstützt und weiterentwickelt werden kann, muss berücksichtigen, dass der Erfolg der Prävention von mehreren Faktoren abhängig ist. Ausschlaggebend sind nicht nur die eingesetzten präventiven Programme und Einzelmaßnahmen, sondern auch die Strukturen und Arbeitsweisen der jeweiligen Einrichtungen sowie die gesundheitspolitischen Rahmenbedingungen (z.B. prioritäre Themen, finanzielle Möglichkeiten).

Das in Kooperation zwischen BZgA und UKE entwickelte Qualitätssicherungsverfahren (QIP) berücksichtigt diese Aspekte. Es verbindet eine externe Begutachtung von Angeboten der Prävention und Gesundheitsförderung und eine Rückmeldung an die Anbieter mit einer systematischen Dokumentation zum Stand der Prävention. Hierdurch soll es zukünftig leichter möglich sein, wirkungsvolle Interventionen auszuwählen. QIP wurde themen- und settingunabhängig entwickelt, bislang jedoch vor allem in Gesundheitskursen der Krankenkassen, der Adipositasprävention und der Gesundheitsförderung in den Settings Kindertagesstätte und Schule erprobt.

Das Qualitätssicherungsverfahren umfasst vier Hauptschritte (siehe Abb. 1):

- die Informationssammlung zu zentralen Qualitätsmerkmalen von Präventionsaktivitäten in Präventionseinrichtungen (Konzept-, Struktur-, Prozess- und Ergebnisqualität) (Dokumentation)
- die Qualitätsbewertung der dokumentierten Informationen anhand von Kriterien und zusammenfassenden Leitfragen durch unabhängige, geschulte Fachleute, die Berufserfahrung im jeweiligen Handlungsfeld gesammelt haben müssen (Qualitätsbegutachtung)
- die Sammlung der anonymisierten Dokumentationsdaten in einer Referenzdatenbank; wissenschaftliche Analysen, Vergleiche, Benchmarks (Datenanalyse)
- die Rückmeldung von Ergebnissen der Begutachtung an die beteiligten Einrichtungen und von Resultaten der vergleichenden wissenschaftlichen Auswertungen an alle beteiligten Präventionsinstitutionen und die Politik (Rückkopplung).

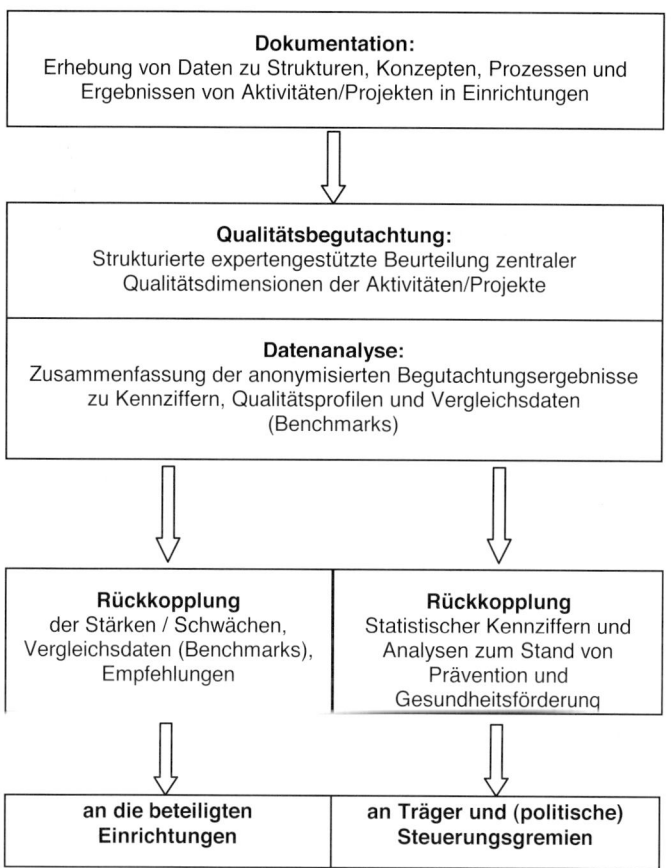

Idung 1: Der Datenfluss im QIP-Informationssystem für Prävention

Mit Hilfe dieses Vorgehens soll es möglich werden, den Einrichtungen Stärken und Schwächen vorhandener Strukturen, Prozesse und Ergebnisse aufzuzeigen und Hinweise zu Qualitätsverbesserungen für ihre Angebote zu geben. Darüber hinaus ermöglichen die vergleichenden Analysen von anonymisierten Daten der Projekte es den Institutionen und Trägern, ihre eigenen Qualitätsstandards im Vergleich zu anderen Anbietern genauer einzuschätzen (Benchmarking). Und schließlich können für die Gesundheitspolitik Aussagen zum quantitativen Umfang und zur qualitativen Ausprägung der Prävention in Deutschland bereitgestellt werden, insbesondere zur Abschätzung, ob vorhandene Strukturen und Projekte geeignet sind, politisch gewollte gesundheitliche Präventionsziele zu erreichen.

Für die an der Wirksamkeit orientierte Qualitätssicherung und -entwicklung der Prävention und Gesundheitsförderung sind – zusätzlich zur Evaluation – die folgenden Gestaltungsprinzipien (Kliche et al., 2004) wichtig:

- Die Beurteilung präventiver Maßnahmen muss alle zentralen Qualitätsebenen einbeziehen (Donabedian, 1986): Strukturen und Konzepte, Prozesse sowie – soweit schon erfasst – Ergebnisse.
- Die Beurteilung sollte sowohl auf langfristige Gesundheitswirkungen ausgerichtet sein, als auch unmittelbare Interventionsfolgen für eine kurzfristige Ergebnisabschätzung erfassen.
- Evidenzgeleitete Kriterien müssen früh in die Konzeption und Durchführung von Prävention und Gesundheitsförderung einfließen. Dies ist die beste Strategie, um Fehlinvestitionen zu vermeiden und verlässliche Daten zur Projektoptimierung zu gewinnen, bevor eine Evaluation einsetzen kann.
- Ein Evaluationsverfahren muss sich in die alltägliche Präventionsarbeit integrieren lassen. Der Nutzen für die Präventionsanbieter muss höher liegen als die durch den zeitlichen und finanziellen Aufwand entstehenden Kosten.

Zur Auswahl eines geeigneten Verfahrens, das diese Anforderungen einlösen kann, wurden die Erfahrungen anderer Felder des Gesundheitswesens ausgewertet. Da sich rein externe Ansätze der Qualitätssicherung (z.B. Veröffentlichung von Leistungszahlen) ebenso wenig bewährt hatten wie rein interne (z.B. Selbstevaluation), war eine Verbindung beider Zugänge anzustreben.

Als Methode der Wahl bot sich die Expertenbegutachtung durch ausgewiesene Fachleute an. Da die GutachterInnen Berufserfahrung im jeweiligen Handlungsfeld mitbringen müssen, arbeitet QIP mit einem Peer-Review-System, auch wenn die GutachterInnen nicht aus der gleichen Einrichtungsart kommen müssen wie das Projekt. Erfolgreiche Vorbilder von Verfahren zur Qualitätsbegutachtung fanden sich im Bereich der Rehabilitation (Farin et al., 2003 und 2005; Jäckel et al., 1997; Kawski et al., 2000 und 2001; Kawski & Koch, 1999 und 2002; Koch et al., 2001).

3 Aufbau von QIP

Das QIP-System besteht aus mehreren, aufeinander abgestimmten Elementen:
- Dokumentation
- Begutachtung
- Datenanalyse
- Rückkoppelung.

Alle Elemente sind mehrfach getestet und erfüllen wissenschaftliche Gütekriterien sowie professionelle Brauchbarkeitskriterien, insbesondere Objektivität, Reliabilität und Validität, leichte und effiziente Handhabung, Nutzungsmöglichkeiten und Aufgabenspektrum, sachliche Vollständigkeit und Reichweite sowie Akzeptanz und Motivierung der AnwenderInnen (Kliche et al., 2007). Die Elemente werden im Folgenden ausführlich erläutert.

3.1 Dokumentation

Bei den präventiv tätigen Einrichtungen (z.B. Beratungsstellen, Gesundheitsämtern, Schulen, Arztpraxen) werden alle wichtigen Informationen zur Beurteilung von einzelnen Aktivitäten gezielt und in wissenschaftlich geprüfter Genauigkeit eingeholt und systematisch zusammengestellt. Dies erfolgt mit einem Dokumentationsbogen (siehe Abb. 2), der 28 Qualitätsdimensionen (7 Haupt-, 21 Teildimensionen) abfragt (siehe Abb. 3).

Jede Dimension beruht auf mehreren Einzelkriterien. Diese Dimensionen sind nach dem fachlichen Erkenntnisstand für die Wirksamkeit und Ökonomie präventiver Angebote bzw. Versorgungsmaßnahmen von entscheidender Bedeutung.

3.2 Begutachtung

Die Daten des Dokumentationsbogens werden geschulten Fachgutachterinnen und Fachgutachtern vorgelegt – ergänzt um zusätzliche, von den Durchführenden der Maßnahmen als sinnvoll erachtete Materialien. Die Gutachterinnen und Gutachter benutzen einen Begutachtungsbogen, der die Informationen in Bezug auf die 7 Haupt- und 21 Teildimensionen zusammenfasst (siehe Abb. 4). Zur Begutachtung beziehen die ExpertInnen prinzipiell immer alle Informationen im Dokumentationsbogen in die Betrachtung ein, nicht nur einzelne Auskünfte. So beurteilen die GutachterInnen die Zielgruppenbestimmung eines Projekts unter Beachtung der Fragen 3.1 bis 3.5 im Dokumentationsbogen, dabei aber immer auch unter Bezug auf das Handlungsfeld, die Gesundheitsziele und die Ausgangslage vor Ort). Die Verweise in den Klammern im Begutachtungsbogen richten die Aufmerksamkeit auf jeweils wichtige Einzelaspekte. Die GutachterInnen werden während ihrer Ausbildung darin unterwiesen, die Informationen der Projekte in ihrem Zusammenhang zu betrachten („relationale Kriterien", die sich aufeinander beziehen – keine mechanische Checklisten-Prüfung einzelner Aspekte). Wichtige Fragen aus dem Dokumentationsbogen werden deshalb mehrfach einbezogen und die Verweise auf einzelne Fragen im Begutachtungsbogen markieren Schwerpunkte, schließen andere relevante Stellen aber nicht aus. Daher sind die Dokumentationsfragen und Begutachtungsdimensionen einander nicht einzeln und ausschließlich zugewiesen, sondern die Ziele, Arbeitsfeld und Ausgangsbedingungen eines Projekts gehen immer als Grundlage in die Beurteilung ein.

Die Gutachter und Gutachterinnen beantworten die Leitfragen der einzelnen Dimensionen, indem sie dem Projekt für die jeweilige Dimension eine Qualitätsstufe von 0 = Problemzone bis 3 = Vorbild zuweisen (siehe Abb. 5) und die Werte in ein Datenblatt eintragen.

Die Gutachter und Gutachterinnen müssen akademische Qualifikationen und Berufserfahrung in Prävention und Gesundheitsförderung vorweisen. Sie werden für QIP anhand eines Trainingsleitfadens geschult und auf ethische Richtlinien verpflichtet.

3.3 Datenanalyse

Alle Begutachtungsergebnisse gehen in eine eigens für das QIP Verfahren entwickelte und programmierte Datenbank (Referenzdatenbank „QIP / Report") ein. Auf dieser Grundlage werden Vergleichswerte errechnet. Die resultierende Tabelle umfasst die durchschnittlichen Ergebnisse der beurteilten Aktivität, die mittleren Ergebnisse aller anderen ähnlichen Aktivitäten aus diesem Präventionsfeld, sowie die Ergebnisse der besten und die der schlechtesten Aktivität in jeder Dimension (siehe Abb. 6). Mit Hilfe der Referenzdatenbank können auch verschiedene Auswertungen zur Beschreibung ganzer Präventionsfelder vorgenommen werden, z.B. ein Vergleich der Qualitätsentwicklung im Zeitverlauf, zwischen Anbietern oder zwischen Versorgungsfeldern (z.B. Adipositas- und Suchtprävention).

3.4 Rückkopplung

Projekt bzw. EinrichtungsmitarbeiterInnen erhalten differenzierte Ergebnisrückmeldungen. Diese informieren sie über:

- Die Anzahl der Gutachterinnen und Gutachter, die das Projekt beurteilt haben.
- Die Bewertung des Projektes nach 28 Haupt- und Teildimensionen (Durchschnitt der Urteile aller Gutacherinnen und Gutachter). Dieses Qualitätsprofil ergibt ein Bild der Stärken und Verbesserungsmöglichkeiten des Projekts.
- Die Durchschnittswerte von Vergleichsprojekten aus dem jeweiligen Arbeitsfeld, sowie die Werte für das Projekt mit der jeweils besten und schlechtesten Bewertung in dieser Dimension. Diese Vergleichswerte zeigen die Spannweite und die erreichbare Qualität präventiver Projekte, die unter den aktuellen Rahmenbedingungen realisiert werden (siehe Abb. 6). Diese Vergleichsdaten werden sowohl tabellarisch als auch in grafischer Form aufbereitet (siehe Abb. 7).

| **1** | **Zielgruppen (EndadressatInnen, MultiplikatorInnen)** |

Es gibt zwei Arten von Zielgruppen: diejenigen, deren Gesundheit letztlich verbessert werden soll (EndadressatInnen), und diejenigen, die dafür erreicht und am Vorgehen beteiligt werden müssen, damit Sie die EndadressatInnen gut erreichen können. Manchmal gibt es Gruppen, die beides zugleich sind: In einem Setting-Projekt für Schulgesundheit sollen z. B. die Belastungen für Lehrkräfte abgebaut werden (= EndadressatInnen), aber die LehrerInnen sind gleichzeitig wichtig, um die Schüler anzusprechen (= MultiplikatorInnen). Bei einem anderen Vorgehen können die gleichen Gruppen reine MultiplikatorInnen sein, z. B. die Lehrkräfte für die Verbreitung von Informationen über Suchtgefahren an SchülerInnen. Es kommt also auf das Konzept Ihres Projekts an, welche Art von Zielgruppen sie ansprechen wollen.

| **1.1** | **EndadressatInnen** (Personen, deren Gesundheit verbessert werden soll; z.B. die ErzieherInnen einer Kita, allein erziehende Mütter in einem Stadtteil, Bewohner eines Altenheims, suchtgefährdete Jugendliche in Jugendzentrum) |

☐ Gesamtbevölkerung   ☐ bestimmte Gruppen, nämlich (z.B. Alter, Gesundheitsstand o.a. Ein-/Ausschlusskriterien):

1.
....

Gesamtzahl der Personen dieser Zielgruppe im Arbeitsfeld: .... ☐ geschätzt   ☐ genau
(z.B. nach Register)

2.
....

Gesamtzahl der Personen dieser Zielgruppe im Arbeitsfeld: .... ☐ geschätzt   ☐ genau
(z.B. nach Register)

3.
....

Gesamtzahl der Personen dieser Zielgruppe im Arbeitsfeld: .... ☐ geschätzt   ☐ genau
(z.B. nach Register)

| **1.2** | **Die Auswahl der EndadressatInnen erfolgt aufgrund von:** |

☐ Nachfrage und Kooperationsbereitschaft
☐ Zugang zu den Zielgruppen

Bitte beschreiben Sie kurz die Gründe dieser Auswahl (z.B. Datenlage zu Belastungen, Risiken, Nachfrage…):

....

Abbildung 2: Dokumentationsbogen (Auszug: Zielgruppenbestimmung)

- Hinweise und Vorschläge der Gutachterinnen und Gutachter zu dem begutachteten Projekt, wiederum nach Dimensionen gegliedert. Da die Gutachten unabhän-

gig voneinander erstellt werden, treten in diesen Hinweisen mitunter Überschneidungen auf (mehrere ähnliche Vorschläge).
- Über die Rückmeldung der Ergebnisse hinaus erhalten die MitarbeiterInnen der Projekte bzw. Einrichtungen zusätzliche allgemeine Informationen, die für die weitere (Qualitäts-)Entwicklung hilfreich sein können, z.B.: Erklärungen zur Bedeutsamkeit von Qualitätsentwicklung und Hinweise, welche Ressourcen genutzt werden können, um die Qualität in einzelnen Bereichen zu verbessern (z.B. Hinweise auf Internetlinks, weitere Datenquellen und Literaturhinweise).

Konzeptqualität

- Bedarfsbezug
- Zielgruppenbestimmung
- Zielgruppenverständnis
- Zielsetzung
- Präventiver Ansatz

Planungsqualität

- Einbettung im Arbeitsfeld und Abstimmung mit anderen Akteuren
- Kontextuelle Passung und Aktualisierung des Ansatz

Mitwirkende (Personal und Kooperationspartner)

- Personal und Qualifikationen
- Kooperation: Interdisziplinarität und laufende Abstimmung

Verbreitung und Vermittlung (Streuwege, Methoden und Medien)

- Streuung des Angebots bei den Zielgruppen
- Arbeitsmethoden
- Vermittlung des Angebots (Medien und Materialien)
- Weiterführende Schritte (Empowerment, Bewältigungskompetenzen)

Verlaufsgestaltung und Management der Aktivität

- Lenkung der Aktivität
- Erfolgreicher Verlauf dank Bearbeitung von Schwierigkeiten
- Prüfung externer Leistungen

Erfolgskontrolle und Evaluation

- Gesamtbild der Effekte
- Erfassung von Bekanntheit und Akzeptanz
- Erfassung von Wirkungen
- Vorliegen eines Wirkungsnachweises
- Erfassung der NutzerInnen der Aktivität

Qualitätsentwicklung (Kontinuierliche Verbesserung)

Abbildung 3: Überblick über die Haupt- und Teildimensionen präventiver Arbeitsqualität

Dimension	Leitfrage der Begutachtung	Hinweise zur Vergabe der Qualitätsstufen	im Doku-Bogen unter:
I. B Zielgruppen-bestimmung	Sind klare, begründete Kriterien für Auswahl und Eingrenzung der Zielgruppe (n) festgelegt?	**Standard:** • Spezifische Zielgruppen sind eingegrenzt (die Gesamtbevölkerung ist nur in Ausnahmefällen eine sinnvolle Zielgruppe, z.B. bei Aufklärung über allgemein verbreitete Infektionskrankheiten). • Falls möglich, ist die Größe der Zielgruppe genau bekannt (z.B. Lehrkräfte einer Schule, Mitarbeiter im Betrieb). • Die Auswahl der Zielgruppen ist durch Belastungen, Risiken oder Kooperationsmöglichkeiten begründet. • Zu den EndadressatInnen sind geeignete MultiplikatorInnengruppen zur Unterstützung des Vorgehens einbezogen, falls das die Wirksamkeit des Vorgehens steigern kann (z.B. LehrerInnen oder peers für die SchülerInnen, mittlere Führungskräfte für Werker, Familien für übergewichtige Kinder, ...). • Der zeitliche Aufwand für die jeweilige Ansprache der Zielgruppen ist für die Gesundheitsziele sinnvoll (3.5). • Die MultiplikatorInnen stehen mit den EndadressatInnen in Kontakt und können Beiträge zur Veränderung von deren Gesundheitswissen, -motivation oder -verhalten leisten (3.4). **Zusätzlich für Stufe 3:** • Die Zielgruppen wurden bestimmt auf der Grundlagen wissenschaftlicher Studien oder aktueller empirischer Befunde (z.B. zu Belastungen, Nachfrage, Ansprechbarkeit). • Das soziale Umfeld der EndadressatInnen ist mit mehr als einer Zielgruppe in die Aktivität einbezogen (z.B. Familien und Lehrkräfte übergewichtiger Kinder – gleichgültig, ob als EndadressatInnen oder als MultiplikatorInnen).	3.1 bis 3.5
I. C Zielgruppen-verständnis	Hat die Aktivität ein Verständnis der Besonderheiten und des soziokulturellen Feldes ihrer Zielgruppen?	**Standard:** • Überlegungen zu sozialen Hintergründen oder zu Erwartungen der Zielgruppen werden dargestellt und bei der Gestaltung der Aktivität berücksichtigt – entweder für EndadressatInnen oder für MultiplikatorInnen (3.6). • Zu Projektbeginn findet eine Motivationsabschätzung statt (3.7). • Falls die Zielgruppen nicht alle von sich aus stark motiviert sind, was selten der Fall ist, sieht das Projekt konkrete Maßnahmen für Aufbau und Unterstützung ihrer Motivation vor (3.8). • Für die Ansprache, Gewinnung, Motivation und Unterstützung sozial Benachteiligter sind besondere Schritte vorgesehen (3.9). Ausnahme: Das Projekt arbeitet mit Zielgruppen, bei denen dieser Faktor eine geringe Rolle spielt (z.B. Suchtprävention bei SchülerInnen eines Gymnasiums, Stressreduktion in akademischen Berufen). **Zusätzlich für Stufe 3:** • Die Aktivität nutzt oder fördert vorhandene Kompetenzen und Ressourcen der Zielgruppen, indem sie diese gezielt in die Arbeit einbezieht (3.6). • Auch im Projektverlauf findet eine Motivationsabschätzung statt (3.7). • Durchführbarkeit und Erfolgsaussichten wurden in Pretest, Voruntersuchung oder Evaluation gesichert (3.10).	3.6 bis 3.11

Abbildung 4: Begutachtungsbogen (Auszug: Zielgruppenbestimmung)

0	Problemzone	Wichtige Voraussetzungen für eine Umsetzung dieser Qualitätsdimension fehlen. Das Projekt weist deshalb so deutliche Mängel auf, dass ein Erfolg beim Erreichen der Gesundheitsziele unwahrscheinlich, unberechenbar oder unkontrollierbar ist.
1	Verbesserungs-bedarf	Grundlagen und Basisausstattung für eine gute Arbeit sind geschaffen. Sie werden aber noch unzureichend verknüpft oder genutzt. Das Projekt verwirklicht daher die Qualitätsdimension wenigstens zum Teil, sollte sie aber zeitnah noch deutlich ausbauen.
2	Standard	Datengrundlagen, Kompetenzen und Verfahren für eine professionelle, wirkungsvolle Arbeit sind geschaffen und in einem Gesamtkonzept systematisch miteinander verbunden. Das Projekt erfüllt deshalb die nach Aufgabengebiet, Sachlage und Forschungsstand angemessenen Erwartungen und arbeitet mit guter Qualität und Aussicht auf Erfolg.
3	Vorbild	Das Projekt übertrifft den Standard in dieser Qualitätsdimension, andere Projekte können davon lernen. Denn: **Entweder** wird hier die Qualität der Prävention und Gesundheitsförderung **kontinuierlich und systematisch** von den Verantwortlichen im Rahmen des Projekts weiterentwickelt; Kompetenzen und Kenntnisse werden aktiv erweitert und in Verbesserungsmaßnahmen umgesetzt. Der Standard wird deshalb übertroffen. **Oder** das Projekt hat eine **modellhafte, übertragbare, innovative** Lösung für die Anforderungen der Qualitätsdimension gefunden.

Wenn keine der vier Stufen passt oder ein Urteil nicht möglich ist:

N	Nicht anwendbar	Die Qualitätsdimension ist für das beurteilte Projekt sachlich nicht anwendbar, nicht aussagefähig oder nicht sinnvoll. Beispiele: Leistungen Dritter im Rahmen des Projekts sollen auf Qualität überprüft werden (z.B. Elterntrainings oder Lehrerfortbildungen in einem Programm zur Gesundheitsförderung in der Schule). Derlei externe Beiträge oder Leistungen gibt es aber nicht in allen Projekten. Didaktische Arbeitsmethoden für Schulungen sollen beurteilt werden. Dies ist nicht anwendbar für Medienkampagnen (z.B. Plakatserien).
U	Unklar	Die Auskünfte im Dokumentationsbogen gestatten kein sicheres Urteil, sind aber auch nicht grob lückenhaft (sind z.B. unleserlich).

Abbildung 5: Qualitätsstufen

Anzahl der Gutachter/-innen Ihres Projektes: 3   interne Projektnummer:

Dimensionen	Mittelwerte		zum Vergleich: jeweils pro Dimension erreichte Werte	
	Ihres Projek-tes	aller Projekte	schlechtestes Projekt	bestes Projekt
Bedarfsbezug	1,33	1,83	1,00	3,00
Zielgruppenbestimmung	1,67	2,01	0,67	3,00
Zielgruppenverständnis	1,00	1,60	0,33	3,00
Zielsetzung	1,33	1,70	0,33	3,00
präventiver Ansatz	1,33	1,87	0,00	3,00
Konzeptqualität	**1,33**	**1,74**	**1,00**	**3,00**
Einbettung im Arbeitsfeld	0,67	1,55	0,00	3,00
Kontextuelle Passung und Aktualisierung des Ansatzes	1,00	1,43	0,00	2,67
Planungsqualität	**1,00**	**1,46**	**0,00**	**2,67**
Personal und Qualifikationen	1,33	2,08	1,00	3,00
Kooperation	0,67	1,82	0,00	3,00
Mitwirkende (Personal und Kooperationspartner)	**1,00**	**1,84**	**1,00**	**3,00**
Streuung des Angebots bei den Zielgruppen	0,33	1,61	0,00	3,00
Arbeitsmethoden	1,00	1,84	0,00	3,00
Vermittlung des Angebotes	0,00	1,65	0,00	3,00
Weiterführende Schritte	1,00	1,54	0,00	3,00
Verbreitung & Vermittlung	**1,00**	**1,60**	**0,33**	**3,00**
Lenkung der Aktivität	1,00	1,62	0,00	3,00
Bearbeitung von Schwierigkeiten	1,33	1,36	0,00	3,00
Prüfung externer Leistungen	-	1,17	0,00	3,00
Verlaufsgestaltung und Management der Aktivität	**1,00**	**1,42**	**0,33**	**3,00**
Gesamtbild der Effekte	0,67	1,42	0,00	3,00
Erfassung von Bekanntheit und Akzeptanz	0,00	1,47	0,00	3,00
Erfassung von Wirkungen	0,00	1,20	0,00	3,00
Wirkungsnachweis	0,50	1,26	0,00	3,00
Erfassung der Nutzer der Aktivität	1,67	1,51	0,00	2,67
Erfolgskontrolle und Evaluation	**0,50**	**1,20**	**0,00**	**2,67**
Qualitätsentwicklung	**1,00**	**1,63**	**0,00**	**3,00**

Abbildung 6: Rückmeldung von Begutachtungsergebnissen des eigenen Projektes und der Vergleichswerte zu allen Projekten (Haupt- und Teildimensionen)

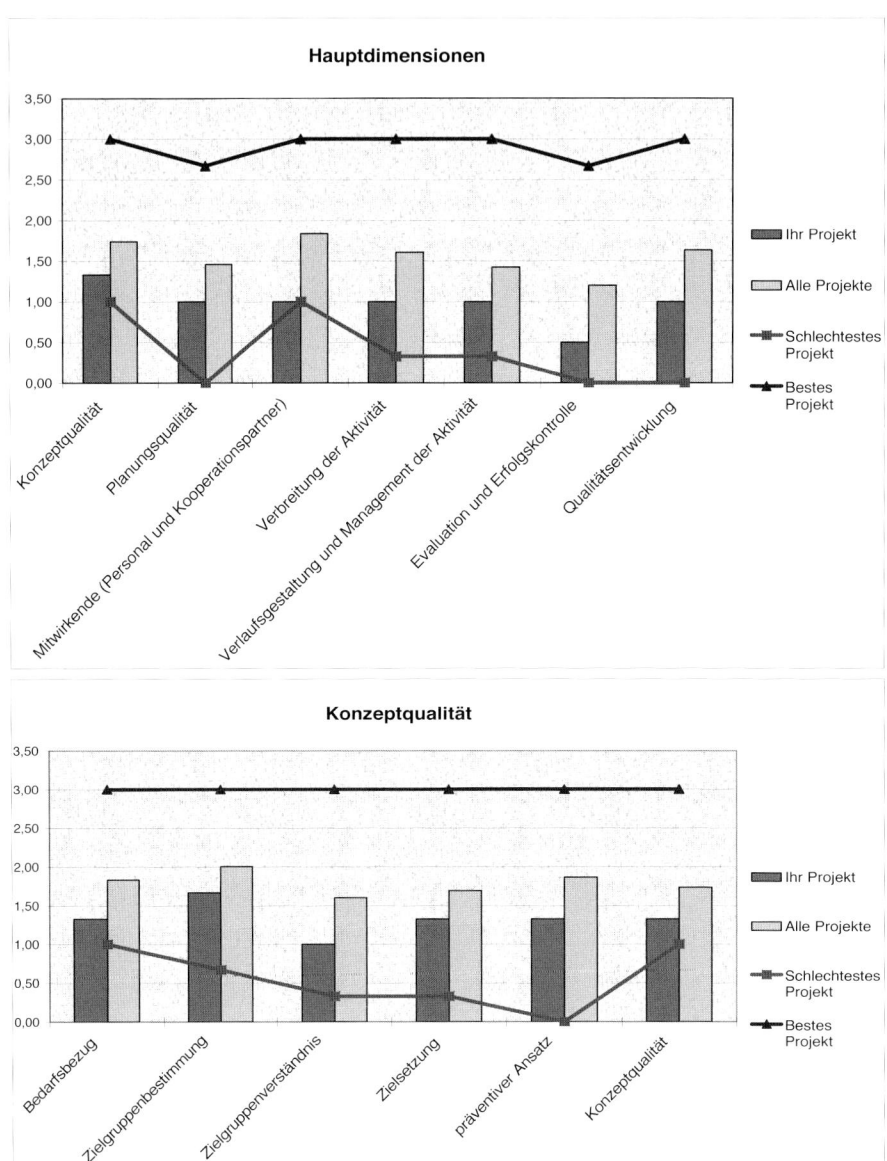

Abbildung 7: Grafische Darstellung der Rückmeldung zu den einzelnen Projekten (Hauptdimensionen insgesamt und Teildimensionen am Beispiel der Konzeptqualität)

4 Bisherige Erfahrungen mit QIP

4.1 Feldtest und Gütekriterien

QIP wurde zur Qualitätsbestimmung von Einzelprojekten, Settingprojekten, Programmen und Kampagnen konzipiert und im Rahmen eines umfassenden Feldtests erprobt. Dieser Feldtest mit 61 von Krankenkassen finanzierten präventiven Maßnahmen und Angeboten konnte eine hohe Datengüte der Begutachtungen mit QIP nachweisen: hohe Konsistenz (= Urteilsgleichrichtung; Gamma-Mediane 0,8-1,0), sowie eine akzeptable Konkordanz (= Übereinstimmung; Rho-Mediane 0,6-0,7; r-Mediane höher). Deutlich wurde dabei, dass Schulung und Übung der GutachterInnen die Konkordanz erhöhen. Die Aussagekraft (Validität) der Begutachtungen wurde sowohl von den GutachterInnen als auch den ProjektmitarbeiterInnen als hoch bewertet. In Nachbefragungen bestätigten beide Befragtengruppen, dass QIP zu aussagefähigen Ergebnissen führt, die wichtigsten Aspekte präventiver Arbeit abbildet und ein umfassendes Bild der Projektqualität liefert. Die Redundanz des Erhebungsbogens ist dabei als gering zu bewerten. ProjektmitarbeiterInnen fanden die Erhebungsbögen häufig zu umfangreich. Die von ihnen gemachten Kürzungsvorschläge waren aber nur punktuell, stimmten untereinander nicht überein und betrafen jeweils einzelne Handlungsfelder. Deshalb werden derzeit kürzere Fassungen für einzelne Handlungsfelder auf ihre Umsetzbarkeit geprüft.

4.2 Einsätze von QIP

Mittlerweile wurden über 200 weitere Begutachtungen mit QIP in unterschiedlichen Arbeitsfeldern und Settings (Kita, Erwachsenenbildung, Schule, Krankenhaus, Beratungsstelle, Wohnquartier) realisiert. Einen ersten Einsatzschwerpunkt bildete die Analyse einer repräsentativen Auswahl bundesweit eingesetzter Angebote für Kinder und Jugendliche mit Übergewicht und Adipositas. 38 Maßnahmen wurden dabei im Rahmen einer zweistufigen Versorgungsanalyse zu Art, Umfang und Qualität der Präventions- und Behandlungsleistungen begutachtet (Kliche et al. 2006 und 2006a). Die häufigsten Einsätze fanden ebenfalls im Rahmen einer zweistufigen Versorgungsanalyse in Kitas statt. Aufbauend auf einer bundesweit repräsentativen Befragung von MitarbeiterInnen aus 2.938 Kitas, wurde dabei eine Stichprobe von 120 Gesundheitsprojekten mit QIP begutachtet. Der Abschlussbericht ist in Vorbereitung; Ergebnisse der bundesweiten Pilotphase wurden bereits veröffentlicht (Kliche et al., 2008).

4.3 Akzeptanz von QIP

Akzeptanzprobleme von Qualitätsbewertungsverfahren lassen sich bei Einrichtungen und Projekten immer wieder beobachten. Gründe liegen unter anderem in der Zeit, die eine Begutachtung beim ersten Mal erfordert.

Empirisch variierte der Zeitaufwand für die Beschreibung der eigenen Maßnahme – in Abhängigkeit von der Komplexität eines Projektes und bereits vorliegenden Dokumenten zu Konzept und Umsetzung eines Vorhabens – zwischen 1 und 10 Stunden; der Durchschnitt lag bei 2 Stunden. Weitere Aspekte, welche die Akzeptanz von QIP beeinflussen, sind eine befürchtete Entmutigung bei der Anwendung von QIP auf eigene, selbst entwickelte Projekte, die Furcht vor externer Kontrolle sowie vor negativen Folgen im Hinblick auf die Projektfinanzierung.

Akzeptanzprobleme entstehen jedoch bei allen Verfahren der Qualitätsbewertung. Verfahren zur externen Qualitätsbegutachtung stoßen häufig auf Skepsis bei den MitarbeiterInnen der zu begutachtenden Projekte und der Einrichtungen, die sie durchführen. Interne, in Eigenregie durchgeführte Qualitätsbewertungen haben Probleme der Akzeptanz gegenüber Dritten (in der Regel ihren Geldgebern).

Die Entscheidung, QIP als externes Begutachtungssystem zu etablieren, entstand aufgrund der Erfahrung, dass eine wirkungsvolle Prävention und Gesundheitsförderung Zeit und Geld erfordert, das in der Regel extern einzuwerben oder intern umzuschichten ist. Die Bereitschaft, Mittel zur Verfügung zu stellen, steigt mit dem Grad einer transparenten Darlegung und Begründung der Erfolgsaussichten bzw. Wirksamkeit eines Vorhabens.

Gleichwohl sind die Bedenken der ProjektmitarbeiterInnen und der Einrichtungen ernst zu nehmen. Ein wichtiger Schritt zum Abbau von Ängsten ist nach der Erfahrung und den Nachbefragungen verschiedener Arbeitsfelder die Zusicherung strikter Vertraulichkeit: Wenn klar ist, dass alle auf das einzelne Projekt bezogenen Daten, Auswertungen und Ergebnisse ausschließlich den im Dokumentationsbogen benannten AnsprechpartnerInnen zur Verfügung stehen und dass sie nicht an Dritte weitergegeben werden, können in der Regel Akzeptanzbarrieren abgebaut werden.

Stärker motivierend für eine Anwendung von QIP sind jedoch die positiven Effekte, die durch eine Nutzung für den eigentlichen Zweck von QIP, Qualitätsverbesserungen zu initiieren, entstehen können:

- Die 28 gesondert eingeschätzten Qualitätsdimensionen ergeben ein differenziertes Bild von Stärken und Entwicklungsansätzen.
- Das Verfahren ist unabhängig und setzt rein fachlich begründete Maßstäbe und Kriterien in gleicher Weise für alle an.
- Die Vergleichswerte, Qualitätsprofile und Hinweise der ExpertInnen machen vorrangige Verbesserungsansätze deutlich und geben Hilfen zur Weiterentwicklung.

- Die genaue Auseinandersetzung mit allen wichtigen Qualitätsaspekten in der Dokumentation und die externe Begutachtung unterstützen fachliche Reflexion und Argumentation, sowohl innerhalb der Projekte wie gegenüber Kooperationspartnern und Trägern.
- Eine genaue, fundierte fachliche Rückmeldung mit einem durchschnittlichen Aufwand von etwa zwei Stunden für die Datenerhebung ist im Vergleich verschiedener Qualitätssicherungsverfahren günstig, die meisten anderen Verfahren erfordern einen erheblich höheren Aufwand.
- Die Projektverantwortlichen können selbst entscheiden, für welche Aktivitäten sie QIP nutzen. Es wird nicht generell die ganze Einrichtung einer Prüfung unterzogen, sondern die fachliche Leistung in ihrem Arbeitszusammenhang gezielt verbessert.

Nachbefragungen, die regelmäßig zur kontinuierlichen Qualitätssicherung und -entwicklung von QIP durchgeführt werden, bestätigen, dass diese Potentiale des Verfahrens von den meisten Projekten und Einrichtungen bestätigt und genutzt werden.

5 Fazit und Ausblick

QIP wurde bisher im Rahmen von Versorgungsanalysen für verschiedene Arbeitsfelder und als Instrument zur Qualitätssicherung und Qualitätsentwicklung von Programmen, Kampagnen und Projekten der Prävention und Gesundheitsförderung eingesetzt. Diejenigen, die QIP anwenden, werden zur Güte (Validität) der Begutachtung, zum Nutzen für ihre Praxis und nach kritischen Einschätzungen befragt.

Ziel ist es, QIP durch eine konsequente Anwendung der Prinzipien der kontinuierlichen Qualitätsverbesserung auf das Verfahren selbst, stetig weiter zu optimieren. Nachdem alle Systemkomponenten so ausgebaut sind, dass eine größere Anzahl von Projekten gleichzeitig begutachtet werden kann, wird QIP zukünftig breiter zu einem Selbstkostenpreis, der nach Maßnahmenkomplexität variiert, angeboten werden. Parallel dazu ist eine Zertifizierung in Vorbereitung. Umfassende Informationen zu QIP und die jeweils aktuellen Entwicklungen finden sich unter www.uke.de/extern/qip/.

Literatur

Donabedian, A. (1986). Criteria and standards for quality assessment and monitoring. Quality Review Bulletin, 12, 99-108.

Farin, E., Carl, C., Jäckel, W. H., Rütten-Köppel, E., Maier-Riehle, B. & Berghaus, U. (2003). Die Weiterentwicklung des Peer-Review-Verfahrens in der medizinischen Rehabilitation. Unveröffentlichtes Manuskript.

Farin, E., Follert, P., Gerdelmann, W. & Jäckel, W. H. (2005). Qualitätssicherung in der medizinischen Rehabilitation durch die Gesetzliche Krankenversicherung: Hintergrund, Anforderungen und Ergebnisse. Prävention und Rehabilitation, 17, 125-143.

Jäckel, W. H., Maier-Riehle, B., Protz, W. & Gerdes, N. (1997). Peer-Review: Ein Verfahren zur Analyse der Prozeßqualität stationärer Rehabilitationsmaßnahmen. Bad Säckingen: Hochrhein-Institut für Rehabilitationsforschung.

Kawski, S. & Koch, U. (1999). Qualitätssicherung in der psychosomatischen Rehabilitation. Psychotherapie, Psychosomatik, medizinische Psychologie, 49, 316-325.

Kawski, S., Dorenburg, U., Beckmann, U. & Koch, U. (2000). Prozessqualität in der stationären Suchtrehabilitation. Suchttherapie, 1, 126-136.

Kawski, S., Dorenburg, U. & Beckmann, U. (2001). Peer Review zur Beurteilung der Prozessqualität im Indikationsbereich Abhängigkeitserkrankungen. Sucht aktuell, 8, 18-22.

Kawski, S. & Koch, U. (2002). Zum Stand der Qualitätssicherung in der Rehabilitation. Zur Entwicklung der medizinischen Rehabilitation in den 90er Jahren. Bundesgesundheitsblatt – Gesundheitsforschung – Gesundheitsschutz, 45, 260-266.

Kliche, T., Töppich, J., Kawski, S., Koch, U. & Lehmann, H. (2004). Die Beurteilung der Struktur-, Konzept- und Prozessqualität von Prävention und Gesundheitsförderung: Anforderungen und Lösungen. Bundesgesundheitsblatt – Gesundheitsforschung – Gesundheitsschutz, 47, 125-132.

Kliche, T., Krüger, C., Koch, U., Mann, R., Goldapp, C., Stander, V. & Töppich, J. (2006). Preventive care for obese children and adolescents – quality and deficiencies of programmes and interventions. In WHO (Ed.), Addressing the socioeconomic determinants of healthy eating habits and physical activity levels among adolescents (pp. 43 – 49). Kopenhagen: World Health Organisation Regional Office for Europe.

Kliche, T., Krüger, C., Goldapp, C., Mann, R., Töppich, J. & Koch, U. (2006a). Adipositas-Prävention für Kinder und Jugendliche in der Bundesrepublik – eine qualitätsorientierte Bestandsaufnahme. In W. Kirch & B. Badura (Hg.), Prävention. Ausgewählte Beiträge des Nationalen Präventionskongresses (S. 409-428). Heidelberg: Springer.

Kliche, T., Töppich, J., Kawski, S., Brunecker, L., Önel, J., Ullrich, A. & Koch, U. (2007). Professional expectations about quality assurance: A review-based taxonomy of usability criteria in prevention, health promotion and education. Journal of Public Health,15, 11-19

Kliche, T., Gesell, S., Nyenhuis, N., Bodanski, A., Deu, A., Linde, K., et al. (2008) Prävention und Gesundheitsförderung in Kindertagesstätten. Weinheim: Juventa.

Koch, U., Kawski, S. & Töppich, J. (2001). Entwicklung eines Qualitätssicherungskonzepts in der Prävention. In BZgA (Hg.), Qualitätsmanagement in Gesundheitsförderung und Prävention. Grundsätze, Methoden und Anforderungen (S. 87-95). Köln: Bundeszentrale für gesundheitliche Aufklärung.

Walter, U., Drupp, M. & Schwartz, F. (2002). Prävention durch Krankenkassen. Zielgruppen, Zugangswege, Wirksamkeit und Wirtschaftlichkeit. Weinheim: Juventa.

C Evaluation

Die Evaluation von bevölkerungsbezogenen Maßnahmen der Gesundheitsförderung
Louise Potvin, Lucie Richard und Geneviève Mercille 241

Zur Messung von Kapazitätsentwicklung im Quartier: Konzepte, Methode, Erfahrungen
Stefan Nickel und Alf Trojan 279

Selbstevaluation in der Gesundheitsförderung: Perspektiven und Methode
Joachim König 295

Evaluation von Kampagnen
Elisabeth Pott und Harald Lehmann 313

Randomisiert-kontrollierte Studien in der Evaluationsforschung
Gabriele Meyer 327

Die ökonomische Evaluation von Gesundheitsförderung und Prävention
Heinz Rothgang und Tina Salomon 345

Die Evaluation von bevölkerungsbezogenen Maßnahmen der Gesundheitsförderung[1]

Louise Potvin, Lucie Richard und Geneviève Mercille

1 Einleitung

Seit etwa vierzig Jahren versuchen Praktikerinnen und Praktiker eine wirkungsvolle Interventionsstrategie der Gesundheitsförderung weiter zu entwickeln und umzusetzen: die so genannten „community programmes" (Green & Raeburn, 1990).[2] Zu Beginn lag der Schwerpunkt auf Programmen zur Förderung psychische Gesundheit (DeRenzo et al., 1991), der Prävention kardiovaskulärer Erkrankungen (Brenner, 2002; Parker & Assaf, 2005), der Suchtprävention (Kaftarian & Hansen, 1994), der Brustkrebs-Früherkennung (NCI Breast Cancer Screening Consortium, 1990), umfassenden multifaktoriellen Ansätzen (Wagner et al., 1991) oder der Vermeidung einzelner Risikofaktoren wie Rauchen und Bewegungsmangel (Elder et al., 1997). Die Evaluationsliteratur hat seit den 1970er Jahren die Probleme breit angelegter öffentlicher Programme diskutiert (O'Connor, 1995), aber weder epidemiologische noch gesundheitswissenschaftliche Zeitschriften druckten Artikel zur Bewertung

---

[1] Originalveröffentlichung 2001 durch das Regional Office for Europe der Weltgesundheitsorganisation (WHO) unter dem Titel: Chapter 10. Potvin, L. & Richard, L. The evaluation of community health promotion programmes. In I. Rootman, M. Goodstadt, B. Hyndman, D. V. McQueen, L. Potvin, J. Springett & E. Ziglio (Eds.), Evaluation in health promotion. Principles and perspectives. (WHO Regional Publications, European Series, N. 92). © World Health Organization 2001 (Übersetzung: Axel Flügel).

[2] Die Autorinnen sprechen, da sie sich an den nordamerikanischen Gegebenheiten orientieren, durchgehend von „community programmes", wenn sie den Bereich der öffentlichen Gesundheitspflege oder Public Health im Unterschied zur privaten Gesundheitsvorsorge im Haushalt, durch einen Besuch beim Arzt oder am Arbeitsplatz meinen. Dieser Bereich der Gesundheitsförderung findet häufig im Rahmen von Kommunen, Gemeinden, Nachbarschaften oder Quartieren statt. Der kommunale Rahmen selbst, als örtlicher, lokaler Rahmen, und/oder als verwaltungstechnische Einheit, bildet aber kein definierendes Merkmal. Der schillernde, außerordentlich multifunktionale amerikanische Ausdruck „community", der die Wohngemeinde, die Kirchengemeinde und die Gruppe der Forscher – um nur die naheliegenden Beispiele zu nennen – ebenso einschließt wie die deutsche Bedeutung von Gemeinschaft und Kirchengemeinde, ist daher praktisch unübersetzbar und unterscheidet sich deutlich von den europäischen Verhältnissen der politischen Verfassung, der stärker bürokratischen Verwaltungsstrukturen oder der kulturellen Lebenswelten. „Community" wird daher im Folgenden für die europäische Wissenschaftstradition meist mit „bevölkerungsbezogen" wiedergegeben. [Anm. d. Übersetzers].

von Programmen zur bevölkerungsbezogenen Gesundheitsförderung ab. Das änderte sich erst, nachdem in den 1980er Jahren, ausgelöst durch drei Programme zur Stärkung der Herzgesundheit,[3] das Interesse für solche Interventionen geweckt worden war. Die nun publizierte Literatur zur Gesundheitsförderung lässt sich in fünf Typen unterteilen:

1. Artikel, die Forschungsdesigns für eine breit angelegte Bewertung laufender Programme skizzieren
2. Artikel, die Zwischenergebnisse vorstellen, häufig bezogen auf den Studienverlauf oder Analysen mittlerer Reichweite
3. Artikel, über die Resultate von Ergebnisevaluationen
4. Artikel, die Evaluationsstudien zu bevölkerungsbezogenen Gesundheitsförderungsprogrammen systematisch zusammenstellen (Zaza et al., 2005)
5. Artikel, die Diskussionen methodologischer Fragen zusammenfassen, die aus den drei erstgenannten Typen hervorgehen, einschließlich neuerer Versuche, das Prinzip eines partizipatorischen Ansatzes einzubeziehen (Israel et al., 1998; Potvin et al., 2003).

Artikel des ersten Typs sind selten. Sie schlagen häufig interessante methodologische Ideen vor. Da sie aber während der Laufzeit der Studien veröffentlicht werden, ist ihre Aussagekraft meist recht beschränkt. Der zweite Typ stellt die Ergebnisse aus den Maßnahmen zur bevölkerungsbezogenen Gesundheitsförderung zusammen. Diese Beiträge stellen eine reiche Datenquelle bereit, in denen unterschiedliche Aspekte der Programmentwicklung dokumentiert sind. Der dritte Typ präsentiert die wesentlichen Resultate von Ergebnisevaluationen. Diese Artikel sind häufig enttäuschend, denn nur wenige Maßnahmen haben nachweislich einen positiven Gesamteffekt auf einzelne Risikofaktoren (Susser, 1995). Daher legen sie ihren LeserInnen den Schluss nahe, dass bevölkerungsbezogene Maßnahmen nicht wirksam sind. Der vierte Typ stellt eine jüngere Ergänzung der Forschungsliteratur dar und enthält zusammenfassende Übersichten zur Evidenz der Wirksamkeit bevölkerungsbezogener Interventionen. Das umfassendste dieser Projekte ist dasjenige der CDC Task Force on Community Preventive Services (Zaza et al., 2005).[4] Der fünfte Typ schließlich umfasst Überlegungen, Kritikpunkte und Einsichten zur Durchführung von Evaluationsstudien. Die VerfasserInnen sind zumeist Forscher, welche selbst

---

[3] Diese Programme wurden vom National Health, Lung and Blood Institute finanziert.
[4] CDC: Abkürzung für Centers for Disease Control und Prevention in Atlanta, Georgia, nationale amerikanische Gesundheitsbehörde. Die Task Force hat die Aufgabe, die wissenschaftliche Evidenz zu bevölkerungsbezogenen Interventionen zusammenzutragen und auch für Laien verständlich zu bewerten: www.thecommunityguide.org.

mit der Evaluation von bevölkerungsbezogenen Maßnahmen befasst sind, und die diskutierten Fragen zeigen den aktuellen Stand der Forschung auf.

Das vorliegende Kapitel beabsichtigt, den Leser und die Leserin in den letztgenannten Typ einzuführen. Zu illustrativen Zwecken wird dabei zum Teil auf die anderen Typen zurückgegriffen. Bevölkerungsbezogene Maßnahmen stellen komplexe Interventionen dar, welche viele lokale Akteure unterschiedlicher Herkunft und mit unterschiedlichen Interessen einbeziehen. Diese Komplexität beeinflusst natürlich die Evaluationskomponenten (Potvin & McQueen, 2008). Daraus ergeben sich zahlreiche Fragen zu dieser Art von Studien. Leider gibt es nur zu wenigen Fragen allgemein anerkannte und leicht anwendbare Antworten. Die Debatte über die Bewertung der bevölkerungsbezogenen Maßnahmen ist von einem hohen Schwierigkeitsgrad gekennzeichnet sowie von einer häufig auftretenden Unmöglichkeit, methodische Lösungen anzuwenden, die sich in besser kontrollierbaren Feldern wie dem der klinischen Forschung als brauchbar und exakt erwiesen haben. Es ist daher nicht überraschend, dass zur Zeit über die meisten Fragen realistischerweise kein Konsens erwartet werden kann.

Die Planung der Evaluation eines Programms zur bevölkerungsbezogenen Gesundheitsförderung erfordert die Klärung zahlreicher schwieriger Fragen. Jede bevölkerungsbezogene Maßnahme ist einzigartig und jeder Evaluator, jede Evaluatorin ist gut beraten, verschiedene methodische Ansätze so miteinander zu kombinieren, dass sie zu den Besonderheiten des Programms, zu den Merkmalen der Zielgruppe und zum Informationsbedarf über die Maßnahme passt. Jede und jeder, die/der die Evaluation einer Maßnahme zur bevölkerungsbezogenen Gesundheitsförderung plant – sei es als AuftraggeberIn oder als EvaluatorIn –, sollte die in diesem Beitrag aufgeworfenen Fragen vor Beginn diskutieren und prüfen. Programme zur bevölkerungsbezogenen Gesundheitsförderung sind einzigartig und stellen einen sehr spezifischen Ansatz zur Förderung der Gesundheit dar. Sie sollten daher nicht mit anderen Formen gesundheitsfördernder Interventionen verwechselt werden.

2 Die Merkmale bevölkerungsbezogener Programme

Obwohl in Nordamerika großer Nachdruck auf die Definition der Begriffe „community" (Heller, 1998; Hawe, 1994) und „programme" (Green & Kreuter, 1991) gelegt wurde, fehlt eine eindeutige Definition, die die zahlreichen Merkmale einer bevölkerungsbezogenen Maßnahme zusammenfasst. Green und Mitarbeiter (Green & Kreuter, 1991; Frankish & Green, 1994) haben eine erste Unterscheidung zwischen zwei sich ergänzenden Ansätzen vorgeschlagen, um den Gesundheitszustand einer Zielgruppe (community) zu verbessern. Erstens: Bevölkerungsbezogene Maßnahmen (community interventions) haben eine gesamtgesellschaftliche Reichweite. Sie zielen auf kleine, aber weit verbreitete Änderungen für alle oder die meisten Mitglieder der Bevölkerung. Derartige Ansätze stützen sich auf zahlreiche gesundheitswissenschaftliche Studien, die belegen, dass ein leichter Rückgang des Risikos in der Gesamtbevölkerung einen größeren Gesundheitsgewinn bringt als ein größerer Rückgang in der kleineren Gruppe der Risikopopulation (Rose, 1992). Dem steht der zweite Ansatz einer Intervention in einer definierten Zielgruppe gegenüber. Diese Mikroeingriffe oder Maßnahmen auf kleinerer Stufe streben Änderungen in einer Teilbevölkerung an, z.B. in einer Schule, am Arbeitsplatz oder in Einrichtungen des Gesundheitswesens. Das Ziel ist normalerweise eine deutliche und grundlegende Änderung des Risikoverhaltens der anvisierten Zielgruppe.

Der vorliegende Beitrag konzentriert sich auf Interventionen der ersten Kategorie, also die umfassenderen bevölkerungsbezogenen Maßnahmen. Diesen lassen sich fünf grundlegende Eigenschaften zuordnen: Sie sind allgemein, komplex, partizipativ, langlebig sowie flexibel und anpassungsfähig.

Weil das Ziel darin besteht, die gesamte Bevölkerung zu erreichen, müssen die bevölkerungsbezogenen Maßnahmen erstens von großem Umfang und großer Reichweite sein (Green & McAlister, 1984; Green & Kreuter, 1991). Sie verlangen normalerweise eine ausgedehnte Vorbereitung und Koordination sowie große finanzielle und personelle Ressourcen.

Bevölkerungsbezogene Maßnahmen unterscheiden sich zweitens qualitativ wie quantitativ von kleinteiligeren Programmen oder Maßnahmen für eine Zielgruppe. Während letztere in ihrer Zielsetzung häufig eng umrissen sind, umfassen bevölkerungsbezogene Maßnahmen eine Mehrebenen-Sicht und Mehrebenen-Strategie individuellen Wandels. In Übereinstimmung mit sozialwissenschaftlichen Forschungen (Kubish et al., 1995; Green et al., 1994), zielen bevölkerungsbezogene Maßnahmen nicht allein auf bestimmte Facetten des individuellen Verhaltens, sondern versuchen, den gesamten sozialen Kontext zu verändern, von dem angenommen wird, dass er die Gesundheit und das gesundheitsrelevante Verhalten beeinflusst. Ein Wandel in den sozialen Normen und in den lokalen Werten, Institutionen und Politiken ist daher ein vorrangiges Ziel (Breslow, 1990; Elder et al., 1993). Um dieses zur erreichen, beziehen bevölkerungsbezogene Maßnahmen viele Settings, Organisationen und Partner ein (Green & Kreuter, 1991; Mittelmark et al., 1993; Farqhar et al., 1983).[5] Eine derartige Mischung von Interventionsstrategien und die

---

[5] Kubisch et al. (1995) haben mit ihren Überlegungen zur Komplexität solcher Maßnahmen in horizontaler (über mehrere Systeme, Sektoren oder Settings hinweg zu arbeiten) und vertikaler Hinsicht (Maßnahmen, die unterschiedliche Adressaten nämlich Individuen, Familien oder Kommunen ansprechen) eine ähnliche Idee ausgedrückt.

komplexe Synergie, die sie hervorbringen (Brown, 1995), sind unvermeidlich, wenn man sowohl die gesamte Gruppe wie jeden Einzelnen in ihr erreichen will (Green & Kreuter, 1991).

Ein drittes Merkmal bevölkerungsbezogener Maßnahmen bezieht sich auf ein kritisches Element in jedem Veränderungsprozess sowohl auf der individuellen als auch auf der Gruppenebene: die Partizipation. Wie Green und Kreuter (1991) beschrieben haben, legen ethische, praktische und wissenschaftliche Überlegungen die aktive Teilhabe der anvisierten Individuen in allen vorgesehenen Veränderungsprozessen nahe. Das ist umso notwendiger, wenn für die Zielgruppe größere Veränderungen angestrebt werden (Green & Kreuter, 1991; Kubish et al., 1995; Brown, 1991; Brown et al., 1995; Minkler & Wallerstein, 2002).

In Nordamerika wird die Aktivierung der Gemeinde selbst (community organization) tatsächlich als die zentrale Schlüsselvariable angesehen, um die Bürger und Bürgerinnen, Organisationen und Gemeinden für Gesundheitsförderung zu mobilisieren und eine Veränderung anzuregen (Thompson & Kinne, 1990). Die Aktivierung der Gemeinde sichert nicht nur den lokalen Bezug sowohl der identifizierten Probleme als auch der angestrebten Lösungen, sondern sie hilft auch, knappe Ressourcen zu ergänzen und zu steigern, das Interesse der Bürger und Bürgerinnen an den Programmaktivitäten zu erhalten und die Nachhaltigkeit der Maßnahmen zu sichern (Mittelmark et al., 1993; Bracht & Kingbury, 1990). Ebenso steigert sie die Fähigkeiten der Gemeinden zur Problemlösung und die Fähigkeit, diejenigen Fragen anzugehen, welche die Gesundheit und das Wohlbefinden der Einwohner bedrohen. Das bei weitem wichtigste Ergebnis ist jedoch die Herausbildung eines Gefühls von Eigentum an der Maßnahme in der eigenen Gemeinde. Für viele Autoren ist der einzige Weg, diese Ziele zu erreichen, eine hohe Beteiligung von kommunalen Akteuren an allen Aspekten der Programmplanung, der Umsetzung und der Evaluation (Minkler & Wallerstein, 2002), so dass sie als Partner in ihrer Durchführung betrachtet werden können (Mittelmark, 1990), und zwar bis zu dem Punkt, an dem die Verantwortung für eine Maßnahme von den externen Partnern auf die Quartiere und Gemeinden selbst übergeht (Kubisch et al., 1995).

Ein viertes wesentliches Merkmal der bevölkerungsbezogenen Maßnahmen, ihre Langlebigkeit, folgt direkt aus den ersten drei Merkmalen. Es ist ein zeit- und kraftaufwändiger Prozess, das Vertrauen der lokalen Akteure zu gewinnen, ihre Beteiligung zu unterstützen und einen Arbeitsplan aufzustellen, der alle an der Maßnahme beteiligten Partner zufrieden stellt. Darüber hinaus kann die Berücksichtigung lebensweltbezogener Aspekte nur in zahlreichen kleinen Einzelschritten umgesetzt werden, von denen die Aufklärung der Bevölkerung über die Notwendigkeit und Bedeutung der vorgeschlagenen Veränderungen wohl der entscheidendste ist (Green & Richard, 1993).

Fünftens und letztens müssen bevölkerungsbezogene Maßnahmen wegen ihrer langen Laufzeit und der komplexen und dynamischen Ziele flexibel und anpassungsfähig sein, um auf die sich ändernden Realitäten zu reagieren (Kubish et al., 1995; Brown, 1995) und diesen Prozess durchzuhalten, an dem so viele Partner beteiligt sind, von denen die städtischen Quartiere (neighbourhood), Gemeindeeinrichtungen und Bürger als die wichtigsten anzusehen sind. In heutigen Definitionen bevölkerungsbezogener Maßnahmen wird der dynamische Charakter der Programme besonders unterstrichen (Potvin & McQueen, 2008).

3 Die Kernprobleme der Evaluation von bevölkerungsbezogenen Maßnahmen der Gesundheitsförderung

Welche Konsequenzen lassen sich nun aus diesen Merkmalen gemeindebezogener Interventionen für die Evaluation von Maßnahmen ziehen? Und in welcher Weise sind die Grundzüge umfassender bevölkerungsbezogener Maßnahmen mit Problemen verknüpft, die in der Evaluation dieser Maßnahmen auftreten? Die im folgendem behandelten Fragen lassen sich in fünf Gruppen einteilen:

1. Ermittlung der Fragestellung
2. Festlegung des Evaluationsdesigns
3. Auswahl und Festlegung der Ergebnisvariablen
4. Analyse der Daten
5. Wahl der Evaluatorenrolle.

3.1 Erstes Problem: Die Ermittlung der Fragestellung

Die Definition der Fragestellung wirft zwei miteinander verbundene Fragen auf. Zum einen besteht die Notwendigkeit, ein Interventionsmodell zu spezifizieren, um die Präzisierung der Fragestellung zu erleichtern. Die Verwendung eines solchen Modells ermöglicht zum anderen die Unterscheidung zwischen Prozess- und Ergebnisevaluation.

Konsens/Dissens

Die Definition der Evaluationsfrage sollte ganz oben auf der Prioritätenliste des Evaluationsteams stehen. PraktikerInnen und EntscheidungsträgerInnen sind hochgradig interessiert an dem Zusammenhang, in dem bevölkerungsbezogene Maßnahmen geplant, durchgeführt und evaluiert werden. In der Vergangenheit richtete sich die Evaluationsfrage oft auf den Effekt einer Maßnahme im Hinblick auf individuelle Risikofaktoren oder bevölkerungsbezogene Gesundheitsindikatoren. So war die Hauptfrage der Evaluation des Stanford Five-City Projekts bzw. der Minnesota und Pawtucket Heart Health Studie (Farqhar et al., 1985; Carleton et al., 1987), ob die Maßnahme zum Rückgang in der Prävalenz bestimmter beeinflussbarer Risikofaktoren in den Zielgemeinden beigetragen hat. Diese Frage kann mit und ohne Berücksichtigung der Mechanismen gestellt werden, welche die Maßnahme mit dem beobachteten Effekt verknüpfen. Wenn diese Verbindungen nicht benannt werden, dann wird die Studie häufig als Black-Box-Evaluation bezeichnet, die dadurch gekennzeichnet ist, dass sie das Augenmerk auf das Input/Output-Verhältnis legt, ohne den Wandlungsprozess zu berücksichtigen, der das Resultat erzeugt (Chen, 1990). Black-Box-Evaluationen funktionieren gut, wenn die Maßnahme genau definiert und in eine Reihe von Schritten unterteilt ist, die detailliert und präzise beschrieben werden können. Weil aber bevölkerungsbezogene Gesundheitsförderungsmaßnahmen sich häufig auf die Partizipation der Bürger und Bürgerinnen stützen, ist diese Art der Standardisierung hier meistens nicht praktikabel (Potvin & McQueen, 2008).

Ergänzend zu diesen Input/Output-Fragen haben viele Evaluationen Fragen aufgenommen, die darauf abzielen, den kausalen Mechanismus der bevölkerungsbezogenen Maßnahmen aufzudecken. Diese theorieorientierte Evaluation (Chen, 1990) stellt die Theorie der Intervention (Lipsey, 1990) an den Anfang, in der beschrieben ist, wie die Maßnahme die erwartete Wirkung hervorbringt. Weiss (1995), der sich für einen zunehmenden Gebrauch von Interventionstheorien in der Evaluation von bevölkerungsbezogenen Maßnahmen ausspricht, stellt fest, dass die Fundierung der Evaluation durch Interventionstheorien mehreren Zwecken dient:

- der Ausrichtung der Evaluation auf Schlüsselprobleme,
- der Erleichterung einer Zusammenfassung der Ergebnisse verschiedener Studien in einem umfassenderen Rahmen,
- der Hilfestellung für PraktikerInnen und EvaluatorInnen, ihre Annahmen offenzulegen.

Interventionstheorien werden zunehmend genutzt, um die Evaluation von Maßnahmen der bevölkerungsbezogenen Gesundheitsförderung zu bündeln. Für eine Evaluation von Maßnahmen in Lebensmittelgeschäften mit dem Ziel, die Ernährung in Stadtquartieren mit niedrigem Einkommen zu verbessern, haben z.B. Cummins et al. (2005, 2008) eine Reihe von intermediären Variablen entwickelt, die erklären helfen, wie die Maßnahme den angestrebten Effekt erzielt. In der Tat betonen Koepsell et al. (1992) in ihrer Besprechung von besonders dringenden Problemen der Evaluation von bevölkerungsbezogenen Maßnahmen die Notwendigkeit, eine Theorie der

Intervention zu formulieren, um ein Modell aufzustellen, das zeigt, wie die Maßnahme wirken soll. ForscherInnen können ein solches Modell nutzen,

- um die zentralen Schritte in der Umsetzung einer Maßnahme zu benennen
- um das Evaluationsdesign, die Messinstrumente und die Datensammlung darzulegen und
- um die Bedeutung der Befunde zu klären.

Eine verwandte Frage lautet, ob man eine Prozessevaluation oder eine Ergebnisevaluation durchführen soll. Häufig werden diese beiden so kontrastiert, dass letztere einfacher und billiger scheint und erstere die „wirkliche Wissenschaft" darstellt (Mittelmark et al., 1993; Nutbeam et al., 1990). Die Folge ist eine mehr oder weniger ausdrückliche Regel, dass, nachdem die Ergebnisevaluation für den Nachweis der Wirksamkeit einer Maßnahme einen großen Anteil der Ressourcen verbraucht hat, die Aufgabe für zukünftige Evaluationen in dem Nachweis liegt, dass die Bedingungen für das Eintreten dieser Wirkungen gegeben sind. Diese Position kann aus mindestens zwei Gründen hinterfragt werden.

Erstens, weil der Partizipation der Zielgruppe an den Phasen der Planung, Durchführung und Bewertung einer Maßnahme ein wesentlicher Anteil an ihrem Erfolg zuzukommen scheint (Bracht & Kingbury, 1990; Salonen et al., 1986). Der fehlende signifikante positive Effekt für ausgewählte Gesundheitsindikatoren – wie in der Minnesota Studie (Luepker et al., 1994) oder dem Pawtucket Heart Health Programm (Carleton et al., 1995) oder in der Nichtraucher Kampagne COMMIT (Commit Research Group, 1995) – kann der unzureichenden Einbeziehung der Zielgruppe zu allen Zeitpunkten geschuldet sein.

Zweitens entwickeln komplexe bevölkerungsbezogene Maßnahmen Folgewirkungen, die weitgehend unbekannt sind (Kim et al., 1994). Jedes Mal, wenn eine bevölkerungsbezogene Maßnahme durchgeführt wird, erzeugen die vielfältigen Interaktionen mit ihrem spezifischen Kontext etwas, das sich von dem unterscheidet, was zuvor an anderer Stelle entworfen und getestet worden ist (Poland et al., 2008). Das trifft selbst dann zu, wenn die Maßnahmen dieselben Planungsgrundsätze anwenden. Auf eine Ergebnisevaluation zu verzichten, weil eine Maßnahme sich in vorangehenden Versuchen bereits als wirksam erwiesen hat, ist somit ein schwaches Argument, da sich eine Maßnahme mit ihrem Kontext wandelt (Altman, 1986).

Richtlinien und Empfehlungen

Viele Autoren und Autorinnen stimmen offensichtlich darin überein, dass ein Beitrag zum Verständnis der Wirkung einer Maßnahme viel wichtiger ist als die bloße Feststellung, dass sie wirkt (Weiss, 1995; Goodman & Wandersman, 1994; Fortman et al., 1995). Altman (1986) legt dar, dass die Evaluationen des Prozesses, der unmittelbaren und der langfristigen Effekte sowie der sozialen Relevanz mithelfen, die Wirkweise einer Maßnahme zu bestimmen. Man sollte beachten, dass keine Einzelstudie alle relevanten Fragen an eine Maßnahme beantworten kann (Braverman & Campbell, 1989). Verschiedene Evaluationen ähnlicher Maßnahmen sollten koordiniert werden, damit sie eine umfassende Forschungsagenda bilden. Jede Studie könnte so zur Entwicklung und zur Überprüfung der Interventionstheorie beitragen.

In dieser Perspektive ist es keine Frage mehr, ob man die Prozess- oder die Ergebnisevaluation hervorhebt. Idealerweise sollten diejenigen, die die Maßnahme durchführen und die sie evaluieren in einer frühen Planungsphase zusammenkommen und eine Theorie ausarbeiten, um ein Interventionsmodell zu erstellen. Abhängig von den vorhandenen Ressourcen, von den aus einer Literaturübersicht gewonnenen Fragestellungen, von den bestehenden Interessen des Interventionsteams und anderen wichtigen Faktoren können die EvaluatorInnen dieses Modell dann benutzen, um die Evaluationsfragen zu bestimmen (De Salazar & Hall, 2008). Sie sollten jedoch bedenken, dass die Fragestellung einer Prozessevaluation meistens auf lokales Wissen darüber abzielt, was in der Gemeinde passiert. Diese Informationen dienen häufig als Rückmeldung, die es dem Interventionsteam erlaubt, die Maßnahmen auf den Bedarf der Zielgruppe zuzuschneiden und auf diese Weise einen Studienerfolg wahrscheinlicher zu machen.

Im Gegensatz dazu ergeben Fragestellungen der Ergebnisevaluation sowohl lokales Wissen als auch generalisierbare Erkenntnisse (Rossi & Freeman, 1989). Die Ergebnisse einer Evaluationsstudie können lokal dazu dienen, Geld für eine Maßnahme bereit zu stellen, obwohl manche Autoren darauf hingewiesen haben, dass Evaluationsergebnisse nur einer von mehreren Faktoren sind, die derartige Entscheidungen beeinflussen (Weiss, 1988a, b). Soweit es sich um generalisierbare Erkenntnisse handelt, können die Ergebnisse gesammelt werden, um das Verständnis der Wirkmechanismen in der Gesundheitsförderung auf der Bevölkerungsebene zu festigen. Zur Erhöhung der Validität sollten die Ergebnisse in einer Anzahl von Evaluationsstudien mit unterschiedlichen Methodologien reproduziert werden (Campbell, 1987). So viele Evaluationen wie möglich sollten daher auch die Frage nach den Ergebnissen einschließen. Es ist nicht erforderlich, dass alle Studien fortgeschrittene und komplexe methodologische Instrumente anwenden, aber jeder Erkenntniszuwachs sollte in einer wissenschaftlichen Zeitschrift veröffentlicht werden, um das Ergebnis zu diskutieren und den Korpus des Wissens zu vergrößern.

Eine Alternative zum starren Gegensatz von Prozess- und Ergebnisevaluation stellt die „realistische Evaluation" (realist evaluation) nach Pawson und Tilley (1997, 2001) dar. In der realistischen Evaluation liegt der Schwerpunkt auf einer Verbindung der Wirkmechanismen der Maßnahmen mit den kontextuellen Elementen, mit denen sie interagieren (Pawson et al., 2005). Mit anderen Worten, eine realistische Evaluation sucht nach der Antwort auf die Frage: Was bewirkt die Maßnahme für wen und unter welchen Umständen? Die erste Aufgabe besteht darin, die der Maßnahme zugrunde liegenden theoretischen Annahmen über den kausalen Zusammenhang und den erwarteten Einfluss der Wirkfaktoren offen zu legen, der durch die Maßnahme ausgelöst wird. Dann sollten die Elemente des Kontextes bestimmt werden, die wahrscheinlich mit den kausalen Mechanismen interagieren. In das Konzept der Evaluationsstudie sollten die Verfahren und Datenerhebungen aufgenommen werden, welche es erlauben, diese Interaktionen aufzuspüren und ihren Effekt auf das Ergebnis der Intervention abzuschätzen.

Dieses Vorgehen wird zunehmend als das für komplexe Evaluationsprogramme angemessene angesehen. Weil dieser Ansatz stärker die Mechanismen und nicht die Aktivitäten als die wesentlichen Bestandteile einer Maßnahme betont, erlaubt er eine Variation in der Umsetzung der Maßnahmen (Hawe et al., 2004). Da die realistische Evaluation Informationen über die Interaktion zwischen dem Maßnahmenverlauf, den kontextuellen Merkmalen und den Ergebnissen umfangreicher und detaillierter erfasst, kann sie in höherem Maße praktisch bedeutsame Informationen für PraktikerInnen und lokale EntscheiderInnen bereitstellen. Schließlich begünstigt dieser Ansatz die Entwicklung innovativer Maßnahmen, weil er eine schrittweise Planung und eine fortlaufende Überprüfung der Anwendbarkeit und Übertragbarkeit der Ergebnisse unterstützt (Bonner, 2003).

Ein letzter Punkt betrifft den Aspekt der Eingrenzung der Evaluationsfragen. Für dieses Problem gibt es keine einfache Lösung, weil sie sowohl politische wie wissenschaftliche Bemühungen einschließen muss. Patton (1980) verlangt, dass alle an der Maßnahme Beteiligten an der Formulierung der relevanten Forschungsfragen beteiligt sein sollten. Obwohl das die ideale Situation darstellt, machen Pirie (1990; Pirie et al., 1994) darauf aufmerksam, dass die InteressentInnen einen je unterschiedlichen Informationsbedarf haben. Es gibt eine Spannung zwischen erfahrenen LeiterInnen, die an Effizienz und Wirksamkeit interessiert sind, PraktikerInnen, die etwas über den Prozess erfahren wollen, und WissenschaftlerInnen die nach verallgemeinerbaren Ergebnissen suchen, um zu einer Weiterentwicklung der Evaluation von Maßnahmen beitragen zu können.

Kooperative Befragungen können helfen, solche Spannungen zu vermindern (Reason, 1994). In der Orthodoxie der partizipativen Forschung hat jeder, der an der Studie beteiligt ist, einen Anteil an der Definition des Vorhabens, an der Datensammlung, an der Datenanalyse und an der Nutzung der Ergebnisse (McTaggart, 1991). Weil er keine klare Unterscheidung zwischen den ForscherInnen und dem Forschungs„objekt" einführt, stellt diese Methode die Grundlagen der positivistischen Forschung in Frage. Partizipative Forschung widmet sich einer Forschung im Sinne einer Praxis, die einen den Wandel fördernden, interaktiven und kontextualisierten Ansatz des Wissensgewinns entwirft (Lather, 1986). Cargo und Mercer

(2008) haben ein ausgefeiltes Gerüst entworfen, um die partnerschaftliche Forschung einschließlich der Evaluation in ihrer Planung, Umsetzung und Regelung anzuleiten.

3.2 Zweites Problem: Die Festlegung des Studienaufbaus

Die zwei Hauptprobleme im Studiendesign sind:

a) die Zuweisung der Gemeinden entweder zur Kontrollgruppe oder zur Interventionsgruppe (und damit die Angemessenheit der Zufallsverteilung) und

b) Sicherstellung, dass in der Kontrollgruppe keine Intervention stattfindet.

Konsens/Dissens

In der experimentellen und quasi-experimentellen Tradition der Evaluation einer Maßnahme hängt die Validität, also die Möglichkeit, kausale Schlussfolgerungen aus den Ergebnissen zu ziehen, von der Fähigkeit des Forschers oder der Forscherin ab, alle konkurrierenden plausiblen Hypothesen auszuschließen (Rossi & Freeman, 1989). Der Einbezug einer Kontrollgruppe erlaubt den Vergleich von Einheiten, welche der Maßnahmen nicht ausgesetzt waren, mit solchen, die es waren. Derartige Vergleiche sind nützlich, um die Vermutung auszuschließen, es liege nur ein Reifungsprozess oder eine zeitliche Entwicklung vor (Campbell, 1984).[6] Unter der Annahme, dass in der Kontrollgruppe keine Intervention stattfand, zeigt sie den säkularen Trend unter natürlichen Bedingungen. Außerdem ist die zufällige Zuteilung der jeweiligen Einheiten entweder zur Interventions- oder zur Kontrollgruppe (Randomisierung) ein einfaches Mittel, um die Gleichartigkeit beider Gruppen zum Start der Maßnahme zu gewährleisten (Rubin, 1974).

Weil bevölkerungsbezogene Maßnahmen der Gesundheitsförderung auf Populationen oder „Communities" bezogen sind, müssen die Einheiten, die der Interventions- oder Kontrollgruppe zugeteilt werden, die Gemeinden selbst sein (Koepsell et al., 1992). Damit durch die Randomisierung erreicht wird, dass die Gruppen statistisch äquivalent sind, muss in jeder Einzelstudie eine große Zahl von Einheiten zugeteilt und aufgenommen werden. Das ist schon schwierig genug, aber die Tatsache, dass die Hälfte der Studieneinheiten über die gesamte Laufzeit der Studie keine Behandlung erfährt, steigert die Schwierigkeit. Die neuere Literatur hat das Problem der Randomisierung größerer Studieneinheiten mehrfach diskutiert (Hawe et al., 2004).

---

[6] In Nordamerika z.B. ist das Zigarettenrauchen in den letzten vierzig Jahren stetig zurückgegangen (Mao et al., 1992; Giovrno et al., 1994). Um eine Maßnahme als wirksam zu beurteilen, müsste der Rückgang im Zigarettenrauchen höher sein als nach dem säkularen Trend zu erwarten wäre.

Einige VerfasserInnen behaupten, dass eine Randomisierung für die Sicherung valider Ergebnisse bevölkerungsbezogener Interventionsstudien ebenso wichtig ist wie in den auf Individuen bezogenen Maßnahmen (Fortmann et al., 1995; Rose, 1992). Für sie liegt das Hauptproblem in der Machbarkeit, also in der Sicherstellung ausreichender finanzieller Ressourcen, um die Untersuchung einer ausreichenden Zahl von Gemeinden durchzuführen. Die COMMIT-Studie z.B. teilte 22 Gemeinden per Zufall entweder der Kontrollgruppe oder der Untersuchungsgruppe zu. Andere Verfasser meinen, dass, obwohl die Randomisierung zwar die Fähigkeit zu validen kausalen Schlussfolgerungen aus bevölkerungsbezogenen Untersuchungen verbessert, die Zahl der jeweils verfügbaren Gemeinden aber wahrscheinlich klein bleibt. Die Randomisierung allein würde daher die statistische Gleichartigkeit (Äquivalenz) der Gruppen nicht gewährleisten (Koepsell et al., 1992, 1995), wenn sie nicht mit anderen Maßnahmen wie der Bildung homogener Teilgruppen (blocking) oder Stratifizierung gekoppelt wird.

Zwei weitere Merkmale bevölkerungsbezogener Maßnahmen lassen wiederum andere Autoren die Angemessenheit des Zufallsprinzips selbst bei einer großen Zahl von Populationen bezweifeln. Erstens entfalten bevölkerungsbezogene Maßnahmen ihre eigene Dynamik und entwickeln sich ganz unterschiedlich aufgrund ihrer Interaktion mit den jeweiligen Kontexten. Vor diesem Hintergrund ist es nahezu unmöglich – und auch nicht gewünscht – eine standardisierte Maßnahme in allen untersuchten Populationen zu etablieren (Kim et al., 1994; Poland, 2008). Lokale Abweichungen, die aus der mangelhaften Kontrolle über die experimentellen Randbedingungen herrühren, würden ohne Zweifel eine differenzierende Wirkung auf die beobachteten Ergebnisse für die verschiedenen Populationen haben, woraus die Unmöglichkeit folgt, die tatsächlich auftretenden Effekte aufzuspüren (Cook et al., 1975; Cronbach, 1977).

Zweitens führen die lange Laufzeit der Maßnahme und der große Abstand zwischen Exposition und möglichen Resultaten zu unkontrollierbaren Veränderungen in der Zusammensetzung der Einheiten (Kim et al., 1994; Jackson et al., 1989). Je größer der Abstand wird, desto wahrscheinlicher ist es, dass externe Effekte – seien sie nun unabhängig von der Intervention oder nicht – die beobachteten Resultate beeinflussen. So kann sich die Umwelt der bevölkerungsbezogenen Gesundheitsförderung ebenso verändern wie die Zusammensetzung der Gruppen. Der Mangel an Kontrolle über den Kontext, in dem die Maßnahmen sich entfalten, trägt somit dazu bei, den theoretischen Ertrag der Studie zu vermindern.

Je größer die Kontrolle des Studienleiters über die experimentelle Situation ist, desto effizienter ist die randomisierte Kontrollstudie im Nachweis der Effekte, die einer Behandlung oder einer Maßnahme zugeschrieben werden können. Der Kontrollbereich schließt die Behandlung selbst ein, den Kontext, in dem sie stattfindet, und die Subjekte, die sie erhalten. In offenen und komplexen Systemen wie den

Gemeinden, kann keiner der Bereiche kontrolliert werden. Die Intervention entfaltet sich nur im Verhältnis zum Kontext, die BewohnerInnen einer Gemeinde sind mobil und viele Bestandteile der durchgeführten Maßnahme sind auch über andere Kanäle verfügbar. Die Randomisierung von Gemeinden für den Versuch einer bevölkerungsbezogenen Gesundheitsförderung kann daher die zu prüfende Beziehung vermutlich nicht vollständig isolieren. Selbst wenn die Geldmittel für die Aufnahme einer großen Zahl von Gemeinden ausreichen, ist man gut beraten, die Möglichkeit, in jeder Hinsicht äquivalente Gruppen herstellen zu können, anzuzweifeln.

Für Hawe, Shiell und Riley (2004) lässt sich dieses Problem der Kontrolle über die experimentelle Situation durch die richtige Einstellung lösen. Es geht nicht so sehr um die Kontrolle über Typ und Zahl der Aktivitäten, die in komplexen Maßnahmen durchgeführt werden, sondern um die Abläufe (oder Mechanismen) die zum Funktionieren der Maßnahmen beitragen. Erstere werden als lokale und variable Ausdrücke aufgefasst, die fundamentaleren Vorgängen und Funktionen entstammen, welche per Zufall den Untersuchungsgruppen zugewiesen werden können. So machten Evaluatoren in einer Studie zur Förderung der Müttergesundheit und zur Verhinderung von Depressionen nach der Geburt die wichtige Unterscheidung zwischen den Kernelementen der Maßnahme einerseits[7] und den spezifischen Aktivitäten andererseits, die innerhalb der konkreten Kontexte entwickelt wurden. Während die Etablierung eines Quartiermanagers per Zufall auf die Gemeinden verteilt wurde und den Kern der Intervention ausmachte, erlaubte man für letzteres eine gewisse Bandbreite an Variationen. Die Hauptaufgabe der EvaluatorInnen lag in der Erfassung dieser Variationen (Hawe et al., 2004).

Unabhängig von der Machbarkeit einer Randomisierung der Populationen oder Gemeinden besteht die wichtige Frage des Studienaufbaus darin, dafür zu sorgen, dass die Kontrollgruppe nicht mit der Intervention in Berührung kommt (Atienza & King, 2002). Selbst wenn keine ausdrücklichen Anstrengungen zur Gesundheitsförderung in den Gemeinden der Kontrollgruppe stattfinden, können auch in diesen Gruppen verstärkt Gesundheitsförderungsangebote beobachtet werden (Fortmann et al., 1995; Nutbeam et al., 1993). Gegen dieses kompensatorische Verhalten in der Kontrollgruppe können die EvaluatorInnen nichts ausrichten (Cook & Campbell, 1979). Was sie allein tun können, ist, das Niveau der Aktivitäten zur Gesundheitsförderung in den verschiedenen Kontrollgruppen mit Hilfe von Prozessdaten aufmerksam zu beobachten, die mit möglichst unauffälligen Methoden erhoben werden.

---

[7] In diesem Fall die Investition kommunaler Ressourcen in Form eines Quartiermanagers (community development practitioner), der mit einem Lenkungsausschuss zusammenarbeitete.

Richtlinien und Empfehlungen

Die Evaluation bevölkerungsbezogener Studien ist eine Herausforderung für den Begriff der exakten Wissenschaft. Selbst wenn die Anwendbarkeit von Methoden, die sich in anderen Settings als wirksam erwiesen, gesichert ist, kann das die Validität der kausalen Ableitungen nicht garantieren. Populationen oder Communities sind komplexe Systeme, die zahlreichen externen und internen Einflüssen gegenüber weit offen stehen. Die üblichen Kriterien wissenschaftlicher Exaktheit, die sich auf standardisierte, wiederholbare und formalisierbare Verfahren stützen (Springer & Phillips, 1994), sind auf die Evaluation von bevölkerungsbezogenen Maßnahmen nicht anwendbar. Man muss zu anderen Kriterien wie dem der Transparenz des Entscheidungsprozesses (Ratcliffe & Gonzalez-Del-Valle, 1988) oder dem der kritischen Anwendung unterschiedlicher methodischer Verfahren (Springer & Phillips, 1994) greifen.

Fragen des Studienaufbaus sind für eine Evaluation von bevölkerungsbezogenen Maßnahmen entscheidend. Die Angemessenheit der Nutzung anerkannter methodischer Werkzeuge wie der Randomisierung und der Einführung von Kontrollgruppen muss für jede geplante Evaluation neu abgewogen werden. Ihr Gebrauch allein garantiert noch nicht die Validität der kausalen Schlussfolgerung über die Wirksamkeit der Maßnahme. Obwohl die systematische Änderung einzelner Elemente seit John Stuart Mill (Cook & Campbell, 1979) die goldene Regel der wissenschaftlichen Erkenntnis bildet, ist sie längst nicht die einzige. Campbell (1984) schlägt eine postpositivistische Theorie der Wissenschaft vor, in der vier Prinzipien das wissenschaftliche Vorgehen kennzeichnen, die aus der modernen Epistemologie stammen:

1. Wertende Entscheidungen und Ermessensurteile sind in der Wissenschaft unvermeidlich.
2. Die wissenschaftliche Tätigkeit erfolgt innerhalb eines breiteren paradigmatischen Umfeldes, das in gewisser Hinsicht jeden Aspekt der Untersuchung mitgestaltet.
3. Die wissenschaftliche Tätigkeit ist in dem Sinne historisch bestimmt, dass sie nur auf dem vorliegenden Wissen aufbauen kann, wodurch die wissenschaftliche Tätigkeit epistemiologisch, historisch, kulturell und paradigmatisch als relativ zu kennzeichnen ist.
4. Die Wissenschaft ist selbst ein sozialer Prozess und die wissenschaftliche Methode das Produkt eines sozialen Systems.

Diese Grundsätze führten zu der Einsicht,

1. dass es keine universale Methode für alle Situationen gibt

2. dass eine Pluralität von kritischen Perspektiven und empirischen Belegen nötig ist, um wissenschaftliche Erkenntnisse hervorzubringen und
3. dass Transparenz und die Rechenschaftspflicht über alle Entscheidungen in methodischen Fragen einen notwendigen Bestandteil der Validität ausmachen.

Für die Evaluation bevölkerungsbezogener Gesundheitsförderungsmaßnahmen bedarf es einer Rehabilitierung von Beobachtungsmethoden. Gründliches und detailliertes Wissen, das aus der systematischen Beobachtung der Durchführung einer Maßnahme gewonnen wurde, zusammen mit dem Aufspüren der erwarteten Wirkungen in den verschiedenen Untergruppen, kann sich für ein Verständnis davon, ob und wie eine bevölkerungsbezogene Maßnahme eine wirksame Strategie der Gesundheitsförderung sein kann, als nützlich erweisen. Die Evaluatoren bevölkerungsbezogener Maßnahmen sind also aufgefordert, neue Wege zu finden für eine Beantwortung ihrer Fragen über den Programmablauf, die Durchführung oder die Endergebnisse. Evaluatoren sollten allerdings

1. die Gründe ihrer Entscheidungen dokumentieren und besondere Aufmerksamkeit der Frage widmen, welche eigenen Werte die Entscheidungen beeinflussen
2. versuchen, unterschiedliche Forschungsstrategien umzusetzen und anerkennen, dass keine von ihnen ohne Verzerrung (bias) ist
3. ihre eigenen Ergebnisse kritisch betrachten, das vorhandene Wissen nutzen und anerkennen, dass die gezogene Schlussfolgerung nur eine unter vielen anderen möglichen ist und
4. ihre Ergebnisse mit der Forschungsgemeinschaft teilen, um einen Beitrag zum besseren Verständnis der Prozesse der Gesundheitsförderung zu leisten.

Es ist von hoher Bedeutung anzuerkennen, dass es für die Evaluation von bevölkerungsbezogenen Interventionsstudien keine Patentlösung gibt. Selbst die Verfechter randomisierter Kontrollstudien als Methodik für bevölkerungsbezogene Maßnahmen empfehlen, dass gründliche Untersuchungen verschiedener Anwendungskontexte notwendig sind, damit die Resultate der Intervention adäquat den wirksamen Mechanismen zugeschrieben werden können (Bonell et al., 2006). Leider kam eine neuere Metaevaluation über komplexe Evaluationen von Maßnahmen der Gesundheitsförderung zu dem Schluss, dass mehrdimensionale Evaluationen immer noch selten sind und der Anspruch auf multi-methodische Evaluationen in diesem Gebiet noch nicht sehr weit gediehen ist (Hartz et al., 2008).

3.3 Drittes Problem: Was soll gemessen werden und auf welchem Niveau?

Die zwei auf die Messung bezogenen Fragen in bevölkerungsbezogenen Interventionsstudien betreffen die Art der Indikatoren, die für die Einschätzung der verschiedenen Programmkomponenten gebraucht werden sowie das Niveau, auf dem die Messung erfolgen sollte. Die erste Frage bezieht sich damit auf die Entwicklung und Gültigkeit von angemessenen Indikatoren auf der Populationsebene, um bevölkerungsbezogene Interventionsergebnisse auf intermediärer Ebene dokumentieren zu können. Die zweite Frage zielt auf die Art der Bestimmung der Studienpopulation ab und darauf, auf welcher Ebene der Gesamtbevölkerung das Verfahren und die Ergebnisse beurteilt werden sollen.

Konsens/Dissens

Das Problem der bevölkerungsbezogenen Ergebnisindikatoren hängt eng mit der Entwicklung des Interventionsmodells zusammen. Je stärker das Interventionsmodell Wirkmechanismen definiert, desto einfacher ist es, unterschiedliche Indikatoren in das Evaluationsmodell einzuschließen. Best et al. (1989) und Hollister und Hill (1995) behaupten, dass die Prozess- und Ergebnismaße für die Evaluation der Gesundheitsförderungsmaßnahmen den Systemen entsprechen sollten, welche mittels der verschiedenen Aktivitäten der Maßnahme angesprochen werden. Werden die Evaluationsindikatoren auf individuelle Indikatoren der Gesundheit oder auf das Gesundheitsverhalten begrenzt, können die effektiven Wirkungen einer Maßnahme und die von ihr tatsächlich ausgelösten Mechanismen nur schwer verstanden werden. Weil bevölkerungsbezogene Maßnahmen dazu neigen, die umweltbezogenen Determinanten der Gesundheit zu verändern, sind die systembezogenen Indikatoren wichtige Prozess- und Ergebnisgrößen.

Cheadle et al. (1992) definieren Maßnahmen auf Populations- oder Community-Niveau als alle jene Ansätze, die auf eine Population oder Community als Ganzes zielen und nicht auf einzelne Individuen. Sie unterteilen die bevölkerungsbezogenen Indikatoren in drei Kategorien:

1. individuell disaggregiert
2. individuell aggregiert und
3. umfeldbezogen.

Daten der ersten Kategorie erhält man aus der Beobachtung von Individuen innerhalb bestimmter geographischer Grenzen. Viele Indikatoren, die den sozioökonomischen Status eines geographischen Gebietes kennzeichnen, werden anhand von Zensusdaten der Individuen gewonnen, die im Erhebungsbezirk wohnen. Beispiele solcher individuell disaggregierter Indikatoren sind das mittlere Einkommen, die Zahl allein erziehender Mütter usw. Die Verwendung dieser Indikatoren im Rahmen der Evaluation von bevölkerungsbezogenen Gesundheitsförderungsmaßnahmen ist weit verbreitet. In der zweiten Kategorie werden die personenbezogenen Daten zu komplexen Indizes aggregiert. Der Deprivationsindex von Pampalon z.B. fasst sechs Indikatoren auf der Ebene des Erhebungsgebietes zusammen, die aus Volkszählungen übernommen werden: der Anteil der Personen ohne Abitur; das Verhältnis der Beschäftigen zur Wohnbevölkerung; das durchschnittliche Einkommen; der Anteil der getrennt lebenden, geschiedenen oder verwitweten Personen; der Anteil von Familien mit einem Elternteil; und der Anteil der allein Lebenden (Pampalon & Raymond, 2000). Die dritte Kategorie stützt sich auf die Beobachtung des Umfeldes und die Entwicklungen in einer Gemeinde, die nicht auf personenbezogene Merkmale zurückgeführt werden können. Obwohl die systembezogenen Indikatoren ein nützliches Potential für die Bestimmung wichtiger vermittelnder Faktoren besitzen, haben einige Autoren festgestellt, dass ihnen von Seiten der Forschung kaum die nötige Aufmerksamkeit zuteil geworden ist (Merzel & D'Afflitti, 2003; Kelly et al., 2006). Nur selten sind systembezogene Indikatoren überhaupt entwickelt worden und noch seltener wurden sie auf ihre Reliabilität und Validität untersucht.

Dennoch liegen einige Beispiele für systembezogene Variablen vor. Wickiser et al. (1993) sowie Cohen et al. (1986) haben ein Maß für die Aktivierung einer Population oder Community bzw. für das Ausmaß gesundheitsförderlicher Aktivitäten entwickelt, das sich auf Schlüsselinformanten in den einzelnen Organisationen der teilnehmenden Gemeinde stützt. Sie gehen davon aus, dass bevölkerungsbezogene Maßnahmen die Gemeinde zunächst für die Gesundheitsförderung und die Gesundheitsprobleme sensibilisieren sollten, um Veränderungen auf individueller Ebene zu erreichen. Cheadle et al. (1992) haben einen Indikator des Fettverzehrs in einer Kommune entwickelt, der sich auf eine Erhebung derjenigen Regalmeter stützt, die bestimmten Waren, insbesondere fettarmen Milchprodukten, im Supermarkt eingeräumt werden.

Auf der Grundlage ihrer Prüfung von sechzehn umfeldbezogenen Indikatoren, die möglicherweise mit der körperlichen Bewegung und der Ernährung von Jugendlichen verbunden sind, haben Richter et al. (2000) sieben Empfehlungen für eine bessere Qualität von bevölkerungsbezogenen Indikatoren vorgestellt. Diese Empfehlungen lauten:

1. Man sollte fortfahren, Indikatoren auf Umfeldniveau zu ermitteln, die mit einer Vielzahl von Merkmalen verknüpft sind.
2. Man sollte die prädiktive Validität umfeldbezogener Indikatoren bestimmen.
3. Man sollte die kausale Beziehung zwischen diesen Indikatoren und den verhaltensbezogenen Risikofaktoren auf individueller Ebene bestimmen.

4. Man sollte die Spannbreite des Aggregationsniveaus vergrößern, auf dem die Indikatoren gesammelt und die Studien durchgeführt werden.
5. Man sollte die Variabilität und Zahl der Populationen oder Communities erhöhen, in denen Maßnahmen umgesetzt und Forschungen durchgeführt werden.
6. Man sollte das Spektrum, die Reliabilität und die Brauchbarkeit von bevölkerungsbezogenen Indikatoren verbessern.
7. Man sollte die Forschung zu den bevölkerungsbezogenen Indikatoren nutzen, um für mehr bevölkerungsbezogene Interventionen einzutreten.

Das zweite wichtige Problem liegt im Aggregationsniveau, ab dem von einer „Community" gesprochen werden kann. Eine Community ist eine soziale Realität, die sich aus den Beziehungen zwischen Individuen herausbildet, welche einen gemeinsamen Raum – sei er real oder virtuell – teilen. Wenn man eine Community durch eine Handvoll räumlicher Grenzlinien bestimmt, dann stimmt dies oft nicht mit der Vorstellung überein, welche die Individuen von ihre Gemeinde haben (Coulton & Korbin, 2001; Chappell, 2006). Selbst wenn die bevölkerungsbezogene Maßnahme durch die Gemeinden definiert wird, in denen sie durchgeführt wird, variieren derartige Gemeinden bedeutend in ihrer Größe und der in ihnen eingeschlossenen Zuständigkeitsbereiche. In dem North Carelia Projekt, das häufig als einer der ersten Versuche einer bevölkerungsbezogenen Intervention angeführt wird, war die Untersuchungseinheit eine ganze Provinz in Finnland, während die benachbarten Provinzen, aber auch der Rest des Landes als Kontrollregionen dienten. In anderen Fällen bestand die Gemeinde aus Stadtvierteln (Cummins et al., 2008) oder kleinen ländlichen Siedlungen. Für Merzel und D'Affliti (2003) erklärt diese Unterschiedlichkeit in der Definition dessen, was eine „Community" ausmacht, zum Teil die Inkonsistenz der Ergebnisse unterschiedlicher bevölkerungsbezogener Evaluationsstudien. Die Größenordnung, in der „Community" definiert, die Maßnahme geplant und umgesetzt sowie die Evaluation durchgeführt wird, stellt sowohl für die Ermittlung der Beziehung zwischen den Umfeldaspekten und der Gesundheit als auch für die Entwicklung von Maßnahmen der Gesundheitsförderung ein Hauptproblem dar. Gauvin et al. (2007) gehen sogar so weit vorzuschlagen, Stadtviertel zu operationalisieren bedeute, eine territoriale Einheit abzugrenzen, die einer spezifischen Exposition ausgesetzt wird.

Das Problem, die physische Größe der Population oder Community für eine Maßnahme der Gesundheitsförderung festzulegen, besitzt zahlreiche Unteraspekte. Im Rahmen der Programmentwicklung wird die Population häufig als eine abgegrenzte und feste Gruppe von Individuen betrachtet. Das ist eine Folge der Tatsache, dass die Mittel für bevölkerungsbezogene Maßnahmen häufig von lokalen oder regionalen Stellen mit bestimmten und gut abgegrenzten Zuständigkeiten bereitgestellt werden. Eine solche räumliche Festlegung der Mittel entspricht nur selten der tatsächlichen Personengruppe, die diese Ressourcen nutzt. Erstens sind die meisten Menschen nicht an ihren Wohnbezirk gebunden. Typischerweise bewegen sich Menschen zwischen den verschiedenen Orten ihrer täglichen Aktivitäten und überschreiten die Grenzen der Verwaltungsbezirke, in denen Maßnahmen durchgeführt werden oder nicht. Bezieht sich die Bewertung einer bevölkerungsbezogenen Maßnahme auf Wohnbezirke, werden die Effekte falsch geschätzt. Zweitens sind Gemeinden selten homogen. Besonders in Großstadtregionen mit einer längeren Siedlungsgeschichte ergeben die Verwaltungseinteilungen selten homogene Bevölkerungen selbst für kleine räumliche Unterteilungen. D.h., die Bevölkerungsgruppen können in mehrfacher Hinsicht verschieden sein. Möglicherweise unterscheiden sie sich im Bedarf an Maßnahmen oder in der Fähigkeit, einen Nutzen aus der Intervention zu ziehen oder auch in beidem (Gauvin et al., 2007).

Drittens sind Populationen in den Gemeinden dynamisch. Menschen ziehen fort oder wandern nach einem bestimmten Muster in die Gemeinde ein. Diese Tatsache hat eine methodologische Konsequenz. Aus einer analytischen Perspektive hat diese Dynamik einen Einfluss auf die Wahl des Studiendesign. Die epidemiologische Literatur legt nahe, dass eine Kohortenstudie, in der die Daten sowohl am Anfang als auch im Verlauf erfasst werden (so genannte Längsschnittstudie), theoretisch zu einem niedrigeren Standardfehler in den Veränderungsmaßen führt als unabhängige Querschnitts-Stichproben. Personen in einer Kohorte sind ihre eigene „Kontrolle", und folglich kann die Varianz der Veränderungsmaße mit größerer Genauigkeit berechnet werden. Mit Hilfe von graphischen Darstellungen und tatsächlichen Angaben aus ihrer Untersuchung belegen Diehr et al. (1995) überzeugend, dass dann, wenn die Wohnbevölkerung nicht stabil ist, die Kohorte, die zu Beginn zusammengestellt wurde, nicht repräsentativ für alle Elemente der Bevölkerung ist. Sie stellten fest, dass sich die Kohortenbevölkerung systematisch von den Aus- und Einpendlern, aber auch von den Personen, die zwar in der Gemeinde wohnten, aber nicht an der Studie teilnehmen wollten, unterschieden. Ihre aus einfachen Annahmen abgeleiteten Ergebnisse zeigen:

1. Die kohortenbezogenen Veränderungsschätzungen haben stärkere Verzerrungen als Schätzungen, die auf Querschnittsstudien beruhen.
2. Die Verzerrungen sind in Interventions- und Kontrollgebieten vergleichbar.
3. In großen Stichproben aus großen Gemeinden sind die Daten weniger variabel, bleiben aber frei von Verzerrungen.

Sie schlagen vor, Querschnittsdaten zu verwenden und die Analyse auf den Teil der Stichprobe zu beziehen, der die Ortsfesten enthält. Dies bedeutet zum einen, dass aus den Daten der Baselineerhebung die Personen ausgeschlossen werden, die zu einem späteren Erhebungszeitpunkt nicht mehr in der Gemeinde leben. Zum anderen müssen aus den Daten der späteren Messzeitpunkte Personen ausgeschlossen werden, die nicht auch zur Baselinemessung in der Gemeinde lebten.

Richtlinien und Empfehlungen

Richtlinien für den Umgang mit Messproblemen müssen sich auf den Kontext der Studie und die Interventionstheorie beziehen. Die Indikatoren sollten so ausgewählt werden, dass sie wichtigen Elementen im Modell entsprechen, entweder weil sie den Anwendern einer Maßnahme helfen, ihr eigenes Programm und die Reaktion der Zielgruppe zu verstehen, oder weil sie neues Wissen beisteuern können. Evaluatoren sollten nicht zögern, in ihren Untersuchungen Indikatoren zur Erfassung der Umfeldprozesse zu nutzen. Es gibt zahlreiche Determinanten der Gesundheit auf unterschiedlichen Ebenen, und Evaluationen sollten ökologische Gesundheitsmodelle verwenden (Frenk et al., 1994). Weil Umfeldindikatoren in der Forschungsliteratur kaum entwickelt und validiert worden sind, müssen Evaluatoren kreativ sein. In diesem Bereich ist mehr Grundlagenforschung erforderlich.

Die Bestimmung derjenigen Population, welche der Intervention ausgesetzt ist und welche nicht, ist eine schwierigere Aufgabe. Es ist offensichtlich, dass Evaluatoren sich von der durch das ausdrückliche Ziel der Maßnahme anvisierten Population leiten lassen sollten. Dennoch ist Vorsicht dahingehend geboten, die anvisierte mit der von der Maßnahme tatsächlich erreichten Zielpopulation gleichzusetzen. Je länger die Laufzeit der Intervention ist, desto wahrscheinlicher wird es, dass sich die Zusammensetzung der Bevölkerung ändert. Deshalb ist es schwierig, die tatsächliche Wirkung der Maßnahmen abzuschätzen. Das gilt ebenso für diejenigen Maßnahmen, die in Gegenden mit Bevölkerungswanderung durchgeführt werden. Zudem haben DeKoninck und Pampalon (2007) gezeigt, dass es nicht nur viele verschiedene Gründe für die Wohnungswahl gibt, sondern dass diese Gründe mit der Art der Nachbarschaft und mit persönlichen Merkmalen verbunden sind.

3.4 Viertes Problem: Die Analyse der Daten

Die wichtige Frage in Bezug auf die Datenanalyse bevölkerungsbezogener Studien richtet sich auf das angemessene Niveau der Analyse, da Populationen oder Communities und nicht Individuen die Untersuchungs- und Kontrollgruppe bilden.

Konsens/Dissens

Eines der grundlegenden Prinzipien experimenteller Studien besteht aus der simplen Forderung: Analysiere, was du als Stichprobe gezogen hast. Mit anderen Worten, die Einheiten in der Stichprobe und die Analysegruppen sollten übereinstimmen.

Cornfield (1978) hat dargelegt, dass mit einer verzerrten Schätzung des Standardfehlers zu rechnen ist, wenn die Zuteilung zur Intervention bzw. Kontrolle auf Gruppenebene erfolgt, die Datenanalyse aber auf der Ebene von Individuen. Es ist gut belegt, dass geclusterte Beobachtungen die Voraussetzung der Unabhängigkeit der Beobachtung verletzen, die den meisten Analyseverfahren zugrunde liegt, die einem linearen Modell folgen. Kurz gesagt ist die Varianz innerhalb einer Population geringer als zwischen Populationen, weil sich Personen aus ein und demselben Cluster aus verschiedenen Gründen ähnlicher sind als diejenigen aus verschiedenen Clustern (Donner et al., 1990). Das führt zu einer Intraklassen-Korrelation zwischen den Beobachtungen, die bei der Schätzung des Standardfehlers der untersuchten Parameter berücksichtigt werden sollte (Donner et al., 1981). Der Punktschätzer ist unverzerrt, aber die Wahrscheinlichkeit der irrtümlichen Annahme eines Interventionseffektes (Fehler 1. Art) ist erhöht. Diese Verzerrung nimmt mit dem Anstieg der Intraklassen-Korrelation innerhalb des Clusters zu. Um diesen Bias zu vermeiden, schlägt Murray vor, dass bei der Evaluation bevölkerungsbezogener Studien der Standardfehler in Bezug auf die Untersuchungseinheit berechnet werden sollte (Murray, 1995). Das bedeutet, dass in einer Studie, in der aggregierte Populationen auf Maßnahmen verteilt werden, die Analyseeinheit aus den aggregierten Clustern besteht. Dies beeinflusst die Power zur Ablehnung der Nullhypothese.

In den späten 1990er Jahren wurde eine Analysemethode entwickelt, die inzwischen unter dem allgemeinen Titel der Mehrebenenanalyse bekannt ist (Goldstein, 1987), darunter die spezifische Anwendung, die hierarchisch-lineares Modell genannt wird (Bryk & Raudenbush, 1992). Dieses Verfahren wurde verwendet, um das Gesundheitsförderungsprogramm der Henry J. Kaiser Family Foundation zu evaluieren (Koepsell et al., 1991). Eine zunehmende Zahl von Evaluationen bevölkerungsbezogener Maßnahmen basiert auf diesem analytischen Modell bei einer Vielzahl von Interventionen und Ergebnismessungen (Fisher & Li, 2004; Brown et al., 2008). Die Modelle enthalten Regressionsgleichungen, die unterschiedliche, in hierarchischer Weise angeordnete Variablenebenen erfassen und so viele Abschnitte der Modellspezifikation einbeziehen, wie das Modell an Ebenen vorsieht. Typischerweise haben bevölkerungsbezogene Studien wenigstens zwei Ebenen von Variablen: Variablen auf individueller Ebene, die individuelle Risikofaktoren oder andere Merkmale abdecken, und bevölkerungsbezogene Variablen, welche die Merkmale der Population oder Community als Ganzes beschreiben. In ihrer einfachsten Form sind letztere solche, welche die Populationen oder Communities voneinander unterscheiden (Murray et al., 1994). Auf einer ersten Stufe definieren die Regressionsgleichungen die Ergebnisvariablen als Ausdruck einer Reihe von Prädiktoren auf der individuellen Ebene, die eine Folge von Regressionsparametern für jedes Cluster ergeben. Auf der zweiten Stufe werden diese Regressionsparameter zu Ergebnisvariablen, die durch Variablen auf der Bevölkerungsebene vorausgesagt werden. Das Zwei-Ebenen-Modell erlaubt es, dass alle Variablen auf der individuellen Ebene als Funktion jedes Prädiktors der Bevölkerungsebene bestimmt werden können, und es erlaubt einen Anteil von Zufallsvariation. Diez-Roux (2000) sowie Bingenheimer und Raudenbush (2004) haben einen allgemeinen Überblick über Multilevelanalysen vorgelegt und einige mögliche Anwendungen für eine Evaluation von bevölkerungsbezogenen Maßnahmen vorgestellt.

Außerdem haben Donner et al. (1981) die auf die Analyse von bevölkerungsbezogenen Studien bezogenen Fragen der Power und der Stichprobengröße diskutiert. Bevölkerungsbezogene Studien haben wenigstens zwei Stichprobeneinheiten: die Gemeinde und die in ihr enthaltenen Individuen. Eine höhere Zahl an gezogenen Personen in jeder Population (Cluster) hatte nur wenig Einfluss auf die Power, sobald eine gewisse Größenordnung erreicht war (Murray, 1995). Den größeren Einfluss auf die Power hatte die Zahl der Populationen oder Communities, die den verschiedenen Studienarmen zugeordnet waren sowie die Höhe der Intraklassen-Korrelation. Je größer die Intraklassen-Korrelation, desto bedeutsamer ist die Zahl der Populationen.

Richtlinien und Empfehlungen

Wie erwähnt, sind bevölkerungsbezogene Maßnahmen komplex und ihre Evaluation ist mit komplexen Problemen verbunden, von denen die meisten noch auf eine befriedigende Lösung warten. Ungeachtet ihrer offensichtlichen Komplexität gehören die Fragen zur Datenanalyse doch zu den vermutlich am gründlichsten untersuchten. Die Schwierigkeiten sind deutlich herausgearbeitet worden, ihre Auswirkungen auf die Endergebnisse sind gut belegt und die bekannten statistischen Verfahren und Modelle können für ihre Lösung benutzt werden. Die Hauptschwierigkeit liegt darin, Personal mit genügend fortgeschrittenen statistischen Kenntnissen zu finden, um die erforderlichen Analysen durchführen zu können.

Wir empfehlen daher nachdrücklich, dass bereits zu Beginn der Planungsphase einer Maßnahme statistische ExpertInnen einbezogen werden. Es ist immer einfacher, Verfahren umzusetzen, die bereits von Beginn an vorgesehen wurden. Die frühe Einbeziehung von Mitarbeitern und Mitarbeiterinnen mit statistischer Ausbildung in das Evaluationsteam bietet zweierlei Vorteile. Sie können sowohl statistische Probleme vorwegnehmen (und dafür Lösungen bei der Datenerhebung berücksichtigen). Sie lernen darüber hinaus, wie aufwändig es ist, eine gute Datenbasis zu schaffen, wenn sie aktiv an der Datenerhebung beteiligt sind. Fehlende Werte, unvollständige Fragebögen, Selbstselektion der Teilnehmer, ein ungleichgewichtiges Design und ungleiche Verteilungen sind Bestandteil der Evaluation einer Maßnahme, insbesondere einer bevölkerungsbezogenen Maßnahme.

3.5 Fünftes Problem: Die Beziehungen zwischen Evaluator und Maßnahme

Der vorangegangene Abschnitt hat eine Fülle von Herausforderungen für die Evaluation von bevölkerungsbezogenen Maßnahmen vorgestellt. Die Komplexität und Reichhaltigkeit dieser Programme zwingen die Evaluatoren dazu, ihre Kriterien für Exaktheit neu zu bestimmen, verschiedene Methoden kreativ zu kombinieren, neue Instrumente und analytische Ansätze zu entwickeln und sich an der Ausarbeitung einer Interventionstheorie zu beteiligen. Kurz gesagt ist Evaluation zunehmend eine Praxis, in der die Evaluatoren eine aktive Rolle bei der Anpassung einer Maßnahme spielen (Potvin & McQueen, 2008; Schwandt, 2005). Die Evaluatoren müssen während der Planung und Umsetzung eine Haltung zur Maßnahme entwickeln. Abhängig von der Art der Maßnahme, den Fertigkeiten und Vorlieben der Evaluatoren sowie den Erwartungen der MitarbeiterInnen, die die Maßnahmen umsetzen, kann diese Haltung vielfältige Formen annehmen. Die Art und die Regeln der Beziehung zwischen Evaluator und Intervention sollten zu einem frühen Zeitpunkt geklärt werden.

Konsens/Dissens

Die Evaluation einer Maßnahme kann extern oder intern erfolgen. Externe Evaluationen werden von einer Person durchgeführt, die nicht mit der Umsetzung der Programme befasst ist und sind mit summativer oder Ergebnisevaluationen verknüpft. Interne Evaluationen werden von den MitarbeiterInnen oder anderen am Projekt beteiligten Personen durchgeführt (Schwandt, 2005). Die Verknüpfung von Ergebnisevaluationen mit einem externen Evaluator – in der Annahme, dass eine externe Evaluation glaubwürdigere Resultate ergibt – ist kritisiert worden. Auf der einen Seite behauptet Campbell (1984), dass die Glaubwürdigkeit eines wissenschaftlichen Berichts nicht aus der Indifferenz des Forschers zur untersuchten Hypothese herrührt. Vielmehr führt „Competitive Cross-Validation", ein Prozess, in dem die Resultate durch andere Forscher repliziert und validiert werden, zu einer kritischen Haltung gegenüber den eigenen Ergebnissen. Auf der anderen Seite kommt Mathison (1991) nach der Untersuchung der aktuellen Evaluationspraxis zu dem Schluss, dass interne Evaluationen, obwohl sie seltener sind als externe Ergebnisevaluationen, nicht unter mangelnder Glaubhaftigkeit zu leiden scheinen.

Die Literatur zur Gesundheitsforschung macht einen Unterschied zwischen interner und externer Evaluation, den sie jedoch anders formuliert. Doppelblinde klinische Studien (Friedman et al., 1985) verlangen sicherlich eine maximale Trennung der Evaluation von der Maßnahme Auf der Grundlage des Grundsatzes einer partizipativen Forschung und ausgehend von Cronbachs Feststellung, dass der Evaluator ein Erzieher ist und sein (oder ihr) Erfolg danach zu beurteilen ist, was andere gelernt haben (Cronbach, 1981), haben Fawcett et al. (1996) die Evaluation von bevölkerungsbezogenen Maßnahmen als eine Anstrengung zum Empowerment dargestellt. Wissenschaftliche Evaluatoren handeln als Unterstützer, die einer Population oder Community bei den verschiedenen Teilen der Evaluation durch eine Reihe von darauf bezogenen Aktivitäten hilft. Über die Bereitstellung von Informationen über die Maßnahme hinaus ist eine solche „Empowerment Evaluation" ein Prozess,

- der auf Zusammenarbeit (indem die Unterstützer auf den Bedarf der Population reagieren)
- auf Interaktion (indem die anfängliche Planung in Reaktion auf die Evaluationsergebnisse verändert wird) und
- auf Wiederholung zielt (indem der Erfolg nach Abschluss eines Evaluationszyklus' dazu beiträgt, den nächsten auszulösen).

Richtlinien und Empfehlungen

Evaluatoren können aus einer großen Zahl von Rollen wählen. Abhängig von ihrem Hintergrund und ihren epistemologischen Überzeugungen werden sich Evaluatoren zur Maßnahme in unterschiedlicher Weise positionieren (Potvin & Bisset, 2008). Forschungsorientierte Evaluatoren neigen dazu, sich möglichst weit zu distanzieren. Sie halten nur einen minimalen und zweckgerichteten Kontakt zur Maßnahme. Hingegen versuchten Evaluatoren, die ihre Aufgabe als Streben nach Innovation definieren, die Maßnahme von innen heraus zu verstehen. Sie halten engen und häufigen Kontakt zur Intervention, nehmen oft an ihrer Modifikation teil und sind – wie jeder andere der Beteiligten – bereit, sich durch die Erfahrungen mit der Intervention verändern zu lassen (Mathison, 1991). Im Prinzip stimmen wir zu, dass eine derartige Spannbreite der Beziehungen zwischen Evaluatoren und Programmen in der Evaluation von Maßnahmen festgestellt werden kann, aber dass die Merkmale bevölkerungsbezogener Maßnahmen den Bereich von Beziehungen einschränken, welche die Evaluatoren zur Population oder Community einnehmen können, um valide Evaluationsergebnisse zu erlangen und zur Nachhaltigkeit der Maßnahme beizutragen.

Brown (1995) legt nahe, dass zusätzlich zu der herkömmlichen methodologischen Expertise die meisten neuen Aufgaben, welche die Evaluatoren übernommen haben, wenn sie mit bevölkerungsbezogenen Maßnahmen arbeiten, dazu dienten, die Lücke zwischen dem Evaluator und den Aktivitäten zu überbrücken. Sie entwickelten Strategien der Beteiligung. Brown gibt vier Gründe für die Übernahme eines derartigen Ansatzes an:

1. um den Prozess der Wissensfortschritte zu entmystifizieren und zu demokratisieren

2. um die Evaluation als einen unverzichtbaren Bestandteil einer Maßnahme zu etablieren
3. um das Selbstverständnis der Gemeinde, das Engagement der beteiligten Stellen und die Nutzung der Ergebnisse zu erweitern
4. um die Evaluatoren mit dem kontextuellen Wissen der Teilnehmer auszustatten und so die Bedeutsamkeit der Ergebnisse zu steigern.

Als fünftes fügen wir hinzu: um die Validität der Ergebnisse sicherzustellen. Die Evaluation von bevölkerungsbezogenen Maßnahmen hängt von der Beteiligung zahlreicher Akteure in einer Gemeinde ab, von den MitarbeiterInnen der Interventionsstudie über die lokalen Organisationen bis hin zu den StudienteilnehmerInnen. Die breite Teilnahme ist entscheidend, um valide Ergebnisse zu erlangen. Sie kann nicht gesichert werden, wenn nicht jeder an der Maßnahme Beteiligte die Evaluationskomponente wertschätzt.

Unsere Diskussion der Probleme, die zu den fünf Bereichen in der Evaluation von bevölkerungsbezogenen Maßnahmen gehören, zeigt, dass Evaluatoren methodologische Expertise anbieten, Teilnahme fördern und Verhandlungen leiten sollten, die zur Identifizierung von Evaluationsfragen führen. Sie sollten einen Teil ihrer Expertise weitergeben, so dass die Populationen oder Communities die erlangten Informationen für sich nutzen können, um diese darin zu unterstützen, ihre eigenen Vorhaben zu entwickeln. Nach Brown (1995) müssen Evaluatoren pädagogische und politische Kenntnisse und die Fähigkeit entwickeln, die Aufmerksamkeit und das Vertrauen der beteiligten Stellen zu gewinnen. Wir ergänzen diese Liste um Verhandlungsgeschick. Um eine nachhaltige und wirksame bevölkerungsbezogene Maßnahme einzurichten, sind kontinuierliche und öffentliche Verhandlungen notwendig, an denen sich das Evaluations- und das Interventionsteam sowie die Betroffenen selbst beteiligen. Der Erfolg dieses Prozesses hängt vollständig von der Anerkennung aller Parteien ab, dass jeder Beitrag wesentlich ist. Das kann nur gelingen, wenn alle Mitglieder in der Partnerschaft gleich sind und die gleiche Verantwortung für den Erfolg der Maßnahme übernehmen.

4 Eine Neubestimmung wissenschaftlicher Exaktheit

Die Evaluation von bevölkerungsbezogenen Maßnahmen der Gesundheitsförderung ist für die wissenschaftliche Gemeinschaft eine Herausforderung. Wenn Forscher positive Ergebnisse vorweisen können, dann sind diese nicht überzeugend und fallen gewöhnlich in den Bereich der Zufallsschwankung säkularer Trends (Winkleby, 1994). Vielleicht liegt die Schwierigkeit in den Überzeugungen selbst. In seiner Betrachtung des Mangels an positiven Resultaten aus den bevölkerungsbezogenen Studien, die experimentelle oder quasi-experimentelle Methoden verwendeten, notierte Susser (1995):

> „Trials may not provide the truest reflection of the questions researchers intend to pose and answer. Still, faith in the randomized controlled trial is so firm among epidemiologists, clinical scientists, and journals that it may justly be described as a shibboleth, if not a religion. Science, like freedom, dies of dogma; subversion is its lifeblood. We need a more rounded and complex perspective. (...) Observational studies have a place as epidemiological armament no less necessary and valid than controlled trials; they take second place in a hierarchy of rigor, but not in practicability and generalizability. One can go further. Even when trials are possible, observational studies may yield more truth than randomized trials. In the population sciences, of which epidemiology is one, generalizability requires deep penetration of the world as it is, usually with an unavoidable loss of rigor."

WissenschaftlerInnen sollten daher jede Gelegenheit wahrnehmen, ihr Wissen darüber zu erweitern, welche Art von bevölkerungsbezogenem Ansatz welche Art von Wirkungen nach sich zieht, und wie wir hinzufügen wollen: auf wen. Es muss sicher gestellt werden, dass bevölkerungsbezogene Maßnahmen immer mit Evaluationen verbunden werden, weil sie einzigartige Gelegenheiten bieten, etwas über Prozesse der Gesundheitsförderung zu lernen. Veränderungen im Umfang und in der Größenordnung solcher Studien zeigen, wie gesund und produktiv der Bereich Gesundheitsförderung als ein Feld wissenschaftlicher Studien ist. ForscherInnen sollten sich daher daran erinnern, dass keine einzelne Studie eine endgültige Antwort auf eine wissenschaftliche Frage liefern kann. Sie sollten sich bescheidenere Ziele stecken und realistische Erwartungen über die Bedeutung der Ergebnisse ihrer Evaluationsstudien hegen. Wenn man ferner anerkennt, dass etwas Wissen immer besser ist als gar keines, dann sollten sich gesundheitswissenschaftliche Forscher und Praktiker klarmachen, dass selbst eine sehr kleine Befragung mit geringfügigen Mitteln die Möglichkeit bietet, signifikante Informationen zu liefern.

5 Empfehlungen und Schlussfolgerungen

Wenn wir wissenschaftliche Exaktheit eher als die systematische, präzise und kritische Beurteilung der Beziehung zwischen einem Beobachter und der empirischen Welt denn als die Anwendung einer Methode bestimmen, dann folgen wir Susser, indem wir auf den vermehrten Einsatz von Beobachtungsverfahren in der Evaluation von bevölkerungsbezogenen Maßnahmen drängen. Die in diesem Beitrag diskutierten Fragen sind nützlich für die Planung sowohl von rein beobachtenden Ansätzen als auch von eingreifenden Ansätzen in der Evaluation bevölkerungsbezogener Maßnahmen. Wir sind überzeugt davon, dass das Niveau der Kenntnisse und Fertigkeiten, das für die Durchführung dieser Art von Evaluation notwendig ist, sich entsprechend dem Umfang der Evaluationsfragen ändern kann. Was sich indes nicht ändern darf, ist die kritische Haltung, welche die ForscherInnen ihren Resultaten gegenüber einnehmen müssen. Das untersuchte Phänomen ist zu komplex, um einfache Lösungen zu ergeben, und der Kreativität sollte eine hohe Priorität eingeräumt werden. Im Licht der oben dargelegten Diskussionen stellen wir vier Empfehlungen für die Entwicklung von qualitativ hochwertigen Evaluationen bevölkerungsbezogener Gesundheitsförderungsmaßnahmen auf.

Erstens: Wann immer eine bevölkerungsbezogene Gesundheitsförderungsmaßnahme entwickelt und durchgeführt wird, sollte sie mit Evaluation verbunden werden. Sie bietet eine unschätzbare Gelegenheit, etwas über die komplexen Prozesse der Gesundheitsförderung zu lernen. Da keine einzelne Studie, wie streng sie methodisch auch sein mag, jemals eine definitive Antwort auf eine wissenschaftliche Frage geben kann, sind Evaluationen unterschiedlicher Reichweite und unterschiedlicher Größenordnung sehr willkommen.

Der Beitrag der Evaluation sowohl zu lokalem wie zu generalisierbarem Wissen sollte anerkannt werden. Die meisten Entscheidungen über die Mittelausstattung und Verlängerung der Maßnahmen gründen sich auf lokalem Wissen, das aus Prozess- und Ergebnisevaluationen stammt. Um dieses Wissen zu erzeugen, muss die Evaluation Teil der Maßnahme sein. Die systematische Rückmeldung von Informationen gestattet es den Praktikern und Entscheidern, die Intervention gemäß den beobachteten Reaktionen in der anvisierten Zielgruppe anzupassen. Die Evaluatoren müssen daher Kontakt zu dem Interventionsteam halten und das Informationsbedürfnis befriedigen. Das Interventionsteam sollte wichtige Informationen in zügiger und regelmäßiger Weise erhalten. Wir sehen die Beobachterrolle der Evaluation allerdings nicht als unvereinbar mit der Gewinnung stärker generalisierbaren Wissens. In der Tat ist jedes empirische Wissen hauptsächlich lokal (Campbell, 1986). Lokales Wissen gewinnt durch den Prozess seiner kritischen Wiederholbarkeit wissenschaftliche Anerkennung (Campbell, 1984).

Geldgeber sollten die Evaluatoren ermutigen, ihre Forschungen auszuweiten, um mehr verallgemeinerbares Wissen zu erlangen. Dieser Prozess wird erleichtert, wenn sowohl die Evaluation als auch die Maßnahme auf vorliegende Modelle und Theorien gestützt wird. Wissenschaftliche Zeitschriften sollten Aufsätze drucken, welche die zugrunde liegenden Mechanismen für die Wirksamkeit einer Maßnahme aufklären, selbst wenn diese Studien aufgrund der methodischen Grenzen nicht immer in der Lage sind, rivalisierende plausible Hypothesen auszuschließen. Dann können diese Ergebnisse zum Ausgangspunkt für andere Vorhaben werden und ihre Verallgemeinerbarkeit kann überprüft werden.

Zweitens: Das Beharren darauf, dass nur die Randomisierung valide Kenntnisse über bevölkerungsbezogene Maßnahmen der Gesundheitsförderung sicherstellen kann, sollte ernsthaft in Frage gestellt werden. Selbst das flexiblere quasi-experimentelle Vorgehen muss für bevölkerungsbezogene Maßnahmen nicht unbedingt die angemessenste Form der Untersuchung darstellen. Die Forschung der letzten 30 Jahre hat gezeigt, dass experimentelle und quasi-experimentelle Evaluationen von bevölkerungsbezogenen Maßnahmen kaum in der Lage sind, positive Effekte selbst für vorbildliche bevölkerungsbezogene Maßnahmen nachzuweisen (Green & Richard, 1993). Selbst wenn positive Ergebnisse belegt wurden, blieben sie im Allgemeinen innerhalb der Zufallsschwankungen der säkularen Trends (Winkleby, 1994). Möglicherweise können bevölkerungsbezogene Maßnahmen keinen signifikanten Beitrag zur Veränderung des säkularen Trends leisten. Bevor man eine derart entmutigende Schlussfolgerung zieht, sollte man allerdings erst einmal die Methode in Frage stellen, die zu dieser Schlussfolgerung führt.

Es gibt eine Diskrepanz zwischen den Bedingungen, für welche die experimentellen und quasi-experimentellen Methoden entwickelt wurden, und jenen, unter denen bevölkerungsbezogene Maßnahmen stattfinden. Experimentelle und quasi-experimentelle Methoden funktionieren dann am besten, wenn der Experimentator die Intervention, ihre Ausführung und den Kontext kontrolliert. Die Kontrolle ist nötig, um die untersuchte kausale Beziehung zu isolieren. Bevölkerungsbezogene Maßnahmen arbeiten dagegen per Definition in komplexen und wandelbaren Kontexten. Der Rückgriff auf Kontrollen, wie sie die experimentellen und quasi-experimentellen Methoden verlangen, birgt die Gefahr einer übermäßigen Vereinfachung der Interventionen und ihrer Beziehungen zum Kontext, in dem sie erfolgen. Aufgrund dieser Diskrepanz ist es nicht möglich, die Hypothese auszuschließen, dass eine bevölkerungsbezogene Maßnahme einen Effekt hat, selbst wenn es dem Forschungsteam nicht gelingt, diese Wirkung zu erfassen. Die Wege, komplexe Beziehungen in einem komplexen Umfeld zu untersuchen, beinhalten üblicherweise systematische Beobachtungen mit oder ohne Veränderung der Umweltbedingungen. Wir geben allerdings zu, dass Kenntnisse, die aus diesem Vorgehen abgeleitet sind, mehr auf Indizienbeweisen beruhen als auf solchen aus einer kontrollierten Versuchsanordnung. Wissenschaftliche Behauptungen können deshalb nur abgeleitet werden, wenn mehrere empirische Ergebnisse theoretisch begründete Hypothesen bestätigen (Susser, 1995). Vor dem Hintergrund des geringen Ertrags kontrollierter Experimente für die Evaluation bevölkerungsbezogener Maßnahmen, sollte die Anwendung alternativer Methoden gefördert werden. Die Ergebnisse solcher Studien sollten dann dazu genutzt werden, die Modelle zu verfeinern, die das Verständnis der Mechanismen in den wirksamen bevölkerungsbezogenen Maßnahmen vertiefen.

Drittens: Geldgeber sollten in die Entwicklung der Indikatoren von Gesundheitsförderungsprozessen auf Bevölkerungsebene investieren. Gesundheitsförderungsmaßnahmen wirken nicht nur in direktem persönlichen Kontakt und über Gesundheitserziehung und Aufklärung. Neuere Aufsätze zur ökologischen Perspektive der Gesundheit und Gesundheitsförderung verweisen auf die Einführung verschiedener und sich ergänzender Ansätze als eine wirksame Strategie, um die Gesundheit und die Kontrolle der Individuen oder Bevölkerung über ihr Wohlbefinden und die Determinanten der Gesundheit zu verbessern (Green et al., 1996; Richard et al., 1996). Einige dieser Ansätze haben nur auf die Gemeinde und Umfeldfaktoren einen direkten Einfluss und erreichen die Individuen daher nur indirekt. Um eine angemessene Evaluation komplexer Interventionen durchzuführen, deren Maßnahmen auf verschiedene soziale, umfeld- und bevölkerungsbezogene Merkmale zielen, müssen Evaluatoren Indikatoren verwenden, die den Prozess der Gesundheitsförderung auf unterschiedlichen Ebenen abbilden. Unsere Übersicht über die Forschungsliteratur zeigt den Mangel an derartigen Indikatoren. Die meisten der in der Evaluation bevölkerungsbezogener Maßnahmen verwendeten Indikatoren sind Indikatoren auf individueller Ebene, die auf der Populationsebene aggregiert werden. Es gibt einen dringenden Bedarf, bessere Indikatoren zu entwickeln, um die Prozesse zu bestimmen, die durch bevölkerungsbezogene Maßnahmen ausgelöst werden.

Viertens: Die Rolle und der Einfluss der Partizipation der Bevölkerung für die Evaluation bevölkerungsbezogener Maßnahmen bedürfen genauerer Überprüfung. Da eine derartige Teilnahme eine grundlegende Bedingung für die Planung und Durchführung wirksamer bevölkerungsbezogener Maßnahmen ist, sollte sie in den meisten Maßnahmen berücksichtigt werden. Die VertreterInnen der partizipativen Forschung behaupten sogar, dass Partizipation notwendig ist, um die Validität der Ergebnisse sicherzustellen. Wie hierüber Validität erreicht wird, bleibt indes unklar, da noch zu wenig empirische Daten zum Einfluss von Partizipation auf die Validität vorliegen. Abschließend bleibt zu sagen, dass Geldgeber über Forschungen zum Forschungsprozess selbst nachdenken sollten.

Unsere Diskussion der methodischen Probleme, die sich auf die Evaluation von bevölkerungsbezogenen Gesundheitsförderungsmaßnahmen beziehen, zielte auf eine Reflektion der Fragen und Probleme, die in der neueren Forschungsliteratur besprochen werden. Die Tatsache, dass sich der Großteil der Literatur sich auf Fragen konzentriert, die sich auf die Ergebnisevaluation und die mit ihr verbundenen statistischen Probleme beziehen, belegt, dass bislang Epidemiologen und Statistiker das größte Interesse an der Evaluation von bevölkerungsbezogenen Interventionen gezeigt haben. Die Debatte sollte erweitert werden und die praktischen Fragen einschließen, die aus dem Versuch entstehen, Evaluationen mit minimalen Forschungskapazitäten durchzuführen.

Literatur

Altman, D. G. (1986). A framework for evaluating community-based heart disease prevention programs. Social Science and Medicine, 22, 479-487.

Armstrong, R., Waters, E., Moore, L., Riggs, E., Cuervo, L. G., Lumbiganon, P. & Hawe, P. (2008). Improving the reporting of public health intervention research. Advancing TREND and CONSORT. Journal of Public Health, 30, 103-109.

Atienza, A. A. & King, A. C. (2002). Community-based health intervention trials: an overview of methodological issues. Epidemiological Review, 24, 72-79.

Best, J. A., Brown, K. S., Cameron, R., Smith E. A. & MacDonald, M. (1989). Conceptualizing outcomes for health promotion programs. In M. T. Braverman (Ed.), Evaluating health promotion programs (pp. 33-45). San Francisco: Jossey-Bass.

Bingenheimer, J. B. & Raudenbush, S. W. (2004). Statistical and substantive inferences in public health: Issues in the application of multilevel models. Annual Review of Public Health, 25, 53-77.

Bonell, C., Hargreaves, J., Strange, V., Pronyck, P. & Porter, J. (2006). Should structural interventions be evaluated using RCTs? The case of HIV prevention. Social Science and Medicine, 63, 1135-1142.

Bonner, L. (2003). Using theory-based evaluation to build evidence-based health and social care policy and practice. Critical Public Health, 13, 77-92.

Bracht, N. & Kingbury, L. (1990). Community organization principles in health promotion. A five-stage model. In N. Bracht (Ed.), Health promotion at the community level (pp. 66-88). Thousand Oaks: Sage.

Braverman, M. T. & Campbell, D. T. (1989). Facilitating the development of health promotion programs: recommendations for researchers and fenders. In M. T. Braverman (Ed.), Evaluating health promotion programs (pp. 5-18). San Francisco: Jossey-Bass.

Brenner, B. (2002). Implementing a community intervention program for health promotion. Social Work in Health Care, 35, 359-375.

Breslow, L. (1990). Foreword. In N. Bracht (Ed.), Health promotion at the community level (pp. 11-14). Thousand Oaks: Sage.

Brown, E. R. (1991). Community action for health promotion: a strategy to empower individuals and communities. International Journal of Health Services, 21, 441-456.

Brown, E. C., Hawkins, J. D., Arthur, M. W., Abbott, R. D. & Van Horn, M. L. (2008). Multilevel analysis of a measure of community prevention collaboration. American Journal of Community Psychology, 41, 115-126.

Brown, P. (1995). The role of the evaluator in comprehensive community initiatives. In J. P. Connell, A. C. Kubish, L. B. Schorr & C. H. Weiss (Eds.), New approaches to evaluating community initiatives. Concepts, methods and contexts (pp. 201-225). New York: Aspen Institute.

Bryk, A. S. & Raudenbush, S. W. (1992). Hierarchical linear models in social and behavioral research: applications and data analysis methods. Newbury Park: Sage.

Campbell, D. T. (1984). Can we be scientific in applied social science? In R .F. Connor, D. G. Attman & C. Jackson (Eds.), Evaluation Studies Review Annual (Vol. 9) (pp. 26-48). Beverly Hills: Sage.

Campbell, D. T. (1986). Relabelling internal and external validity for applied social scientists. In W. M. K. Trochim (Ed.), Advances in quasi-experimental design and analysis (pp. 67-77). San Francisco: Jossey-Bass.

Campbell, D. T. (1987). Guidelines for monitoring the scientific competence of prevention intervention research centers. Science Communication, 8, 389-430.

Cargo, M. & Mercer, S. (2008). The values and challenges of participatory research: Strengthening its practice. Annual Review of Public Health, 29, 325-350.

Carleton, R. A., Lasater, T. M., Assaf, A. R., Lefebvre, R. C. & McKinlay, S. M. (1987). The Pawtucket Heart Health Program: an experiment in population-based disease prevention. Rhode Island Medical Journal, 70, 533-538.

Carleton, R. A., Lasater, T. M., Assaf, A. R., Feldman, H. A. & McKinlay, S. M. (1995). The Pawtucket Heart Health Program: community changes in cardiovascular risk factors and projected disease risk. American Journal of Public Health, 85, 777-785.

Chappell, N. L., Fink, L. M. & Allan, D. (2006). Defining community boundaries in health promotion research. American Journal of Health Promotion, 21, 119-126.

Cheadle, A., Wagner, E., Koepsell, T., Kristal, A. & Patrick, D. (1992). Environmental indicators: a tool for evaluating community-based health-promotion programs. American Journal of Preventive Medicine, 8, 345-350.

Chen, H. T. (1990). Theory-driven evaluation. Thousand Oaks: Sage.

Cohen, R. Y., Stunkard, A. & Felix, M. R. J. (1986). Measuring community change in disease prevention and health promotion. Preventive Medicine, 15, 411-421.

Commit Research Group. (1995). Community intervention trial for smoking cessation (COMMIT). I. Cohort results from a four-year community intervention. American Journal of Public Health, 85, 183-192.

Commit Research Group. (1995). Community intervention trial for smoking cessation (COMMIT). II. Changes in adult cigarette smoking prevalence. American Journal of Public Health, 85, 193-200.

Cook, T. D., Cook, F. L. & Mark, M. M. (1977). Randomized and quasi-experimental designs in evaluation research. In L. Rutman (Ed.), Evaluation research methods (pp. 103-135). Beverly Hills: Sage.

Cook, T. D. & Campbell, D. T. (1979). Quasi-experimentation: design and analysis issues for field settings. Chicago: Rand McNally.

Cornfield, J. (1978). Randomization by group: a formal analysis. American Journal of Epidemiology, 108, 103-111.

Coulton, C. & Korbin, J. (2001). Mapping resident's perceptions of neighborhood boundaries: A methodological note. American Journal of Community Psychology, 29, 371-383.

Cronbach, L. J. (1975). Beyond the two disciplines of scientific psychology. American Psychologist, 30, 116-127.

Cronbach, L. J. (1981). Our ninety-five theses. In H. E. Freeman & M. A. Solomon (Eds.), Evaluation studies review annual (Vol. 6). Beverly Hills: Sage.

Cummins, S., Findlay, A., Higgins, C., Petticrew, M., Sparks, L. & Thomson, H. (2008). Reducing inequalities in health and diet: findings from a study on the impact of a food retail development. Environment and Planning, 40, 402-422.

Cummins, S., Petticrew M., Higgins, C., Findlay, A. & Sparks, L. (2005). Large scale food retailing as an intervention for diet and health: quasi-experimental evaluation of a natural experiment. Journal of Epidemiology & Community Health, 59, 1035-1040.

De Koninck, M. & Pampalon R. (2007). Living environments and health at the local level. The case of three localities in the Quebec City region. Canadian Journal of Public Health, 98, 45-53.

DeRenzo, E. G., Byer, V. L., Grady, H. S., Matricardi, E. J., Lehmann, S. W. & Gradet, B. L. (1991). Comprehensive community-based mental health outreach services for suburban seniors. Gerontologist, 31, 836-840.

De Salazar, L. & Hall, M. (2008). Developing the evaluation question: Beyond the technical issue. In L. Potvin, D. V. McQueen, M. Hall, L. de Salazar, L. M. Anderson & Z. M. A. Hartz (Eds.), Health promotion evaluation practices in the Americas: Values and research (pp. 49-62). New York: Springer.

Diehr, P., Martin, D. C, Koepsell, T., Cheadle, A., Psaty, B. M. & Wagner, E. H. (1995). Optimal survey design for community-intervention evaluations: cohort or cross-sectional? Journal of Clinical Epidemiology, 48, 1461-1472.

Diez-Roux, A. V. (2000). Multilevel analysis in public health research. Annual Review of Public Health, 21, 171-192.

Donner, A., Birkett, N. & Buck, C. (1991). Randomization by cluster: sample size requirements and analysis. American Journal of Epidemiology, 114, 906-914.

Donner, A., Brown, K. S. & Brasher, P. (1990). A methodological review of non-therapeutic intervention trials employing cluster randomization, 1979-1989. International Journal of Epidemiology, 19, 795-800.

Elder, J. P., Schmid, T. L., Dower, P. & Hedlund, S. (1993). Community heart health programs: components, rationale, and strategies for effective interventions. Journal of Public Health Policy, 14, 463-479.

Elder, J. P. et al. (2007). A description of the social-ecological framework used in the trial of activity for adolescent girls (TAAG). Health Education Research, 22, 155-165.

Farqhar, J. W., Fortmann, S. P., Wood, P. D. & Haskel W. I.. (1983). Community studies of cardiovascular disease prevention. In N. M. Kaplan & G. Stamle (Eds.), Prevention of coronary heart disease: practical management of risk factors (pp. 170-181). Philadelphia: Saunders.

Farqhar, J.W. et al. (1985). The Stanford Five-City Project: design and method. American Journal of Epidemiology, 122, 323-334.

Farquar, J. W. et al. (1990). Effect of communitywide education on cardiovascular disease risk factors: The Stanford Five-City Project. Journal of the American Medical Association, 264, 359-365.

Fawcett, S. B. et al. (1996). Empowering community health initiatives through evaluation. In D. M. Fetterman, S. J. Kaftarian & A. Wandersman (Eds.), Empowerment evaluation. Knowledge and tools for self-assessment and accountability (pp. 161-187). Thousand Oaks: Sage.

Fisher, E. B. (1995). The results of the COMMIT trial. American Journal of Public Health, 85, 159-160.

Fisher, K. J. & Li, F. Z. (2004). A community-based walking trial to improve neighborhood quality of life in older adults: A multilevel analysis. Annals of Behavioral Medicine, 28, 186-194.

Fortmann, S. P., Flora, J. A., Winkleby, M. A., Schooler, C., Taylor, C. B. & Farquhar, J. W. (1995). Community intervention trials: reflections on the Stanford Five-City Project experience. American Journal of Epidemiology, 142, 576-586.

Frankish, C. J. & Green, L. W. (1994). Organizational and community change as the social scientific basis for disease prevention and health promotion policy. Advances in Medical Sociology, 4, 209-233.

Frenk, J., Bobadilla, J., Stern, C., Fretjka, T. & Locano R. (1994). Elements for a theory of the health transition. In L. C. Chen, A. Kleinman & N. C. Ware (Eds.), Health and social change in international perspective (pp. 25-49). Boston: Harvard University Press.

Friedman, L. M., Furberg, C. D., & DeMets, D. L. (1985). Fundamentals of clinical trials (2nd Ed.) Littleton: PSG.

Gauvin, L., Robitaille, E., Riva, M., McLaren, L., Dassa, C. & Potvin, L. (2007). Conceptualizing and operationalizing neighbourhoods. The conundrum of identifying territorial units. Canadian Journal of Public Health, 98 (suppl. 1), 18-26.

Giovrno, G. A. et al. (1994). Surveillance for selected tobacco-use behaviors – United States, 1990-1994. Mortality and Morbidity Weekly Report, 43 (3), 1-43.

Goldstein, H. (1987). Multilevel models in educational and social research. London: Charles Griffin.

Goodman, R. M. & Wandersman, A. (1994). Forecast: a formative approach to evaluating community coalitions and community-based initiatives. In S. J. Kaftarian & W. B. Hansen (Eds.), Journal of Community Psychology: CSAP special issue, pp. 6-25.

Green, L. W. & McAlister, A. L. (1984). Macro-interventions to support health behavior: some theoretical perspectives and practical reflections. Health Education Quarterly, 11, 323-339.

Green, L. W. & Raeburn, J. (1990). Contemporary developments in health promotion: definitions and challenges. In N. Bracht (Ed.), Health promotion at the community level (pp. 22-49). Thousand Oaks: Sage.

Green, L. W. & Kreuter, M. M. (1991). Health promotion planning: an educational and environmental approach (2nd Ed.). Mountain View: Mayfield.

Green, L. W. & Richard, L. (1993). The need to combine health education and health promotion: the case of cardiovascular disease prevention. Promotion and Education, 11, 11-17.

Green, L. W. Richard, L. & Potvin, L. (1996). Ecological foundations of health promotion. American Journal of Health Promotion, 10, 270-281.

Hartz, Z., Goldberg, C., Figueiro A. C. & Potvin, L. (2008). Multi-strategy in the evaluation of health promotion community interventions: An indicator of quality. In L. Potvin, D. V. McQueen, M. Hall, L. de Salazar, L. M. Anderson & Z. M. A. Hartz (Eds.), Health promotion evaluation practices in the Americas: Values and research (pp. 253-267). New York: Springer.

Hawe, P. (1994). Capturing the meaning of „community" in community intervention evaluation: some contributions from community psychology. Health Promotion International, 9, 199-210.

Hawe, P., Shiell, A. & Riley, T. (2004). Complex interventions: how „out of control" can a randomized controlled trial be? British Medical Journal, 328, 1561-1563.

Hawe, P., Shiell A., Riley, T. & Gold, L. (2004). Methods for exploring implementation variation and local context within a cluster randomised community intervention trial. Journal of Epidemiology & Community Health, 58, 788-793.

Heller, K. (1989). The return to community. American Journal of Community Psychology, 17, 1-15.

Hollister, R. G. & Hill, J. (1995). Problems in evaluating community-wide initiatives. In J. P. Connell, A. C. Kubish, L. B. Schorr & C. H. Weiss (Eds.), New approaches to evaluating community initiatives. Concepts, methods and contexts (pp. 127-172). New York: Aspen Institute.

Israel, B., Schulz, A. J., Parker, E. & Becker, A. B. (1998). Review of community-based research: Assessing partnership approaches to improve public health. Annual Review of Public Health, 19, 173-202.

Jackson, C., Altman, D. G., Howard-Pitney, B. & Farquhar, J. W. (1989). Evaluating community-level health promotion and disease prevention interventions. In M. T. Braverman (Ed.), Evaluating health promotion programs (pp. 19-32). San Francisco: Jossey-Bass.

Kaftarian, S. J. & Hansen, W. B. (1994). Community partnership program center for substance abuse prevention. In S. J. Kaftarian & W. B. Hansen (Eds.), Journal of Community Psychology: CSAP Special issue, p. 35.

Kelly, C. M., Hoehner C. M., Baker, E. A., Brennan Ramirez, L. K. & Brownson, R. C. (2006). Promoting physical activity in communities: Approaches for successful evaluation of programs and policies. Evaluation and Program Planning, 29, 280-292.

Kim, S., Crutchfield, C., Williams, C. & Helper, N. (1994). An innovative and unconventional approach to program evaluation in the field of substance abuse prevention: a threshold-gating approach using single system evaluation designs. In S. J. Kaftarian & W. B. Hansen (Eds.), Journal of Community Psychology: CSAP Special issue, pp. 61-78.

Koepsell, T. D. et al. (1991). Data analysis and sample size issued in evaluation of community-based health promotion and disease prevention programs: a mixed-model analysis of variance approach. Journal of Clinical Epidemiology, 44, 701-713.

Koepsell, T. D. et al. (1992). Selected methodological issues in evaluating community-based health promotion and disease prevention programs. Annual Review of Public Health, 13, 31-57.

Koepsell, T. D., Diehr, P. H., Cheadle, A. & Kristal, A. R. (1995). Invited commentary: symposium on community intervention trials. American Journal of Epidemiology, 142, 594-599.

Kubish, A. C., Weiss, C. H, Schorr, L. B. & Connell, J. P. (1995). Introduction. In J. P. Connell, A. C. Kubish, L. B. Schorr & C. H. Weiss (Eds.), New approaches to evaluating community initiatives. Concepts, methods and contexts (pp. 1-21). New York: Aspen Institute.

Lather, P. (1986). Research as praxis. Harvard Educational Review, 56, 257-277.

Lipsey, M. W. (1990). Theory as method: small theories of treatments. In L. Sechrest, E. Persin & J. Bunker (Eds.), Research methodology: strengthening causal interpretations of nonexperimental data (pp. 33-51). Washington/DC: US Department of Health and Human Services.

Luepker, R. V. et al. (1994). Community education for cardiovascular disease prevention: risk factor changes in the Minnesota Heart Health Program. American Journal of Public Health, 84, 1383-1393.

Mao, Y., Gibbons, L. & Wong., T. (1992). The impact of the decreases prevalence of smoking in Canada. Canadian Journal of Public Health, 83, 413-416.

Mathison, S. (1991). What do we know about internal evaluation? Evaluation and Program Planning, 14, 159-165.

McTaggart, R. (1991). Principles of participatory action research. Adult Education Quarterly, 41, 168-187.

Merzel, C. & D'Afflitti, J. (2003). Reconsidering community-based health promotion: promise, performance, and potential. American Journal of Public Health, 93, 557-574.

Minkler, M. & Wallerstein N. (2002). Improving health through community organization and community building. In M. Minkler, & N. Wallerstein (Eds.), Health behavior and health education: theory, research, and practice (pp. 279-311). San Francisco: Jossey-Bass.

Mittelmark, M. B. (1990). Balancing the requirements of research and the needs of communities. In N. Bracht (Ed.), Health promotion at the community level (pp. 125-139). Thousand Oaks: Sage.

Mittelmark, M. B., Hunt, M. K., Heath, G. W. & Schmid, T. L. (1993). Realistic outcomes: lessons from community-based research and demonstration programs for the prevention of cardiovascular diseases. Journal of Public Health Policy, 14, 437-462.

Murray, D. M. (1995). Design and analysis of community trials: lessons from the Minnesota Heart Health Program. American Journal of Epidemiology, 142, 569-575.

Murray, D. M. et al. (1994). Design and analysis issues in community trials. Evaluation review, 18, 493-514.

NCI Breast Cancer Screening Consortium. (1990). Screening mammography: a missed clinical opportunity? Results of the NCI breast Cancer Screening Consortium and National Health Interview Survey Studies. Journal of the American Medical Association, 264, 54-58.

Nutbeam, D., Smith, C. & Catford, J. (1990). Evaluation in health education: a review of progress, possibilities, and problems. Journal of Epidemiology and Community Health, 44, 83-89.

Nutbeam, D., Smith, C., Murphy, S. & Catford, J. (1993). Maintaining evaluation designs in long term community based health promotion programmes: Heartbeat Wales case study. Journal of Epidemiology and Community Health, 47, 127-133.

O'Connor, A. (1995). Evaluating comprehensive community initiatives: a view from history. In J. P. Connell, A. C. Kubish, L. B. Schorr & C. H. Weiss (Eds.), New approaches to evaluating community initiatives. Concepts, methods and contexts (pp. 23-69). New York: Aspen Institute.

Pampalon, R. & Raymond, G. (2000). A deprivation index for health and welfare planning in Quebec. Chronic Diseases in Canada, 20, 113-122.

Parker, D. R. & Assaf, A.R. (2005). Community interventions for cardiovascular disease. Primary Care, 32, 865-881.

Patton, M. Q. (1980). Qualitative evaluation methods. Beverly Hills: Sage.

Pawson, R., Greenhalgh, T., Harvey, G. & Walshe, K. (2005). Realist review – a new method of systematic review designed for complex policy interventions. Journal of Health Services Research and Policy, 10, 21-34.

Pawson, R. & Tilley, N. (1997). Realistic evaluation. London: Sage.

Pawson, R. & Tilley N. (2001). Realistic evaluation bloodlines. American Journal of Evaluation, 22, 317-324.

Pirie, P. L. (1990). Evaluating health promotion programs. Basic questions and approaches. In N. Bracht (Ed.), Health promotion at the community level (pp. 201-208). Thousand Oaks: Sage.

Pirie, P. L., Stone E. J., Assaf, A. R., Flora, J. A. & Maschewsky-Schneider, U. (1994). Program evaluation strategies for community-based health promotion programs: perspectives from the cardiovascular disease community research and demonstration studies. Health Education Research, 9, 23-36.

Poland, B., Frohlich, K. L. & Cargo, M. (2008). Context as a fundamental dimension of health promotion evaluation. In L. Potvin & D. V. McQueen, M. Hall., L. de Salazar, L. M. Anderson & Z. M. A. Hartz (Eds.), Health promotion evaluation practices in the Americas: Values and research (pp. 299-317). New York: Springer.

Potvin, L. & Bisset, S. (2008). There is more to methodology than method. In L. Potvin & D. V. McQueen, M. Hall., L. de Salazar, L. M. Anderson & Z. M. A. Hartz (Eds.), Health promotion evaluation practices in the Americas: Values and research (pp. 63-80). New York: Springer.

Potvin, L., Cargo, M., McComber, A., Delormier, T. & Macaulay, A. C. (2003). Implementing participatory intervention and research in communities: Lessons from the Kahnawake Schools Diabetes Prevention Project. Social Science and Medicine, 56, 1295-1305.

Potvin, L. & McQueen, D. V. (2008). Practical dilemmas for health promotion evaluation. In L. Potvin, D.V. McQueen, M. Hall., L. de Salazar, L.M. Anderson & Z.M.A. Hartz (Eds.), Health promotion evaluation practices in the Americas: Values and research (pp. 25-45). New York: Springer.

Ratcliffe, J. W. & Gonzalez-Del-Valle, A. (1988). Rigor in health-related research: toward an expanded conceptualization. International Journal of Health Services, 18, 361-392.

Reason, P. (1994). Three approaches to participative inquiry. In N. K. Denzin & Y. S. Lincoln (Eds.), Handbook of qualitative research (pp. 324-339). Thousand Oaks: Sage.

Richard, L. Potvin, L., Kishchuk, N., Prlic, H. & Green, L. W. (1996). Assessment of the integration of the ecological approach in health promotion. American Journal of Health Promotion, 10, 318-328.

Richter, K. P. et al. (2000). Measuring the health environment for physical activity and nutrition among youth: A review of the literature and applications for community initiatives. Preventive Medicine, 31, 98-111.

Rose, G. (1992). The strategy of preventive medicine. Oxford: Oxford University Press.

Rosen, L., Manor, O., Engelhard, D. & Zucker, D. (2006). In defense of the randomized controlled trial for health promotion research. American Journal of Public Health, 96, 1181-1186.

Rossi, P. H. & Freeman, H. E. (1989). Evaluation. A systematic approach (4th ed.). Thousand Oaks: Sage.

Rubin, D. B. (1974). Estimating causal effects of treatments in randomized and nonrandomized studies. Journal of Educational Psychology, 66, 688-701.

Salonen, J. T., Kottke, T. E., Jacobs D. R. & Hannan, P. J. (1986). Analysis of community-based cardiovascular disease prevention studies – Evaluation issues in the North Karelia Project and the Minnesota Heart Health Program. International Journal of Epidemiology, 15, 176-182.

Schwandt, T. A. (2005). The centrality of practice to evaluation. American Journal of Evaluation, 26, 95-105.

Springer, J. F & Phillips, J. L. (1994). Policy learning and evaluation design: lessons from the Community Partnership Demonstration Program. In S. J. Kaftarian & W. B. Hansen, (Eds.), Journal of Community Psychology: CSAP special issue, pp. 117-139.

Susser, M. (1995). The tribulations of trials – Interventions in communities. American Journal of Public Health, 85, 156-158.

Thompson, B. & Kinne, S. (1990). Social change theory: applications to community health. In N. Bracht (Ed.), Health promotion at the community level (pp. 45-65). Thousand Oaks: Sage.

Wagner, E. H. et al. (1991). The evaluation of the Henry J. Kaiser Family Foundation's Community Health Promotion Grant Program: design. Journal of Clinical Epidemiology, 44, 685-699.

Weiss, C. H. (1988a). Evaluation for decisions. Is there anybody there? Does anybody care? Evaluation practice, 9, 15-20.

Weiss, C. H. (1988b). If program decisions hinged only on information: a response to Patton. American Journal of Evaluation, 9, 15-28.

Weiss, C. H. (1995). Nothing as practical as good theory: exploring theory-based evaluation for comprehensive community initiatives for children and families. In J. P. Connell, A. C. Kubish, L. B. Schorr & C. H. Weiss (Eds.), New approaches to evaluating community initiatives. Concepts, methods and contexts (pp. 65-92). New York: Aspen Institute.

Wickiser, T. M. et al. (1993). Activating communities for health promotion: a process evaluation method. American Journal of Public Health, 83, 561-567.

Winkleby, M. (1994). The future of community-based cardiovascular disease intervention studies. American Journal of Public Health, 84, 1369-1372.

Zaza, S., Briss, P. A. & Harris, K. W. (2005). The guide to community preventive services. What works to promote health? New York: Oxford University Press.

Zur Messung von Kapazitätsentwicklung im Quartier: Konzept, Methode, Erfahrungen[1]

Stefan Nickel und Alf Trojan

1 Einleitung

„Strukturbildung" bzw. „Kapazitätsentwicklung" (capacity building) in einer Gemeinde oder Gemeinschaft erlangen als Nutzendimension und Zielparameter für Gesundheitsförderung und Prävention erst langsam an Bedeutung. Walter und Schwartz beurteilen 2003 die Diskussion um dieses Konzept wie folgt:

> „Als Schätzer für die Dauerhaftigkeit angestoßener Entwicklungen gilt das so genannte Capacity Building. Dieser relativ neue – in der Literatur noch unterschiedlich weit gefasste – Indikator bezieht sich im wesentlichen auf die Bereitschaft und Befähigung, geeignete Strukturen zu entwickeln, um eine spezifische Maßnahme erfolgreich anzubieten und aufrechtzuerhalten, bis hin zur Nutzung und Mobilisierung geeigneter Ressourcen und Kooperationsstrukturen und der Entwicklung adäquater Strategien zur Umsetzung und Implementierung von Maßnahmen" (Walter & Schwartz, 2003, S. 206).

Aus dieser Erläuterung wird die Komplexität des Konzepts deutlich, aber auch seine Eignung als intermediärer Erfolgsindikator für settingbezogene Gesundheitsförderungsansätze.[2] Walter und Schwartz verweisen auf Hawe et al. (2000), die im Rahmen einer Studie mit sechs Fokusgruppen von Gesundheitsförderinnen und -förderern die Bedeutung dieses Begriffes und die Erfahrungen mit Capacity Buil-

---

[1] Der Artikel stützt sich stark auf eine vorangegangene Publikation (Trojan & Nickel, 2008) und erweitert diese. Das zugrunde liegende Forschungsprojekt wurde unter dem Förderkennzeichen 01 EL 0414 vom Bundesministerium für Bildung und Forschung (BMBF) gefördert. Nähere Informationen dazu sind an anderen Stellen publiziert worden (Mossakowski et al., 2006, 2007; Kohler et al., 2007).

[2] Im Kontext dieses Beitrages kann nicht ausführlicher auf die vielfältigen Überlappungen und Verwandtschaften von Capacity Building mit benachbarten Konzepten eingegangen werden, insbesondere den mit Community verknüpften Begriffen „Development" (Jackson et al., 1989), „Organisation" und „Building" (Minkler & Wallerstein, 1997), „Empowerment" (Labonte, 1990; Maton & Salem, 1995), „Participation" (Bjaras et al., 1991) und den ebenfalls überlappenden Begriffen von „Coalition Building", „Social Capital", „Social Networking", „Social Mobilization" (Nutbeam, 1998a) – um nur die wichtigsten zu nennen.

ding exploriert haben. Ausgangspunkt für die Studie von Hawe et al. war ein Überblick, in dem drei wesentliche Aspekte dieses Konzepts identifiziert wurden:

- Aufbau von Gesundheitsstrukturen und Gesundheitsleistungen (einschließlich Planung, Evaluationsfähigkeiten und Ressourcen)
- Programmaufrechterhaltung und Nachhaltigkeit
- Problemlösungsfähigkeiten von Organisationen und Gemeinschaften.

In der Gesundheitsförderungsstrategie der WHO taucht der Ausdruck (Community) Capacity Building das erste Mal in der Jakarta-Erklärung „Gesundheitsförderung für das 21. Jahrhundert" auf (WHO, 1997). Als vierte Priorität wird dort genannt: „Increase community capacity and empower the individual" (deutsch „Kompetenzen der Gemeinden und die Befähigung der Einzelnen fördern"). Der Akzent liegt vor allem auf dem Aufbau von Partnerschaften für Kooperation und der Mobilisierung von Wissen, Fähigkeiten und Ressourcen. In dem kurze Zeit darauf erschienenen „Health Promotion Glossary" (Nutbeam, 1998a) hat Capacity Building keinen eigenständigen Eintrag (ebenso wenig wie in einem Grundsatzreferat über die Evaluation von Gesundheitsförderung (Nutbeam, 1998b)), wird aber im Kontext der intermediären Gesundheitsergebnisse erwähnt: In diesem Zusammenhang wird von „partizipativen" und „pluralistischen" Evaluationsansätzen gesprochen, welche „may help build the capacities of individuals, communities, organizations and governments to address important health problems" (Nutbeam, 1998a, S. 358).

Die Analyse der internationalen Literatur zeigte, dass Capacity Building zunehmend größere Aufmerksamkeit und Akzeptanz erfuhr, dass aber für die Messung keine etablierten Verfahren bestanden. Diese Lücke versuchte unser Forschungsprojekt zu füllen. Wir sind in dem Projekt, das neben der Instrumentenentwicklung die Evaluation eines quartiersbezogenen Präventionsprogramms unter Berücksichtigung verschiedener Methoden zum Ziel hatte, von einer schon empirisch erprobten Einteilung von Laverack und Labonte (2000) mit neun Dimensionen ausgegangen. In einem folgenden Beitrag (Labonte & Laverack, 2001a) wurde das Konzept weiter ausgearbeitet und festgestellt, dass die Messung andere Erfolgsparameter ergänzt (gesundheitsbezogene und programmspezifische Indikatoren), insbesondere dann, wenn Veränderungen der Endpunkt-Evaluation nur langfristig zu erwarten sind.

In unserem Projekt stellte sich auch die Frage nach geeigneten Messmethoden. Wir knüpfen an Labonte und Laverack (2001b) an, die verschiedene Methoden vorschlagen (insbesondere Experteninterviews, Fokusgruppen, Surveys, Dokumenten- und Sekundäranalysen), ohne zu spezifizieren, wer die Einschätzungen der Ausgangssituation und der späteren Veränderungen vornimmt. In jedem Fall soll es die Gemeinde oder Gemeinschaft aber möglichst weitgehend selbst tun. Für die Visualisierung werden Beispiele aus ersten Feldtestungen in Form von Spinnennetzdiagrammen angeführt (Gibbon et al., 2002).

Im Folgenden beschreiben wir zunächst das methodische Vorgehen bei unseren Erhebungen; daran anschließend stellen wir ausgewählte Untersuchungsergebnisse aus drei Jahren vor; im Schlussabschnitt diskutieren wir die Untersuchungsergebnisse vor allem im Hinblick auf Gemeinsamkeiten und Unterschiede mit der Literatur sowie auf mögliche Funktionen unserer Messung für die Evaluation gemeindenaher Gesundheitsförderung.

2 Methode

2.1 Setting

Die primäre Untersuchung fand statt in einer dicht bewohnten Hochhaussiedlung im Hamburger Stadtteil Lokstedt mit der Kurzbezeichnung „Lenzsiedlung". Seit 2000 war das Wohnquartier ein Gebiet des Hamburger Senatsprogramms zur „Sozialen Stadtteilentwicklung" (seit 2005 „Aktive Stadtteilentwicklung" genannt) und blieb es bis Ende Februar 2007. Nach den aktuellen Daten leben hier 3.085 Menschen, davon sind rund 53% weiblich und rund 29% unter 18 Jahren. Zudem leben in der Lenzsiedlung zu fast 60% Menschen mit Migrationshintergrund. Eine weitere Besonderheit des Quartiers besteht außerdem darin, dass jeder Dritte Hartz-IV-Leistungen erhält. 2005 startete ein vom Gesundheitsamt moderiertes, auf 7 bis 10 Jahre angelegtes Programm zur Gesundheitsförderung bei Kindern und Eltern, in dessen Rahmen verschiedene Einrichtungen in einem „Runden Tisch" zusammenarbeiten.

Darüber hinaus konnten in einem so genannten Transfertest weitere Quartiere aus Hamburg in die Studie eingeschlossen werden, die jeweils unterschiedliche Stufen der Quartiersentwicklung repräsentieren. Es handelt sich dabei um ein Quartier, in dem es langjährige, ausgeprägte Erfahrungen in der sozialen und gesundheitsbezogenen Quartiersentwicklung gibt („Flüsseviertel und Lüdersring" in Hamburg-Lurup), sowie um zwei Quartiere, in denen auf solche Erfahrungen nicht zurückgegriffen werden kann („Essener Straße" in Hamburg-Langenhorn, „Hohenhorst" in Hamburg-Rahlstedt). Alle Quartiere zeichnen sich dadurch aus, dass in ihnen ein hoher Anteil an sozial benachteiligten Menschen lebt und sie in das Bund-Länder-Programm „Soziale Stadt" oder in das regionale Programm zur „Aktiven Stadtteilentwicklung" (seit Mitte 2007) einbezogen waren bzw. sind. Damit ist eine Mindestanforderung für die Messung von Kapazitätsentwicklung – das Vorhandensein engagierter Akteure und Einrichtungen mit einer Orientierung auf „ganzheitliche

Quartiersentwicklung" oder „Gesundheitsförderung als Querschnittsaufgabe" – erfüllt gewesen.

2.2 Erhebungsinstrument

Bei dem verwendeten Erhebungsinstrument handelt es sich um eine Neuentwicklung auf Basis der beschriebenen Vorarbeiten von Laverack und Labonte sowie weiterer internationaler Studien und Übersichtsarbeiten (Goodman et al., 1998; Hawe et al., 2000; Bush et al., 2002; Kwan et al., 2003; Laverack, 2005; Noack & Reis-Klingspiegl, 2006). Nach einer vertiefenden Diskussion der Literatur im Forscherteam und einer explorativen Beurteilung durch neun Expertinnen und Experten aus Wissenschaft und Praxis im Umfeld der Lenzsiedlung wurde eine erste Version des Instruments erstellt. Die Anpassungen an deutsche Verhältnisse sind vor allem als Konkretisierung, Bündelung und Akzentuierung der ursprünglichen Themenbereiche wie auch deren Anwendbarkeit auf der Quartiersebene zu sehen.[3] Der so entstandene Fragebogen zur „Kapazitätsentwicklung im Quartier" (KEQ) umfasst fünf Themenkomplexe bzw. Dimensionen, die mit 51 geschlossenen Fragen (5-Punkte-Skalen zum Erfüllungsgrad der Kriterien) operationalisiert wurden:

- *Bürgerbeteiligung* (Ausmaß der Bürgerbeteiligung, Eigeninitiative der Bewohnerinnen und Bewohner, Förderung der Bürgerbeteiligung)
- *lokale Führung* (Ausmaß lokaler Führung, soziale Kompetenzen und Steuerungskompetenzen der lokalen Führung)
- *vorhandene Ressourcen* (materielle Ressourcen, Wissen und Informationen, soziale Ressourcen)
- *Vernetzung und Kooperation* (örtliche und überörtliche Vernetzung und Kooperation, Qualität der Vernetzung und Kooperation)
- *Gesundheitsversorgung* (Ausmaß der Gesundheitsangebote, Abbau von Zugangsbarrieren, Angebote für spezielle Zielgruppen).

In der ursprünglichen Fassung des Instruments hieß die letzte Dimension „Unterstützung der Bewohnerschaft", wurde jedoch nach intensiver Diskussion im Forschungsbeirat um verschiedene Angebote zur Förderung und zum Schutz der Gesundheit von Menschen erweitert und in „Gesundheitsversorgung" umbenannt.

---

[3] Auch andere Autorinnen und Autoren erwähnen Überlappungen der neun Bereiche und daraus resultierende „Verdichtungen" der Dimensionen (vgl. z.B. Hawe et al., 2000; Chaskin, 2001; Laverack, 2008b).

2.3 Durchführung der Befragung

Informanten über die „Community Capacities" waren in allen Teilstudien mehrheitlich professionelle Akteurinnen und Akteure aus dem Gesundheits- und Sozialbereich (u.a. Stadtteilentwicklung, Gemeinwesenarbeit, Bildung und Erziehung) aus dem Umfeld der Quartiere, ergänzt durch sozial engagierte und über das Quartier gut informierte Bewohnerinnen und Bewohner. Die Akteursbefragung war als schriftliche „Vollerhebung", d.h. als Befragung möglichst aller relevanten Akteurinnen und Akteure in und um das Quartier angelegt. Die Auswahl der zu Befragenden erfolgte in enger Abstimmung mit unseren Kooperationspartnern vor Ort. Weitere Merkmale der Durchführung waren: Präsentation des Forschungsprojekts in lokalen Arbeitskreisen oder Stadtteilgremien, Angebot einer finanziellen Aufwandsentschädigung, Versand eines Erinnerungsschreibens sowie Rückmeldung und Diskussion der Ergebnisse in der „Community".

Die Durchführung der Erhebungen erfolgte zwischen 2006 und 2008. Neben der Einschätzung der aktuellen Situation (T1) sollte im Falle der Lenzsiedlung auch eine retrospektive Einschätzung der Situation vor der Einführung einzelner Gesundheitsförderungsangebote im Mai 2001 (T0) erfolgen. Zusätzlich zum Grad der Zustimmung wurden auch qualitative Angaben erbeten, aus denen hervorgeht, warum die Statements als mehr oder weniger zutreffend eingeschätzt wurden. Nach Zusendung der Befragungsunterlagen und einem Erinnerungsschreiben ca. drei Wochen später konnten je nach Quartier 15 bis 27 Fragebögen bei der Auswertung berücksichtigt werden (36-56% Rücklaufquote). Eine telefonische Nachbefragung durch Mitarbeiterinnen und Mitarbeiter der Forschergruppe ergab, dass relativ viele Nichtteilnehmerinnen und Nichtteilnehmer sich als nicht kompetent genug empfanden, eine Einschätzung zu dem Quartier abzugeben und/oder zu dem Erhebungszeitpunkt nicht erreichbar waren (wobei einzelne Personen auch angaben, den Fragebogen nicht erhalten zu haben).

3 Ergebnisse

In diesem Abschnitt werden die Ergebnisse zur Entwicklung von nachhaltigen Strukturen und Kapazitäten aus Sicht der lokalen Akteurinnen und Akteure dargestellt. Die quantitativen Ergebnisse, ergänzt durch die qualitativen Angaben im Fragebogen, geben Aufschluss darüber, was „Schwachstellen" oder „Stärken" der Entwicklung im 7-Jahres-Zeitraum (Lenzsiedlung) bzw. im Vergleich unterschiedlicher Quartiere gewesen sind.

3.1 Die Lenzsiedlung im Zeitverlauf

Die Ergebnisse für die fünf Dimensionen von Kapazitätsentwicklung in der Lenzsiedlung sind in einem Netzdiagramm im Überblick zusammengefasst (siehe Abb. 1). Dargestellt werden die durchschnittlichen Punktwerte pro Dimension für die Jahre 2001, 2006 und 2008, die jeweils von 1 bis 5 (= Bestwert) reichen können.

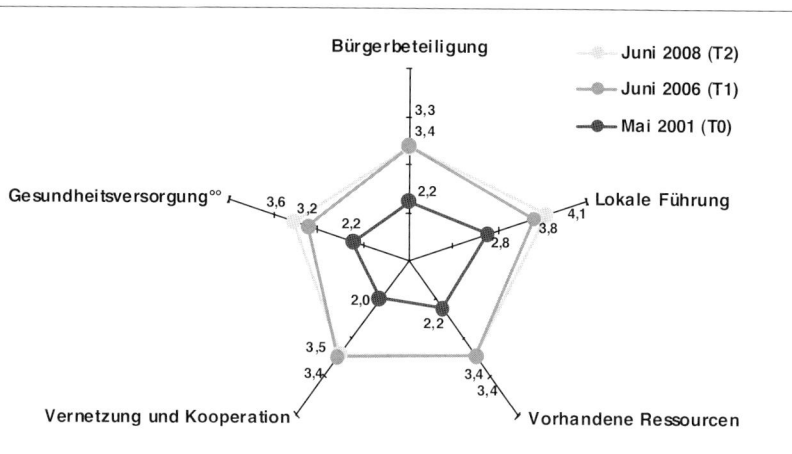

Abbildung 1: Dimensionen der Kapazitätsentwicklung in der Lenzsiedlung
(Mittelwerte: 1 = schlechtester, 5 = bester Wert; N = 27 (T1) bzw. 20 (T2))°

° Alle Veränderungen T0-T1 bzw. T0-T2 sind stark ausgeprägt (Effektstärke d ≥ 0,8) und hoch signifikant (p ≤ 0,001; t-Test für abhängige und unabhängige Stichproben).
°° ursprünglich „Unterstützung der Bewohnerschaft" (durch Ämter/Behörden, Brückeneinrichtungen und Gesundheitsdienste) genannt

Für die Stadtteilentwicklung und Gesundheitsförderung in der Lenzsiedlung sind zunächst die insgesamt äußerst positiven Ergebnisse zu betonen. Diese können vor allem auf das allgemeine „Klima" der Quartiersentwicklung und Gesundheitsförderung sowie auf das starke Engagement und die Beharrlichkeit einzelner Akteurinnen und Akteure aus dem gesundheitlichen und sozialen Sektor zurückgeführt werden. Die positiven T1-Beurteilungen in den Bereichen „Lokale Führung" (3,8) und „Vernetzung und Kooperation" (3,5) hängen sicher vorwiegend mit der geleisteten Informations-, Koordinations- und Aktivierungsarbeit der beiden Infrastruktursäulen Bürgerverein Lenzgesund e.V. und Stadtteilbüro der „Sozialen Stadtteilentwicklung" (seit 2005 „Aktive Stadtteilentwicklung") zusammen. Mit dem schrittweisen Auslaufen des Quartiersmanagements seit 2006 scheint der Prozess der Kapazitätsentwicklung in eine Konsolidierungsphase eingetreten zu sein, in der vieles weiterhin gut läuft und nachhaltig gesichert werden konnte. Im Vergleich zur Erstbefragung sind zu T2 sogar leichte Verbesserungen auf den Dimensionen „Gesundheitsversorgung" (vormals „Unterstützung der Bewohnerschaft" genannt) sowie „Lokale Führung" zu verzeichnen (Mittelwerte: 3,6 bzw. 4,1).

Auf einzelne Schwachstellen und den Handlungsbedarf für Kapazitätsentwicklung muss ebenso eingegangen werden, weil ein Ziel der Befragung ja gerade in der Identifikation von Ansatzpunkten liegt, die man gezielt verbessern möchte (siehe Tab. 1).

Relativ kritische Beurteilungen erhielten bei der Folgebefragung – wie bereits bei der ersten Befragung – vor allem Kriterien, die auf die Motivierung und Qualifizierung von Bewohnerinnen und Bewohnern aus dem Quartier abzielen, um selbständig Initiativen zu ergreifen und/oder mehr Eigenverantwortung zu übernehmen (vorrangig im niedrigschwelligen Bereich, wie z.B. bei der Kinderbetreuung oder Festvorbereitung); hier gilt es nicht zuletzt, die gewöhnlich kleine Gruppe von Bewohnerinnen und Bewohnern, die bereit und in der Lage ist, dauerhaft in Bürgerinitiativen und Projekten mitzuwirken, durch geeignete Dialogformen stärker zu unterstützen. Im Vergleich zu anderen speziellen Zielgruppen (Kinder und Jugendliche, Frauen, Menschen mit Migrationshintergrund) steht auch die Entwicklung von Angeboten zur Förderung und zum Schutz der Gesundheit von Männern eher noch am Anfang: Einige Akteurinnen und Akteure engagieren sich zwar verstärkt für diese Bewohnergruppe, doch gibt es kein gemeinschaftliches Vorgehen und wenig Öffnung der bestehenden Angebote. Diese und andere Ergebnisse (z.B. negative Außenwahrnehmung des Quartiers, unzureichende Finanzierungsmöglichkeiten von Projekten) sind in die Formulierung von Handlungsempfehlungen für das weitere Quartiersmanagement in der Lenzsiedlung eingegangen (Mossakowski et al., 2006).

3.2 Transfertest in anderen Quartieren

Neben den Erhebungen in der Lenzsiedlung wurde das Instrument zwischen Oktober und November 2007 in drei weiteren Hamburger Quartieren eingesetzt. Dieser Transfertest hatte das Ziel, die Übertragbarkeit auf und die Angemessenheit des Instruments für andere Projekte in benachteiligten Quartieren zu erproben. Wie zu erwarten, konnte sich das Gebiet, das wir einem Typ 1 der Quartiersentwicklung („langjährige, ausgeprägte Erfahrungen") zugeordnet hatten, in allen Bereichen von den Quartieren des Typs 2 („keine oder kaum Erfahrungen") positiv absetzen. Die durchschnittlichen Punktwerte für die Dimensionen liegen zwischen 2,5 und 3,6 und damit 0,1 bis 0,7 Punkte über den entsprechenden Vergleichswerten. Allerdings lässt sich die Frage, inwieweit für den ersten Quartierstyp noch „Luft nach oben" besteht (d.h. unter welchen Bedingungen er sich überhaupt den theoretischen Maximalwerten auf den Subskalen annähern kann), erst durch Erhebungen in weiteren Gebieten,

Tabelle 1: TOP-10 der schlechtesten Einzelkriterien in der Lenzsiedlung zu T2 (2008) (MW = Mittelwert; N = Anzahl der Antworter)

Kriterien	Erfüllungsgrad (%)			MW°	N
	nicht/ etwas	teils, teils	weit gehend/ völlig		
Es gibt ausreichend Angebote zur Förderung und zum Schutz der Gesundheit von Männern.	67	22	11	2,1	9
Bewohner ergreifen selbständig die Initiative zur Lösung der von ihnen wahrgenommenen Probleme.	67	33		2,3	18
Leute, die nicht hier wohnen, haben ein gutes Bild von der Lenzsiedlung.	44	33	22	2,4	18
Die Bewohner der Lenzsiedlung kennen ihre Nachbarn und helfen sich gegenseitig.	43	50	7	2,6	14
Bewohner „eignen" sich Projekte in der Lenzsiedlung schrittweise an, d.h. übernehmen zunehmend größere Verantwortung.	28	61	11	2,8	18
Bewohner wirken aktiv an der Planung und Umsetzung von Projekten in der Lenzsiedlung mit.	28	61	11	2,8	18
Die Finanzierungsmöglichkeiten von unterschiedlichen Projekten in der Lenzsiedlung sind ausreichend.	21	57	21	3,0	13
Arztpraxen und andere Gesundheitseinrichtungen für die Lenzsiedlung versuchen, Sprach- und Kulturbarrieren gerecht zu werden.	23	46	31	3,0	13
Bewohner nehmen am organisierten sozialen, politischen und kulturellen Leben der Lenzsiedlung teil (z.B. Mitgliedschaft in Vereinen, Selbsthilfegruppen, Nachbarschaftsgruppen, Bürgerinitiativen).	11	67	22	3,1	18
Die lokalen Kooperationspartner werden in der Öffentlichkeit / den Medien positiv wahrgenommen.	20	50	30	3,1	10

° Skalenbereich: 1 bis 5 (Bestwert)

die komplexere quartiersbezogene Programme und/oder auch objektiv nachprüfbar ein hohes Niveau der sozialen und gesunden Quartiersentwicklung aufweisen, hinreichend beantworten.

Plausibilität gewinnen die Ergebnisse immerhin dadurch, dass insbesondere die Dimension „Gesundheitsversorgung", die bei keinem der untersuchten Quartiere und Programme an vorderster Stelle der lokal ausgehandelten Agenda angesiedelt war, vergleichsweise schlecht beurteilt wird (weniger als die Hälfte der erreichbaren Punkte!). Demgegenüber sind die besten Bewertungen dort zu finden, wo bereits zu Beginn des systematischen Quartiersmanagements ein Auf- und Ausbau von „Community Capacities" sehr wahrscheinlich zu erwarten gewesen ist: in den Dimensionen „Lokale Führung" (Mittelwerte: 2,9 bis 3,6) sowie „Vernetzung und Kooperation" (3,1 bis 3,6). Eine zusätzliche kommunikative Bestätigung unserer Befunde erhielten wir bei der Rückmeldung der Ergebnisse in den lokalen Arbeitskreisen und Stadtteilgremien, wo in der Regel auch erste Ideen und Handlungsoptionen zur Verbesserung der aktuellen Situation diskutiert wurden.

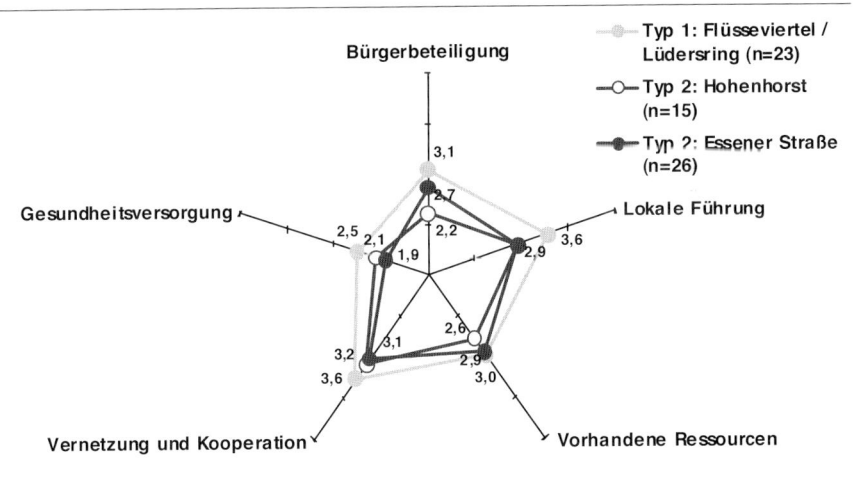

Abbildung 2: Kapazitätsentwicklung im Vergleich verschiedener Quartierstypen °
(Mittelwerte: 1 = schlechtester, 5 = bester Wert; N in Klammern)°

° Typ 1: langjährige, ausgeprägte Erfahrungen in Quartiersentwicklung; Typ 2: keine oder kaum Erfahrungen in Quartiersentwicklung.

4 Diskussion und Schlussfolgerungen

Das Erhebungsinstrument und die Ergebnisse in unserem Untersuchungsfeld werfen vielfältige Fragen auf. Die folgenden Überlegungen gehen auf die Auseinandersetzung mit den bekannten Vertreterinnen und Vertretern der Verwendung des Erfolgsparameters Capacity Building zurück wie auf Diskussionen mit unserem Forschungsbeirat, in dem auch die wichtigsten Praxisvertreterinnen und -vertreter des Untersuchungsfeldes repräsentiert sind.[4] Im Vordergrund stehen dabei Gemeinsamkeiten und Unterschiede unserer Messung im Vergleich mit der Literatur sowie mögliche Funktionen des Konzepts und eine Einschätzung, inwieweit sie mit unserem Instrument erfüllt werden können.

4.1 Wie stellen sich unsere Definition und Verwendung des Konzepts im Vergleich zu der von Glenn Laverack, einem der maßgeblichen Gestalter, dar?

Inhaltlich gibt es keine großen Unterschiede, obwohl wir nur fünf statt der von Laverack vorgeschlagenen neun Dimensionen für den Aufbau des Instruments genutzt haben. Um Handlungserfolge zu beschreiben, wird untersucht, inwieweit Strukturen und Kompetenzen einen Zustand erreicht haben, der es den Menschen erlaubt, Kontrolle über ihre eigene Gesundheit und die Determinanten für Gesundheit zu gewinnen. Weitere Elemente, die wir von der Arbeitsgruppe um Laverack übernommen haben, sind qualitative Begründungen für die subjektiven Einschätzungen sowie die Visualisierung durch Netzdiagramme. Gemeinsam ist auch, dass es nicht primär um die zu einem bestimmten Zeitpunkt gemessenen absoluten Werte geht, sondern vielmehr um eine kontinuierliche Fortschrittsmessung, die den Prozess der Gesundheitsförderung in einem Gemeinwesen anleiten und steuern soll.

Es gibt jedoch auch Unterschiede: Mit dem Begriff „Community" sind beispielsweise bei Laverack „Communities" jeglicher Art gemeint, also Gemeinschaften im Sinne von Interessengemeinschaften, Initiativen, Gremien, Aktionsgruppen, Selbsthilfegruppen, die „Scientific Community", aber auch die Kommune, die Stadt oder Teile davon; also so beliebig, wie der Terminus gerade abhängig vom jeweiligen Gegenstand bzw. Kontext gebraucht werden kann (siehe hierzu auch Fußnote 2 im Beitrag von Potvin et al. in diesem Band). In unserem Projekt geht es jedoch um

---

[4] Dipl.-Ing. Christa Böhme, Deutsches Institut für Urbanistik (Difu); Prof. Dr. Eberhard Göpel, Hochschule Magdeburg-Stendal; Dipl.-Psych. Dipl.-Pol. Thomas Kliche, Universitätsklinikum Hamburg-Eppendorf, Institut und Poliklinik für Medizinische Psychologie; Dr. Michael T. Wright, Wissenschaftszentrum Berlin für Sozialforschung (WZB); PD Dr. Julika Loss, Universität Bayreuth, Institut für Medizinmanagement und Gesundheitswissenschaften; Dr. Ingeborg Jahn, Bremer Institut für Präventionsforschung und Sozialmedizin (BIPS).

"Community" im Sinne von Sozialraum bzw. quartiers- oder stadtteilbezogenen Gebieten. Das bedeutet: „Community" ist in unserem Verständnis immer mehr als nur *eine* agierende Gruppe; gemeint ist mindestens ein Quartier oder eine kommunale Einheit in ihrer Gesamtheit von Akteurinnen und Akteuren, Bewohnerschaft, Strukturen, Ressourcen und Kompetenzen.

Als Kernziel erkennen wir bei Laverack, Bürgerinnen und Bürger – ganz im Sinne der Aktionsforschung – zu aktivieren und zu befähigen, d.h. als Hauptelement in den Strategien von „Parallel Tracking" und „Community Empowerment" zu betrachten (Laverack, 2008a). Man könnte ebenso sagen, dass Laverack mit seinem Ansatz vorrangig Strukturbildung *bewirken* will, während unser Ansatz in erster Linie zur *Messung* von Strukturbildung dient. Der Anspruch, ein Instrument quantitativer Messung zu entwickeln, stellt uns jedoch auch vor methodische Probleme: Während bei Laverack eine undefinierte Anzahl und Zusammensetzung von „Repräsentantinnen und Repräsentanten der Community" (beispielsweise bei den Diskussionsprozessen innerhalb der „Health Action Teams" in Australien oder den „Mother-Child-Groups") ausreicht, um Einschätzungen vorzunehmen, benötigen wir eine genügend große Anzahl von Kennerinnen und Kennern der Community mit möglichst breiten, über ihre jeweiligen Einzelinteressen hinausgehenden Informationen über ein Quartier bzw. einen Stadtteil. Diese sind nicht unter allen Gegebenheiten zu finden.

4.2 Kann unser Instrument den Funktionen von Evaluation gerecht werden?

Als Evaluationsinstrument hat der Fragebogen unseres Erachtens zwei zentrale Probleme. Dadurch, dass mit KEQ in der vorliegenden Form keine quantitativ auswertbare Bewohnerbefragung möglich war, ist das Ergebnis eine expertenbasierte Einschätzung von „Capacities", wobei die Expertinnen und Experten ganz stark in den Prozess involviert sind und daher letztlich ihre eigene Arbeit bewerten. Auch in unserem Arbeitszusammenhang haben wir das Instrument von vornherein als Baustein in einem multimethodischem Gesamtkonzept der Evaluation aufgefasst. In diesem Gesamtkonzept geht es um eine Triangulierung der Zugänge wie auch der Methoden für die Evaluation (vgl. Mossakowski et al., 2007). Dies entspricht dem allgemeinen Konsens über die Notwendigkeit, verschiedene Instrumente und Methoden für die Evaluation von Prävention und Gesundheitsförderung einzusetzen (Nutbeam, 1998b; Kliche et al., 2004; Loss et al., 2007).

Das zweite Problem besteht in dem Anspruch, ein generisches Instrument für gesundheitsförderliche Stadt(teil)entwicklung darzustellen. Der Gesundheitsbezug wird lediglich in einer Dimension und auch dort nur in sehr allgemeiner Weise erhoben. Das Instrument eignet sich also nur für intersektoral gemeinte und gedachte

Gesundheitsförderungsprogramme. Es ist nicht geeignet zur Messung der Wirkung von Gesundheitsförderungsprogrammen, die auf einzelne Risikobereiche (Ernährung, Bewegung etc.) oder auf die Verhaltensprävention bei einzelnen Zielgruppen ausgerichtet sind. Auch der Sozialraum darf nicht zu klein sein, da einige Dimensionen und Items sich deutlich auf ein komplexes soziales Gebilde mit verschiedenen Funktionen für die Bewohnerschaft beziehen (Gesundheit, Soziales, Stadtentwicklung, medizinische Versorgung, Jugendarbeit etc.). Die untere Grenze der Anwendbarkeit liegt u. E. bei ca. 3.000 Einwohnern. Dabei ist offen, wie weit das Instrument, das primär für städtische Quartiere entwickelt wurde, auch für ländliche Sozialräume verwendet werden kann.

Einfacher zu erfüllen ist der Anspruch, ein Instrument der Qualitätsentwicklung zu sein: Die expertenbasierte Beurteilung der fünf Dimensionen bzw. „Domänen" von Kapazitätsentwicklung im Quartier entspricht weitgehend einer Selbstbewertung bzw. einem Selbstaudit zu Beginn eines Qualitätsentwicklungsprozesses. Dennoch denken wir, dass das Instrument im weiten Sinne auch evaluative Aufgaben erfüllt. Hierzu stützen wir uns auf einen Beitrag von Stockmann (2000), der vier wesentliche Funktionen von Evaluationen beschreibt, auf die wir im Folgenden kurz eingehen wollen.

Erkenntnisfunktion

Zweifellos hat das Instrument für das untersuchte Feld relevante Erkenntnisfunktionen gehabt und teilweise sogar „Aha-Erlebnisse" ausgelöst. Die Verbreiterung des Wissens von Problemen und Problemlösungsmöglichkeiten des Viertels kann man per se als Beitrag zum Capacity Building betrachten. Eine weiter reichende Frage aber richtet sich darauf, ob das Instrument geeignet ist, unsere Wissensbasis (Evidenzbasis) über die Wirkungen von multimodalen Programmen der Gesundheitsförderung im Setting Gemeinde zu verbreitern. Hierüber lässt sich erst etwas sagen, wenn das Programm in verschiedenen programmatischen und geografischen Zusammenhängen weiter erprobt ist.

Kontrollfunktion

Eng mit der vorangehenden Funktion verknüpft ist die (Selbst)Kontrolle der Quartiersentwicklung im Sinne einer Stärkung von Kompetenzen und Strukturen für mehr Gesundheit. Dabei wäre wünschenswert, dass die jetzige Selbstkontrolle der Expertinnen und Experten ergänzt wird durch eine vereinfachte, aber auf gleiche Dimensionen abzielende Kontrolle des Programms durch die Bewohnerschaft. Unmittelbare Befragungen von Bewohnerinnen und Bewohnern sind zwar auch schon

Teil des Projektes gewesen, sie waren aber nicht in direkter Weise auf eine Überprüfung der Experteneinschätzungen ausgerichtet.

Dialogfunktion

Auch diese lässt sich für die Professionellen als erfüllt einschätzen. Für die Bewohnerinnen und Bewohner gilt dies hingegen nur punktuell. Eine interessante und wichtige Erweiterung wäre es, wenn es andere mit demselben generischen Instrument untersuchte Stadtteile geben würde, mit denen sich die Lenzsiedlung im Sinne eines Benchmarking vergleichen könnte (hierzu laufen Untersuchungen und Versuche, das Instrument in Programmen einzusetzen, die in unterschiedlichen Gebieten durchgeführt werden). Der Runde Tisch „Lenzgesund" hat mehrfach die Ergebnisse diskutiert. Allerdings ist der Dialog mit der Bewohnerschaft bisher nur punktuell, nicht jedoch auf breiter Fläche gelungen.

Legitimationsfunktion

Diese Funktion wird auch von Laverack (2008a) ausdrücklich als wichtiges Teilziel der Erhebung von Capacities in einer Gemeinde angegeben. Tatsächlich stellen Berichte wie die Quartiersdiagnose oder integrierte Gesundheitsberichterstattung allgemein (Süß et al., 2007) ein in Praxis und Politik nutzbares Instrument für die öffentliche Selbstdarstellung und die Mobilisierung zusätzlicher Ressourcen dar. Wünschenswert wäre jedoch eine darüber hinausgehende wissenschaftliche Legitimierung multimodaler Gesundheitsförderungsprogramme auf lokaler Ebene. Diese Legitimierung hängt jedoch sehr stark von der wissenschaftlichen Qualität des Instruments und seiner allgemeinen Einsetzbarkeit, also seiner generischen Funktion, ab. Wie weit mit Hilfe des Instruments in allgemeiner Weise die Evidenz für die Wirksamkeit multimodaler Gesundheitsförderungsprogramme vergrößert werden kann, ist derzeit noch nicht zu sagen.

Wir glauben, dass (Community) Capacity Building, verstanden als nachhaltige Strukturbildung und Kompetenzentwicklung, im Prinzip als allgemeiner, intermediärer Erfolgsindikator gut geeignet ist. Die methodischen Probleme sind allerdings nicht unerheblich. Der Stellenwert des hier vorgestellten Messinstruments für Zwecke von einerseits Evaluationsforschung und andererseits kontinuierlicher Qualitätsentwicklung kann erst auf der Basis weiterer Erprobung und wissenschaftlicher Analyse beurteilt werden.

Literatur

Bjaras, G., Haglund, B. J. A. & Rifkin, S. (1991). A new approach to community participation assessment. Health Promotion International, 6, 199-206.

Bush, R., Dower, J. & Mutch, A. (2002). Community Capacity Index, Version 2. Centre for Primary Health Care, University of Queensland.

Chaskin, R. J. (2001). Building community capacity: a definitional framework and case studies from a comprehensive community initiative. Urban Affairs Review, 36, 291-323.

Gibbon, M., Labonte, R. & Laverack, G. (2002). Evaluating community capacity. Health and Social Care in the Community, 10, 485-491.

Goodman, R. M., Speers, M. A., McLeroy, K., Fawcett, S., Kegler, M., Parker, E. et al. (1998). Identifying and defining the dimensions of community capacity to provide a basis for measurement. Health Educational & Behavior, 25, 258-278.

Hawe, P., King, L., Noort, M., Jordens, C. & Lloyd, B. (2000). Indicators to help with capacity building in health promotion. Sidney: NSW Health.

Jackson, T., Mitchell, S. & Wright, M. (1989). The community development continuum. Community Health Studies, 13, 66-73.

Kliche, T., Töppich, J., Kawski, S., Koch, U. & Lehmann, H. (2004) Die Beurteilung der Struktur, Konzept und Prozessqualität von Prävention und Gesundheitsförderung: Anforderungen und Lösungen. Bundesgesundheitsblatt – Gesundheitsforschung – Gesundheitsschutz, 47, 125-132.

Kohler, S., Mossakowski, K., Süß, W., Nickel, S. & Trojan, A. (2007). Beiträge zur Quartiersdiagnose. Kindergesundheit in der Lenzsiedlung. Hamburg: Eigenverlag.

Kwan, B., Frankish, J., Quantz, D. & Flores, J. (2003). A synthesis paper on the conceptualization and measurement of community capacity. Institute of Health Promotion Research: UBC.

Labonte, R. (1990). Empowerment: Notes on professional and community dimensions. Canadian Review of Social Policy, 26, 64-75.

Labonte, R. & Laverack, G. (2001a). Capacity building in health promotion, part 1: for whom? And for what purpose? Critical Public Health, 11, 111-127.

Labonte, R. & Laverack, G. (2001b). Capacity building in health promotion, part 2: whose use? And with what measurement? Critical Public Health, 11, 129-138.

Laverack, G. (2005). Public health: Power, empowerment and professional practice. London: Palgrave Macmillan.

Laverack, G. (2008a). Berücksichtigung des Empowerments in der Programmplanung von Gesundheitsförderung. Das Gesundheitswesen, 70, 736-741.

Laverack, G. (2008b). Messung, Bewertung und strategische Weiterentwicklung von Gemeindekapazität und empowerment: Vorstellen eines qualitativen Instruments. Das Gesundheitswesen, 70, 764-770.

Laverack, G. & Labonte, R. (2000). A planning framework for community empowerment goals within health promotion. Health Policy and Planning, 15, 255-262.

Loss, J., Eichhorn, C., Gehlert, J., Donhauser, J., Wise, M. & Nagel, E. (2007). Gemeindenahe Gesundheitsförderung – Herausforderung an die Evaluation. Das Gesundheitswesen, 69, 77-87.

Maton, K. I. & Salem, D. A. (1995). Organizational characteristics of empowering community settings: A multiple case study approach. American Journal of Community Psychology, 23, 631-657.

Minkler, M. & Wallerstein, N. (1997). Improving health through community organisation and community building. In K. Glanz et al. (Eds.), Health behaviour and health education: Theory, research and practice (pp. 241-269). San Francisco: Jossey Bass.

Mossakowski, K., Nickel, S., Schäfer, I., Süß, W., Trojan, A. & Werner, S. (2006). Quartiersdiagnose Lenzgesund – mehr Gesundheit ins Quartier! Daten und Ansätze zur Gesundheitsförderung in der Lenzsiedlung in Hamburg-Eimsbüttel. Hamburg: Eigenverlag.

Mossakowski, K., Nickel, S., Schäfer, I., Süß, W., Trojan, A. & Werner, S. (2007). Die Quartiersdiagnose: Daten und Ansätze für ein stadtteilorientiertes Präventionsprogramm des Öffentlichen Gesundheitsdienstes – erste Ergebnisse eines Forschungsprojektes. Prävention und Gesundheitsförderung, 1, 82-89.

Noack, H. & Reis-Klingspiegl, K. (2006). Building health promotion capacities in local settings: Community readiness and community participation. In H. Noack & D. Kahr-Gottlieb (Eds.), Promoting the public's health (pp. 113-122). EUPHA 2005 Conference Book. Gamburg: G. Conrad.

Nutbeam, D. (1998a). Health promotion glossary. Health Promotion International, 13, 349-364.

Nutbeam, D. (1998b). Evaluating health promotion – progress, problems and solutions. Health Promotion International, 13, 27-44.

Stockmann, R. (2000). Evaluation in Deutschland. In R. Stockmann (Hg.), Evaluationsforschung. Grundlagen und ausgewählte Forschungsfelder (S. 11-40). Opladen: Leske + Budrich.

Süß, W., Schäfer, I. & Trojan, A. (Hg.) (2007). Integrierte (Gesundheits-)Berichte. Konzeptionelle Überlegungen und Umsetzungserfahrungen. Aachen: Shaker Verlag.

Trojan, A. & Nickel, S. (2008). Empowerment durch Kapazitätsentwicklung im Quartier – erste Ergebnisse und Einschätzung eines Erhebungsinstruments. Das Gesundheitswesen, 70, 771-778.

Walter, U. & Schwartz, F. W. (2003). Prävention. In F. W. Schwartz et al. (Hg.), Das Public Health Buch. Gesundheit und Gesundheitswesen. 2., überarbeitete Auflage (S. 189-210). München und Jena: Urban & Fischer.

WHO (1997). Die Jakarta Erklärung zur Gesundheitsförderung für das 21. Jahrhundert. Gamburg: G. Conrad.

Selbstevaluation in der Gesundheitsförderung: Perspektiven und Methode
Joachim König

1 Notwendigkeiten und Herausforderungen

Das Geld wird knapp in den öffentlichen Kassen. Eine schleichende Ökonomisierung der Frage nach der sozialen Verantwortung des Staates hat spätestens in den 1990er Jahren begonnen. So wird etwa immer häufiger auch die Forderung nach der Prüfung der volkswirtschaftlichen Effizienz von Einrichtungen der Sozialen Arbeit[1] laut: Steht denn – so wird gefragt – der öffentliche Aufwand, der für die Bereitstellung der sozialen Dienste betrieben wird, in einem sinnvollen Verhältnis zum Nutzen, den sie für das Gemeinwesen haben? Die Folge ist eine zwangsläufige und zunehmende Orientierung der einzelnen Dienste an betriebswirtschaftlichen Überlegungen. Das bedeutet: Der Nachweis von Qualität und das Bemühen um Effizienz verdrängen immer öfter die bisherigen Bemühungen der Einrichtungen um ein möglichst effektives Handeln. War die Systematik des beruflichen Handelns in der Sozialen Arbeit bisher an der möglichst optimalen Erreichung gesteckter, fachlich begründeter Ziele orientiert, so treten Fachlichkeit und Wirtschaftlichkeit nunmehr in ein direktes Konkurrenzverhältnis – im Arbeitsalltag der Fachkräfte. Dies ist zunächst auch nichts grundsätzlich Problematisches. Was spricht dagegen, den Nachweis zu führen, dass etwa präventive Interventionen in der Lage sind, wesentlich höhere Folgekosten zu vermeiden oder dass gezielte sozialpädagogische Beratung mittel- und langfristig zur Entlastung der Kostenexplosion im Gesundheitswesen beitragen kann? Problematisch erscheint nur, dass an vielen Stellen inzwischen das Kind mit dem Bade ausgeschüttet zu werden droht: Maßstäbe der Fachlichkeit Sozialer Arbeit werden geradezu verdrängt vom Kriterium der Wirtschaftlichkeit – mit der fatalen Folge, dass nicht selten kostengünstige Maßnahmen den wirksameren vorgezogen werden.

Wie aber reagiert die Soziale Arbeit als Profession auf diese Entwicklung? Eine neue Diskussion um Fachlichkeit wird gefordert. Ein neues Kompetenzprofil soll die Methoden des beruflichen Handelns mindestens in dreierlei Hinsicht ergänzen:

---

[1] Die folgenden Überlegungen sind vor dem Hintergrund einer eher allgemeinen Perspektive auf Soziale Arbeit entstanden, könnten jedoch durchaus richtungsweisend für die Gesundheitsförderung im Speziellen sein.

- *Betriebswirtschaftliche Steuerungselemente und Konzepte des Managements* sind notwendig, um mittel- und langfristig das Überleben der Einrichtungen zu sichern und vorhandene Ressourcen effizienter zu nutzen.
- Die fachliche Wirksamkeit der Sozialen Arbeit wird nicht mehr unhinterfragt als selbstverständlich angenommen, sondern sie ist über eine *methodisch kontrollierte Evaluation* nachzuweisen; SozialpädagogInnen müssen zukünftig über die Wirksamkeit ihres fachlichen Handelns im engeren Sinn Rechenschaft ablegen.
- Durch die Betonung der Wirtschaftlichkeit werden Zielkonflikte in der Sozialen Arbeit deutlich, die nur über eine *ethische Reflexion* begründet entschieden werden können (vgl. dazu z.B. Puch & Westermeyer, 1998).

Aus drei Gründen werden vor diesem Hintergrund Fragen der Evaluation in der Praxis Sozialer Arbeit und im Bereich der Ausbildung ihrer Fachkräfte in letzter Zeit verstärkt diskutiert:

1. Im Rahmen der Professionalisierungsdebatte ist man in *methodischer Hinsicht* in den letzten Jahren vermehrt zur Einsicht gekommen, dass auch praxisorientierte Evaluation in den verschiedenen Arbeitsbereichen der Sozialen Arbeit gezielte Beiträge zur Steigerung ihrer *Fachlichkeit* und damit zur Entwicklung neuer Standards methodischen Handelns leisten kann (vgl. dazu Heiner, 1994; Heiner, 1998).
2. In ihrem Verhältnis zu den Nachbardisziplinen sind im Diskurs um die *Wissenschaftlichkeit* Sozialer Arbeit in *theoretischer Hinsicht* Bemühungen entstanden – auch durch verstärkte Praxisevaluationen –, zur Entwicklung der „Sozialarbeitswissenschaft" beizutragen (vgl. dazu Engelke, 1999; Thiersch, 1992; Wendt, 1994).
3. Im Zeichen der Verknappung öffentlicher Haushalte gerät auch Soziale Arbeit in *politischer Hinsicht* zunehmend unter Legitimationsdruck. Auch hier können differenzierte Evaluationskonzepte PraktikerInnen inzwischen in die Lage versetzen, sinnvolle Nachweise der *Wirtschaftlichkeit*, d.h. der Qualität i.S.v. Effizienz Sozialer Arbeit zu führen (vgl. Rossi, Freeman & Hofmann, 1988; Heiner, 1994).

Für die Soziale Arbeit durchaus neue betriebswirtschaftliche Instrumente wie Budgetierung oder Deckelung haben in den letzten Jahren zudem dazu geführt, dass die politische Gesamtverantwortung für gesellschaftliche und ökonomische Krisen im Hinblick auf die Verteilung immer knapper werdender öffentlicher Mittel – im Sinne eines nahezu freien Wettbewerbs – in die Einzelbereiche der Sozialen Arbeit hinein verlagert wurden. Auch die Gesundheitsförderung muss sich der Aufgabe stellen, ihren gesellschaftlichen Nutzen in ein nachvollziehbares und möglichst günstiges Verhältnis zu den eingesetzten öffentlichen Mitteln zu setzen.

2 Chancen und Nutzen

Die Breite der Diskussion und die Tatsache, dass Evaluation auch im Gesundheitsbereich inzwischen eine zentrale Rolle spielt, die weit über den Nachweis ihrer Wirkung hinaus geht, wird vor allem durch drei zentrale Motive und Zielsetzungen deutlich, die Evaluationsvorhaben – in ganz unterschiedlichen Formen und Umfängen – zugrunde liegen können: Fachliches und Innovation, Aufklärung und Qualifizierung sowie Legitimierung.

2.1 Fachliches Controlling und Innovation

Nicht nur durch den zunehmenden Druck von außen, d.h. durch Träger und Mittelgeber, wird immer stärker die Erwartung laut, die Praxis in den Einrichtungen und Diensten einer detaillierten Erwartungs-Erfolgs-Kontrolle zu unterziehen. Auch eine leistungsbezogene Selbstkontrolle kann Bewertungsgrundlagen schaffen, um Erfolg und Misserfolg auf der fachlichen und auf der politischen Ebene diskutierbar zu machen. Wie seit langer Zeit im Bereich der Industrie und in anderen Humandienstleistungen sind auch in vielen sozialen Diensten so genannte „kontinuierliche Verbesserungsprozesse" (z.B. durch die Implementierung von Qualitätsbeauftragten, Qualitätszirkeln oder fachlichem Controlling) inzwischen zu praktikablen und effektiven Instrumenten nicht nur der Qualitätssicherung und -entwicklung geworden. Auch im Hinblick auf die Verbesserung der strukturellen Bedingungen alltäglicher Handlungsabläufe kann Evaluation und insbesondere Selbstevaluation innovativ wirken, d.h. zur Erneuerung von Strukturen und Prozessen beitragen.

2.2 Aufklärung und Qualifizierung

Nicht nur der finanzielle, auch der fachliche Problemdruck steigt in den Feldern der Sozialen Arbeit und auch in der Gesundheitsförderung. Daraus ergibt sich ein zunehmendes Bedürfnis der KollegInnen, selbst zur Strukturierung, d.h. zu mehr Transparenz und Klarheit in der Unübersichtlichkeit und Komplexität alltäglicher Aufgabenstellungen – etwa durch die Rekonstruktion von Interventionsverläufen – beitragen zu können. Unter der Forderung nach dem „Ende der Beliebigkeit" im Zusammenhang mit den Bemühungen um die Fortentwicklung methodischen Handelns, trägt verstärkt auch Evaluation dazu bei, die eigene Fachlichkeit zu optimieren. Aus der systematischen Reflexion alltäglicher Arbeit heraus kann die Sicherheit entstehen, das Richtige zu tun, d.h. professionell zu arbeiten, letztlich kompetent zu sein. Daraus können z.B. Beiträge zu einer sinnvollen Personalentwicklung oder einem neuen Weiterbildungskonzept in Organisationen entstehen.

2.3 Legitimierung

Neben einem wachsenden Bedürfnis nach Selbstvergewisserung bei KollegInnen kann die Entwicklung objektivierbarer Standards auch zum Nachweis von Qualität der eigenen Arbeit – nicht zuletzt im Sinne einer gesamtgesellschaftlich gedachten Effizienz – nach außen beitragen. Auf diese Weise entsteht auch mehr politische Verbindlichkeit Sozialer Arbeit und letztlich ein dokumentierbares Mehr an „Daseinsberechtigung" im betriebs- und volkswirtschaftlichen Sinne.

3 Begriffsbestimmungen und -abgrenzungen

Generell werden Evaluationsvorhaben zum einen im Hinblick auf die *Herkunft der bewertenden Akteure* unterschieden: Externe Evaluation als Bewertung von außen (außerhalb der Organisation) wird von interner Evaluation unterschieden, mit der eine Einrichtung selbst versucht, sich insgesamt oder in Teilbereichen einer Bewertung zu unterziehen.

Interne Evaluation wiederum lässt sich zum anderen unterscheiden im Hinblick auf den *zu bewertenden Gegenstand*: Handelt es sich um die jeweils eigene alltägliche berufliche Arbeit der EvaluatorInnen, so ist von Selbstevaluation die Rede. Wird hingegen das berufliche Handeln anderer Fachkräfte untersucht, so kann dies als Fremdevaluation bezeichnet werden. Externe Evaluation ist dieser Logik zufolge also immer Fremdevaluation.

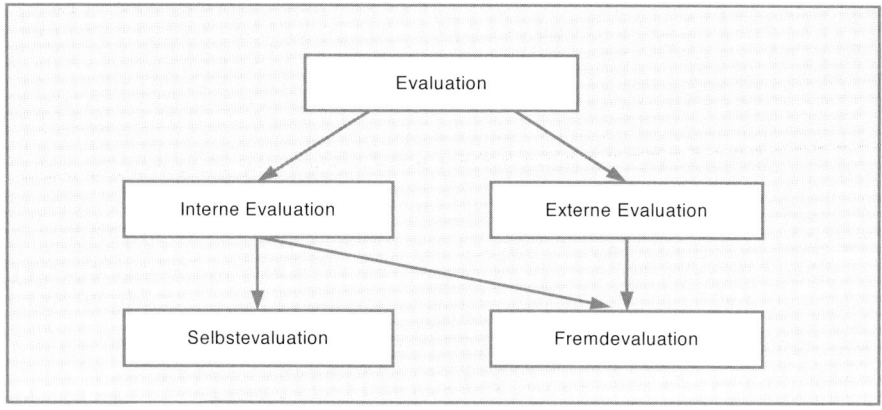

Abbildung 1: Die verschiedenen Ansätze der Evaluation

Selbstevaluation kann demzufolge – und damit will sich dieser Beitrag im engen Sinne befassen – definiert werden als die Beschreibung und die Bewertung von (genau definierten) Ausschnitten des eigenen beruflichen Alltagshandelns und seiner Auswirkungen nach bestimmten Kriterien. So verstanden kann Selbstevaluation auch in der Gesundheitsförderung zu einem Bestandteil methodischen Handelns werden, bei dem der Ort der Steuerung des Evaluationsprozesses – und damit auch die Verantwortung dafür – bei den Fachkräften selbst liegt. Selbstevaluation kann vor dem Hintergrund dieser Definition dabei zunächst durch drei zentrale Grundgedanken gekennzeichnet werden, die ihre Eigenart zum Ausdruck bringen – vor allem gegenüber der klassischen Methodologie der psychologischen Evaluationsforschung (vgl. z.B. Wottawa & Thierau, 2003) und gegenüber der empirischen Sozialforschung im Allgemeinen (vgl. z.B. Atteslander, 1995; Bortz & Döhring, 2005).

3.1 Arbeitsfeld- und Lebensweltorientierung statt Grundlagenorientierung

Es geht bei Selbstevaluationen nie um die Erforschung von grundsätzlichen Sachverhalten. Die spezielle Praxis vor Ort ist gleichzeitig Ausgangspunkt (Quelle von Gegenstand und Fragestellung der Evaluation) und „Rückbezugspunkt": Vorrangiges Ziel von Selbstevaluation ist es, die Ergebnisse für *die Praxis* möglichst gewinnbringend zu nutzen, aus der heraus sie entstanden sind. Selbstevaluation sollte deshalb nicht in „künstlichen Situationen mit Laborcharakter", sondern immer in der alltäglichen Lebens- und Arbeitswelt der Zielgruppen und der mit ihnen Befassten stattfinden. Vor allem dann kommt nämlich die große Stärke von Selbstevaluation zum Tragen, wirklich valide und deshalb gut anwendbare Ergebnisse über und für die eigene Praxis erarbeiten zu können.

3.2 Prozessorientierung statt Output-Orientierung

Der Langfristigkeit von Veränderungen und Entwicklungen gerade im Feld der Gesundheitsförderung kann im Rahmen von Selbstevaluationsvorhaben eher ein so genanntes längsschnittorientiertes Vorgehen gerecht werden: Ein solches begleitendes Dokumentieren und Bewerten von Prozessen kann die Differenziertheit und Komplexität auch entlang der Zeitachse abbilden. Natürlich sind auch rein querschnittsorientierte Output-Kontrollen in vielen Situationen durchaus sinnvoll. Sie greifen jedoch oft eher zu kurz, weil sich „Momentaufnahmen" nicht zureichend zur Klärung, letztlich zur *Er*klärung beobachteter Phänomene eignen.

3.3 Selbstorganisation statt ExpertInnendominanz

„PraktikerInnen sind ForscherInnen in eigener Sache" (Heiner, 1988). Aufgrund der Tatsache, dass die Fragestellungen von Selbstevaluationen in der Praxis entstehen und Ergebnisse auf diese Praxis zurückbezogen werden, entsteht eine für diesen Ansatz typische Rollenverteilung, bei der sich externe WissenschaftlerInnen nur als beratende und begleitende ExpertInnen im Hinblick auf die empirische Methodologie verstehen. Ziel der Kooperation mit PraktikerInnen ist es, sie zur selbstbestimmten Gestaltung ihres eigenen Forschungsprozesses zu befähigen. Die gewählten Methoden sollten daher verständlich, nachvollziehbar und nicht zuletzt im Alltagsgeschäft gut handhabbar sein.

Insgesamt hat die Intensität der Diskussion auf der fachlichen, der theoretischen und vor allem auf der ökonomischen Ebene deutlich gemacht, dass es sinnvoll ist, für die vielen, vielseitigen und komplexen Arbeitsfelder und Problemstellungen der Sozialen Arbeit je eigene, spezifische Evaluationsansätze aus der jeweiligen Praxis heraus zu entwickeln.

Versucht man, sich einen Überblick über die Vielfalt solcher inzwischen entstandenen Selbstevaluationsansätze zu verschaffen (vgl. Heiner, 1996), so wird eine enorme Variationsbreite deutlich, vor allem im Hinblick auf

- die methodische Elaboriertheit der Ansätze
- die Breite der Gegenstände der Evaluation
- die Komplexität der Fragestellungen
- die Art und die Genese der Kriterien, die den jeweiligen Bewertungsprozessen zugrunde liegen und
- die Ziele, welche die jeweiligen Fachkräfte mit ihren Evaluationsvorhaben verfolgen.

Daher kann es auch der Gesundheitsförderung nur angeraten sein, mit großem Selbstbewusstsein bezogen auf die detaillierte Kenntnis der eigenen Praxis arbeitsfeldspezifische Evaluations- und Selbstevaluationskonzepte zu entwickeln und zu erproben. Wenn sich dabei im Rahmen wissenschaftlicher Beratung und Begleitung solcher Vorhaben ein neuer und intensiverer Dialog zwischen Forschung, Lehre, Fortbildung und Praxis entwickelt, so wird dies nicht nur die Selbstevaluationsprojekte bereichern, sondern zusätzliche, längst überfällige Synergieeffekte erbringen, die im Interesse aller Beteiligten sind.

4 Methodische Umsetzung

Weil Selbstevaluation sowohl die *Beschreibung* wie auch die *Bewertung* des *eigenen beruflichen Handelns* sowie seiner *Auswirkungen* umfasst, müssen hierbei unterschiedliche Methoden zum Einsatz kommen. Methoden, die allesamt in ihrer Grundform der allgemeinen empirischen Sozialforschung entnommen sind und – darin liegt eine Herausforderung an die Berufserfahrung der Fachkräfte – für die spezifische Situation vor Ort modifiziert werden müssen: *Dokumentationsmethoden* halten das eigene berufliche Handeln anhand eines vorher erarbeiteten Rasters fest. *Befragungsmethoden* dienen dazu, ausgewählte Aspekte des Erlebens und Verhaltens von KlientInnen, TeilnehmerInnen oder BesucherInnen systematisch zu erfassen. *Beobachtungsmethoden* erlauben die strukturierte Erhebung des Verhaltens anderer Personen in bestimmten Situationen der Alltagspraxis. *Methoden zur Kriterienentwicklung* schließlich ermöglichen eine gezielte und fachlich begründete Bewertung des eigenen beruflichen Handelns und/oder seiner Auswirkungen (siehe Tab. 1).

Tabelle 1: Methoden der Selbstevaluation

Selbstevaluation braucht Methoden zur ...	... des eigenen Handelns	... seiner Auswirkungen
... Beschreibung ...	Dokumentationsmethoden	Befragungs- und Beobachtungsmethoden
... Bewertung ...	Methoden zur Kriterienentwicklung	

Soziale Dienste können also in der Debatte um Effektivität und Effizienz ihrer Arbeit einen geeigneten Nachweis führen. Jedoch: Die Bedingungen, unter denen dies geschieht, sind entscheidend und es wird dabei auch ein Entwicklungs- und Ergänzungsbedarf in der Systematik des beruflichen Handelns sichtbar. Neben Managementtechniken und der dringend notwendigen ethischen Diskussion von Zielkonflikten zwischen den Maßstäben der Fachlichkeit und der Wirtschaftlichkeit geht es vor allem um die Kenntnis und Beherrschung von Instrumenten zur systematischen Beschreibung und Bewertung der eigenen Arbeit. Dazu sind allerdings Anstrengungen notwendig:

- Im Rahmen von Fort- und Weiterbildung müssen sich Fachkräfte die notwendigen methodischen und methodologischen Grundlagen erarbeiten.

- Im Rahmen von Forschung und Entwicklung, z.B. an Fachhochschulen für Sozialwesen, müssen verstärkte Bemühungen um die Systematisierung des methodischen Inventars und um die Integration dieser Überlegungen in eine Theorie der Sozialen Arbeit erfolgen.

Alle daran Beteiligten sind aufeinander angewiesen, wobei der Ausgangs- und Rückbezugspunkt die Praxis der Sozialen Arbeit ist und bleibt. So kann es gelingen, die Qualitäten sozialer Dienste auf nachvollziehbare Weise darzustellen und kontrolliert an ihrer ständigen Weiterentwicklung zu arbeiten.

5 Ein Leitfaden zur Selbstevaluation in der Gesundheitsförderung

Wie sehen nun aber konkrete empirische Schritte im Verlauf einer Selbstevaluation aus? Im Weiteren werden nun die einleitenden Gedanken konkretisiert. Die LeserInnen können so einen ersten Anhaltspunkt für eine *für sie* sinnvolle Vorgehensweise erhalten. Es soll zunächst deutlich gemacht werden, dass es zur Durchführung einer Selbstevaluation notwendig ist, das Vorhaben gut zu planen und *vorzubereiten* – im Sinne einer sinnvollen und gewinnbringenden Verwertung und Anwendung der Ergebnisse auf allen vorher angedeuteten Ebenen. Und auch nur dann, wenn Evaluationsmethoden im beruflichen Alltag der Fachkräfte handhabbar (d.h. nicht zu komplex) und praktizierbar (d.h. nicht zu aufwändig) sind, kann dies auch wirklich gelingen. Beides soll nun in zehn Schritten (vgl. dazu ausführlich König, 1998, 2007) als jeweils aufeinander folgende und aufeinander aufbauende Arbeitsschritte beschrieben werden, sozusagen als Checkliste zur Klärung von anstehenden Planungs-, Vorbereitungs- und Durchführungsfragen. Ein Umsetzungsbeispiel aus der Praxis der Gesundheitsförderung soll das Verfahren – Schritt für Schritt – zusätzlich verdeutlichen.

Praxisbeispiel

An einer „Brennpunkt-Hauptschule" in einem großstädtischen und eher unterschichtsgeprägten Umfeld wurde vor einiger Zeit schulbezogene Jugendsozialarbeit implementiert. Im Zuge der konzeptionellen Entwicklung dieser Arbeit entstanden Angebote im Bereich der Gesundheitsberatung und Gesundheitsförderung. Ein zentrales Ziel dabei war es, Adipositasprävention durch Beratungs- und Kursangebote für die SchülerInnen und ihre Eltern anzubieten. Nachdem die Angebote nun seit ca. 1½ Jahren laufen, haben die beiden MitarbeiterInnen beschlossen, sie im Zuge einer kleinen Selbstevaluation einer systematischen Beschreibung und Bewertung zu unterziehen.

Schritt 1: Ziele der Evaluation unter den Beteiligten und Fachkräften klären, festlegen und formulieren

Es ist wichtig, gleich zu Beginn Klarheit und Einvernehmlichkeit darüber zu erzielen, warum evaluiert werden soll. Geht es „nur" um die Kontrolle des Erfolgs einer Maßnahme oder soll ein Arbeitsbereich oder ein methodischer Ansatz in seiner Bedeutung legitimiert werden? Geht es darüber hinaus um die Aufklärung einer schwieriger werdenden Praxis, um Innovation im Hinblick auf die Angebotsstrukturen einer Einrichtung oder vielleicht auch um die Qualifizierung der MitarbeiterInnen im Hinblick auf ihre empirische Kompetenz? Dies kann, etwa im Sinne einer kontinuierlichen Organisations- und Personalentwicklung, für künftige Projekte von großer Bedeutung sein.

Der Nutzen, den sich die beiden KollegInnen in der Hauptschule von dieser Selbstevaluation erwarteten, bestand

- in der Kontrolle über die Erreichung der zu Beginn formulierten Ziele des Projekts
- in der Klärung der Gründe und Ursachen von Adipositas bei Jungen und Mädchen an dieser Schule
- in möglichen Hinweisen und Anhaltspunkten zur Fortschreibung und Weiterentwicklung der Konzeption für diese Arbeit und
- darin, möglicherweise neue Kompetenzen im empirischen Bereich, sozusagen als „ForscherInnen in eigener Sache" zu erwerben.

Schritt 2: Ressourcen und Bedingungen überprüfen und sichern, unter denen evaluiert werden soll

Hier stehen ganz zentrale Fragen im Mittelpunkt, die oft übersehen werden, da sie inhaltlich zunächst nichts mit der Evaluation selbst zu tun haben. Besonders ihre Klärung ist jedoch nach allen Erfahrungen ganz entscheidend für den Erfolg einer Selbstevaluation:

- Stehen institutionelle Freiräume, wie z.B. Entlastungen des Arbeitszeitbudgets für die Evaluation zur Verfügung?
- Besteht kollegialer Konsens und/oder Akzeptanz des Vorhabens bei der Leitung der Einrichtung?

- Gibt es Möglichkeiten einer fachlichen Begleitung und Beratung, z.B. in Methodenfragen?
- Ist die finanzielle Basis für ein solches Vorhaben gesichert?
- Bestehen innovative Perspektiven innerhalb der Einrichtung? D.h. ist die Hoffnung begründet, dass der durch Selbstevaluation betriebene Aufwand auch zu positiven Veränderungen für die MitarbeiterInnen und/oder KlientInnen führt?

Um für die Durchführung des Evaluationsprojektes die nötigen Freiräume und Ressourcen zu sichern, wurde eine befristete Freistellung der beiden Mitarbeitenden von je 2 Stunden pro Woche über insgesamt 3 Monate genehmigt. Die ansonsten anfallenden Sachkosten (Kopierkosten, Papier, Porto etc.) sind gering und können daher aus dem laufenden Betrieb heraus getragen werden. Ein PC mit der relevanten Software (Word, Excel) ist vorhanden und kann auch für die Evaluation genutzt werden. Das Evaluationsvorhaben wird von der Schulleitung befürwortet und nach Kräften mit getragen.

Schritt 3: Gegenstand und Forschungsfragen genau festlegen und abgrenzen

Die Frage nach dem Gegenstand versucht zu klären, welche Bereiche im beruflichen Alltag, also welche Interventionsprozesse im Mittelpunkt stehen sollen und welche nicht. Eine klare und deutliche Eingrenzung ist hier besonders wichtig, damit die Datenerhebung nicht unübersichtlich, die Auswertung nicht uferlos und so das gesamte Vorhaben nicht gefährdet wird.

So genannte *Forschungsfragen* bringen zusätzlich zum Ausdruck, ob die Evaluation eher nur am Ergebnis der Maßnahme orientiert ist (d.h. an ihrem „Output", an ihrer Effektivität, d.h. am Grad der Zielerreichung) oder ob es auch um die Betrachtung des Prozesses geht, im Laufe dessen Leistungen ja erbracht und wesentlich beeinflusst werden. In diesem Fall ist Evaluation am „Input" *und* am „Output" interessiert und kann zusätzlich nach der Effizienz (Aufwand-Nutzen-Relation) der Maßnahme fragen.

Als Gegenstände der Evaluation werden unter vielen anderen möglichen das Ernährungsverhalten der Jugendlichen, die Entwicklung des Körpergewichts der Jugendlichen sowie deren Zufriedenheit mit den Kursangeboten ausgewählt. Es werden in diesem Zusammenhang außerdem die folgenden Fragestellungen formuliert:

- Wie sieht das Ernährungsverhalten der Jugendlichen im Detail – also in quantitativer und qualitativer Hinsicht – aus?

- Gibt es Unterschiede zwischen Jungen und Mädchen sowie zwischen den eher jüngeren (5. und 6. Jahrgangsstufe) und den eher älteren Jugendlichen (8. und 9. Jahrgangsstufe)?
- Wie verändert sich das Körpergewicht der Jugendlichen in Abhängigkeit von den Maßnahmen im Projekt (Beratung und Kurse)?
- Wie zufrieden sind die Teilnehmerinnen und Teilnehmer mit den angebotenen Kursen und welche Verbesserungsvorschläge gibt es?

Schritt 4: Gegenstand operationalisieren

Um solche Fragen beantworten zu können, besteht die zentrale Aufgabe nun zunächst in der *Operationalisierung* des Gegenstandes. Operationalisierung soll Begriffe, mit denen der Gegenstand beschrieben wird, auf Beobachtbares (der Erfahrung und damit der Erfassung Zugängliches) zurückführen. Sie ist sozusagen die „Messanleitung" an der „Nahtstelle" zwischen sozialer Wirklichkeit und theoretischen Begriffen und erlaubt dadurch die Zuordnung von empirisch erfassbaren (beobachtbaren, erfragbaren ...) Indikatoren zu den eher allgemeinen, theoretischen Begriffen, mit denen der Gegenstand beschrieben wurde. Operationalisierung erst schafft so die Voraussetzungen für die eigentliche Evaluation, nämlich die systematische Erhebung und Auswertung der Informationen.

Die zur Bewertung der Gegenstände und zur Klärung dieser Fragen relevanten Indikatoren werden daraufhin festgelegt und so konkret wie möglich definiert:

- Zufriedenheit der Jugendlichen mit den Angeboten
- Körpergewicht der Jugendlichen
- Subjektive Einschätzung der Veränderung des Körpergewichts
- Ernährungsverhalten, bezogen auf Nahrungsarten und –mengen
- Geschlecht
- Alter.

Schritt 5: Bewertungskriterien genau festlegen

Evaluation heißt beschreiben *und bewerten*. Die Frage nach den *Kriterien* der Evaluation entscheidet nun, vor welchem Hintergrund die zunächst beschriebene Praxis bewertet werden soll. Der Vergleichsmaßstab für die Beurteilung und Bewertung dessen, was dokumentiert und beschrieben wurde, muss genannt werden. Mögliche Kriterien sind

- theoretische, die der Fachliteratur entnommen werden können

- Vorgaben und Ziele des Trägers bzw. des Kostenträgers, die oft schriftlich in Konzeptionen niedergelegt sind
- anerkannte (fachliche oder wissenschaftliche) Standards oder auch
- so genannte selbstreferentielle Ziele, die „konsensual", d.h. gemeinsam im Team erarbeitet und validiert werden können.

Um die Indikatoren nun einer Messung unterziehen zu können, werden die folgenden Skalen und Ausprägungen definiert:

- Zufriedenheit, gemessen auf einer 6-stufigen Einschätzskala
- Körpergewicht, gemessen in kg sowie als Einschätzung der Veränderung (deutlich weniger – weniger – keine Veränderung – mehr – deutlich mehr)
- Ernährungsverhalten qualitativ: Was essen und trinken die Jugendlichen zu welchen Tageszeiten? (Tagesplan)
- Ernährungsverhalten quantitativ: Nahrungsmengen in Gramm pro Tag.

Schritt 6: Datenquellen für die Evaluation auswählen

Zunächst stellt sich hier die Frage, wer denn im Sinne der gesetzten Ziele der Selbstevaluation als besonders wichtige InformantIn in Frage kommt. Sind die Daten eher bei der Zielgruppe selbst zu erheben, ist es sinnvoller KollegInnen, Vorgesetzte, ExpertInnen oder MitarbeiterInnen aus anderen Einrichtungen zu befragen, oder ist die Fachkraft selbst eine wichtige (wenn auch methodisch nicht ganz unproblematische) Informationsquelle für die Bewertung der ausgewählten Gegenstände?

Immer dann, wenn nicht alle Mitglieder der ausgewählten Gruppe für die Erhebung der Daten zur Verfügung stehen oder eine solche Gesamterhebung aus anderen (organisatorischen oder Kapazitäts-)Gründen nicht möglich ist, muss eine so genannte Stichprobe gezogen werden, d.h. es wird nur eine Auswahl von Mitgliedern dieser Gesamtheit, über die anhand der Untersuchung Aussagen gemacht werden sollen, untersucht. Die Stichprobe soll ein verkleinertes, aber hinsichtlich der für die Fragestellung relevanten Untersuchungsmerkmale repräsentatives Abbild dieser so genannten Population sein.

Um ein möglichst vollständiges Bild im Hinblick auf die Gegenstände und Fragestellungen zu erhalten, ist im Rahmen der Evaluation geplant, nicht nur die Jugendlichen selbst, sondern auch (möglichst repräsentativ) ausgewählte Eltern und LehrerInnen zu befragen und außerdem Selbsteinschätzungen der Projektmitarbeitenden zugrunde zu legen.

Schritt 7: Methoden für die Evaluation auswählen oder selbst entwickeln

Es müssen nun Methoden bereitgestellt werden, um die notwendigen Informationen möglichst vollständig sammeln, d.h. erheben, anschließend aufbereiten und schließlich auswerten zu können. Für die Erhebung der Daten stehen dazu zunächst grundsätzlich die Befragungs- und Beobachtungsmethoden der empirischen Sozialforschung zur Verfügung, die jedoch jeweils modifiziert, variiert und kombiniert werden können. Auf die in der Praxis erprobten Methodenbeispiele bei Heiner (1988, 1994, 1996) und bei Moser (2003) sei dabei besonders verwiesen.

Besonders wichtig sind im Zusammenhang mit der Methodenauswahl außerdem Fragen wie die nach der Anonymität der Erhebung (Datenschutz) oder nach möglichen Fehlerquellen, die dadurch Verfälschungen erzeugen, dass bei der Datenerhebung unnatürliche, die Realität verzerrende Situationen entstehen.

Weil es sich bei den Erhebungsmethoden jedoch in nahezu allen Fällen – vor allem dann, wenn Beratung und wissenschaftliche Begleitung zur Verfügung stehen – um einfache, leicht erlernbare Techniken handelt, liegen Probleme nach einer gewissen Einübungsphase nur selten im Bereich der fehlerhaften Anwendung. Schwierigkeiten und damit Verzerrungen bei den Ergebnissen von Evaluation entstehen viel häufiger deshalb, weil Probleme im Zusammenhang mit der neuen Rolle der Fachkräfte entstehen, die diese als „ForscherInnen in eigener Sache" einnehmen: Nicht mehr (oder besser: nicht nur) die gewohnte Aufgabe, den KlientInnen Hilfe und Unterstützung im Sinne der Maßnahmenziele zu gewähren, steht im Mittelpunkt, sondern auch die eher ungewohnte Anforderung, in einer möglichst neutral-objektiven Distanz zu den KlientInnen klare und eindeutige Informationen über deren Befindlichkeit und Situation zu sammeln. Dies führt nicht selten zu Rollenkonflikten und Verwirrungen, die in der Folge wiederum die Qualität, d.h. den Wahrheitsgehalt und die Zuverlässigkeit der Ergebnisse einer Evaluation beeinflussen können.

Damit die Datenerhebung möglichst zeitsparend durchgeführt werden kann, wurde ein Fragebogen für Jugendliche, Eltern und LehrerInnen entwickelt. Ergänzend dazu entstand ein kleiner, gut strukturierter Interviewleitfaden zur anschließenden Vertiefung einzelner Perspektiven vor allem der subjektiven Einschätzungen und der inhaltlichen Rückmeldungen zu den Kurs- und Beratungsangeboten. Außerdem steht den Mitarbeitenden ein selbst erstellter Protokollbogen zur Selbsteinschätzung zur Verfügung.

Schritt 8: Geeignete Methoden für die Auswertung wählen

Methodenentwicklung beinhaltet neben der Bereitstellung von *Erhebungs*instrumenten natürlich immer auch die Frage nach geeigneten *Auswertungs*methoden. Wenn

Informationen gesammelt sind, müssen diese – je größer die Datenmenge ist, um so notwendiger – systematisch geordnet, aufbereitet, ausgewertet und dadurch übersichtlich und letztlich interpretierbar gemacht werden. Dazu eignen sich in der Regel Tabellen, Balkendiagramme und Kennwerte wie z.B. das arithmetische Mittel, wenn es sich um so genannte quantitative Daten handelt. Liegen die Informationen jedoch in Form von qualitativen Daten vor (wie z.B. als Verlaufsberichte, als Protokolle oder Interviewtransskripte), so eignen sich vor allem so genannte inhaltsanalytische Verfahren. Diese beruhen letztlich immer darauf, lange Texte regelgeleitet in ihrem Umfang zu reduzieren und dabei bezogen auf ihren Sinngehalt das Wesentliche herauszufiltern. Zur Vertiefung beider Methoden sei an dieser Stelle angesichts des beschränkten Umfangs dieses Beitrags auf die geeignete Literatur verwiesen (für die quantitativen Methoden auf Atteslander, 1995 sowie Bortz & Döhring, 2005, und für die qualitativen Methoden auf Mayring, 2002).

Obwohl eine der beiden Mitarbeitenden gewisse Kompetenzen im Bereich der Datenanalyse mit Excel und SPSS mitbringt und auch bereits Erfahrungen mit der qualitativen Inhaltsanalyse gesammelt hat, ist klar, dass die zeitlichen Ressourcen für eine differenzierte und auch der großen Menge an erhobenen Daten gerecht werdende Auswertung nicht leistbar ist. Daher ist vorgesehen, dass Teile der Datenanalyse im Rahmen der Abschlussarbeit einer Studentin der Sozialen Arbeit gegen ein kleines Honorar übernommen werden und auch ein Berater an dieser Hochschule bedarfsorientiert zur Verfügung steht.

Vorgesehen sind neben der qualitativen Analyse vor allem Methoden der deskriptiven Statistik: Kennwerte, Diagramme, Korrelationskoeffizienten und kleinere Signifikanztests, vor allem zur Prüfung von Mittelwertsunterschieden und Zusammenhängen.

Schritt 9: Verwertung und Anwendung der Ergebnisse rechtzeitig diskutieren, vorbereiten und sichern

Um zu verhindern, dass viel Zeit und Energie unnötigerweise in aufwändige Evaluationsvorhaben gesteckt wird, ist es von zentraler (und fast immer völlig unterschätzter) Bedeutung, schon während der Planung einer Evaluation zu bedenken,

- welche Ergebnisse wo diskutiert bzw. veröffentlicht werden sollen, d.h. welche politische Wirkung (z.B. auf der Einrichtungs- oder auf der Kostenträgerebene) erreicht werden soll
- welche Rolle die Ergebnisse im Zusammenhang mit der Akquise von zusätzlichen Fördermitteln spielen könnten (Stichwort „social marketing")
- ob – wenn ja, wo – und wie Veränderungen innerhalb der eigenen Struktur erreicht werden sollen.

Die Verwertung und Anwendung der Ergebnisse hat nicht zuletzt deshalb eine so enorme Bedeutung, weil sich sehr oft in der Praxis gezeigt hat, dass die Erkenntnisse aus dem Prozess der Evaluation innovative und synergetische Potentiale und Wirkungen weit über eine Einrichtung hinaus (z.B. auch für die Fachkräfte selbst, deren Qualifikation, für die Personal- und Organisationsentwicklung oder das Qualitätsmanagement bei Trägern) entfalten können.

Die in erster Linie geplanten Verwertungsstrategien vor dem Hintergrund der Ergebnisse der Evaluation sind

- Aussagen über die Erreichung der geplanten Ziele des Projekts zur Verwendung in verschiedenen Berichten
- Anhaltspunkte für die Weiterentwicklung der Kurs- und Beratungsangebote
- Argumentationsgrundlagen zur Verdeutlichung des Wertes präventiver Maßnahmen in diesem Bereich der Gesundheitsförderung und
- ein erwarteter Zuwachs an Know-how der Mitarbeitenden im empirischen Bereich für Planung weiterer Evaluationsvorhaben.

Schritt 10: Das Verfahren der Selbstevaluation selbst bewerten

Am Ende steht schließlich die Frage, womit sich denn *„gute"* Methoden für die Praxis der Selbstevaluation auszeichnen. Da Selbstevaluation per se nie objektiv ist, kann Objektivität als das klassische Gütekriterium empirischer Forschung nicht in erster Linie in Frage kommen. Besser geeignet erscheinen daher zwei Überlegungen, an denen sich die Nützlichkeit und die Qualität solcher Verfahren eher festmachen lassen:

- *Angemessenheit:* Ist die Methode geeignet, die Evaluationsziele überhaupt zu erreichen? Ist sie dem Gegenstand der Evaluation angemessen? Passt die Methode zu den Personen, von denen wir Informationen erhalten wollen? D. h.: Ist z.B. ein Fragebogen für die Befragten transparent, verständlich, nachvollziehbar?
- *Realisierbarkeit:* Sind die Bedingungen geschaffen, damit eine Methode überhaupt einsetzbar ist? Welche Ressourcen müssen zur Verfügung stehen, damit Methoden realisierbar werden? (Geräte, PCs, Software ...) Passen die Methoden in den Arbeitsalltag der Fachkräfte oder stören sie ihn (und damit die Erledigung der eigentlichen Aufgaben in den sozialen Diensten) eher?

Aufgrund der sehr differenzierten und praxisnahen Operationalisierung der Gegenstände kann von validen, d.h. gültigen Ergebnissen ausgegangen werden. Auch die Zuverlässigkeit ist hoch einzuschätzen, weil alle eingesetzten Methoden in einem kleinen Pretest erprobt und optimiert wurden.

Die mangelnde Objektivität dieses Selbstevaluationsverfahren wird aus der Sicht der Beteiligten relativiert durch einen sehr hohen Grad an Angemessenheit des Vorgehens. Außerdem gelingt es sehr gut,

- den Evaluationsprozess in den Arbeitsalltag der Mitarbeitenden zu integrieren
- keine problematischen Nebeneffekte für die Praxis dadurch zu produzieren und
- vor allem auch alles vor dem Hintergrund der begrenzten Ressourcen bewältigen zu können.

6 Eine abschließende Überlegung

Es sollte deutlich geworden sein, dass in der Doppelrolle der Fachkräfte als helfende *und* forschende Akteure – neben vielen angesprochenen methodischen Unwägbarkeiten – der große Vorteil von *Selbst*evaluationsverfahren darin liegt, richtige, realitätsgetreue Erkenntnisse über den jeweiligen Untersuchungsgegenstand zu erhalten. Objektivität (d.h. Unabhängigkeit der Ergebnisse von den Evaluierenden) und Validität (Gültigkeit der Ergebnisse) stehen somit in einem nicht grundsätzlich lösbaren Zielkonflikt zueinander. Sich dessen bewusst zu sein, ist eine zentrale Gewähr dafür, die Ergebnisqualität trotz dieses Widerspruchs zu optimieren. Die Lebenswelt- und Subjektorientiertheit von Selbstevaluationen (d.h. nahe bei denen zu sein, um die es geht und Vieles schon zu wissen, was für die Bewertung des eigenen Alltagsgeschäfts von Bedeutung ist) sollte also als Vorteil und Qualitätsmerkmal verstanden und genutzt werden und gerade nicht zur Beliebigkeit beim Vorgehen verleiten. Ganz im Gegenteil: Die Regelgeleitetheit und Nachvollziehbarkeit einer Selbstevaluation bringt eine Grundhaltung zum Ausdruck, die um Offenlegung der eigenen Vorgehensweise bemüht ist und dadurch prinzipiell für alle diskutierbar und kritisierbar bleibt. Auch die Gesundheitsförderung sollte sich in dieser Hinsicht in keiner Weise in Bescheidenheit üben, sondern offensiv und kreativ die für ihre Praxis entwickelten Selbstevaluationsstrategien als zukunftsweisende Bestandteile der eigenen Professionalität auch nach außen tragen.

Literatur

Atteslander, P. (1995). Methoden der empirischen Sozialforschung. Berlin: Springer.
Bortz, J. & Döhring, N. (2005). Forschungsmethoden und Evaluation. (3. überarb. Aufl., Nachdr.). Heidelberg: Springer.
Engelke, E. (1999). Theorien der Sozialen Arbeit. Freiburg: Lambertus.

Heiner, M. (Hg.) (1988). Praxisforschung in der Sozialen Arbeit. Freiburg: Lambertus.

Heiner, M. (Hg.) (1994). Selbstevaluation als Qualifizierung in der Sozialen Arbeit. Fallstudien aus der Praxis. Freiburg: Lambertus.

Heiner, M. (Hg.) (1996). Qualitätsentwicklung durch Evaluation. Freiburg: Lambertus.

Heiner, M. (1998). Experimentierende Evaluation. Weinheim: Beltz.

König, J. (1998). Wie gut sind wir eigentlich? Kleiner Leitfaden zur Selbstevaluation in der Sozialen Arbeit. Verhaltenstherapie und psychosoziale Praxis, 30 (2/3), 181-200.

König, J. (2007). Einführung in die Selbstevaluation (2., neu überarb. Aufl.). Ein Leitfaden zur Bewertung der Praxis Sozialer Arbeit. Freiburg: Lambertus.

Mayring, P. (2002). Einführung in die qualitative Sozialforschung (5., überarb. und neu ausgestattete Aufl.). Weinheim: Beltz.

Moser, H. (2003). Instrumentenkoffer für die Praxisforschung. Freiburg: Lambertus.

Puch, H. J. & Westermeyer, K. (1998). Managementkonzepte. Eine Einführung für soziale Berufe. Freiburg: Lambertus.

Rossi, P. H., Freeman, H. E. & Hofmann, G. (1988). Programm-Evaluation. Einführung in die Methoden angewandter Sozialforschung. Stuttgart: Enke-Verlag.

Thiersch, H. (1992): Lebensweltorientierte Soziale Arbeit. Weinheim: Juventa.

Wendt, W. R. (1994). Sozial und wissenschaftlich arbeiten. Status und Positionen der Sozialarbeitswissenschaft. Freiburg: Lambertus.

Wottawa, R. & Thierau, H. (2003). Lehrbuch Evaluation (3. korrigierte Aufl.). Bern: Hans Huber.

Evaluation von Kampagnen

Elisabeth Pott und Harald Lehmann

1 Kampagnen – Definition und Konzept

Kampagnen in der Prävention und Gesundheitsförderung sind ein geeignetes Interventionsinstrument, um nachhaltig das Gesundheitsbewusstsein der Bevölkerung oder relevanter Teilzielgruppen positiv zu beeinflussen. Präventives und gesundheitsförderliches Verhalten wird durch gesundheitliche Aufklärung verstärkt, wenn eine intensive Kommunikation organisiert und mit vielen Partnern auf unterschiedlichen Ebenen etabliert werden kann. Das Kampagnenkonzept umfasst massenmediale, d.h. bevölkerungsweite, zielgruppenspezifische und personalkommunikative individuelle Ansprache. Die Botschaften, die über massenkommunikative Informations- und Beratungsangebote vermittelt werden, müssen über personalkommunikative Maßnahmen vertieft und im eigenen Lebensraum auf die persönliche Situation bezogen werden. Wichtig ist es in den Lebenswelten, in denen sich die Zielgruppen aufhalten, Familie, Freundeskreis, Schule, Freizeiteinrichtungen, Betrieb, Informationen anzubieten, Kommunikation zu ermöglichen, präventive Verhaltensweisen zu unterstützen und gesundheitsförderliche Verhältnisse zu schaffen.

Eine Kampagne umfasst die Konzeption, Durchführung und Kontrolle von systematischen und zielgerichteten Kommunikationsaktivitäten zur Förderung von Problembewusstsein und Beeinflussung von Einstellungen und Verhaltensweisen gewisser Zielgruppen in Bezug auf soziale Ideen, Aufgaben oder Praktiken, und zwar im positiven, d.h. gesellschaftlich erwünschten Sinn (Bonfadelli & Friemel, 2006).

Im Folgenden soll am Beispiel der HIV/Aids-Kampagne der Bundeszentrale für gesundheitliche Aufklärung (BZgA) gezeigt werden, wie eine komplexe, mehrdimensionale Kampagne, die sowohl personalkommunikative als auch bevölkerungsbezogene Elemente aufweist, evaluiert werden kann.

2 Grundlagen der HIV/Aids-Prävention in Deutschland

Mit dem Aufkommen der Aids-Problematik in den 1980er Jahren begann eine gesellschaftspolitische Auseinandersetzung über den geeigneten Weg, dieser Herausforderung zu begegnen. Als Erfolg versprechender Weg der Aids-Bekämpfung wurde schließlich die bevölkerungsweite Umsetzung einer „gesellschaftlichen Lernstrategie" beschlossen. Nach dieser politischen Entscheidung, die auf einem breiten Konsens beruhte, wurde die Bundeszentrale für gesundheitliche Aufklärung 1987 vom Bundesministerium für Gesundheit (BMG) beauftragt, auf dieser Basis eine nationale Aids-Präventionskampagne zu entwickeln und durchzuführen. Als Voraussetzung für die erfolgreiche Umsetzung eines Aids-Präventionsprogramms musste zunächst eine leistungsfähige Infrastruktur aufgebaut werden. Das bedeutete z.B. den Aufbau einer effektiven Kooperationsstruktur zwischen dem staatlichen und dem nicht-staatlichen Sektor. Das bedeutete auch die Organisation der Kooperation und Koordinierung der verschiedenen Partner auf der Bundes-, Länder- und lokalen Ebene. Genauso wichtig war die internationale Vernetzung. Kern der Kooperationsstruktur war auf der Bundesebene die besonders enge Zusammenarbeit der Bundeszentrale für gesundheitliche Aufklärung als staatlicher Behörde mit der Deutschen AIDS-Hilfe (DAH), dem Dachverband der lokalen AIDS-Hilfen.

3 Ziele der Aids-Präventionskampagne

Um bevölkerungsweite Wirksamkeit zu erreichen, musste und muss eine nationale Aids-Präventionsstrategie die gesamte Bevölkerung ansprechen und die Öffentlichkeit über die die Infektionswege, die wichtigsten Risiken und Schutzmöglichkeiten ebenso informieren wie auch darüber, was nicht ansteckend ist. Gruppen mit einem höheren Infektionsrisiko müssen intensiver mit Schutzbotschaften und der Motivation zur Verhaltensänderung erreicht werden. Oberziel ist eine möglichst weit gehende Eindämmung der Ausbreitung von HIV/Aids in der Bevölkerung.

Eine Kampagne mit solchen Zielsetzungen muss unterschiedliche, eng aufeinander abgestimmte und sich gegenseitig verstärkende Maßnahmen und Instrumente auf verschiedenen Ebenen umfassen. Hierzu zählen: Maßnahmen der Massenkommunikation und Maßnahmen der personalen Kommunikation, die sich an die Allgemeinbevölkerung, an bestimmte Zielgruppen und an Einzelne richten sowie nationale und internationale Zusammenarbeit. Die Kampagnenstrategie umfasst also mehrere Ebenen (siehe Abb. 1), die eine besondere Herausforderung für die Evaluation und Qualitätsentwicklung darstellen.

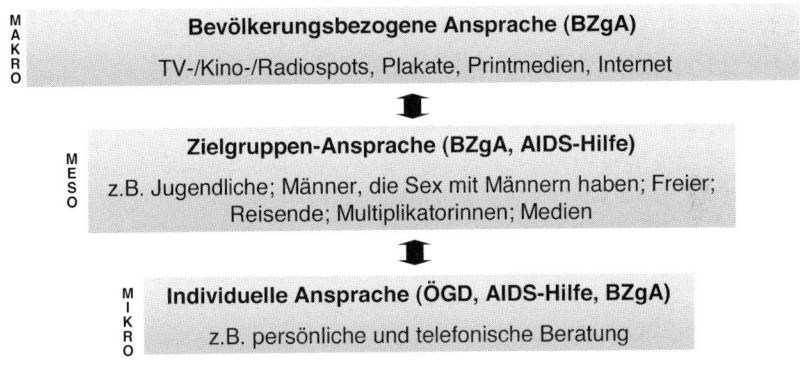

Abbildung 1: Drei Ebenen der HIV/AIDS-Prävention

4 Kooperationsstruktur

Um einen an den Präventionszielen orientierten gesellschaftlichen Lernprozess zu implementieren, wurde eine Kooperationsstruktur entwickelt, in der staatliche und nicht-staatliche Stellen eng miteinander zusammenarbeiten, um die relevanten Zielgruppen in ihrer Kultur, ihrem Lebensstil und ihrer jeweils unterschiedlichen Sprache zu erreichen. Auf der Bundesebene gab und gibt es in der Prävention eine enge Zusammenarbeit zwischen der BZgA und der DAH. Ergänzend dazu gibt es eine enge Kooperation vor allem mit den Bundesländern, entsprechend ihrer Zuständigkeit für Prävention in der föderalistischen Struktur in Deutschland. Darüber hinaus sind vermehrt Public-Private-Partnerships zur Unterstützung des öffentlichen Sektors notwendig, um den neuen Herausforderungen besser begegnen zu können. Entsprechend der Kooperation zwischen Staat und Selbsthilfe auf der Bundesebene, gibt es auf der kommunalen Ebene eine enge Zusammenarbeit zwischen den Gesundheitsämtern und den lokalen AIDS-Hilfen. Andere Kooperationspartner, z.B. Fernseh- oder Rundfunksender, Drogenberatungsstellen, ProFamilia-Beratungsstellen, private Initiativen und Verbände, Fachgesellschaften, unterstützen je nach Gegebenheit die Maßnahmen. Durch die heutige bessere Behandelbarkeit einer HIV-Infektion und deren Bedeutung für die Prävention kommt aktuell der Zusammenarbeit mit der Ärzteschaft eine immer größere Bedeutung zu.

5 Theoretisches Modell der Kampagnenwirkungen

Als theoretische Grundlage für effektive Aids-Präventionsmaßnahmen nutzt die BZgA sozial-kognitive Gesundheitsverhaltenstheorien (Bandura, 1979, 2002; Schwarzer, 1997) und das Modell der Medienwirkung bzw. überzeugenden Kommunikation von McGuire (1985; Prochaska & DiClimente 1992; Singhal & Rogers, 1999) (siehe Abb. 2). Es stellt einen theoretischen Rahmen für die Analyse der kognitiven Prozesse beim Einstellungswandel sowie für die Planung und die empirische Überprüfung der Effekte der Kommunikation dar.

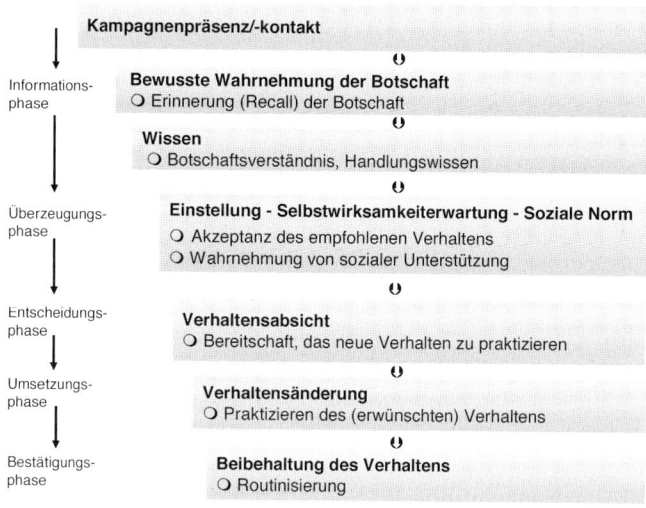

Abbildung 2: Das Phasenmodell der Kampagnenwirkungen – von der Information zum Verhalten

Das Modell geht davon aus, dass mindestens folgende sechs Stufen zu durchlaufen sind, damit eine Botschaft zur Änderung von Einstellungen beitragen kann.
1. Die Botschaft muss die EmpfängerIn erreichen
2. Die EmpfängerIn muss der Botschaft gegenüber aufmerksam sein
3. Die EmpfängerIn muss die Botschaft verstehen
4. Die EmpfängerIn muss die Botschaft akzeptieren
5. Die EmpfängerIn muss die neue Einstellung speichern/beibehalten
6. Die EmpfängerIn übt das gewünschte Verhalten aus.

Die massenmedialen Kommunikationsangebote – Breitenwirkung – sind für die ersten Stufen von entscheidender Bedeutung, d.h.

- für den Bekanntheitsgrad
- um eine möglichst große Reichweite zu erzielen sowie
- um Aids und Aids-Prävention zum öffentlichen Thema zu machen (awareness).

Ergänzend müssen aber individuell und persönlich kommunizierende Angebote – Tiefenwirkung – gemacht werden, um die weiteren Stufen der Bezugnahme und Relevanzerhöhung beim Einzelnen zu ermöglichen und die möglichst nachhaltige Verankerung im langfristigen Verhalten zu fördern (Bonfadelli & Friemel, 2006; Kalichman, 1998; Schwarzer, 1997).

6 Elemente einer umfassenden Kampagne

Die Mehrebenen-Kampagne zur HIV/Aids-Prävention umfasst massenmediale und personalkommunikative Kampagnenteile sowie als Verbindung zwischen beiden weitere Elemente wie die persönliche, anonyme Telefonberatung und heute insbesondere das Internet (Döring, 2003). Die verschiedenen Elemente der nationalen Aids-Kampagne sind eng aufeinander bezogen und verstärken sich gegenseitig. Über die massenmediale Kommunikation wird vor allen Dingen die breite Bevölkerung erreicht, die wichtigsten Botschaften werden vermittelt, während über personalkommunikative Angebote für bestimmte Zielgruppen Informationen und Botschaften vertieft werden (siehe Abb. 3).

Die Gesamtkampagne wie auch die einzelnen Elemente werden evaluiert, letztere, um ihre Einpassung und intendierte Wirkung zu testen, die Gesamtkampagne, um die zielgruppenweite Wirksamkeit nachzuweisen. Die durch Evaluationen bestätigten Erfahrungen zeigen, dass es darauf ankommt, ein möglichst vielfältiges Angebot an Medien und Maßnahmen, einen so genannten Medien- und Maßnahmenmix, für die Aufklärung bereitzuhalten. Aus den Untersuchungen geht hervor, dass die Bereitschaft zur Verhaltensänderung größer ist und Verhaltensänderungen eher beibehalten werden, wenn Menschen mit vielen unterschiedlichen Aufklärungsangeboten erreicht werden (Bandura, 2002; Bonfadelli & Friemel, 2006; Christiansen & Töppich, 1995; Kalichman, 1998; Lamptey, 2000; Pott, 1995; Schwarzer, 1997; Singhal & Rogers, 1999; Töppich & Christiansen, 1992). Dieses Konzept der HIV-Präventionsstrategie in Deutschland wird auch bestätigt durch die Studie „Cost-Effective Allocation of Government Funds to Prevent HIV Infection" von Cohen, die 2005 flächendeckende Interventionen und ihre potentiellen Effekte untersuchte und zu der Schlussfolgerung kam: „Die optimale Allokation von Ressourcen ist die Kombination (personal-)intensiver Interventionen für Hoch-Prävalenz-Gruppen mit preiswerteren, reichweitenstarken Interventionen für niedrig-prävalente Bevölkerungsteile" (Cohen, 2005, S. 916, Übersetzung Pott & Lehmann).

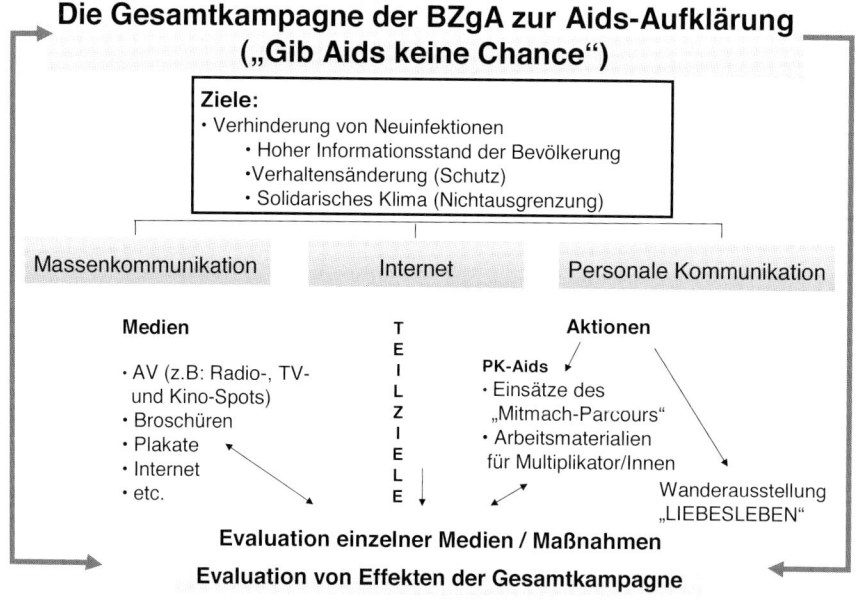

Abbildung 3: Kampagnenarchitektur

7 Evaluation und Qualitätssicherung

Um möglichst schnell Aussagen über Kampagnenwirkungen machen zu können und für die Weiterentwicklung und Wirkungsoptimierung der Kampagne ein Steuerungsinstrument zur Verfügung zu haben, wurde ein Evaluationskonzept entwickelt (Christiansen & Töppich 1995; Lamptey, 2000; Lehmann & Töppich 2002). Die Überprüfung der intendierten Kampagnenwirkungen erfolgte mit Hilfe der seit 1987 von der BZgA jährlich durchgeführten Studie „Aids im Öffentlichen Bewusstsein" (BZgA, 2008). Diese Studie wurde an einer repräsentativen Stichprobe von 3.600 Personen ab 16 Jahre und seit 2007 an einer Stichprobe von 7.000 Personen derselben Altersgruppe durchgeführt. Das Auswahlverfahren erfolgte nach einer mehrstufigen Zufallsstichprobe (nach ADM Telefonstichprobensystem, Zufallsauswahl von Personen im Haushalt). Die Befragung wurde mit computergestützten Telefoninterviews (CATI) durchgeführt. Der Befragungszeitraum ist jeweils das vierte Quartal eines jeden Jahres.

Grundlage für die Evaluation bildet das Kampagnenkonzept mit den dort festgelegten Zielen. Zu den operationalen Zielen mit den entsprechenden Indikatoren gehören vor allem das Ausmaß der Nutzung von Aufklärungsangeboten in der Bevölkerung und in Teilzielgruppen, die Schaffung eines hohen Wissensstandes über Ansteckungsrisiken, Nicht-Ansteckung und Schutzmöglichkeiten, die persönliche Kommunikation über HIV/Aids, die Bereitschaft, sich beim Geschlechtsverkehr mit Kondomen zu schützen, mit dem Partner über die Kondomnutzung zu kommunizieren, die Verwendung von Kondomen, die Nichtausgrenzung von Menschen mit HIV und Aids und schließlich die STD- und HIV-Inzidenz (siehe Abb. 4). Durch ein differenziertes Indikatorenset soll eine möglichst genaue Bewertung der Zielerreichung erfolgen.

Für die Beurteilung der Kampagne muss zunächst die Frage beantwortet werden: Erreicht die Kampagne die Bevölkerung und ihre Teilzielgruppen? Die Ergebnisse im Zeitverlauf (siehe Abb. 5) zeigen, dass nach dem Höhepunkt der Kommunikation über Aids in den Jahren 1990/1991 nahezu die gesamte Bevölkerung einbezogen war. Dann begann ein Rückgang der Reichweiten, der sich bis 2000/2001 fortsetzte. In der Kampagne wurden Maßnahmen ergriffen, um dieser Entwicklung entgegenzuwirken. Danach nahmen die Nutzung der Informationsangebote und die Kommunikation wieder zu. Dabei hat sich die Nutzung von Informationsquellen langfristig verändert. Seit 2001 und insbesondere in 2007 steigt die Nutzung der Medien der Aids-Aufklärung wieder an.

Neben der Reichweitenfrage stellt sich als weitere zentrale Frage zur Beurteilung der Kampagne die Frage nach den Wirkungen: Werden die intendierten Wirkungen erzielt? Indikatoren für die erwarteten Wirkungen sind vor allem die Daten über die jährlichen HIV-Neuinfektionen und die Epidemiologie sexuell übertragbarer Krankheiten, STDs. Diese Indikatoren sind so genannte „späte" Indikatoren, die eine höhere zeitliche Distanz zur Präventionsmaßnahme haben. Deshalb werden weitere Indikatoren benötigt, die in einem engeren zeitlichen und logischen Zusammenhang mit dem Verhalten, das zu einer Infektion führt, und den verhaltensbeeinflussenden Maßnahmen stehen.

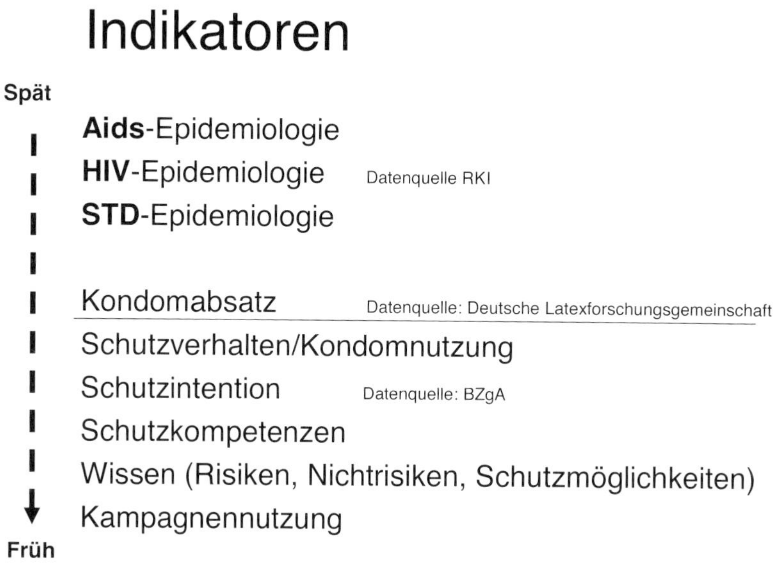

Indikatoren

Spät

- **Aids**-Epidemiologie
- **HIV**-Epidemiologie   Datenquelle RKI
- **STD**-Epidemiologie

- Kondomabsatz   Datenquelle: Deutsche Latexforschungsgemeinschaft
- Schutzverhalten/Kondomnutzung
- Schutzintention   Datenquelle: BZgA
- Schutzkompetenzen
- Wissen (Risiken, Nichtrisiken, Schutzmöglichkeiten)
- Kampagnennutzung

Früh

Abbildung 4: Zeitlich gestaffeltes Indikatorensystem

Durch regelmäßige Messung der Indikatoren kann geprüft werden,

- ob die beabsichtigten Wirkungen erzielt werden,
- ob die Wirkungen abhängig von den Aufklärungsangeboten entstehen bzw. variieren und
- ob sich die verwendeten Einzelindikatoren gleichförmig entwickeln oder nicht (BZgA, 2008; Lehmann & Töppich, 2002; Christiansen & Töppich, 1995; Töppich & Christiansen, 1992).

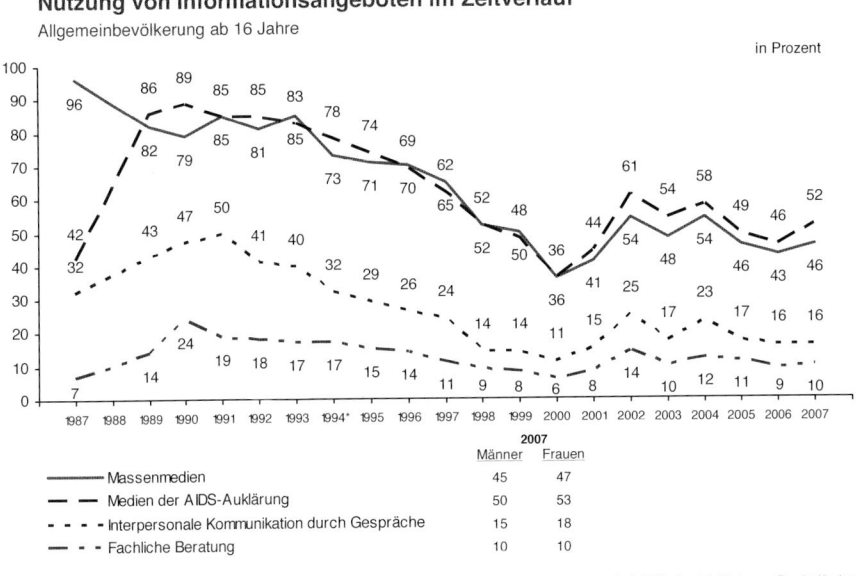

Abbildung 5: Nutzung von Informationsangeboten im Zeitverlauf

8 Evaluation von Einzelelementen

Damit die beabsichtigten Wirkungen erzielt werden können, müssen die Einzelmaßnahmen der Kampagne, z.B. Broschüren, TV-Spots oder Internet-Auftritte, in ihren Aussagen und Empfehlungen in die gleiche Richtung weisen. Die Einzelmaßnahmen müssen akzeptiert und die Botschaften von der Zielgruppe verstanden werden. Entlang dieser Dimensionen wurden standardisierte Tests für AV-Medien und Print-Medien entwickelt bzw. befinden sich in der Entwicklung. Über den „Pretest" der Einzelmaßnahmen kann auch mehr Sicherheit geschaffen werden, dass sich die Einzelmaßnahmen in die Kampagnenarchitektur richtig einfügen. Ein standardisierter Pretest-Tool umfasst z.B. folgende Indikatoren: Die Kommunikationsleistung im Sinne der awareness und des Botschaftsverständnisses, recall, likes und dislikes, persönliche Ansprache, Vermittlung neuer Informationen, zugeschriebene Wirksamkeit und Kampagnenakzeptanz. Die Tests werden im Umfeld kommerzieller

Werbung durchgeführt (z.B. bei Kinospots, Großplakaten) und mit deren Kommunikationsleistung verglichen.

9 Ergebnisse der Kampagnenevaluation

Wissenschaftliche Studien, die Bewertung von Ergebnissen und Evaluation von Maßnahmen unter Einbeziehung der Fachöffentlichkeit und Berücksichtigung unterschiedlicher Zielgruppen, sind die entscheidenden Eckpfeiler für qualitätsgesichertes Vorgehen. Die in der BZgA praktizierte Qualitätssicherung basiert auf dem Public Health Action Cycle und wird mit dem Instrument der „zielorientierten Programmplanung (ZOPP)" durchgeführt (BZgA, 2003). Kern der langfristigen Evaluation der Aids-Kampagne bildet die o.g. Studie „Aids im öffentlichen Bewusstsein der Bundesrepublik Deutschland". Die Ergebnisse seit Beginn der Monitoringuntersuchungen zur Kampagne „Gib AIDS keine Chance" im Jahre 1987 belegen (BZgA, 2008)

- dass kurz nach dem Start der AIDS-Aufklärungskampagne ein hoher Informationsstand in der Bevölkerung erreicht und in der Folge aufrecht erhalten werden konnte
- dass sehr schnell ein langfristig stabiles Meinungsklima im Hinblick auf Menschen mit HIV und AIDS entstand, das durch einen deutlichen Rückgang von Stigmatisierungs- und Ausgrenzungstendenzen gekennzeichnet ist und
- dass der Schutz vor HIV-Übertragung durch Kondomnutzung langsam aber stetig vor allem in Bevölkerungsgruppen mit einem größeren Infektionsrisiko gestiegen ist.

Aktuell zeigt sich folgendes Bild: Die Wahrnehmung von Aids als eine der gefährlichsten Krankheiten ist weiter rückläufig. Im Jahr 2007 zählt für weniger als ein Drittel (29%) der Allgemeinbevölkerung Aids zu den gefährlichsten Krankheiten (1987: 65%). Von den 16- bis 20-jährigen Jugendlichen bewerten noch 38% der Befragten Aids als eine der gefährlichsten Krankheiten der Gegenwart (1987: 85%), 44 % nennen Krebs. Von den 16- bis 20-jährigen Jugendlichen wird die Krankheit Aids seit Beginn der Befragung als gefährlicher wahrgenommen als von der älteren Bevölkerung. Die Aids-Aufklärung erreicht nach wie vor den überwiegenden Teil der Bevölkerung: Im Jahr 2007 haben 91% der Allgemeinbevölkerung mindestens ein massenkommunikatives Aids-Aufklärungsmedium wahrgenommen. Noch höhere Reichweiten hat die massenmediale Aids-Aufklärung bei der für die Prävention besonders wichtigen Zielgruppe, den sexuell aktiven 16- bis 44-jährigen Alleinlebenden. Von Ihnen wurden innerhalb des letzten Jahres 98% erreicht. Diese Gruppe wird auch von den Angeboten intensiver Aids-Aufklärung verhältnismäßig gut erreicht. Die Kenntnisse der Risiken und Nicht-Risiken für die HIV-Infektion sind in der gesamten Bevölkerung seit Beginn der Aids-Aufklärungskampagne auf einem sehr hohen Niveau vorhanden, das bis heute erhalten bleibt. Deutlich mehr als neun Zehntel haben das zum Schutz vor Aids notwendige Basiswissen, wie man sich mit HIV infizieren kann und in welchen Situationen kein Infektionsrisiko besteht.

Wesentliche Voraussetzungen für die Kondomnutzung haben sich im Verlauf der Aids-Aufklärung verbessert. Der größte Teil der Befragten würde in einer neuen Liebesbeziehung zustimmen Kondome zu benutzen, wenn der Partner oder die Partnerin dies wünscht. Seit 1988 ist dieser Anteil bei den 16- bis 44-jährigen Alleinlebenden angestiegen und liegt im Jahr 2007 bei den Frauen bei 93% und bei den Männern bei 95%. Der Anteil derer, die Kondome bei sich oder zu Hause haben, beträgt im Jahr 2007 bei den unter 45-jährigen alleinlebenden Männern 74% und bei den alleinlebenden Frauen 59%.

Die Kondomnutzung in der Bevölkerung der Bundesrepublik Deutschland hat sich seit dem Beginn der Aids-Aufklärungskampagne erheblich gesteigert. 1988 benutzten in der sexuell aktiven Gruppe der alleinlebenden unter 45-Jährigen 58% Kondome, im Jahr 2007 sind es 74%. Hierbei ist besonders der Anteil regelmäßiger Kondomverwendung (immer oder häufig) seit 2004 deutlich angestiegen und hält seit 2006 mit 56% den höchsten Stand im gesamten Beobachtungszeitraum. Bei den Befragten mit mehreren Sexualpartnerinnen und -partnern im letzten Jahr nahm der Anteil derer, die regelmäßig Kondome verwenden, innerhalb der letzten drei Jahre von 52% auf 63% zu. 66% der 16- bis 20-Jährigen – das ist mehr als bei den Befragten mit mehreren Sexualpartnern im letzten Jahr – verwenden immer oder häufig Kondome.

Der erneute Anstieg der Kondomverwendung ist bei unterschiedlichen Umfrage-Indikatoren der Wiederholungsbefragung „Aids im öffentlichen Bewusstsein" ablesbar. Auch externe Daten, wie die Kondomabsatz-Zahlen, zeigen in den letzten beiden Jahren eine steigende Tendenz. Der Kondomabsatz stieg im Jahr 2007 erstmalig auf die Rekordverkaufsrate von 209 Millionen Exemplaren an.

Es konnte gezeigt werden, dass in Deutschland ein hoher Wissensstand über Infektionswege und Schutzmöglichkeiten vorhanden ist. Entsprechend viele Menschen schützen sich nach den vorliegenden Studien vor einer Ansteckung. Die Kondomverkaufszahlen korrespondieren mit dem bekundeten Schutzverhalten. Entsprechend niedrig liegt Deutschland, was die Ausbreitung von HIV-Infektionen angeht, im internationalen Vergleich mit zuletzt 3.000 Neuinfektionen. Unter den westeuropäischen Ländern, die HIV-Zahlen erheben, lag Deutschland 2006 mit 33 HIV-Neudiagnosen pro Million Einwohner an zweitniedrigster Stelle (Euro HIV, 2007).

Trotzdem steigen auch in Deutschland in den letzten Jahren die Infektionszahlen. Das hat folgende Gründe:

- Mehr Menschen lassen sich auf HIV testen: Damit werden mehr alte, bisher unentdeckte aber auch neue Infektionen erfasst.
- Die Lebenserwartung Infizierter steigt: Diese an sich sehr positive Entwicklung führt dazu, dass mehr Menschen mit HIV/Aids leben – damit steigt die Chance, dass deren SexpartnerInnen infiziert werden.
- Das Ansteigen anderer sexuell übertragbarer Krankheiten: Durch eine Infektion mit Krankheiten wie Tripper oder Syphilis erhöht sich die Wahrscheinlichkeit einer HIV-Infektion um ein Vielfaches.
- Wachsendes Risikoverhalten nicht zuletzt angesichts optimistischer wissenschaftlicher Erfolgsmeldungen: In den gefährdeten Gruppen sinkt die gefühlte Bedrohung – z.B. durch die Vorstellung, das Leben mit der Therapie sei einfach und Aids bald heilbar.

Diesen neuen Herausforderungen wird mit einer kontinuierlichen Weiterentwicklung der Kampagnenstrategien begegnet.

Literatur

Bandura, A. (1979). Sozial-kognitive Lerntheorie. Stuttgart: Klett.

Bandura, A. (2002). Social cognitive theory of mass communication. In J. Bryant & D. Zillman (Eds.), Media effects. Advances in theory and research. (pp. 121-153). Mahwah, New Jersey: Lawrence Erlbaum Associates.

BMG, BMBF, BMZ (2007). Aktionsplan zur Umsetzung der HIV/AIDS-Bekämpfungsstrategie der Bundesregierung.

Bonfadelli, H. & Friemel, T. (2006). Kommunikationskampagnen im Gesundheitsbereich. Konstanz: UVK Verlagsgesellschaft.

BZgA – Bundeszentrale für gesundheitliche Aufklärung (2008). Aids im öffentlichen Bewusstsein. Köln: BZgA.

BZgA – Bundeszentrale für gesundheitliche Aufklärung (2003). Zielorientierte Programmplanung (ZOPP). Internes Arbeitspapier. Köln: BZgA.

Christiansen, G. & Töppich, J. (1995). Measuring protective sexual behaviours by KAB survey. In D. Friedrich & W. Heckmann (Eds.), Aids in Europe – the behavioural aspect. Vol. 4. Determinants of behaviour change. (pp. 153-161). Berlin: Ed. Sigma.

Cohen, D. A., Wu, S. H. & Farley, T. (2005). Cost-effective allocation of governement funds to prevent HIV-Infection. Health Affairs, 24, 915-926.

Döring, N. (2003) Sozialpsychologie des Internet, 2. Auflage. Göttingen: Hogrefe.

Euro HIV (2007). HIV/AIDS surveillance in europe. Mid-year report 2007. Saint Maurice: Institut de Veille Sanitaire, No. 76.

Kalichman, S. (1998). Preventing AIDS: a sourcebook for behavioural interventions. Mahwah, New Jersey: Lawrence Erlbaum Associates.

Lamptey, P. (2000). Prevention does work! Presentation at the XIII International AIDS Conference, Durban, South Africa, July 9-14.

Lehmann, H. & Töppich, J. (2002). Qualitätssicherung in der Gesundheitsförderung und Prävention. Bundesgesundheitsblatt, 45, 234-239.

McGuire, W. J. (1985) Attitudes and attitude change. In G. Lindzey & E. Aronsen (Eds.), Handbook of social psychology (3rd ed.) (pp. 238-241). New York: Random House.

Pott, E. (1995) Development and implementation of prevention campaigns in the context of science, politics and practical demands. In D. Friedrich & W. Heckmann (Eds.), Aids in europe - the behavioural aspect. Vol. 4. Determinants of behaviour change (pp. 81-87). Berlin: Ed. Sigma.

Prochaska, J. O. & DiClimente, C. C. (1992). Stages of change in the modification of problem behaviors. In M. Hersen, R. M. Eisler & P. Miller (Eds.), Progress on behavior modification. Sycamore: Sycamore Press.

Schwarzer, R. (1997): Gesundheitspsychologie. Ein Lehrbuch. 2. Auflage. Göttingen: Hogrefe.

Singhal, A. & Rogers, E. (1999). Entertainment education, a communication strategy for social change. New Jersey: Lawrence Erlbaum Associates Publishers.

Töppich, J. & Christiansen, G. (1992). Verhaltensänderung durch Kommunikation. Welche Effekte der AIDS-Prävention lassen sich feststellen? Prävention, 4, 133-137.

Töppich, J., Christiansen, G. & Müller, W. (2001). Gib AIDS keine Chance. Public Health in Deutschland am Beispiel der AIDS-Prävention. Bundesgesundheitsblatt, 44, 788-795.

Randomisiert-kontrollierte Studien in der Evaluationsforschung

Gabriele Meyer

1 Einleitung

„(P)olicy makers and practitioners who intervene in other people's lives should acknowledge that although they act with the best of intentions, they may sometimes do more harm than good. That possibility should be sufficient motivation for them to ensure their prescriptions and proscriptions are informed – even if not dictated – by reliable research evidence" (Chalmers, 2003, S. 37).

Die Gefahr des möglichen Überwiegens von Schaden über den Nutzen als Imperativ einer kritischen und hinterfragenden Interventionspraktik ist es, die Ian Chalmers (2003) anmahnt. Zahlreiche gut gemeinte präventive Empfehlungen haben sich in den letzten Jahren als schädlich herausgestellt. So wurden beispielsweise antioxidativen Vitaminen viele gesundheitsförderliche Wirkungen zugeschrieben. Vitamin E sollte Herzinfarkt und Krebs vorbeugen. Die kurzlich publizierten Studien SELECT (Lippman et al., 2009) und Physicians' Health Study II (Gaziano et al., 2009) sind jedoch ein weiterer Beleg für den fehlenden Nutzen von Vitamin E, Vitamin C und Selen in der Krebsprävention. Zuvor war gezeigt worden, dass Vitamin E in hoher Dosierung zu einer Erhöhung der Sterblichkeit führen kann (Graat et al., 2002; Miller et al., 2005). Postulate der vermeintlich gesunden Ernährung zur Vermeidung von Krebs und Gefäßerkrankungen haben sich in den letzten Jahren durch große Studien als Trugschlüsse erwiesen (z.B. Howard et al., 2006). Die postmenopausale Hormontherapie ist ein anderes, trauriges Beispiel international protegierter Präventionsempfehlungen (Rossouw et al., 2002). Der Schaden, den Frauen nach den Wechseljahren durch ihre Einnahme erlitten haben (überwiegend durch Schlaganfälle und Krebserkrankungen), ist nicht abzuschätzen. Bruno von Müller-Oerlinghausen, der ehemalige Vorsitzende der Arzneimittelkommission der deutschen Ärzteschaft, hat zu Recht die Parallele zur Schlafmitteltragödie Contergan in den 1950er Jahren betont (Zylka-Menhorn, 2003).

Für viele Maßnahmen der präventiven Medizin und Gesundheitsversorgung fehlen valide Nachweise ihres Nutzens und ihrer Sicherheit, wie z.B. für den Gesundheits-Check oder die Früherkennung auf Darmkrebs mit Koloskopie (Mühlhauser, 2007). Der Grund für ihre unkritische Akzeptanz dürfte in dem allgemeinen Enthusiasmus für Präventionsprogramme liegen. Der Wert der Prävention wird kaum in Frage gestellt. David Sackett, die Galionsfigur der evidenzbasierten Medizin, hat die Präventionsmedizin in ihrem Wesen folgendermaßen umrissen: Sie sei aggressiv bestimmend, anmaßend und vereinnahmend (Sackett, 2002).

Die Methode mit der höchsten Validität, präventive und therapeutische Interventionen einer Überprüfung auf Nutzen und Schaden zu unterziehen, ist zweifelsohne die Evaluation in einer randomisiert-kontrollierten Studie. Diagnostische Interventionen, Screeningprogramme oder Management- und Organisationsentwicklungsprogramme können ebenfalls einer rigorosen, experimentellen Überprüfung unterzogen werden.

Der vorliegende Beitrag erörtert die Grundprinzipien randomisiert-kontrollierter Studien und arbeitet die Vorzüge dieses Studiendesigns heraus (Abschnitt 2 und 3). Im Abschnitt 4 werden mögliche Quellen methodischer Verzerrungen von randomisiert-kontrollierten Studien erläutert. Eine besondere Form, die Cluster-randomisiert-kontrollierte Studie, wird im Folgenden erörtert (Abschnitt 5) sowie anhand eines Beispiels illustriert (Abschnitt 6). Abschließend gilt es, von Kritikern häufig vorgebrachte Argumente zu diskutieren und zu entkräften (Abschnitt 7).

2 Randomisierung als Voraussetzung für faire Vergleiche von Interventionen

Die Wirksamkeitsprüfung bzw. Nutzenüberprüfung einer präventiven oder therapeutischen Intervention will eine kausale Aussage ermöglichen, d.h. den Beweis führen, dass ein bestimmtes Ergebnis durch eine bestimmte Intervention bedingt ist. Diese Aussage ist mit einer einzelnen Person nicht zuverlässig und verallgemeinerbar erzielbar. Bei der betroffenen Person müsste ja mit den in Frage stehenden Alternativen unter gleichen Ausgangsbedingungen interveniert werden. Zeitgleich ist dieses offensichtlich nicht möglich, zeitversetzt wäre dieses nur möglich, wenn sich die Ausgangslage nicht verändert hätte (Windeler et al., 2008). Aussagen zur Wirksamkeit von Interventionen bzw. Versorgungsstrategien stützen sich daher auf den Vergleich von zwei zeitgleich beobachteten Personengruppen (mit und ohne die Intervention). Für einen fairen Vergleich von zwei Interventionen sind gleiche Ausgangsbedingungen zu garantieren. Die beiden Personengruppen sollen sich – abgesehen von der in Frage stehenden Intervention – nicht unterscheiden. Eine so genannte Strukturgleichheit soll hergestellt werden. Mit anderen Studiendesigntechniken wird demgegenüber vergleichsweise aufwändig versucht, dieses zu erreichen. Ein Beispiel ist das Verfahren des Matchens in Fall-Kontroll-Studien, bei dem den vorhandenen „Fällen" (also den erkrankten Probanden/Probandinnen) ein gesunder

Gegenpart („Kontrolle") zugeordnet wird. Durch Adjustierung auf Störgrößen wird in Beobachtungsstudien versucht, Unterschieden zwischen den Studiengruppen Rechnung zu tragen. Die Adjustierung ist aufwändig und muss in der Planung der Studie vorab berücksichtigt werden. Die größte Limitierung ist selbstredend, dass nur auf die bekannten und erhobenen Störgrößen adjustiert werden kann.

Die randomisierte Zuteilung hingegen erreicht Strukturgleichheit von bekannten und nicht bekannten und nicht messbaren Merkmalen auf eine einfache und unaufwändige Weise. Dieser unschlagbare Vorteil ist durch kein anderes Verfahren zu erreichen (Windeler et al., 2008). Ein Cochrane-Review belegt, dass nichtrandomisierte Studien im Vergleich zu Studien mit adäquater Randomisierung zu Überschätzungen der Wirksamkeit von Interventionen führen. In der laienverständlichen Zusammenfassung heißt es: „It is a paradox that the unpredictability of random allocation is the best protection against the unpredictability of the extent to which non-randomised trials may be biased" (Kunz et al., 2007, S. 2).

3 Die Determinanten einer randomisiert-kontrollierten Studie

Methodisch angemessene randomisiert-kontrollierte Studien sind durch folgende Determinanten bestimmt (Muir Gray, 2009):

- Das Equipoise-Kriterium ist erfüllt, d.h. es besteht eine genuine Unsicherheit hinsichtlich der Vorzugswürdigkeit der verschiedenen Interventionen und keiner der Studienarme bietet eine schlechtere klinische Versorgung als die etablierte Standardversorgung.
- Die TeilnehmerInnen sind per Zufallsverfahren einer experimentellen Intervention (Interventionsgruppe) oder einer Standardversorgung bzw. Alternativintervention (Kontrollgruppe) zugeordnet.
- Alle TeilnehmerInnen werden in Interventions- und Kontrollgruppen beobachtet.
- Die TeilnehmerInnen verbleiben in ihrer Studiengruppe, unabhängig davon, ob sie die ihnen zugewiesene Intervention durchführen oder nicht, d.h. die abschließende Datenauswertung erfolgt auf einer Intention-to-treat-Basis.
- Die Untersucherin bzw. der Untersucher weiß nicht um die Gruppenzugehörigkeit der TeilnehmerInnen, d.h. sie oder er ist „verblindet". In einigen randomisiert-kontrollierten Studien, z.B. pharmakologischen Wirksamkeitsnachweisstudien, ist es möglich, sowohl die TeilnehmerInnen als auch die UntersucherInnen zu verblinden (Doppelblind-Studien).
- Alle TeilnehmerInnen gehen in die Analyse der Ergebnisse ein.

4 Systematische Verzerrungen in randomisiert-kontrollierten Studien

In den letzten Jahren hat sich ein intensiver methodologischer Diskurs um die Qualität von randomisiert-kontrollierten Studien entwickelt. Zahlreiche empirische Studien haben den Nachweis geführt, welche methodisch-prozeduralen Aspekte einer randomisiert-kontrollierten Studie eine Auswirkung auf die Effektschätzung der in Frage stehenden Intervention haben (Jüni et al., 2001; Schulz et al., 1995; Wood et al., 2008). Vier zentrale methodisch systematische Verzerrungen, so genannte Bias, können die interne Validität einer randomisiert-kontrollierten Studie bedrohen (Jüni et al., 2001):

Selection Bias durch die verzerrte Zuweisung zu den Studienarmen: Das Ziel einer randomisiert-kontrollierten Studie ist – wie oben ausgeführt – die Bildung von Studiengruppen, die vergleichbar sind hinsichtlich der bekannten und nicht bekannten Störgrößen. Ob dieses Ziel erreicht werden kann, ist durch zwei miteinander verknüpfte methodische Vorgehensweisen bedingt. Es muss eine Zuteilungssequenz generiert werden, die einen Selection Bias vermeiden kann, z.B. durch einen Computer-generierten Algorithmus. Erfolgt die Zuordnung durch ein leicht zu durchschauendes Zuteilungsprozedere (z.B. auf Grundlage des Geburtsdatums der Person), kann dies zu selektivem Einschluss der Personen führen und damit zu einer Manipulation der Zusammenstellung der Studiengruppe. Darüber hinaus muss die Zuteilung der Einflussnahme des Untersuchers bzw. der Untersucherin entzogen werden. Das Prinzip der verdeckten Zuteilung (allocation concealment) hat sich bewährt. Die verdeckte Zuteilung ist empirisch gut untersucht und trägt erwiesenermaßen zu einer Reduktion des Selection Bias bei. Publikationen über Studien, die keine verdeckte Zuteilung berichten oder diese nicht eindeutig berichten, kommen regelmäßig zu deutlicheren Ergebnissen als Studien, die dieses Kriterium angemessen berücksichtigt haben. Kürzlich hat eine Arbeitsgruppe (Wood et al., 2008) in einer meta-epidemiologischen Studie untersucht, ob die fehlende verdeckte Zuteilung in Abhängigkeit von der Art der überprüften Intervention und der Art der Ergebnisparameter zu variierenden Ergebnissen führt. Die Untersuchung zeigt, dass die systematische Verzerrung für solche randomisiert-kontrollierten Studien ausgeprägter ist, die subjektive Ergebnisparameter und nicht-pharmakologische Interventionen untersucht hatten im Vergleich zu Studien, die objektive Ergebnisparameter (z.B. Laborparameter), die Gesamtsterblichkeit und medikamentöse Interventionen untersucht hatten.

Performance Bias durch die ungleiche Behandlung der Studiengruppen (abgesehen von der in Frage stehenden Intervention): Ein Angebot zusätzlicher Optionen bzw. Maßnahmen oder intensiverer Betreuung für eine Studiengruppe innerhalb des Studienverlaufs können zu einer systematischen Verzerrung führen. Die weitestgehende Verblindung gegen die Gruppenzugehörigkeit und eine angemessene Kontrollintervention in der Kontrollgruppe verhindern diesen Bias.

Detection Bias durch die verzerrte oder verfälschte Erhebung der Ergebnisparameter: Die Kenntnis der Gruppenzugehörigkeit der StudienteilnehmerInnen kann den Untersucher bzw. die Untersucherin, der oder die die Ergebnisparameter erhebt, zu einer verzerrten Erhebung und Interpretation der Ergebnisse verleiten. Auch hier schützt die weitestgehende Verblindung.

Attrition Bias durch Umgang mit Abweichungen vom Studienprotokoll und TeilnehmerInnen, die die Studie verlassen oder frühzeitig beenden: Verletzungen des Studienprotokolls, z.B. durch fehlende Umsetzung bzw. Einhaltung der Intervention, und Nichterreichbarkeit von TeilnehmerInnen oder deren Ablehnung, am weiteren Studienverlauf zu partizipieren, führen häufig zum vorzeitigen Ausscheiden oder auch zum Ausschluss der TeilnehmerInnen aus der Studie. TeilnehmerInnen, die nach randomisierter Zuteilung zu den Studiengruppen ausgeschlossen werden, sind sehr wahrscheinlich nicht repräsentativ für den Rest der Studiengruppe. Sie haben beispielsweise schwere Nebenwirkungen oder eine akute Verschlechterung ihres Gesundheitszustandes. TeilnehmerInnen, welche die Intervention nicht umsetzen bzw. einhalten, zeichnen sich demnach durch andere prognostische Faktoren aus als diejenigen, die dies tun. Einem Attrition Bias kann durch die Auswertung aller in die Gruppen randomisierten Personen begegnet werden, unabhängig von der tatsächlichen Umsetzung des Studienprotokolls oder dem vorzeitigen Ausscheiden. Die Befolgung des Intention-to-treat-Prinzips bedeutet, einen nachträglichen Selection Bias zu vermeiden. Voraussetzung ist die Bemühung, den primären Ergebnisparameter für möglichst alle TeilnehmerInnen zu dokumentieren. Dies ist selbstverständlich nicht immer möglich und in den Fällen, wo Datenverluste zu verzeichnen sind, muss dieses zumindest transparent dokumentiert und in der Auswertung berücksichtigt werden. In Abhängigkeit von der Fragestellung der Studie sind die Verluste im Studienverlauf unterschiedlich groß. Zum Beispiel weisen Untersuchungen mit hochbetagten und vulnerablen Personen wie Menschen mit Demenz oftmals eine hohe Rate von StudienteilnehmerInnen auf, die interventionsbedingt oder aufgrund ihrer schlechten Prognose vorzeitig die Studie beenden. In der Literatur werden verschiedene Strategien zur Analyse einer Studie nach dem Intention-to-treat-Prinzip bei fehlenden Daten diskutiert (Wood et al., 2004; Unnebrink & Windeler, 2001). Bei stetigen Zielgrößen wird häufig nach der Last-observation-carriedforward-Methode (LOCF) vorgegangen. Dabei wird der letzte von einem Studienteilnehmer bzw. einer Studienteilnehmerin vorliegende Wert für die Endauswertung verwendet. Zweifelsohne ist dieses Vorgehen fehleranfällig und kann entgegen dem Anspruch der Intention-to-treat-Analyse sogar antikonservativ sein, d.h. zu einer Überschätzung der Wirksamkeit führen. Die zurückhaltende Anwendung der LOCF Methode sowie die Kenntnis der Longitudinalverläufe sind daher indiziert. Wood et al. (2004) zeigen in einem Übersichtsartikel, dass fehlende Ergebnisse ein häufiges Problem von randomisiert-kontrollierten Studien sind. Insgesamt 63 Veröffentlichungen aus hochrangigen Journalen haben die AutorInnen analysiert und konstatieren den oftmals unzureichenden Umgang mit fehlenden Werten. So werden beispielsweise Sensitivitätsanalysen selten durchgeführt, die die Belastbarkeit der durch Datenersatz generierten Ergebnisse prüfen.

Zahlreiche Spielarten finden sich in der Literatur, mit denen ein Selection Bias nachträglich produziert wird, um einen Attrition Bias zu kompensieren, so z.B. der Ersatz von TeilnehmerInnen der Interventionsgruppe, die die Intervention nicht umsetzen. In einer finnischen Studie zur Prävention von Hüftfrakturen durch Hüftprotektoren erfolgte eine solche Verletzung der Randomisierung, indem 31% der TeilnehmerInnen der Hüftprotektorgruppe, die das Tragen des Protektors ablehnten, durch Personen von einer Warteliste ersetzt wurden (Kannus et al., 2000).

Jüni et al. (2001) schlagen vor, als Kerndomänen der Beurteilung der methodischen Vertrauenswürdigkeit einer randomisiert-kontrollierten Studie die Generierung und die Verdeckung der Zuteilungssequenz, die Verblindung und den Umgang mit vorzeitigem Beenden der Studie zu definieren. Obgleich diese Domänen gut empirisch geprüft sind, werden sie nicht durchgehend in Instrumenten und Checklisten zur Beurteilung der methodischen Qualität von randomisiert-kontrollierten Studien abgefragt (Moja et al., 2005).

5 Cluster-randomisiert-kontrollierte Studien

Cluster-randomisiert-kontrollierte Studien sind besonders anfällig für systematische Verzerrungen. In ihnen werden Gruppen oder Einheiten von Personen per Zufall auf die Studiengruppen zugeteilt. Diese Form der randomisiert-kontrollierten Studie hat in den letzten Jahren erheblich an Popularität gewonnen (Bland, 2004). Gerade für Interventionen mit dem Ziel der Verhaltensänderung von PatientInnen bzw. VerbraucherInnen und Professionellen im Gesundheitswesen sowie Veränderungen von Organisationen und Versorgungsangeboten ist eine Randomisierung auf Clusterebene oft geboten. Ein Cluster kann z.B. eine Arztpraxis oder ein Altenheim sein, aber auch eine Gemeinde.

In den letzten Jahren hat sich ebenfalls ein breiter methodologischer Diskurs über die Qualität von Cluster-randomisiert-kontrollierten Studien entwickelt (Bland, 2004). Empirische Untersuchungen belegen, dass die Qualität sich über die letzten Jahre verbessert hat (Puffer et al., 2003; Hahn et al., 2005; Eldridge et al., 2008).

In frühen Studien wurde bei der Stichprobenkalkulation und Datenanalyse häufig nicht das Cluster-Design berücksichtigt und ein so genannter Unit of Analysis Bias produziert (Varnell et al., 2004). Die Berücksichtigung des Cluster-Designs hingegen führt zu einer größeren Stichprobe durch Berücksichtigung des so genannten Designfaktors und zu konservativeren Schätzungen der Interventionseffekte. Obwohl Statistiker seit nahezu Jahrzehnten anmahnen, das Cluster-Design in der Planung und Auswertung zu berücksichtigen (Donner et al., 1981; Donner & Klar, 1996), belegt auch eine aktuelle Analyse, dass dies nicht regelhaft erfolgt (Eldridge et al., 2008).

Häufig werden in Cluster-randomisiert-kontrollierten Studien die TeilnehmerInnen nach Zuteilung der Cluster identifiziert und rekrutiert. Sind diejenigen, die die TeilnehmerInnen einschließen, nicht verblindet gegen die Gruppenzugehörigkeit des Clusters, ist die Gefahr eines Selection Bias gegeben (Puffer et al., 2003). Die Art der Interventionen, die in Cluster-randomisiert-kontrollierten Studien untersucht wird, macht oftmals eine Verblindung der TeilnehmerInnen sowie derjenigen, die die Intervention einführen, unmöglich. Dies gilt z.B. für Schulungsprogramme.

Cluster-randomisiert kontrollierte Studien sind besonders anfällig für einen Attrition Bias. Beendet ein Cluster die Studie vorzeitig und die Erhebung der Ergebnisparameter ist nicht mehr möglich, ist mit einer erheblichen Verzerrung zu rechnen (Taljaard et al., 2008).

Die sorgsame Erwägung der externen Validität ist für Cluster-randomisiert-kontrollierte Studien besonders bedeutsam. Die Einschätzung der Generalisierbarkeit einer Intervention in ein System macht Angaben über das Gesundheitssystem und die Region, die involvierten Gesundheitsprofessionellen, deren Qualifikation, die Charakteristika der involvierten Organisationen und die Bedingungen der erfolgreichen Implementierung unentbehrlich. Eine aktuelle Analyse von 34 Cluster-randomisiert-kontrollierten Studien durch Eldridge et al. (2008) zeigt, dass in der Hälfte der Studien nur wenige Angaben zur Generalisierbarkeit gemacht werden und zwei Fünftel keinerlei Angaben zur Machbarkeit und Akzeptanz der Intervention machen.

Bonell et al. (2006) formulieren die zentralen Fragen der Generalisierbarkeit an Evaluationsstudien zu Interventionen der Gesundheitsversorgung: 1) „Can the intervention be delivered elsewhere?" Zur Beantwortung werden Angaben zur Machbarkeit benötigt (Kosten, Ausstattung, Personen). 2) „Does the intervention meet recipients' needs?" Zur Beantwortung werden Angaben zu den Bedürfnissen, den soziodemographischen und kulturellen Charakteristika der untersuchten Population benötigt. Bonell et al. (2006) definieren folgende Bedingungen für Evaluationsstudien, die die bestmögliche Einschätzung der Generalisierbarkeit garantieren:

- Die Prozessevaluation soll integraler Bestandteil der Evaluation sein.
- Es sollen evidenzbasierte Theorien darüber entwickelt werden, in welchem Ausmaß die Interventionsprozesse vom Kontext beeinflusst werden und wie die Implementierungsprozesse sich anderswo gestalten würden.
- Die Repräsentativität der untersuchten TeilnehmerInnengruppe soll dezidiert erörtert werden.
- Das Ausmaß, in dem die Bedürfnisse der TeilnehmerInnen durch die Intervention adressiert werden sowie Hypothesen über die Wirkmechanismen der Intervention sollen dargelegt werden.

6 Evaluation einer Cluster-randomisiert-kontrollierten Studie

Anhand eines aktuellen Beispiels aus dem Bereich der Sturzprävention wird im Folgenden eine Cluster-randomisiert-kontrollierte Studie skizziert und auf ihre Wahrscheinlichkeit für systematische Verzerrungen geprüft.

Hintergrund: Stürze stellen ein erhebliches Gesundheitsproblem für Bewohner und Bewohnerinnen von Alten- und Pflegeheimen dar. Es ist deshalb ein Ziel, diejenigen älteren, pflegebedürftigen Personen zu identifizieren, die ein erhöhtes Sturzrisiko haben. Diesen Personen könnten dann wirksame sturzprophylaktische Interventionen angeboten werden. Personen, die kein erhöhtes Risiko haben, sollen hingegen nicht mit unnötigen präventiven Angeboten belastet werden. In der Regel schätzen Pflegende ständig das Sturzrisiko ein. Diese Einschätzung eines Risikos beruht auf dem Wiedererkennen bekannter Muster und Situationen. Sackett et al. (1991) bezeichnen das Phänomen als „pattern recognition", als ein sofortiges und reflexives Erkennen eines klinischen Erscheinungsbildes. Zunehmend kommen in der Pflegepraxis jedoch Instrumente (Fragebogen, Checkliste) zur Einschätzung des Sturzrisikos zur Anwendung (Dassen, 2007). Dahinter steht die Annahme, die instrumentengestützte Einschätzung sei objektiver. Einige ExpertInnen begründen den Einsatz von Instrumenten zur Einschätzung des Sturzrisikos damit, dass die pflegerische Einschätzung nicht ausreichend das Risiko bestimmen könne und Pflegende sich nicht allein auf ihr klinisches Urteil verlassen sollen (Scott et al., 2007). Vor diesem Hintergrund stellt sich die Frage, ob der Einsatz eines standardisierten Instruments tatsächlich gerechtfertigt ist.

Der Wert eines Instruments für die Entscheidungsfindung im klinischen Alltag ergibt sich aus dem Nachweis der Genauigkeit des Instruments, der Übertragbarkeit in andere Bereiche und vor allem dem klinischen Nutzen (Wyatt & Altman, 1995). Gluud und Gluud (2005) proklamieren Kriterien für eine „evidenzbasierte Diagnostik". Die Evaluation von diagnostischen Tests, Screening- und Assessmentinstrumenten soll demnach auf einem Kontinuum steigender Evidenz erfolgen. Ein Instrument, dessen inhaltliche Gültigkeit und Zuverlässigkeit festgestellt wurde, muss nachfolgend in einer randomisiert-kontrollierten Studie untersucht werden, um Aussagen über Nutzen und Schaden des Einsatzes zu ermöglichen. Nur dieses Vorgehen erlaubt die Betrachtung des Einsatzes als komplexe Intervention mit diagnostischen und therapeutischen Anteilen (Meyer et al., 2005; Köpke & Meyer, 2008).

Für die Einschätzung der Sturzgefährdung bedeutet Nutzen, dass die Anzahl der gestürzten PatientInnen bzw. BewohnerInnen gesenkt wird. Obgleich zahlreiche Instrumente zur Einschätzung des Sturzrisikos in den letzten Jahren entwickelt wurden (Köpke & Meyer, im Druck), liegen keine Nutzenevaluationen vor. Aus diesem Grund hat eine Hamburger Arbeitsgruppe kürzlich die Wirksamkeit einer mehrfach validierten Skala, des sogenannten Downton-Index (Downton, 2003), im Vergleich zur pflegerischen Einschätzung in Alten- und Pflegeheimen untersucht. Es war geboten, eine Cluster-randomisiert-kontrollierte Studie durchzuführen, da bei Randomisierung der Individuen wahrscheinlich wäre, dass sich Intervention (Sturzrisikoinstrument) und Kontrolle (kein Instrument) bei räumlicher Nähe vermischen und damit eine so genannte Kontamination eintritt.

Stichprobe und Stichprobenkalkulation: Für die Kalkulation der Stichprobe wurde basierend auf vorpublizierten Häufigkeiten angenommen, dass in der Kontrollgruppe mindestens 45% der TeilnehmerInnen mindestens einmal innerhalb eines Jahres stürzen. Bei Berücksichtigung eines Cluster-Design-Effektes sowie einer 20%igen Rate von TeilnehmerInnen, die die Studie vorzeitig beenden, und einer Anzahl von 20 TeilnehmerInnen pro Cluster wurde eine Clusteranzahl von 54 Einrichtungen kalkuliert. Eine Reduktion der Inzidenz von 45% auf 30% mit einer Power von 80% und einem zweiseitigen Signifikanzniveau von $\alpha = 0,05$ sollte nachgewiesen werden können (Meyer et al., 2005).

Rekrutierung der Cluster: Anhand einer Liste der Heime Hamburgs wurden zufällig ausgewählte Einrichtungen schriftlich eingeladen und anschließend telefonisch kontaktiert. Insgesamt wurden 78 Einladungsschreiben verschickt und 55 persönliche Informationsgespräche vor Ort geführt. Die Einrichtungen konnten nur teilnehmen, wenn sie entweder kein Instrument zur Einschätzung des Sturzrisikos benutzten oder sich bereit erklärten, bei den StudienteilnehmerInnen darauf zu verzichten.

Rekrutierung der StudienteilnehmerInnen: Die Einrichtungen stellen nummerierte Listen bereit, aus denen mittels eines Zufalls-Zahlencodes die TeilnehmerInnen ausgewählt wurden. Diese wurden auf die Erfüllung der Einschlusskriterien überprüft. Eingeschlossen wurden TeilnehmerInnen, die mindestens 70 Jahre alt waren, seit mindestens drei Monaten in der Einrichtung lebten und mit oder ohne Unterstützung gehfähig waren. Die Rekrutierung wurde in der Regel bei 20 eingeschlossenen Personen abgebrochen, z.T. erfüllten jedoch weniger als 20 Personen die Einschlusskriterien. Einige Einrichtungen baten darum, mehr als 20 TeilnehmerInnen in die Studie aufzunehmen. Den TeilnehmerInnen wurde vor Ort eine Codierungsnummer zugewiesen. Die Codierungsliste verblieb in der Einrichtung und war den externen UntersucherInnen nicht zugänglich.

Optimierung der Standardversorgung: Vor der Zufallsverteilung auf die Studiengruppen erhielten alle teilnehmenden Einrichtungen eine 90-minütige Schulung über den aktuellen Stand der Forschung zu Stürzen und Sturzprophylaxe bei Alten- und PflegeheimbewohnerInnen. Ziel war es, die Unterschiede zwischen den Einrichtungen zu minimieren und die Standardversorgung zu optimieren.

Zuteilung der Cluster: Die Randomisierung erfolgte anhand einer computergenerierten Randomisierungsliste telefonisch durch einen externen, nicht in die Studie involvierten Wissenschaftler direkt nach der Erhebung der Basisdaten und der Durchführung der Schulung zur optimierten Standardversorgung. Erst nach Zuteilung der Einrichtungen zu der Interventionsgruppe oder der Kontrollgruppe wurden die UntersucherInnen über die Gruppenzugehörigkeit informiert.

Intervention: Die Einrichtungen in der Interventionsgruppe schätzten für jeden Teilnehmer bzw. jede Teilnehmerin am Anfang eines jeden Monats die Sturzgefährdung mittels des Downton-Index ein. Dieses Instrument zur Bestimmung des Sturzrisikos älterer Menschen (Downton, 1993) wurde exemplarisch für die instrumentelle Einschätzung der Sturzgefährdung gewählt. Es ist mehrfach auf seine Genauigkeit untersucht und repräsentiert die typischen Sturzrisikofaktoren.

Datenerhebung und Erhebungsinstrumente: Die teilnehmenden Einrichtungen wurden gebeten, eine koordinierende Person für die Datenerhebung und alle Belange im Studienverlauf zu benennen. Die beschreibenden Merkmale der Einrichtungen und TeilnehmerInnen wurden von den Pflegenden mit Unterstützung der externen UntersucherInnen erhoben. Die Angaben zu den TeilnehmerInnen wurden entweder aus den Akten der BewohnerInnen entnommen oder von den Pflegenden eingeschätzt.

Ergebnisparameter: Der primäre Ergebnisparameter war der Anteil von TeilnehmerInnen mit mindestens einem Sturzereignis („Stürzer") im Beobachtungszeitraum. Für jeden Studienteilnehmer bzw. jede Studienteilnehmerin wurde ein Sturzdokumentationsblatt bereit gestellt, auf dem jedes Sturzereignis, sowie daraus resultierende Arztkontakte, Krankenhauseinweisungen und Sturzverletzungen von den Pflegenden dokumentiert wurden. Die ausgefüllten Protokolle wurden während ein- bis zweimonatiger Besuche durch die externen UntersucherInnen ausgetauscht. Am Ende der Erhebung wurden alle erhobenen Sturzereignisse der koordinierenden Person in der Einrichtung vorgelegt und anhand der hauseigenen Dokumentation verifiziert.

Sekundäre Ergebnisparameter waren die Anzahl von Stürzen, Maßnahmen zur Sturz- und Frakturprophylaxe sowie „unerwünschte Wirkungen" der Einschätzung der Sturzgefährdung, definiert als Anwendung mechanischer freiheitseinschränkender Maßnahmen (beidseitige Bettgitter, Gurtfixierung, andere fixierende Maßnahmen). Die Erhebung der prophylaktischen Maßnahmen erfolgte während der ein- bis zweimonatigen Besuche durch Befragung der Pflegenden anhand eines selbst entwickelten Erhebungsbogens. Weitere Ergebnisparameter waren sturzbedingte Verletzungen, Krankenhausaufenthalte und Arztkontakte. Die Erhebung erfolgte anhand eines selbst entwickelten Ressourcenerhebungsbogens. Die Beobachtungszeit betrug 12 Monate.

Statistische Auswertung: Die Ergebnisse für den primären Ergebnisparameter, den Anteil der Stürzer, wurden mittels Cluster-adjustierten Chi-Quadrat-Tests analysiert. Alle weiteren Auswertungen erfolgten bezogen auf die Beobachtungseinheit „Cluster". Vergleiche zwischen Interventions- und Kontrollgruppe erfolgten durch den Rangsummentest von Wilcoxon.

Ergebnisse: In der Interventionsgruppe befanden sich n = 574 TeilnehmerInnen in 29 Einrichtungen, in der Kontrollgruppe n = 551 TeilnehmerInnen in 29 Einrichtungen. Insgesamt 105 TeilnehmerInnen (19%) in der Interventionsgruppe und 114 (21%) in der Kontrollgruppe haben die Beobachtungszeit vorzeitig beendet. Bei 92 Personen (16%) in der Interventions- und 99 (18%) in der Kontrollgruppe war der Tod der jeweiligen TeilnehmerInnen Grund für das Ausscheiden. Die mittlere Beobachtungszeit betrug in beiden Gruppen 10,9 ± 2,9 Monate. Die beschreibenden Merkmale sind sowohl auf Einrichtungsebene als auch auf Ebene der TeilnehmerInnen in allen Charakteristika vergleichbar.

Nach 12 Monaten betrug die Cluster-adjustierte Rate der Stürzer in der Interventionsgruppe 52% und in der Kontrollgruppe 53% (mittlere Differenz: -0,7; 95% Konfidenzintervall: -10,3 bis 8,9; p-Wert: 0,88). In der Interventionsgruppe ereigneten sich 1.016 Stürze, in der Kontrollgruppe 1.014. Die dokumentierten Maßnahmen zur Sturz- und Frakturprophylaxe inklusive der mechanischen freiheitseinschränkenden Maßnahmen waren vergleichbar zwischen den Gruppen. Die Sturzfolgen (Fraktur, Wundnaht, Arztruf, Einweisung ins Krankenhaus) waren ebenfalls vergleichbar. Der Wilcoxon-Rangsummentest zeigte bezüglich der einzelnen Parameter keine statistisch signifikanten Unterschiede zwischen den Gruppen. Die Ergebnisse sind an anderer Stelle ausführlich dargestellt (Köpke & Meyer, 2008).

Interpretation der Ergebnisse: In der vorliegenden Studie konnten für die BewohnerInnen bei optimierter Standardversorgung keine relevanten Vorteile durch die Einschätzung des Sturzrisikos mittels eines Instrumentes im Vergleich zur pflegerischen Einschätzung gezeigt werden. Die Ergebnisse in den Gruppen waren bezüglich aller Ergebnisparameter vergleichbar. Der Einsatz eines Instrumentes zur Bestimmung des Sturzrisikos ist demnach nicht gerechtfertigt. Die Generalisierbarkeit der Ergebnisse ist sehr wahrscheinlich. Die untersuchte Population ist repräsentativ für Alten- und PflegeheimbewohnerInnen in Deutschland.

Tabelle 1: Methodische Schritte der Sicherung der internen Validität in einer Cluster-randomisiert-kontrollierten Studie zur Einschätzung des Sturzrisikos (Köpke & Meyer, 2008)

Art der systematischen Verzerrung	Methodische Qualitätssicherung
Selection Bias	Verdeckte Zuteilung der Cluster durch einen unabhängigen, externen Wissenschaftler
	Rekrutierung der Teilnehmer in den Clustern vor Randomisierung der Cluster
	Konsekutive Zufallsauswahl der Teilnehmer in den Clustern
	Kein Ersatz von Studienteilnehmern, die die Studie vorzeitig beendet haben
	Ausreichend große Anzahl von Clustern, Berücksichtigung des Cluster-Designs in der Stichprobenkalkulation und der statistischen Analyse
Performance Bias und Detection Bias	Gleichbehandlung der Studiengruppen hinsichtlich Besuchsfrequenz durch die Wissenschaftler
	Wissenschaftler, die die Daten erhoben haben, waren aus pragmatischen Gründen (limitiertes Budget) nicht verblindet gegen die Studiengruppenzugehörigkeit; eine Verzerrung ist daher nicht auszuschließen
	Verifikation der Ergebnisparameter am Ende der Studie durch Sichtung der Bewohnerakten
	Verblindung des Statistikers gegenüber den Studiengruppen
Attrition Bias	Alle Einrichtungen haben die Studie beendet
	In die Analyse sind alle Teilnehmer bis zu ihrem persönlichen Studienende eingegangen (prädefiniertes Ende der Beobachtungszeit oder Tod bzw. Auszug aus der Einrichtung), Analyse nach dem Intention-To-Treat-Prinzip

Die Tabelle 1 visualisiert, welche methodischen Schritte zur Reduktion von systematischen Verzerrungen der Studie ergriffen wurden.

7 Kritik an randomisiert-kontrollierten Studien

Der Begriff randomisiert-kontrollierte Studie und dessen Akronym RCT ist ohne Zweifel zu einem Reizwort geworden und Kritiker warten mit zahlreichen Argumenten gegen randomisiert-kontrollierte Studien auf. Vertreter der evidenzbasierten Medizin (EBM) würden alle Fragen mit diesem Studiendesign erklären wollen, so einer der Vorwürfe. „Im quantitativen Raster" würde beispielsweise qualitative Forschung pauschal abgewertet (Imhof, 2006). Ohne Frage lässt sich eine Dominanz von randomisiert-kontrollierten Studien in der Diskussion um Forschungsmethoden und -ergebnisse nicht leugnen (Windeler et al., 2008). Diese dürfte jedoch einem allgemeinen Interesse und einer allgemein hohen Wertschätzung kausaler Zusammenhänge geschuldet sein und nicht einem Kult. Dennoch steht völlig außer Frage, dass randomisiert-kontrollierte Studien nur für die Untersuchung von kausalen Beziehungen der Goldstandard sind. Für Fragen nach dem Erleben, der Prognose, der Häufigkeit von Phänomenen und Krankheiten oder der Genauigkeit von Instrumenten sind selbstverständlich randomisiert-kontrollierte Studien ungeeignet.

Ein häufig bemühtes Argument lautet, dass randomisiert-kontrollierte Studien überschätzt würden, denn die Randomisierung führe nicht automatisch zu fehlerfreien Studien. Dieses Argument ist selbstverständlich zutreffend. Die Randomisierung ist eine Voraussetzung, um einen fairen Vergleich zu ermöglichen. Wird jedoch z.B. der falsche Komparator gewählt, d.h. eine unzulängliche Vergleichsintervention, oder werden die Studiengruppen im Studienverlauf ungleich behandelt (Performance Bias), bietet auch die Randomisierung keinen Schutz vor methodisch bedingten Verzerrungen.

Oftmals stellen Kritiker in Frage, dass randomisiert-kontrollierte Studien ethisch vertretbar seien. Man könne Interventionen und Versorgungsangebote nicht vorenthalten, bis sie in randomisiert-kontrollierten Studien geprüft seien. Dieses Argument spiegelt einen unkritischen Interventionalismus. Wie eingangs skizziert, können auch gut gemeinte und harmlos oder segensreich erscheinende Interventionen in der Summe eher schädlich sein. Eine sorgsame Überprüfung des Nutzen-Schaden-Verhältnisses ist unerlässlich.

Der EBM haftet aus Vorsicht ein Innovationsskeptizismus an, der zunächst einmal die Befürworter einer Intervention auffordert, eine positive Bilanz zu belegen. Muir Gray (2001) hat dies in einem „Mantra" formuliert: „Stop things starting – if interventions are of unproven efficacy, make sure they are not introduced." Weiter heißt es: „Start things stopping – if interventions of unproven efficacy have already been introduced, make sure they are no longer practised", sowie: „Start things starting right – start introducing interventions with proven efficacy."

Oftmals sind Interventionen bereits in die Praxis implementiert, ohne dass ihre Nützlichkeit und Unschädlichkeit belegt wurde. Dies ist z.B. bei der Früherkennung von Darmkrebs durch Koloskopie der Fall oder auch bei der Früherkennung von Hautkrebs (Mühlhauser, 2007). Breite Praxisimplementierung macht die Überprüfung in randomisiert-kontrollierten Studien ohne Frage schwierig, jedoch nicht unmöglich. Andere Studiendesigns erlauben keine kausalen Schlussfolgerungen und werden damit niemals dem ethischen Anspruch gerecht, untersuchen zu können, ob dem Aufwand und dem Risiko durch eine Intervention ein messbarer Nutzen gegenüber steht.

Das vierte, häufig angeführte Argument bezieht sich auf die vermeintlich fehlende Alltagsnähe von randomisiert-kontrollierten Studien. Sie würden Interventionen unter Laborbedingungen untersuchen und die Komplexität der Wirklichkeit ausklammern. Die Alltagsnähe könne man nur mit anderen Studiendesigns herstellen.

Eine gute randomisiert-kontrollierte Studie ist der beste Schutz gegen einen Selection Bias – das Bestehen einer Strukturungleichheit. Dies dürfte deutlich geworden sein. Die Vermeidung der anderen Bias – Performance Bias, Detection Bias und Attrition Bias – ist ein Indikator für eine hohe interne Validität. Nur Studien, die eine hohe interne Validität aufweisen und deren Ergebnisse mit hoher Wahrscheinlichkeit auf einen echten kausalen Therapieeffekt schließen lassen, erlauben es, überhaupt über die Generalisierbarkeit der Studienergebnisse, d.h. die externe Validität, nachzudenken. Eine Studie mit mangelnder interner Validität, bei der ein Einfluss nicht kontrollierter Störgrößen nicht ausgeschlossen werden kann, ist von vornherein die schlechtere Wahl bei Überlegungen zur Generalisierbarkeit. Der Vorwurf der Alltagsferne entbehrt somit nicht der Absurdität. Windeler et al. (2008) betonen, dass eine prospektive vergleichende Studie eine konkrete Frage so valide wie irgend möglich beantworten soll. Dazu müssen zwangsläufig andere Fragen ausgeblendet werden. Die Frage der externen Validität gelte für jede Studie, unabhängig von ihrem Design.

Abschließend sei mit Windeler et al. (2008) gefragt, warum auch 50 Jahre nach Einführung des Prinzips der Randomisierung und weitgehender Akzeptanz von randomisiert-kontrollierten Studien als Goldstandard der Evaluation von präventiven und therapeutischen Interventionen immer noch kritische Stellungnahmen veröffentlicht werden. Die Antwort, die die Autoren (Windeler et al, 2008) vorschlagen, ist überzeugend. Die Resultate von randomisiert-kontrollierten Studien würden allzu oft der klinischen Erfahrung widersprechen. Günstige Spontanverläufe, selektive Symptomschilderung, selektive Wahrnehmung durch den Behandelnden und verzerrte Erinnerung würden dazu beitragen, dass Interventionen im Versorgungsalltag oftmals positiver beurteilt werden. Die Ergebnisse aus randomisiert-kontrollierten

Studien können zu Ernüchterungen und Enttäuschungen führen, die mit den Überzeugungen und den Bemühungen Gesundheitsprofessioneller, PatientenInnen und VerbraucherInnen im Gesundheitswesen konfligieren können.

Literatur

Bland, J. M. (2004). Cluster randomised trials in the medical literature: two bibliometric surveys. BMC Medical Research Methodology, 4, 21.

Bonell, C., Oakley, A., Hargreaves, J., Strange, V. & Rees, R. (2006). Assessment of generalisability in trials of health interventions: suggested framework and systematic review. British Medical Journal, 333, 346-349.

Chalmers, I. (2003). Trying to do more good than harm in policy and practice: the role of rigorous, transparent, up-to-date evaluations. The Annals of the American Academy of Political and Social Science, 589, 22-40.

Dassen, T. (2007). Pflegeabhängigkeit, Sturzereignisse, Inkontinenz, Dekubitus. Prävalenz 2007. Berlin: Institut für Medizin-/Pflegepädagogik und Pflegewissenschaft.

Donner, A., Birkett, N. & Buck, C. (1981). Randomization by cluster. Sample size requirements and analysis. American Journal of Epidemiology, 114, 906-914.

Donner, A. & Klar, N. (1996). Statistical considerations in the design and analysis of community intervention trials. Journal of Clinical Epidemiology, 49, 435-439.

Downton, J. (2003). Falls in the elderly Kent; Edward Arnold.

Eldridge, S., Ashby, D., Bennett, C., Wakelin, M. & Feder, G. (2008). Internal and external validity of cluster randomised trials: systematic review of recent trials. British Medical Journal, 336, 876-880.

Gaziano, J. M., Glynn, R. J., Christen, W. G., Kurth, T., Belanger, C., MacFadyen, J. et al. (2009). Vitamins E and C in the prevention of prostate and total cancer in men: the Physicians' Health Study II randomized controlled trial. Journal of the American Medical Association, 301, 52-62.

Gluud, C. & Gluud, L. (2005). Evidence based diagnostics. British Medical Journal, 330, 724-726.

Graat, J. M., Schouten, E. G. & Kok, F. J. (2002). Effect of daily vitamin E and multivitamin-mineral supplementation on acute respiratory tract infections in elderly persons. A randomized controlled trial. Journal of the American Medical Association, 288, 715-721.

Hahn, S., Puffer, S., Torgerson, D. J. & Watson, J. (2005). Methodological bias in cluster randomised trials. BMC Medical Research Methodology, 5, 10.

Howard, B. V., Van Horn, L., Hsia, J., Manson, J. E., Stefanick, M. L., Wassertheil-Smoller, S., et al. (2006). Low-fat dietary pattern and risk of cardiovascular disease: the Women's Health Initiative Randomized Controlled Dietary Modification Trial. Journal of the American Medical Association, 295, 655-666.

Imhof, L. (2006). Prioritäten in der Pflegeforschung. Pflege, 19, 211-213.

Jüni, P., Altman, D. G. & Egger, M. (2001). Systematic reviews in health care: Assessing the quality of controlled clinical trials. British Medical Journal, 323, 42-46.

Kannus, P., Parkkari, J., Niemi, S., Pasanen, M., Palvanen, M. & Järvinen M, et al. (2000). Prevention of hip fracture in elderly people with use of a hip protector. New England Journal of Medicine, 343, 1506-1513.

Köpke, S. & Meyer, G. (2008). Vorhersage des Sturzrisikos – Instrumentenbasierte Einschätzung im Vergleich zur pflegerischen Einschätzung. In D. Schaeffer, J. Behrens & S. Görres (Hg.), Optimierung und Evidenzbasierung pflegerischen Handelns (S. 290-307). Weinheim: Juventa.

Köpke, S. & Meyer, G. (im Druck). Sturzassessment in der Pflege. Haben Instrumente zur Einschätzung der Sturzgefährdung einen zusätzlichen Nutzen gegenüber der pflegerischen Einschätzung? In B. Reuschenbach & C. Mahler (Hg.), Handbuch pflegebezogener Assessment-Methoden. Bern: Hans Huber.

Kunz, R., Vist, G. & Oxman, A. D. (2007). Randomisation to protect against selection bias in healthcare trials. Cochrane Database of Systematic Reviews, Issue 2, MR000012.

Lippman, S. M., Klein, E. A., Goodman, P. J., Lucia, M. S., Thompson, I. M., Ford, L. G., et al. (2009). Effect of selenium and vitamin E on risk of prostate cancer and other cancers: the Selenium and Vitamin E Cancer Prevention Trial (SELECT). Journal of the American Medical Association, 301, 39-51.

Meyer, G., Köpke, S., Bender, R. & Mühlhauser, I. (2005). Predicting the risk of falling – efficacy of a risk assessment tool compared to nurses' judgement: a cluster-randomised controlled trial [ISRCTN37794278]. BMC Geriatrics, 5, 14.

Miller, E. R. 3rd, Pastor-Barriuso, R., Dalal, D., Riemersma, R. A., Appel, L.J. & Guallar, E. (2005). Meta-analysis: high dosage vitamin E supplementation may increase all-cause mortality. Annals of Internal Medicine, 142, 37-46.

Moja, L. P., Telaro, E., D'Amico, R., Moschetti, I., Coe, L. & Liberati, A. (2005). Assessment of methodological quality of primary studies by systematic reviews: results of the metaquality cross sectional study. British Medical Journal, 330, 1053.

Mühlhauser, I. (2007). Ist Vorbeugen besser als Heilen? Zeitschrift für Evidenz, Fortbildung und Qualität im Gesundheitswesen, 101, 293-299.

Muir Gray, J. A. (2001). Evidence-based health care. How to make health policy and management decisions. 2nd edition. Edinburgh: Churchill Livingstone.

Muir Gray, J. A. (2009). Evidence-based healthcare and public health. 3rd edition. Edinburgh: Churchill Livingstone.

Puffer, S., Torgerson, D. & Watson, J. (2003). Evidence for risk of bias in cluster randomised trials: review of recent trials published in three general medical journals. British Medical Journal, 327, 785-789.

Rossouw, J. E., Anderson, G.L., Prentice, R. L., LaCroix A. Z., Kooperberg C., Stefanick, M. L. et al. (2002). Risks and benefits of estrogen plus progestin in healthy postmenopausal women: principal results from the Women's Health Initiative randomized controlled trial. Journal of the American Medical Association, 288, 321-333.

Sackett, D., Haynes, R., Guyatt, G. & Tugwell, P. (1991). Clinical epidemiology: A basic science for clinical medicine. Boston: Little, Brown and Company.

Sackett, D. L. (2002). The arrogance of preventive medicine. Canadian Medical Association Journal, 167, 363-364.

Schulz, K. F., Chalmers, I., Hayes, R. J. & Altman, D. G. (1995). Empirical evidence of bias. dimensions of methodological quality associated with estimates of treatment effects in controlled trials. Journal of the American Medical Association, 273, 408-412.

Scott, V., Votova, K., Scanlan, A. & Close, J. (2007). Multifactorial and functional mobility assessment tools for fall risk among older adults in community, home-support, long-term and acute care settings. Age and Ageing, 36, 130-139.

Taljaard, M., Donner, A. & Klar, N. (2008). Imputation strategies for missing continuous outcomes in cluster randomized trials. Biomedical Journal, 50, 329-345.

Unnebrink, K. & Windeler, J. (2001). Intention-to-treat: methods for dealing with missing values in clinical trials of progressively deteriorating diseases. Statistics in Medicine, 20, 3931-3946.

Varnell, S. P., Murray, D. M., Janega, J. B. & Blitstein, J.L. (2004). Design and analysis of group-randomized trials: a review of recent practices. American Journal of Public Health, 94, 393-399.

Windeler, J., Antes, G., Behrens, J., Donner-Banzhoff, N. & Lelgemann, M. (2008). Randomisierte klinische Studien (RCT). Zeitschrift für Evidenz, Fortbildung und Qualität im Gesundheitswesen, 102, 321-325.

Wood, A. M., White, I. R. & Thompson, S. G. (2004). Are missing outcome data adequately handled? A review of published randomized controlled trials in major medical journals. Clinical Trials, 1, 368-376.

Wood, L., Egger, M., Gluud, L. L., Schulz, K. F., Jüni P., Altman D. G. et al. (2008). Empirical evidence of bias in treatment effect estimates in controlled trials with different interventions and outcomes: meta-epidemiological study. British Medical Journal, 336, 601-605.

Wyatt, J. & Altman, D. (1995). Prognostic models: clinically useful or quickly forgotten? British Medical Journal, 311, 539-541.

Zylka-Menhorn, V. (2003). Hormontherapie. Nachschlag. Deutsches Ärzteblatt, 100, A2992-2993.

Die ökonomische Evaluation von Gesundheitsförderung und Prävention

Heinz Rothgang und Tina Salomon

1 Einleitung

Seit einiger Zeit fordern Gesundheitswissenschaftler und -politiker in Deutschland den Ausbau von Gesundheitsförderung und Prävention zu einer vierten Säule des Gesundheitswesens. Aus gesundheitsökonomischer Sicht ist eine solche Forderung nur dann gerechtfertigt, wenn entsprechende Maßnahmen nicht nur wirksam (= effektiv) sind, sondern den notwendigen Aufwendungen auch entsprechende Erträge gegenüberstehen, die Maßnahmen sich also als kosteneffektiv erweisen. Idealerweise sollte die Kosten-Effektivität dabei durch eine gesundheitsökonomische Evaluation nachgewiesen werden. Allerdings weisen präventive und gesundheitsfördernde Interventionen Eigenheiten auf, welche die Anwendung des ökonomischen Evaluationsinstrumentariums erschweren. In diesem Beitrag wird deshalb der Frage nachgegangen, welchen spezifischen methodischen Problemen bei einer gesundheitsökonomischen Evaluation von gesundheitsfördernden und präventiven Maßnahmen begegnet werden muss.

Dazu werden in Abschnitt 2 zunächst die Grundlagen der gesundheitsökonomischen Evaluation kurz dargestellt.[1] Darauf aufbauend werden die Besonderheiten einer ökonomischen Evaluation von Prävention und Gesundheitsförderung diskutiert (Abschnitt 3), um abschließend die sich daraus ergebenden Implikationen für gesundheitsökonomische Entscheidungsfindung zu erörtern (Abschnitt 4).

2 Grundlagen der gesundheitsökonomischen Evaluation

Bei der Bestimmung der Effizienz werden die Kosten einer Intervention ihren Wirkungen gegenübergestellt. Eine sorgfältige **Kostenanalyse** stellt regelmäßig den

---

[1] Auf reine Kostenstudien oder Kostenminimierungsstudien, die auch zum Repertoire der gesundheitsökonomischen Evaluation gehören, wird an dieser Stelle nicht weiter eingegangen. Eine eingehende Erläuterung zur Vorgehensweise in einer Kostenanalyse ist zu finden in Drummond et al. (2005). Einen Überblick über den Grundgedanken und die Anwendungsmöglichkeiten der Kostenminimierungsanalyse geben Briggs & O'Brien (2001).

Ausgangspunkt einer gesundheitsökonomischen Evaluation dar. Zunächst ist dabei festzulegen, welche Kostenarten berücksichtigt werden. Neben den direkten medizinischen Kosten, die die Interventionskosten, aber auch die medizinischen Folgekosten beinhalten, können direkte nicht-medizinische Kosten und indirekte Kosten entstehen. Direkte nicht-medizinischen Kosten umfassen die Kosten, die in anderen gesellschaftlichen Sektoren – z.B. dem Bildungssystem – entstehen, aber auch etwa die Kosten informeller Pflege. Produktivitätsausfälle (etwa wegen Arbeitsunfähigkeit) werden dagegen als indirekte Kosten bezeichnet (vgl. IQWiG, 2008a).[2] Weiterhin ist zu entscheiden, aus welcher Perspektive die Kosten-Nutzen-Bewertung vorgenommen wird. So werden bei einer Kostenträgerperspektive regelmäßig nur die Kosten berücksichtigt, die auch beim Kostenträger anfallen, während eine gesellschaftliche Perspektive den Anspruch erhebt, alle volkswirtschaftlichen Kosten zu berücksichtigen. Die Perspektive ist auch wichtig für die preisliche Bewertung. Bei einer Kostenträgerperspektive sind die tatsächlich vom Kostenträger gezahlten Preise zugrunde zu legen. Bei der gesellschaftlichen Perspektive wäre die Berücksichtigung der Opportunitätskosten wünschenswert (Hale, 2000). Opportunitätskosten sind die Erträge, welche die Ressourcen in der nächst besseren Verwendungsmöglichkeit erzielt hätten. Sie quantifizieren den entgangenen Nutzen, auf den durch den Ressourcenverzehr verzichtet werden muss.[3] Dieses Opportunitätskostenkonzept bildet die Basis für das ökonomische Effizienzdenken, ist aber schwer umsetzbar. Stattdessen wird für die Bewertung des Ressourcenverbrauchs auch aus gesellschaftlicher Perspektive häufig auf die tatsächlichen Preise zurückgegriffen und dann – wenn möglich – versucht, diese um Gewinne/Verluste und in den Preisen enthaltene Ineffizienzen zu bereinigen.

Den Kosten einer Intervention sollen ihre **Effekte** gegenübergestellt werden. Dabei kennt die gesundheitsökonomische Evaluation drei Kategorien, in welche die Ergebnisparameter eingeordnet werden können (Drummond et al., 2005):

- natürliche Parameter
- virtuelle Parameter und
- monetäre Größen.

---

[2] Ein Teil der Kosten, die bei einer Intervention anfallen, können regelmäßig nicht direkt einzelnen Individuen zugeordnet werden. Die Aufteilung dieser so genannten Gemeinkosten, wie etwa der Verwaltungskosten einer Gesundheitseinrichtung, stellt daher eine erste Schwierigkeit der Kostenbewertung dar.

[3] Das Konzept der Opportunitätskosten kann am Beispiel eines Krankenhauses illustriert werden, das sich zwischen der Anschaffung von zwei Großgeräten entscheiden muss. Entscheidet es sich für die Anschaffung von einem, dann sind die Opportunitätskosten für dieses Großgerät der monetäre Gegenwert der Abrechnungen, die mit dem anderen möglich gewesen wären.

Natürliche Parameter sind naheliegende klinische Größen, wie z.B. Ausmaß der Blutdrucksenkung für blutdrucksenkende Interventionen oder vermiedene Ereignisse (z.B. Herzinfarkte oder Schlaganfälle), die allerdings nur indikationsspezifische Vergleiche von medizinischen Interventionen erlauben. In die Kategorie der natürlichen Parameter fallen aber auch gewonnene Lebensjahre,[4] welche einen Vergleich relativ unterschiedlicher Interventionen ermöglichen.

Da der reine Lebenszeitzugewinn nicht zwingend das ausschließlich angestrebte Ziel einer Gesundheitsintervention ist, ergänzt die zweite Kategorie diesen Parameter um eine Lebensqualitätsdimension. Der Erfolg einer Intervention wird festgestellt als Lebenszeit- und/oder Lebensqualitätszugewinn, wobei beide Dimensionen zu einem einzelnen Effektparameter zusammengefasst werden können. Prominent sind hier die qualitätsadjustierten Lebensjahre, die QALYs. QALYs geben die relevante Spanne Lebenszeit gewichtet mit der Lebensqualität, in der sie verbracht wird, an, wobei letztere zwischen 0 (= Tod) und 1 (= vollständige Gesundheit) skaliert wird. Ein Jahr in perfekter Gesundheit ist genauso „ein QALY" wie zwei Jahre, die mit einer Lebensqualität verbracht werden, die mit 0,5 bewertet wird.

Die letzte Effektkategorie schließlich bewertet den Effekt einer Maßnahme oder genauer gesagt: ihren Nutzen in Geldeinheiten. Das kann ohne subjektive Elemente geschehen, indem nur vermiedene (Krankheits-)Kosten bestimmt werden. Diese Vorgehensweise bedeutet aber implizit, dass dem Gesundheitsgewinn selbst kein Wert beigemessen wird. Umfassender und stärker in der ökonomischen Theorie verankert ist deswegen die zweite Möglichkeit zur Monetarisierung möglicher Effekte, die auf die Erhebung der individuellen Zahlungsbereitschaft abstellt.

Nach der Ermittlung von Kosten und Effekten folgt die **Gegenüberstellung von Kosten und Effekten**. Dabei sind zwei grundsätzliche Herangehensweisen zu unterscheiden, die eng mit den oben genannten Effektkategorien zusammenhängen (Drummond et al., 2005). Zum einen gibt es die Analyseformen entsprechend der Kosten-Effektivitätslogik (Weinstein & Stason, 1977): die Kosten-Wirksamkeits-Analyse, die den Kosten einen natürlichen Parameter gegenüberstellt, und die Kosten-Nutzwert-Analyse, welche die Kosten in Beziehung zu einem virtuellem Effektparameter, in der Regel QALYs, setzt. Ergebnis sind die Kosten pro Effekteinheit, z.B. die Kosten pro verhindertes Ereignis, die Kosten pro gewonnenes Lebensjahr oder die Kosten pro QALY. Die Maßnahmen mit den geringsten Kosten pro Effekteinheit sind grundsätzlich gleichgerichteten anderen Interventionen vorzuziehen. Allerdings ist es nicht möglich, Empfehlungen darüber abzugeben, ob eine Intervention aus Kosteneffektivitätsgesichtspunkten durchgeführt werden sollte, ohne dass ein Schwellenwert bestimmt wird, der sich nicht aus der Kosten-Nutzen-Bewertung

---

[4] In den einschlägigen Studien häufig bezeichnet als LYG (life-years gained) oder YOLS (years of life saved).

selbst ergibt, sondern extern – als Ausdruck gesellschaftlicher Zahlungsbereitschaft – festgesetzt werden muss. Dies ist bei der Kosten-Nutzen-Analyse (im engen Sinne) anders, bei der Kosten und Effekte in den gleichen Einheiten ausgedrückt werden, nämlich in Geldeinheiten. Dabei impliziert die geäußerte Zahlungsbereitschaft nicht zwingend, dass die Zahlung tatsächlich vom Einzelnen zu leisten ist. Bei dieser Analyseform ergibt sich eine Handlungsempfehlung unmittelbar aus dem Ergebnis der Analyse selbst. Die Intervention sollte genau dann durchgeführt werden, wenn ihr monetärer Nutzen, der als eingesparte Krankheitskosten oder als Summe der Zahlungsbereitschaften gemessen werden kann, größer ist als ihre Kosten.

Die Kosten-Nutzen-Analyse (im engen Sinne) ist damit fest in der ökonomischen Wohlfahrtstheorie verankert, die gesamtgesellschaftliche normative Bewertungen ausschließlich auf die Präferenzen der einzelnen Gesellschaftsmitglieder zurückführt. Dieser *Welfarismus* kann als dominanter Unterbau der (normativen) Ökonomie angesehen werden (Hurley, 2000). Für die Gesundheitsökonomie hat sich daneben eine *extra-welfaristische* Position etabliert (Culyer, 1995).[5] In ihr kommt dem Entscheidungsträger die Aufgabe zu, eine vorher exogen festgelegte Größe, etwa „die Gesundheit" der Bevölkerung oder das Produkt aus Qualität und Lebenszeit (QALYs) zu maximieren. Das, was zu maximieren ist, wird dabei nicht aus den Präferenzen der Individuen abgeleitet, sondern (von Entscheidungsträgern) gesetzt.

3 Gesundheitsökonomische Evaluation von Prävention und Gesundheitsförderung

Um zu diskutieren, welche zusätzlichen Probleme sich bei der Evaluation von Prävention und Gesundheitsförderung ergeben, ist es zunächst notwendig, die relevanten Spezifika dieser Interventionsformen zu identifizieren. In ökonomischer Perspektive können Gesundheitsförderung und Prävention als „Investition" in die Gesundheit des Betreffenden oder der Bevölkerung angesehen werden. Eine Investition zeichnet sich dadurch aus, dass in der Gegenwart auf Konsum verzichtet werden muss, um in der Zukunft Erträge zu realisieren, die für den Verzicht auf Konsum heute entschädigen. Das gilt auch für Gesundheitsförderung und Prävention (Mush-

---

[5] Der Extra-Welfarismus kann damit zum Beispiel durch den Capability Approach begründet werden, der nicht die Präferenzen der Individuen, sondern Verwirklichungschancen zur Grundlage für die Beurteilung des individuellen Nutzens macht. Verwirklichungschancen sind Funktionen wie Ernährung oder Freiheit von vermeidbaren Krankheiten (Sen, 2005) oder Fähigkeiten wie, sich guter Gesundheit zu erfreuen, die erst die Voraussetzungen für ein selbstbestimmtes und partizipatives Leben schaffen. Die Grundstruktur einer Gesellschaft wird in diesen (extra-welfaristischen) Ansätzen danach beurteilt, inwiefern sie Verwirklichungschancen schafft (Sen, 2005).

kin, 1962). Stärker noch als bei der Behandlung von Krankheiten fallen Kosten und erwartete Effekte in verschiedener Hinsicht auseinander:
Die Kosten zeichnen sich in der Regel dadurch aus, dass sie

- vorwiegend in der Gegenwart anfallen,
- mit Sicherheit oder sehr hoher Wahrscheinlichkeit aufgewendet werden müssen und
- nahezu vollständig identifizierbar und quantifizierbar sind.

Dagegen gilt für die Erträge, dass sie

- vorwiegend in der Zukunft anfallen,
- nicht mit Sicherheit anfallen und
- möglicherweise nicht vollständig identifizierbar und quantifizierbar sind.

Bei der Gegenüberstellung der Kosten und Erträge besteht deshalb die Gefahr, dass gesundheitsfördernde und präventive Interventionen gegenüber den leichter zu erfassenden kurativen Maßnahmen ins Hintertreffen geraten (Richardson, 1995). Welche Probleme im Einzelnen entstehen, wird nachstehend für die Kosten (Abschnitt 3.1), die Erträge (Abschnitt 3.2) und die Gegenüberstellung von Kosten und Erträgen (Abschnitt 3.3) diskutiert.

3.1 Kosten

Im Vergleich zu anderen medizinischen Interventionen gewinnen zwei Kostenkategorien bei Gesundheitsförderung und Prävention besondere Bedeutung: die **intangiblen** Kosten und die **nicht-ursächlichen medizinischen Kosten**, im Englischen in der Regel als „unrelated costs" (Van Baal et al., 2007) oder „future costs" (Meltzer, 1997) bezeichnet.

Als **intangible Kosten** werden jene Kosten bezeichnet, die sich der Quantifizierung zunächst entziehen und regelmäßig privat anfallen. Als Beispiele können Leid oder Schmerz angeführt werden, wenn sie im Zusammenhang mit einer Intervention in Kauf genommen werden müssen.[6] Im Zusammenhang mit Gesundheitsförderung und Prävention sind Angst und Unsicherheit aufgrund eines flächendeckend angewandten Screenings mit einer großen Anzahl falsch-positiver Befunde ein typisches

---

[6] Die früher häufig verwendetet Kategorie der „intangiblen Kosten" wird inzwischen nur noch selten genutzt. Vielmehr werden diese Effekte inzwischen meist der Nutzenseite zugerechnet und dort über die Lebensqualität erfasst (IQWiG, 2008a). Unabhängig davon, ob sie auf der Kosten- oder Nutzenseite berücksichtigt werden, wird ihre Erfassung aber je notwendiger, je größer das Ausmaß dieser Effekte ist.

Beispiel (Russell et al., 1994). Intangible Kosten können auch anfallen, wenn präventive Maßnahmen mit einschneidenden Änderungen des Lebensstils verbunden sind. Die Vernachlässigung intangibler Kosten würde die Kosten-Effektivität präventiver und gesundheitsfördernder Maßnahmen daher überschätzen.

Nicht-ursächliche medizinische Kosten treten insbesondere dann auf, wenn eine medizinische Intervention zu einer Lebenszeitverlängerung führt, in diesen gewonnenen Lebensjahren aber medizinische Kosten anfallen, die sonst nicht angefallen wären. Beispielsweise kann ein Individuum, wenn es einen Schlaganfall durch Vorbeugung verhindert oder überlebt hat, an Krebs erkranken, dessen Behandlung wiederum Kosten verursacht (Weinstein et al., 1980). Die Berücksichtigung dieser Kosten kann die Kosten-Effekt-Relation einer mortalitätsreduzierenden Intervention deutlich verschlechtern.

Während unstritig ist, dass die ursächlichen medizinischen Kosten regelmäßig über die gesamte Lebenszeit erfasst werden sollen, besteht über den Umgang mit nicht-ursächlichen medizinischen Kosten weniger Übereinstimmung (IQWiG, 2008a). Aus Kostenträgerperspektive sind diese Kosten zu berücksichtigen, und auch aus gesellschaftlicher Perspektive spricht einiges dafür: Wird auf die Berücksichtigung der nicht-ursächlichen medizinischen Kosten verzichtet, dann haben stärker lebenszeitsverlängernde gegenüber stärker lebensqualitätserhöhenden Maßnahmen einen Vorteil (Meltzer, 1997), der einer optimalen Ressourcenallokation entgegen steht. Unter Konsistenzgesichtspunkten sind diese Kosten also einzuschließen (Drummond et al., 2005). Nun könnte befürchtet werden, dass dadurch das „Nichtstun" systematisch bevorzugt wird (Mushlin & Fintor, 1992). Dem steht entgegen, dass ein Großteil der Gesundheitskosten im letzten Lebensjahr entsteht (Felder, 2006), die Ausgaben im letzten Lebensjahr für ältere Menschen aber geringer als für Jüngere sind und die Verlagerung der Mortalität in ein höheres Lebensalter selbst somit zu einer Reduktion der „Sterbekosten" führt (Breyer & Felder, 2006). Folglich können die zukünftigen medizinischen Kosten bei Durchführung einer lebensverlängernden Maßnahme sogar geringer ausfallen als ohne sie (Gandjour & Lauterbach, 2005). Zudem werden zukünftige Kosten diskontiert (s.u.), so dass in der Zukunft liegende Kosten einem Wertverlust unterliegen und damit in einem geringeren Umfang in die Kosten/Nutzen-Abwägung eingehen.[7] Insofern sollten die nicht-ursächlichen medizinischen Kosten auch bei Prävention und Gesundheitsförderung berücksichtigt werden.

---

[7] Letztlich sind bei praktische allen Interventionen mehrdimensionale Effekte zu erwarten. Auch in der Pharmakotherapie sind z.B. regelmäßig Nutzen und Risiken gegeneinander abzuwägen.

3.2 Effekte

Die valide und reliable Identifikation von Effekten ist keine originäre Aufgabe der gesundheitsökonomischen Evaluation. Vielmehr greifen Gesundheitsökonomen hier regelmäßig auf die Arbeiten von Medizinern und Epidemiologen zurück, die die Effekte nach den Regeln der evidence-based medicine (EBM) ermitteln. Allerdings ergeben sich bei gesundheitsökonomischen Evaluationen zwei besondere Erfordernisse: die notwendige Verdichtung der Wirkungen der Intervention auf einen Effektparameter, der den Kosten gegenübergestellt werden kann, so wie die Berücksichtigung langer Fristen, die in der Regel über die Beobachtungsdauer von randomisierten kontrollierten Studien hinausreichen. Die Notwendigkeit, verschiedene Effekte auf einen Effektparameter zu aggregieren, ist allen ökonomischen Evaluationen gemeinsam und keine Besonderheit der Evaluation präventiver und gesundheitsfördernder Interventionen. Insofern als die erwarteten Wirkungen verhältnispräventiver Maßnahmen diffuser als die etwa in der Pharmakotherapie sind, stellt sich diese Problematik allerdings verschärft. Auch die Schwierigkeit, über den Beobachtungszeitraum der Primärstudien hinaus Aussagen zu Kosten und Nutzen der Maßnahme treffen zu müssen, ist allen ökonomischen Evaluationen gemeinsam, stellt sich bei der Evaluation von Prävention und Gesundheitsförderung aber in verstärktem Ausmaß. Um damit umzugehen, hat die Gesundheitsökonomie Techniken zur Modellierung entwickelt, die inzwischen auch von den zunächst skeptischen Vertretern der evidenzbasierten Medizin grundsätzlich akzeptiert sind (IQWiG, 2008b).

Verdichtung auf einen quantifizierbaren Effektparameter

Um aussagekräftige und übertragbare Ergebnisse zu erzielen, ist die gesundheitsökonomische Evaluation darauf angewiesen, dem quantitativen Kostenblock die Erträge einer Intervention in vergleichbarer Art gegenüberstellen zu können. Neben der vollständigen Identifikation sind also Quantifizierung und anschließende Verdichtung aller Effekte auf einen zusammenfassenden Index unvermeidbar. Diese Anforderung ist für gesundheitsfördernde Maßnahmen schwerer zu erfüllen, so dass zum Teil eine Benachteiligung gegenüber (klinisch) präventiven und kurativen Maßnahmen befürchtet wird (Mooney, 2007). Zwei Probleme sind in diesem Zusammenhang zu nennen, die Identifikation 1. der relevanten Effekte multidimensionaler gesundheitsfördernder Maßnahmen und 2. der geeigneten Instrumente zur Effektmessung.

Effektivitätsnachweise nach EBM-Regeln, die der gesundheitsökonomischen Evaluation zugrunde gelegt werden, fordern, dass *relevante Effekte* bei einzelnen Individuen nachgewiesen werden. Insoweit gemeindebezogene Gesundheitsförderung und Empowerment nur auf soziale, nicht-individuelle Effekte abstellen, insbesondere auf die Befähigung einer Gemeinschaft als Ganzes gesundheitsförderlich zusammenzuwirken, auch wenn das nicht in Gesundheitsgewinnen für den Einzelnen resultiert (Shiell & Hawe, 1996; siehe auch den Beitrag von Nickel & Trojan in diesem Band), können sie diese Anforderung nicht erfüllen (vgl. Burrows et al., 1995). Als relevante Effekte werden in gesundheitsökonomischen Evaluationen vornehmlich Veränderungen des Gesundheitszustands oder des Nutzenniveaus anerkannt. Präventive Maßnahmen stellen häufig genau hierauf ab. Gesundheitsförderung hat dagegen andere Ziele. Die Beeinflussung von Wissen und/oder Verhalten, die Sicherstellung informierter Entscheidungen, nicht-gesundheitliche Zielsetzungen wie die Reduzierung sozialer Ungleichheit oder die Stärkung von Individuen (Empowerment) sind in der gesundheitsökonomischen Evaluation aber nur relevant, wenn sie in der Nutzenfunktion der Individuen eine Rolle spielen (welfaristisches Verständnis) oder wenn sie explizit und zusätzlich formuliert werden (extrawelfaristisches Verständnis). Entsprechende Ergebnisparameter, die den diesbezüglichen Effekt der Maßnahmen spiegeln, werden häufig als „intermediäre Ergebnisparameter" bezeichnet (Tolley et al., 1996). Daneben ist ein spezifischer Effekt präventiver Anstrengungen prominent: der „peace-of-mind-benefit"[8] (Cohen, 1994), auch Prozessnutzen der Prävention oder Nutzen der Risikoreduktion genannt. Dieser Nutzenaspekt ist untrennbar mit Prävention verbunden.[9] Weitere ähnliche Effekte treten im Zusammenhang mit Änderungen des Lebensstils auf, zum Beispiel wird das allgemeine Wohlbefinden durch verstärkte körperliche Betätigung verbessert, genauso wie das Risiko für andere Krankheiten verringert wird (Rosen & Lindholm, 1992).

Eine systematische Unterschätzung derartiger Effekte kann nur vollständig vermieden werden, wenn es gelingt, alle Nutznießer (unabhängig davon, ob Nutzer oder Nicht-Nutzer der Intervention) und alle relevanten Effekte (unabhängig davon, ob gesundheitlich oder andersartig) zu identifizieren. Dieses gestaltet sich aber für kurative Interventionen in der Praxis einfacher als für gesundheitsfördernde und präventive Maßnahmen, woraus für letztere ein immanenter Nachteil entstehen kann. Daneben wirkt sich aus, dass der Effektivitätsnachweis vor allem gesundheitsfördernder Maßnahmen stärker kontextabhängig und damit weniger übertragbar ist als jener kurativer Interventionen, der maßgeblich auf kontrollierten Bedingungen aufbaut (Cribb & Haycox, 1989).

Hinsichtlich der Instrumente der Effektmessung lässt die unterstellte Multidimensionalität der Effekte natürliche Parameter, welche nur eindimensionale Effekte

---

[8] Gemeint ist der Seelenfriede, der sich nach gesundheitsförderlichen Anstrengungen einstellen kann, das gute Gewissen, etwas unternommen zu haben, das hilft, zukünftige Krankheiten abzuwenden.

[9] Einschränkend muss allerdings hinzugefügt werden, dass dieser Effekt subjektiv möglicherweise als nicht besonders wichtig eingeschätzt wird (siehe dazu Ubel et al., 1998 und Corso et al., 2002).

erfassen, als ungeeignet ausscheiden. Virtuelle Parameter scheinen dagegen grundsätzlich geeignet, schließen sie doch subjektive Lebensqualität als relevanten Aspekt mit ein. In der Praxis wird der Begriff der Lebensqualität jedoch auf die gesundheitsbezogene Lebensqualität verengt, insbesondere wenn auf Fragebögen wie den wegen seiner hohen Praktikabilität bei bevölkerungsweiten Untersuchungen populären EQ-5D (Rabin & de Charro, 2001) des EuroQoL-Konsortiums zurückgegriffen wird. Andere, weniger komprimierende, aber auch weniger praktikable Instrumente wie der SF-36 (SF-6D in der ökonomischen Verwendung; Brazier et al., 1998) schwächen das Problem ab, behalten aber die Tendenz bei, auf die Einschränkung von Gesundheit zu fokussieren (Richardson, 1995).

Abgesehen von den vorformulierten Instrumenten zur Messung der Lebensqualität bleibt die Möglichkeit, nutzentheoretisch fundierte Verfahren zur Ermittlung der mit einem Gesundheitszustand verbundenen Lebensqualität anzuwenden (Torrance, 1986). Prominent sind das Standard-Gamble- und das Time-Trade-Off-Verfahren. Beiden Ansätzen ist gemein, dass die Einschränkung der Lebensqualität durch einen Vergleich ausgedrückt wird. Beim Standard-Gamble-Verfahren wird gefragt, welches Todesrisiko in Kauf genommen würde, um einen zuvor beschriebenen Zustand eingeschränkter Gesundheit zu verlassen. Ist das akzeptierte Risiko hoch, dann ist der Gesundheitszustand mit einer geringen Lebensqualität verbunden und umgekehrt. Beim Time-Trade-Off-Verfahren wird gefragt, welche Lebenszeitverkürzung in Kauf genommen würde, um einen zuvor beschriebenen Gesundheitszustand zu verlassen und in perfekter Gesundheit weiter zu leben. Ist die akzeptierte Reduktion der Lebenszeit groß, dann ist der zu bewertende Gesundheitszustand mit einer geringen Lebensqualität verbunden und umgekehrt. Beide Verfahren stellen hohe Anforderungen an das Abstraktions- und Vorstellungsvermögen der Befragten. Wieder ist der Referenzfall die Einschränkung der Gesundheit. Die Umformulierung der gestellten Fragen im Hinblick auf gesundheitsfördernde Interventionen ist grundsätzlich möglich, verringert aber die Praktikabilität der Verfahren.

Schließlich ließe sich der Erfolg präventiver und gesundheitsfördernder Maßnahmen auch über die Zahlungsbereitschaft der Individuen erfassen. Dieser Ansatz ist im Vorfeld weniger determiniert als die Ansätze zur Lebensqualitätsmessung. Die Abwägung der verschiedenen Nutzenaspekte bleibt dem Individuum überlassen, wobei auch nicht-gesundheitliche Nutzenaspekte einbezogen werden können. Dabei ist davon auszugehen, dass die vom Individuum genannte hypothetische Zahlungsbereitschaft durch seine Zahlungsfähigkeit beeinflusst wird. Diesem Phänomen kann jedoch durch explizite Berücksichtigung der Einkommensverteilung, repräsentative Stichprobenziehung und entsprechende Formulierung der Fragestellung Rechnung getragen werden (Donaldson, 1999).

Modellierung zur Berücksichtigung langer Fristen

In den Fällen, in denen eine direkte Beobachtung der relevanten Effektparameter, nicht oder nicht über einen hinlänglich langen Zeitraum möglich ist, steht der gesundheitsökonomischen Evaluation die entscheidungsanalytische Modellierung als Instrument zur Datenextrapolation und -synthese zur Verfügung (Buxton et al., 1997). Klassische Anwendungsmöglichkeiten sind langfristige Effekte, welche den Rahmen eines Follow-up überschreiten oder die Betonung faktischer Effektivität (effectiveness) im Vergleich zu Effektivität unter Laborbedingungen (efficacy) (Siebert, 2003a, b). Diese Modelle basieren auf dem Konzept des Erwartungsnutzens, bei dem der Nutzen einer Handlung mit seiner Eintrittswahrscheinlichkeit gewichtet wird.

Da Prävention und Gesundheitsförderung tendenziell über einen langen Zeitraum wirken, ist die Modellierung von Effekten jenseits des Beobachtungszeitraums für diese Maßnahmen von besonderer Bedeutung. Insoweit auf Surrogatparameter wie etwa die Höhe des Blutdrucks als Indikator für die Wahrscheinlichkeit einer Herz-Kreislauf-Erkrankung abgestellt wird, wird der Effekt durch die Berücksichtigung der Eintrittswahrscheinlichkeit reduziert. Dies entspricht aber lediglich der tatsächlichen probabilistischen Wirkung der Maßnahme und kann daher nicht als ungerechtfertigte Benachteiligung der Prävention in der ökonomischen Evaluation angesehen werden. Fehlen bei der Gesundheitsförderung klar definierte Endpunkte und können kausale Beziehungen nicht etabliert werden, dann kann ein Wirksamkeitsnachweis nicht erbracht werden. Auch die Berücksichtigung langer Fristen in gesundheitsökonomischen Modellen kann dem nicht abhelfen.

3.3 Gegenüberstellung von Kosten und Effekten

Bei der Gegenüberstellung von Kosten und Erträgen gelten für Prävention und Gesundheitsförderung grundsätzlich die gleichen Regeln wie für kurative Maßnahmen. Wegen des Auseinanderfallens von zukünftigen Erträgen und gegenwärtigen Kosten, ist die Berücksichtigung der Zeitpräferenz aber von besonderer praktischer Bedeutung.

In der ökonomischen Theorie ist es üblich, zukünftige monetäre Nutzen und Kosten zu diskontieren. Wie diesbezüglich mit nicht-monetären Effekten umgegangen werden soll, wird unter Gesundheitsökonomen kontrovers diskutiert (Schwappach, 2007; Wasem, 2007). Diskontierung berücksichtigt bei Investitionen die Zeitpräferenz der Individuen durch Abzinsung von Größen, die in der Zukunft anfallen. Kosten, die in der Zukunft anfallen, sind dadurch von heutigem Standpunkt aus weniger wert. Ebenso wird dem in der Zukunft auftretenden Nutzen ein niedrigerer Wert beigemessen als dem in der Gegenwart anfallenden. Damit trägt Diskontierung mehreren parallelen Phänomenen Rechnung (vgl. Lipscomb et al., 1996; Cairns, 2001):

1. Individuen haben eine „reine" Zeitpräferenz, sie bevorzugen Gutes, das heute geschieht, gegenüber dem gleichermaßen Guten, das erst in der Zukunft geschieht.
2. Individuen können sterben oder anderweitig gehindert sein, von zukünftigen Erträgen zu profitieren, deswegen muss in das zukünftig fällige Gute ein Risikoabschlag mit eingerechnet werden.
3. Individuen werden im Zeitverlauf reicher; ein Gut, das erst in der Zukunft erzielt wird, kann also relativ zum dann erzielbaren Einkommen vom Individuum weniger wertgeschätzt werden.
4. Individuen haben Alternativen im Hinblick auf die Verwendung ihrer Ressourcen. Ein Gut, das erst in der Zukunft realisiert wird, muss also als zumindest so wünschenswert eingeschätzt werden, dass es für das Individuum nicht besser ist, die Ressourcen anderweitig und verzinst anzulegen.

Dass Kosten diskontiert werden müssen, ist unstrittig. Zu diskutieren ist lediglich, mit welcher Rate diese Diskontierung durchgeführt werden soll. Um die Vergleichbarkeit verschiedener Studien zu sichern, sollte eine Diskontierungsrate allgemein gültig sein (Drummond & Jefferson, 1996). Hierfür werden in Guidelines Werte empfohlen, die zwischen 3 und 5 Prozent liegen (Zentner & Busse, 2006). Für Deutschland empfiehlt der Hannoveraner Konsens, eine Übereinkunft deutscher Gesundheitsökonomen zu den Methoden gesundheitsökonomischer Evaluation, für die Basisfall-Analyse eine Diskontierungsrate von 5% anzusetzen und diese dann in der Sensitivitätsanalyse über einen vorgegebenen Bereich zu variieren (Schulenburg et al., 2007). In einem technischen Anhang zu seinem neuen Methodenpapier zur Kosten-Nutzen-Bewertung empfiehlt das IQWiG (2008a) eine Diskontierungsrate von 3% und Sensitivitätsanalysen mit einer Rate von 0 und 5%.[10]

Im Hinblick auf die Diskontierung der Effekte sind mehrere Vorgehensweisen denkbar (für eine Übersicht siehe Lazaro (2002):

1. Diskontierung der Effekte mit gleicher Rate wie bei den Kosten (uniforme Diskontierung),
2. differentielle Diskontierung, mit zwei Varianten: der Diskontierung der Effekte
   a) mit einer geringeren Rate als bei den Kosten, bis hin zum Verzicht auf die Diskontierung der Effekte und
   b) mit einer höheren Rate als bei den Kosten.

---

[10] Zur Begründung der gewählten Basisrate wird auf den realen Zinssatz langfristiger Staatsanleihen abgestellt, der bei rund 3% oszilliert.

Die Forderung nach uniformer Diskontierung ergibt sich, wenn unterstellt wird, dass reale Gesundheitseffekte über die Zeit einen Wertverlust erleiden und die Zeitpräferenz für finanzielle Mittel identisch ist mit der für Gesundheit. Dahinter steht der Gedanke, dass Geld und Gesundheit in einem über die Zeit unveränderlichen Austauschverhältnis stehen, dass es also eine Art zeitlich konstanten „Wechselkurs" Geld gegen Gesundheit gibt. Für uniforme Diskontierung von Kosten und Effekten spricht nicht zuletzt, dass Inkonsistenzen und Paradoxien vermieden werden. Würden nämlich nur die Kosten über den Zeitablauf diskontiert, die Effekte dagegen nicht (oder in geringerem Ausmaß), dann würde Gesundheit in der Gegenwart teurer „eingekauft" als in der Zukunft (Weinstein & Stason, 1977). Bei begrenztem Budget folgt daraus, dass Interventionen in der Gegenwart vermieden und möglichst weit in die Zukunft verschoben werden sollten, ein Effekt, der als Paralysierungs-Paradox bekannt ist (Keeler & Cretin, 1983) und durch uniforme Diskontierung vermieden werden kann. Uniforme Diskontierung führt jedoch dazu, dass Gesundheitsförderung und Prävention wegen des erst spät anfallenden Nutzens gegenüber kurativen Maßnahmen als weniger kosteneffektiv erscheinen. Den Kosten, die vorwiegend in der Gegenwart anfallen und deswegen in vollem Ausmaß berücksichtigt werden, stehen Effekte gegenüber, die teilweise erst weit in der Zukunft anfallen und deswegen stark diskontiert werden. Eine Effekteinheit durch Gesundheitsförderung und Prävention ist damit bei gleichem Ressourceneinsatz immer „teurer" als die gleiche Effekteinheit, die durch eine Akutbehandlung erzielt wird.

Wird dagegen unterstellt, dass eine Effekteinheit – sei es ein QALY, ein gewonnenes Lebensjahr oder eine Blutdrucksenkung – nicht (viel) weniger wert sein sollte, nur weil sie in der Zukunft anfällt, dann ist die differentielle Diskontierung der Effekte mit einer niedrigeren Rate als der der Kosten gerechtfertigt (Richardson, 1995). Empirisch gibt es allerdings Hinweise darauf, dass die Individuen für Gesundheit eine höhere Zeitpräferenz haben als für finanzielle Mittel (Lazaro, 2002) und nicht-betroffene Individuen für die Behandlung einer Krankheit gegenüber ihrer Prävention eine größere Zahlungsbereitschaft offenbaren (Ubel et al., 1998; Corso et al., 2002). Die Berücksichtigung dieser Präferenzen impliziert, dass Effekte stärker diskontiert werden sollten als die Kosten. Anhänger einer welfaristischen Position werden daher dazu tendieren, bei differenzieller Diskontierung – den offenbarten Zeitpräferenzen der Individuen folgend – die Effekte mit einer höheren Rate als die Kosten zu diskontieren, während es im Rahmen einer extra-welfaristischen Position durchaus gerechtfertigt werden kann, Effekte mit einer geringeren Rate als die Kosten zu diskontieren, so wie es bis 2004 in den Guidelines des National Institute for Health and Clinical Excellence vorgesehen war (Brouwer et al., 2005). Üblicherweise wird aber die uniforme Diskontierung gewählt.

4 Implikationen für gesundheitspolitische Entscheidungsfindung

Die angesprochenen methodischen Schwierigkeiten tragen sicherlich dazu bei, dass Schwappach et al. (2007) in ihrem systematischen Review nur einen geringen Bestand an Studien zur gesundheitsökonomischen Evaluation präventiver und gesundheitsfördernder Maßnahmen identifizieren konnten (mit ähnlichem Ergebnis auch die Übersichtsarbeit von Jonsson et al., 2002 im Rahmen des ECHTA/ECAHI Projekts). Der Schwerpunkt der gefundenen Studien liegt bei vergleichsweise einfach zu evaluierenden klinischen präventiven Interventionen, während gesundheitsfördernde Maßnahmen nicht oder nur sehr selten ökonomisch evaluiert werden.[11] Die dabei gewonnenen Erkenntnisse zum Kosten-Nutzen-Verhältnis werden nur ausnahmsweise gesundheitspolitisch handlungsleitend genutzt (Banta & de Wit, 2008). Gleichzeitig gehören Forderungen zum Ausbau der (primären) Prävention aber international zum gesundheitspolitischen Standardrepertoire. Es ist zu befürchten, dass dies in erster Linie auf das vermutete Kosteneinsparpotential zurückzuführen ist (Cohen et al., 2008). Tatsächlich lassen sich die Ergebnisse gesundheitsökonomischer Bewertung in mehrere Teilfragen aufsplitten. So kann gefragt werden, ob sich Prävention kostensenkend auswirkt. Für einige Maßnahmen scheint das zuzutreffen. Hervorzuheben sind hier die Impfungen im Kindesalter (Maciosek et al., 2006 für die USA). Die häufig geäußerte Vermutung, dass im Hinblick auf die Belastung des Gesundheitsbudgets eine „Unze Prävention ein Pfund Kuration" aufwiege, lässt sich so generell allerdings nicht bestätigen. Darüber hinaus kann auch eine Intervention, die mehr Kosten verursacht als sie einspart, gesundheitspolitisch und ökonomisch sinnvoll sein. Entscheidend ist der „value for money", der Gesundheitseffekt, der mit einer Kosteneinheit erzielt werden kann (Russell, 1986). Dabei zeichnet sich ab, dass für klinische präventive Maßnahmen tendenziell Kosteneffektivität gezeigt werden kann, sie also einen für ihre Kosten angemessenen Gesundheitsgewinn erzielen, auch wenn sie nicht zu einer Kostenreduktion führen (Teutsch, 2001). Daneben können sich auch Maßnahmen der Verhaltens- und Verhältnisprävention als kosteneffektiv erweisen (Schwappach et al., 2007 mit Nachweisen für die Prävention von Herz- und Gefäßkrankheiten). Das Gegenteil ist allerdings ebenfalls möglich. So scheinen sich Screening-Maßnahmen, bei denen große Bevölkerungsteile in kurzen Intervallen auf eine vergleichsweise seltene Krankheit geprüft wer-

---

[11] In einem Review stellen Rush et al. (2004) fest, dass sich die häufigsten gefunden ökonomischen Evaluationen auf klinische präventive Maßnahmen beziehen. Im Hinblick auf Risikofaktoren liegt das Schwergewicht bei biologischen Risikofaktoren, während Maßnahmen, die bei den ökonomischen und sozialen Determinanten von Gesundheit ansetzen, selten evaluiert werden. Im Hinblick auf das Setting wurden relativ mehr Maßnahmen auf Gemeindeebene evaluiert, während Interventionen im Setting Schule vergleichsweise selten evaluiert werden.

den, eher als kostenineffektiv zu erweisen, auch im Vergleich zur alternativen Behandlung (z.B. Loubière et al., 2003). Verallgemeinert werden kann keines dieser Ergebnisse. Das Bild ist, insbesondere aufgrund in weiten Teilen fehlender Evidenz, zu fragmentiert.

Welche Rolle sollten gesundheitsökonomische Evaluationen bei der gesundheitspolitischen Entscheidung über den Einsatz von Prävention und Gesundheitsförderung spielen? Insgesamt hat Abschnitt 3 gezeigt, dass bei der ökonomischen Evaluation von Prävention und Gesundheitsförderung die gleichen methodischen Grundprobleme bestehen wie bei der ökonomischen Evaluation anderer Interventionen. Durch die Besonderheiten von Prävention und vor allem der Gesundheitsförderung, insbesondere die hier häufig anzutreffende Multidimensionalität der Effekte und das zeitliche Auseinanderfallen von Erträgen und Kosten gewinnen einige – grundsätzlich immer vorhandene – methodische Probleme allerdings eine besondere Bedeutung. So ist etwa die Frage nach der Diskontierung von Effekten für präventive Maßnahmen mit langfristiger Wirkung von ungleich größerer Bedeutung als für kurzfristig wirkende kurative Interventionen. Hieraus kann die Forderung abgeleitet werden, diesen kritischen Größen besondere Aufmerksamkeit zuzuwenden, nicht aber die Forderung nach einer Art präventionsspezifischer Methodik. Ebenso wenig rechtfertigen es die Spezifika präventiver und gesundheitsfördernder Maßnahmen pauschal auf den Nachweis des „value for money" (Russell, 1986) verzichten zu wollen. Gleichzeitig muss einem „doppelten Standard" entgegengetreten werden, der für kurative Maßnahmen auch unter schärferen ökonomischen Bedingungen lediglich Kosten-Effektivität, für präventive und gesundheitsfördernde Interventionen aber zusätzlich auch Kostenreduktion fordert (Kenkel, 2000). Um Fehlallokation der Ressourcen zu vermeiden, ist aus gesundheitsökonomischer Perspektive in beiden Fällen die Kosten-Nutzen-Relation allein das entscheidende Kriterium. Soll darüber entschieden werden, ob präventive und gesundheitsfördernde Maßnahmen kollektiv finanziert werden, sollten aber – wie bei Entscheidungen über kurative Maßnahmen – neben dem Effizienzkriterium auch andere Kriterien berücksichtigt werden (Rothgang & Staber, 2009). In erster Linie ist hier die Verteilung von Gesundheitsgewinnen auf die Bevölkerung zu nennen, die bei der reinen Maximierungsabsicht, die dem Effizienzgedanken zugrunde liegt, unberücksichtigt bliebe. Daneben kristallisieren sich gesellschaftlich weitgehend anerkannte Prinzipien heraus, die die ökonomische Abwägung ergänzen müssen, wenn diese akzeptiert werden soll. Ein klassisches Beispiel ist hier die rule of rescue (Cookson & Dolan, 1999). Der Begriff bezeichnet den Imperativ, dass jenen Maßnahmen der Vorzug zu geben ist, die akut bedrohtes Leben retten, auch wenn der zu erwartenden Gesundheitsgewinn vielleicht geringer als für eine konkurrierende Maßnahme ausfällt.

In methodischer Hinsicht zeigt sich, dass Kosten-Nutzen-Analysen im engen Sinn, bei denen die Effekte monetär bewertet werden, am ehesten in der Lage sind, auch „intermediäre Ergebnisparameter" wie die Veränderung von Wissen und Verhalten zu berücksichtigen. Kosten-Effektivitätsstudien dagegen eignen sich lediglich, wenn es um eng umrissene Präventionsangebote geht, die auf einen leicht identifizierbaren eindimensionalen Zielparameter (etwa die Vermeidung von Herzinfarkten) abstellen.

Literatur

Banta, H. D. & de Wit, G. A. (2008). Public health services and cost-effectiveness analysis. Annual Review of Public Health, 29, 383-397.

Brazier, J., Usherwood, T., Harper, R. & Thomas, K. (1998). Deriving a preference-based single index from the UK SF-36 Health Survey. Journal of Clinical Epidemiology, 51, 1115-1128.

Breyer, F. & Felder, S. (2006). Life expectancy and health care expenditures: A new calculation for Germany using the costs of dying. Health Policy, 75, 178-186.

Briggs, A. H. & O'Brien, B. J. (2001). The death of cost-minimization analysis? Health Economics, 10, 179-184.

Brouwer, W. B. F., Niessen, L. W., Postma, M. J. & Rutten, F. F. H. (2005). Need for differential discounting of costs and health effects in cost effectiveness analyses. British Medical Journal, 331, 446-448.

Burrows, R., Bunton, R., Muncer, S. & Gillen, K. (1995). The efficacy of health promotion, health economics and late modernism. Health Education Research, 10, 241-249.

Buxton, M. J., Drummond, M. F., Hout, B. A. V., Prince, R. L., Sheldon, T. A., Szucs, T. & Vray, M. (1997). Modelling in ecomomic evaluation: an unavoidable fact of life. Health Economics, 6, 217-227.

Cairns, J. (1992). Discounting and health benefits: another perspective. Health Economics, 1, 76-79.

Cohen, D. (1994). Health promotion and cost-effectiveness. Health Promotion International, 9, 281-287.

Cohen, J., Neumann, P. & Weinstein, M. (2008). Does preventive care save money? Health economics and the presidential candidates. New England Journal of Medicine, 358, 661-663.

Cookson, R. & Dolan, P. (1999). Public views on health care rationing: a group discussion study. Health Policy, 49, 63-74.

Corso, P. S., Hammitt, J. K., Graham, J. D., Dicker, R. C. & Goldie, S. J. (2002). Assessing preferences for prevention versus treatment using willingness to pay. Medical Decision Making, 22 (suppl. 1), S92-S101.

Cribb, A. & Haycox, A. (1989). Economic analysis in the evaluation of health promotion. Journal of Public Health, 11, 299-305.

Culyer, A. J. (1989). The normative economics of health care finance and provision. Oxford Review of Economic Policy, 5, 34-58.

Donaldson, C. (1999). Valuing the benefits of publicly-provided health care: does „Ability to Pay" preclude the use of „Willingness to Pay"? Social Science and Medicine, 49, 551-563.

Drummond, M. F. & Jefferson, T. O. (1996). Guidelines for authors and peer reviewers of economic submissions to the BMJ. British Medical Journal, 313, 275-283.

Drummond, M., Sculpher, M., Torrance, G., O'Brien, B. & Stoddart, G. (2005). Methods for the economic evaluation of health care programmes. Oxford: Oxford University Press.

Felder, S. (2006). Lebenserwartung, medizinischer Fortschritt und Gesundheitsausgaben: Theorie und Empirie. Perspektiven der Wirtschaftspolitik, 7, 49-73.

Gandjour, A. & Lauterbach, K. W. (2005). Does prevention save costs? Considering deferral of the expensive last year of life. Journal of Health Economics, 24, 715-724.

Godfrey, C. (2001). Economic evaluation of health promotion. In I. Rootman, M. Goodstadt, B. Hyndman, D. V. McQueen, L. Potvin, J. Springett & E. Ziglio (Eds.), Evaluation in health promotion: principles and perspectives (pp. 149-170). Geneva: WHO Regional Publications.

Hale, J. (2000). What contribution can health economics make to health promotion? Health Promotion International, 15, 341-348.

Haycox, A. (1994). A methodology for estimating the costs and benefits of health promotion. Health Promotion International, 9, 5-11.

Hurley, J. (2000). An overview of the normative economics in the health care sector. In A. J. Culyer & J. P. Newhouse (Eds.), Handbook of health economics, Vol. 1A (pp. 55-118). Amsterdam: Elsevier.

IQWiG. (2008a). Technischer Anhang Kostenbestimmung Version 1.0. Köln: Institut für Qualität und Wirtschaftlichkeit im Gesundheitswesen (IQWiG). Verfügbar unter: www.iqwig.de/download/TA_KNB_Kostenbestimmung_v_1.0.pdf.

IQWiG. (2008b). Technischer Anhang Modellierung Version 1.0. Köln: Institut für Qualität und Wirtschaftlichkeit im Gesundheitswesen (IWiG). Verfügbar unter: www.iqwig.de/download/TA_KNB_Modellierung_v_1_0.pdf.

Jonssson, E., Banta, H. D., Henshall, C. & Sampietro-Colom, L. (2002). Executive summary of the ECHTA/ECAHI Project. International Journal for Technology Assessment in Health Care, 18, 213-217.

Keeler, E. B. & Cretin, S. (1983). Discounting of life-saving and other nonmonetary effects. Management Science, 29, 300-306.

Kenkel. (2000). Prevention. In A. J. Culyer & J. P. Newhouse (Eds.), Handbook of health economics, Vol. 1B (pp. 1675-1720). Amsterdam: Elsevier.

Lazaro, A. (2002). Theoretical arguments for the discounting of health consequences: where do we go from here? PharmacoEconomics, 20, 943-961.

Lipscomb, J., Weinstein, M. C. & Torrance, G. W. (1996). Time preference. In M. R. Gold, J. E. Siegel, L. B. Russell & M. C. Weinstein (Eds.), Cost-effectiveness in health and medicine (pp. 214-264). New York: Oxford University Press.

Loubière, S., Rotily, M. & Moatti, J. (2003). Prevention could be less cost-effective than cure: the case of hepatitis C screening policies in France. International Journal of Technology Assessment in Health Care, 19, 632-645.

Maciosek, M. V., Coffield, A. B., Edwards, N. M., Flottemesch, T. J., Goodman, M. J. & Solberg, L. I. (2006). Priorities among effective clinical preventive services: results of a systematic review and analysis. American Journal of Preventive Medicine, 31, 52-61.

Meltzer, D. (1997). Accounting for future costs in medical cost-effectiveness analysis. Journal of Health Economics, 16, 33-64.

Mooney, G. (2007). Economic evaluation of prevention: we need to do better but first we need to sort out what the good is. International Journal of Public Health, 52, 339-340.

Mushkin, S. J. (1962). Health as an investment. Journal of Political Economy, 70, 129.

Mushlin, A. I. & Fintor, L. (1992). Is screening for breast cancer cost-effective? Cancer, 69 (suppl. 7), 1957-1962.

Rabin, R. & de Charro, F. (2001). EQ-5D: A measure of health status from the EuroQol group. Annals of Medicine, 33, 337-343.

Richardson, J. (1998). Economic evaluation of health promotion: friend or foe? Australian and New Zealand Journal of Public Health, 22, 247-253.

Rosen, M. & Lindholm, L. (1992). The neglected effects of lifestyle interventions in cost-effectiveness analysis. Health Promotion International, 7, 163-169.

Rothgang, H. & Staber, J. (2009). Ethik versus Ökonomie in Public Health? Zur Integration ökonomischer Rationalitäten in einen Public-Health-Ethik-Diskurs. Bundesgesundheitsblatt – Gesundheitsforschung – Gesundheitsschutz, 52, im Druck.

Rush, B., Shiell, A. & Hawe, P. (2004). A census of economic evaluations in health promotion. Health Education Research, 19, 707-719.

Russell, L. B. (1986). Is prevention better than cure? Washington D.C.: The Brookings Institution Press.

Russell, L. B. & Milbank Memorial Fund (1994). Educated guesses: making policy about medical screening tests. Berkeley: University of California Press.

Schulenburg, J.-M., von der, Greiner, W., Jost, F., Klusen, N., Kubin, M. & Leidl, R. (2007). Deutsche Empfehlungen zur gesundheitsökonomischen Evaluation – Dritte und aktualisierte Fassung des Hannoveraner Konsens. Gesundheitsökonomie und Qualitätsmanagement, 12, 285-290.

Schwappach, D. L. (2007). The economic evaluation of prevention: Let's talk about values and the case of discounting. International Journal of Public Health, 52, 335-336.

Schwappach, D. L., Boluarte, T. & Suhrcke, M. (2007). The economics of primary prevention of cardiovascular disease – a systematic review of economic evaluations. Cost Effectiveness and Resource Allocation, 5, 5.

Sen, A. (2005). Ökonomie für den Menschen: Wege zu Gerechtigkeit und Solidarität in der Marktwirtschaft. München: dtv.

Shiell, A. & Hawe, P. (1996). Health promotion community development and the tyranny of individualism. Health Economics, 5, 241-247.

Siebert, U. (2003a). Transparente Entscheidungen in Public Health mittels systematischer Entscheidungsanalyse. In F. W. Schwartz, B. Badura, R. Busse, R. Leidl, H. Raspe & J. Siegrist (Eds.), Das Public Health Buch – Gesundheit und Gesundheitswesen (S. 485-502). Stuttgart: Urban & Fischer.

Siebert, U. (2003b). When should decision-analytic modelling be used in the economic evaluation of health care? European Journal of Health Economics, 4, 143-150.

Teutsch, S. M. (2001). Clinical preventive services can provide excellent value. Western Journal of Medicine, 174, 84.

Tolley, K., Buck, D. & Godfrey, C. (1996). Response: health promotion and health economics. Health Education Research, 11, 361-364.

Torrance, G. W. (1986). Measurement of health state utilities for economic appraisal. Journal of Health Economics, 5, 1-30.

Ubel, P., Spranca, M., DeKay, M., Hershey, J. & Asch, D. (1998). Public preferences for prevention versus cure: what if an ounce of prevention is worth only an ounce of cure? Medical Decision Making, 18, 141-148.

van Baal, P. H. M., Feenstra, T. L., Hoogenveen, R. T., Wit, G. A. D. & Brouwer, W. B. F. (2007). Unrelated medical care in life years gained and the cost utility of primary prevention: in search of a „perfect"cost-utility ratio. Health Economics, 16, 421-433.

Wasem, J. (2007). Evaluation of prevention: a challenge for economists. International Journal of Public Health, 52, 337-338.

Weinstein, M. & Stason, W. (1977). Foundations of cost-effectiveness analysis for health and medical practices. New England Journal of Medicine, 296, 716-721.

Weinstein, M. C. & Fineberg, H. V. (1980). Clinical decision analysis. Michigan: Michigan University Press.

Zentner, A. & Busse, R. (2006). Internationale Standards der Kosten-Nutzen-Bewertung. Gesundheitsökonomie und Qualitätsmanagement, 11, 368-373.

Die Autorinnen und Autoren

Günter Ackermann, lic. phil., Leiter Wirkungsmanagement bei Gesundheitsförderung Schweiz und Leiter der Weiterentwicklung des Qualitätssystems quintessenz.

Dr. Ottomar Bahrs, Medizinsoziologe, Leiter des Arbeitsbereichs „Qualitätsförderung in der ambulanten Versorgung" an der Abteilung Medizinische Psychologie und Medizinische Soziologie der Universität Göttingen.

Martina Block, Diplom-Psychologin und MPH, nach langjähriger Tätigkeit am Wissenschaftszentrum Berlin (WZB, Forschungsgruppe Public Health) jetzt bei der Deutschen AIDS-Hilfe.

Sven Brandes, Diplom-Sozialpädagoge und MPH, Mitarbeiter bei Gesundheit Berlin e.V. mit den Arbeitsschwerpunkten „Good Practice in der Gesundheitsförderung bei sozial Benachteiligten" sowie Evaluation und Qualitätsentwicklung.

Dr. Ursel Broesskamp-Stone, MPH, Leiterin der Abteilung Internationales und Evidenz bei Gesundheitsförderung Schweiz.

Holger Kilian, Diplom-Soziologe und MPH, Mitarbeiter bei Gesundheit Berlin e.V. mit den Arbeitsschwerpunkten Gesundheit und soziale Lage, Gesundheitsberichterstattung, Gesundheitsziele und Qualitätsentwicklung.

Professor Dr. Joachim König, Professor an der Evangelische Fachhochschule Nürnberg, Fachbereich Sozialwesen und Leiter der Arbeitsstelle für Praxisforschung und Evaluation im kirchlichen, sozialen und Bildungsbereich.

Professor Dr. Petra Kolip, Professorin am Fachbereich Human- und Gesundheitswissenschaften der Universität Bremen, Mitglied des Direktoriums des Instituts für Public Health und Pflegeforschung (IPP) Bremen.

Harald Lehmann, Diplom-Verwaltungswissenschaftler, Leiter der Abteilung „Effektivität und Effizienz der gesundheitlichen Aufklärung" und stellvertretender Direktor der Bundeszentrale für gesundheitliche Aufklärung in Köln.

Dr. Frank Lehman, MPH, Leiter des Referats „Planung und Koordinierung" der Bundeszentrale für gesundheitliche Aufklärung in Köln.

Geneviève Mercille, wissenschaftliche Mitarbeiterin am Departement für Sozial- und Präventivmedizin der Universität Montreal.

Professor Dr. Gabriele Meyer, Professorin für klinische Pflegeforschung an der Universität Witten-Herdecke.

Karin Mossakowski, Diplom-Gesundheitswirtin, wissenschaftliche Mitarbeiterin des Institutes für Medizin-Soziologie am Universitätskrankenhaus Hamburg-Eppendorf.

Dr. Veronika E. Müller, Diplom-Gesundheitswirtin und Krankenschwester, wissenschaftliche Mitarbeiterin der Arbeits- und Koordinierungsstelle Gesundheitsversorgungsforschung e.V. an der Universität Bremen.

Dr. Stefan Nickel, Soziologe, wissenschaftlicher Mitarbeiter am Institut für Medizin-Soziologie, Universitätsklinikum Hamburg-Eppendorf; Leiter der Arbeitsgruppe Krankenhausforschung.

Professor Dr. Elisabeth Pott, Direktorin der Bundeszentrale für gesundheitliche Aufklärung und Honorarprofessorin im Zentrum Öffentliche Gesundheitspflege an der Medizinischen Hochschule.

Professor Dr. Louise Potvin, Professorin am Departement für Sozial- und Präventivmedizin der Universität Montreal.

Lucie Richard, wissenschaftliche Mitarbeiterin am Departement für Sozial- und Präventivmedizin der Universität Montreal.

Professor Dr. Karl-Heinz Rothgang. Diplom-Volkswirt, Professor für Gesundheitsökonomie im Fachbereich Human- und Gesundheitswissenschaften der Universität Bremen.

Dr. Brigitte Ruckstuhl, MPH, Historikerin und Sozialpädagogin. Leiterin der Abteilung Prävention mit dem zusätzlichen Schwerpunkt „Sexual Health" bei der AIDS-Hilfe Schweiz.

Tina Salomon, Mag. rer. soc. oec., wissenschaftliche Mitarbeiterin in der Abteilung „Gesundheitsökonomie, Gesundheitspolitik und Versorgungsforschung" im Zentrum für Sozialpolitik an der Universität Bremen.

Professor Dr. Norbert Schmacke, Mediziner, Professor am Fachbereich Human- und Gesundheitswissenschaften der Universität Bremen, Leiter der Arbeits- und Koordinierungsstelle Gesundheitsversorgungsforschung e.V. in Bremen.

Dr. Hubert Studer, Psychologe, freiberuflich als Projekt-, Programm- und Organisationsberater tätig sowie in der Lehre an Fachhochschulen sowie in der universitären Weiterbildung.

Rolf Stuppardt, Betriebswirt und Soziologen nach langjähriger Tätigkeit als Vorstandsvorsitzender des Bundesverbandes der Innungskrankenkassen jetzt Geschäftsführer des IKK e.V. in Berlin.

Waldemar Süß, Diplom-Soziologe, Leiter der AG Gesundheitsförderung und Prävention des Instituts für Medizin-Soziologie am Universitätskrankenhaus Hamburg-Eppendorf.

Jürgen Töppich, Diplom-Soziologe, Leiter des Referates „Wissenschaftliche Untersuchungen, Qualitätssicherung" bei der Bundeszentrale für gesundheitliche Aufklärung in Köln.

Professor Dr. Dr. Alf Trojan, M.Sc. (London), Mediziner und Soziologe, Abteilungsdirektor im Institut für Medizin-Soziologie des Universitätsklinikums Hamburg-Eppendorf.

Dr. Hella von Unger, Sozialwissenschaftlerin, wissenschaftliche Mitarbeitern der Forschungsgruppe Public Health am Wissenschaftszentrum Berlin für Sozialforschung (WZB).

Dr. Volker Wanek, Sozialwissenschaftler, nach langjähriger Tätigkeit als Referent Prävention beim Bundesverband der IKK jetzt Referent Prävention beim GKV-Spitzenverband, Berlin.

Dr. Michael T. Wright, LICSW, MS, Mitarbeiter in der Forschungsgruppe Public Health des Wissenschaftszentrums Berlin (WZB).

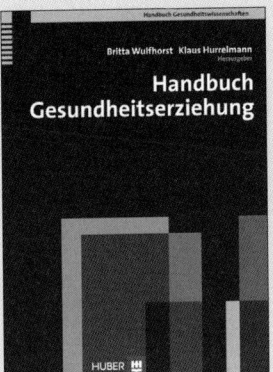

Britta Wulfhorst / Klaus Hurrelmann (Hrsg.)
Handbuch Gesundheitserziehung

2009. 304 S., Gb
€ 49.95 / CHF 84.00
ISBN 978-3-456-84701-6

Wie sieht die professionelle Gesundheitserziehung von morgen aus?

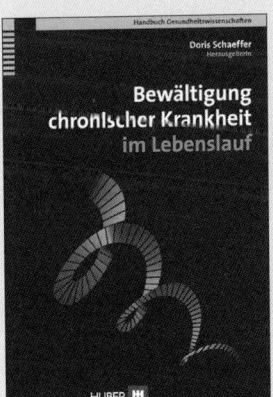

Doris Schaeffer (Hrsg.)
Bewältigung chronischer Krankheit im Lebenslauf

Handbuch Gesundheitswissenschaften.
2009. 372 S., 13 Abb., 7 Tab., Gb
€ 39.95 / CHF 68.00
ISBN 978-3-456-84726-9

Ein neues Verständnis der Bewältigung chronischer Krankheit

Erhältlich im Buchhandel oder über
www.verlag-hanshuber.com

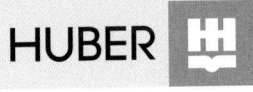